膝关节软骨

Articular Cartilage of the Knee

主　编　（加拿大）哈帕尔·K. 加胡尼亚（Harpal K. Gahunia）

（加拿大）艾伦·E. 格罗斯（Allan E. Gross）

（加拿大）肯尼斯·P. H. 普利兹克（Kenneth P. H. Pritzker）

（加拿大）保罗·S. 巴比（Paul S. Babyn）

（加拿大）卢卡斯·默纳汉（Lucas Murnaghan）

主　审　张英泽

主　译　于腾波　余家阔　李海峰　陈　伟　王卫明　戴国锋

NM 北方联合出版传媒（集团）股份有限公司

辽宁科学技术出版社

·沈阳·

First published in English under the title

Articular Cartilage of the Knee: Health, Disease and Therapy

edited by Harpal K. Gahunia, Allan E. Gross, Kenneth P.H. Pritzker, Paul S. Babyn and Lucas Murnaghan

Copyright © Springer Science+Business Media, LLC, part of Springer Nature, 2020

This edition has been translated and published under licence from Springer Science+Business Media, LLC, part of Springer Nature.

©2024 辽宁科学技术出版社

著作权合同登记号：第06-2023-151号。

图书在版编目（CIP）数据

膝关节软骨/（加拿大）哈帕尔·K.加胡尼亚（Harpal K. Gahunia）等主编；于腾波等主译.—沈阳：辽宁科学技术出版社，2024.1

ISBN 978-7-5591-3209-3

Ⅰ.①膝… Ⅱ.①哈… ②于… Ⅲ.①膝关节 – 关节软骨 – 关节损伤 – 诊疗 Ⅳ.①R681.3

中国国家版本馆CIP数据核字（2023）第155899号

出版发行：辽宁科学技术出版社
　　　　　（地址：沈阳市和平区十一纬路25号　邮编：110003）
印　刷　者：辽宁鼎籍数码科技有限公司
经　销　者：各地新华书店
幅面尺寸：210mm×285mm
印　　张：19.5
插　　页：4
字　　数：420千字
出版时间：2024年1月第1版
印刷时间：2024年1月第1次印刷
责任编辑：吴兰兰
封面设计：顾　娜
版式设计：袁　舒
责任校对：黄跃成

书　　号：ISBN 978-7-5591-3209-3
定　　价：328.00元

编辑电话：024-23284363
邮购热线：024-23284502
邮箱：13194200992@163.com

审译者名单

主　　审　张英泽　河北医科大学第三医院

主　　译　于腾波　青岛市市立医院 / 康复大学青岛医院
　　　　　余家阔　北京大学第三医院
　　　　　李海峰　青岛大学附属医院
　　　　　陈　伟　河北医科大学第三医院
　　　　　王卫明　大连医科大学附属中山医院
　　　　　戴国锋　山东大学齐鲁医院

译　　者（按姓氏拼音排序）
　　　　　付海涛　青岛大学附属医院
　　　　　高甲科　青岛大学附属医院
　　　　　葛兴涛　日照市人民医院
　　　　　姜弘元　青岛大学附属医院
　　　　　姜任东　山东第一医科大学第一附属医院 / 山东省千佛山医院
　　　　　荆立忠　山东中医药大学附属医院 / 山东省中医院
　　　　　李春宝　解放军总医院第四医学中心
　　　　　李海鹏　解放军总医院第四医学中心
　　　　　刘文广　山东大学第二医院
　　　　　唐冬梅　青岛大学附属医院
　　　　　王　彬　青岛大学附属医院
　　　　　王江涛　联勤保障部队第九八〇医院
　　　　　王　军　潍坊市人民医院
　　　　　吴相桥　青岛市即墨区中医医院
　　　　　肖士鹏　山东大学第二医院
　　　　　徐　强　烟台毓璜顶医院
　　　　　杨久山　山东中医药大学附属医院 / 山东省中医院
　　　　　袁　振　山东第一医科大学第一附属医院 / 山东省千佛山医院
　　　　　张加廷　解放军总医院第三医学中心

张　鹏　武警特色医学中心
张　益　青岛大学附属医院
赵　夏　青岛大学附属医院
庄　建　山东大学齐鲁医院青岛院区

前言

我很荣幸为这本《膝关节软骨》撰写前言，本书由 Allan E. Gross 博士和他的同事以及一些关节软骨领域的世界知名专家编写。这本书的杰出之处是其涉及的范围极其广泛，内容是及时的并且被急需的、最先进的，内容涵盖了膝关节软骨的各个方面，从膝关节软骨的起源到生长、老化、创伤和治疗的各个阶段。本书讨论了基础科学和诊断成像技术以及干预治疗措施，从保守疗法开始，然后是成熟的治疗方法以及尖端、创新的外科方法，包括细胞修复、同种异体移植和植入基质。这部多学科著作的受众是极其广泛的，它将成为深入了解膝关节软骨的一部重要参考书。此外，由于本书涉及多个学科，也是医疗专业人员、科学家、生物工程师以及临床和基础研究人员的理想的交叉参考书。本书全面关注膝关节软骨生命周期的多个方面，使其有别于其他有关该主题的出版物。

对有膝关节软骨损伤和疾病的患者进行适当管理，在很大程度上依赖于先进的成像设备、外科技术以及临床经验。尽管近年来的知识和技术进步明显，但是膝关节软骨的修复仍然十分具有挑战性。过去主要关注的是调节软骨细胞行为的生化因子的研究，但是这种模式现已转向更为全面的方法，旨在通过更好地描述生物力学对软骨细胞、邻近组织、膝关节以及因老化和疾病而改变的膝关节软骨生理学的影响，来维持膝关节软骨健康和治疗膝关节软骨损伤 / 疾病。本书阐述了膝关节软骨治疗中的各种挑战，并且详尽地描述了目前的趋势和每种技术的优缺点以及该领域的未来方向。我期待关节软骨领域最终能够成功地开发出诊断、预防和治疗膝关节软骨疾病的创新技术，以控制骨性关节炎这一现代难题。本书将促进这一进展，我强烈推荐给所有对膝关节软骨感兴趣的读者。

Professor Emeritus and Director, George C. Bentley,
Institute of Orthopaedics DSC, FRCSE, MB, ChM, F Med SCi
and Musculo-Skeletal Science,
University College, London, UK
Consultant Orthopaedic Surgeon,
Royal National Orthopaedic Hospital,
Stanmore, UK

序言

随着膝关节疾病病理生理学基础知识的快速积累和发展，膝关节软骨作为承载力的目标组织发挥着关键作用逐步成为共识，及时从健康和疾病角度编写这本关于膝关节软骨的综合性图书是很有必要的。

本书致力于从膝关节软骨的起源到生长发育、衰老（健康和疾病）、损伤、疾病退变和治疗（非手术治疗和手术治疗，包括使用基于细胞或非细胞的生物相容性基质植入物），提供对膝关节软骨各个阶段和生命周期的理解。总的来说，我们的目标是概述关于膝关节软骨在健康、疾病和治疗方面的当前知识。本书全面关注膝关节软骨的各个方面，这使其区别于其他关于关节软骨的著作。

本书是第一本涵盖了广泛的膝关节软骨相关学科的著作，如矫形外科学、运动医学、风湿病学、肌肉骨骼成像、病理学、膝关节康复、基础科学和软骨工程。在"膝关节软骨"的大背景下，有必要将这本涉猎多学科的书推荐给那些从事或对膝关节软骨生物学、诊断成像、生物工程领域感兴趣的人，并为关节软骨损伤修复提供临床策略。因为它是一本关于关节软骨专业的参考书，临床医生、临床研究人员、基础科学家、软骨工程师、博士后研究员和研究生都将从中获益。

本书正文分为7个部分，共19章，涵盖了大量与膝关节软骨相关的学科和几个综述主题。每章都是独立的，可以独立阅读，并提供了一个全面的参考文献。

第一部分（正常关节软骨）包括正常膝关节软骨三维结构和内在特性以及生长发育的概述。第1章作者 Gahunia 和 Pritzker 深入描述了膝关节软骨的大分子组成和结构及其独特的生物力学特性。他们强调软骨细胞与其细胞周围环境以及不同区域的细胞外基质之间独特的结构和生物力学共生关系。Las Heras 和 Gahunia 在第 2 章中阐明了关节软骨、骺软骨生长和发育不同阶段的关键分子及对基因调控的最新理解。

第二部分（关节软骨的老化与退化）包括阐明膝关节软骨正常稳态及其在老化、退化和疾病期间的改变的章节。在第 3 章中，Pritzker 和 Gahunia 讨论了软骨细胞作为软骨内稳态和成熟软骨细胞及其周围细胞外基质老化的关键细胞介质，这些细胞外基质仅仅反映了与传代次数有关的代谢变化。临床上，这些变化表现为承受机械应力的能力下降，导致退行性关节炎。在第 4 章中，Gahunia 和 Pritzker 深入阐述了各种关节软骨基质成分生化标志物的具体作用。此章还强调了机械应力在关节软骨上的作用，导致细胞外基质内机械敏感性事件的级联，从而刺激软骨细胞表面的机械感受器。

第三部分（膝关节软骨损伤的评估和诊断）包括创伤性关节软骨损伤及其诊断、评估和使用磁共振成像以及关节镜进行评估的章节。在第 5 章中，Ellis 介绍了创伤和运动相关关节软骨损伤的自然史和发病率以及相关的危险因素。从骨科医生的角度来看，阐释了确定病变的大小、深度及解剖位置和患者年龄、活动水平、临床表现以及使用适当分类系统的重要性，讨论了在指定膝关节软骨修复治疗策略之前与其他膝关节组织损伤的相关性。在第 6 章中，Thawait、Andreisek 和 Chhabra 强调了使用磁共振成像时的技术注意事项以及各种损伤相关病理学的表现。Dwyer 和 Theodoropoulos 在第 7 章综述了使用关节镜指导治疗软骨损伤的评估和分类系统。他们还讨论了常见膝关节病理学和创伤中的关节软骨损伤模式。

第四部分（膝关节软骨损伤的非手术治疗）介绍了目前保守治疗膝关节软骨损伤的知识。关节软骨损伤和骨性关节炎的药理学治疗应始终被视为与物理和 / 或康复训练相关的保守方法的补充。在第 8 章中，Houpt、Gahunia 和 Pritzker 讨论了改变生活方式、减肥和积极物理治疗在减轻膝关节损伤后症状和促进膝关节软骨修复方面的功效。在第 9 章中，Houpt、Pritzker 和 Gahunia 综述了当前口服药物、局部药物和关节内药物，以及它们在膝关节软骨损伤治疗和骨性关节炎症状治疗中的应用。

在第五部分（膝关节软骨损伤的手术治疗）中，膝关节软骨缺损的治疗、修复和重建的最新策略将在一系列内容丰富的章节中讨论。Gross 和他的同事们在已经建立的技术基础上，探索了过去 10 年中最前沿的外科技术，包括细胞移植和软骨移植。此外，还回顾了临床试验的早期和中期结果。在第 10 章中，Popkin 描述了剥脱性骨软骨炎的自然史并讨论了目前的外科治疗选择。在第 11 章中，Chahal、Rogers 和 Gross 提供了评估关节软骨缺损患者的综合方法，并描述了治疗方案。他们还讨论了与手术决策相关的患者和缺损特异性的因素，以及常见手术方法的循证和技术概述。在第 12 章中，Rogers、Chahal 和 Gross 强调了以患者为中心的诊断和治疗选择，并提供了关节软骨修复手术后主要和次要临床结果测量的生物心理社会方法的全面概要。

第六部分（关节软骨修复的定性与定量评估）的重点是强调磁共振成像（MRI）和组织病理学成像技术，以及在治疗后和治疗期间可视化评估膝关节软骨修复和疾病的评估工具。在第 13 章中，Chhabra、Thawait 和 Andreisek 回顾了 MRI 在膝关节软骨损伤术前诊断和术后随访中的作用，因为它与软骨修复组织的可视化、表征和评估有关。此外，作者还提供了对目前使用的软骨修复评分系统的理解。在第 14 章中，Trattnig、Welsch、Röhrich、Schreiner 和 Zalaudek 强调了形态学和生化 MRI 如何提供定量数据，以及这些数据在多大程度上与关节软骨修复和疾病的临床结果相关。此外，作者还介绍了如何使用最新的 MRI 技术，如渗透成像和敏感性成像。在第 15 章中，Pritzker 和 Gahunia 讨论了评估和分类膝关节软骨损伤和修复的标准化组织病理学方法。

第七部分（关节软骨修复与软骨生物工程研究进展）中的章节展示了软骨修复用基于细胞的和非细胞的支架移植的最新软骨工程策略。Mollon、Kandel 和 Theodoropoulos 在第 16 章中详细综述了使用人类来源细胞进行软骨和骨软骨修复的基本原理和临床研究的当前和未来方法，还提供了对细胞组织工程基质生物学的深入理解，这将有助于新产品的开发和临床应用。Starecki、Gott、Schwartz、Sgaglione 和 Grande 在第 17 章中深入讨论了使用和不使用外源性药物的非细胞组织工程支架的相关性，强调了成功的软骨支架的特征。Rogers、Chahal 和 Gross 在第 18 章概述了对商用生物工程软骨移植物的进一步评估和研究，包括基于细胞的疗法、颗粒关节软骨的使用以及可单独使用的支架和合成材料的示例。在第 19 章的结尾部分，Gahunia、Gross 和 Pritzker 简要总结了本书的内容，并提出了膝关节软骨研究和实践的未来方向。

除了各章中涵盖的丰富信息外，本书还包括 4 个附录（A~D），以便读者轻松掌握膝关节软骨评估常用的评分系统。附录 A 包括软骨损伤的关节镜分类系统（Outerbridge 分类、改良的 Outerbridge 分类、Noyes 分类和国际软骨修复学会关节软骨损伤分类）和软骨修复的关节镜分类系统（ICRS 关节软骨修复评估和 Oswestry 关节镜评分）。附录 B 提供了 6 种最常用的结果评估工具，这些工具是为患者开发的，用于膝关节受伤后药物干预疗效，术前和术后随访的评估（软骨修复或膝关节置换术），或疾病过程（如骨性关节炎）中对膝关节健康状况的评估。本附录共包括 9 种常用的膝关节功能测量方法。这些评分工具用于评估以下一个或多个标准：疼痛、症状、日常生活活动、运动、生活质量和身体健康情况。软骨损伤和修复的 MRI 评估系统见附录 C。目前使用的 MRI 评估系统主要有 3 种，即国际软骨修复学会以及软骨修复组织评分的二维和三维 MRI 观察。最后，附录 D 包括评估软骨损伤和修复的组织病理学分类系统。这种对目前使用的所有评分系统进行分组的独特方法，将使读者能够从不同学科的角度更好地理解软骨生物学和损伤的各个方面。

我和本书的责任编辑设想，这本书将有助于促进对膝关节软骨生物学以及关节疾病的诊断和治疗领域有着积极兴趣的医生、科学家和研究人员之间的科学研究。同时，也将促进临床和基础科学继续转化为医疗保健和临床实践，以及有助于为膝关节损伤和疾病患者制订更有效的治疗策略。

Toronto, ON, Canada

Allan E. Gross, MD, FRCSC, O ONT

致谢

试图强调膝关节软骨在健康和疾病状态下的复杂性是一项富有挑战性的工作。我们对这些世界知名专家和每一章节的作者深表感谢，因为他们对本书的成功出版做出了巨大的贡献。世界范围内一些不同专业领域（包括骨科学、放射学、风湿病学、病理学、流行病学、康复科学、基础科学和软骨工程学）的领军人物，为了膝关节软骨的健康、诊断、治疗和愈合这个宏大而复杂的题目"齐聚一堂"，分享他们卓越的学识和无价的经验，这是一件多么令人欣喜的事情！正是他们的无私奉献和合作精神，才使这本综合性的权威著作编撰完成。

我们要对 Kristopher Spring（*Springer Nature* 高级编辑）表示感激，他的热忱、耐心和支持使本书的出版成为现实。我们也要对 Atma Biswal（Spi Global 内容解决方案项目经理）、Mario Gabriele（Spi Global 内容解决方案高级项目经理）、Krishnan Sathyamurthy（*Springer Nature* 制作编辑）及其编辑和制作团队致以最深的谢意，他们的勤奋工作、奉献和耐心，保证了本书的成功出版。我们还要感谢 Maureen Alexander（*Springer Nature* 开发编辑），她的热情和帮助确保了本书结构和内容没有错误。Danny Aguilar（加拿大多伦多 *JD Graphics Solutions* 医学插画师）的投入和付出确保了插图制作的准确和质量，他的参与使本书具备了先进的图表。

编者名单

Gustav Andreisek, MD, MBA Professor, Head MSK and MR Imaging, Department of Radiology, University Hospital Zurich, University of Zurich, Zurich, Switzerland

Swiss Center for Musculoskeletal Imaging, Balgrist Campus AG, Zurich, Switzerland

Department of Radiology, St Claraspital, Basel, Switzerland

Department of Radiology, Spital Thurgau AG, Cantonal Hospital, Munsterlingen, Switzerland

Jaskarndip Chahal, MD, FRCSC, MSc, MBA Assistant Professor, Division of Orthopaedic Surgery, University of Toronto, Toronto, ON, Canada University of Toronto Orthopaedic Sports Medicine and University Health Network Arthritis Program, Toronto, ON, Canada

Division of Orthopaedic Surgery, Toronto Western Hospital and Women's College Hospital, Toronto, ON, Canada

Avneesh B. Chhabra, MBBS, MD Associate Professor, Department of Radiology and Orthopaedic Surgery, University of Texas Southwestern Medical Center, Dallas, TX, USA

Department of Musculoskeletal Radiology, Parkland Health and Hospital System, Dallas, TX, USA

Tim Dwyer, MBBS, FRACS, FRCSC, PhD Assistant Professor, Division of Orthopaedics, University of Toronto, Toronto, ON, Canada

University of Toronto Orthopaedic Sports Medicine, Women's College Hospital, Toronto, ON, Canada

Division of Orthopaedic Surgery, Women's College Hospital and Mount Sinai Hospital, Toronto, ON, Canada

Henry B. Ellis Jr, MD Assistant Professor, Department of Orthopaedic Surgery, University of Texas Southwestern Medical Center, Dallas, TX, USA Department of Orthopaedic Surgery, Children's Health Dallas and Texas Scottish Rite Hospital for Children, Dallas, TX, USA

Harpal K. Gahunia, MSc, PhD President and CEO, Orthopaedic Science Consulting Services, Oakville, ON, Canada

Michael A. Gott, MD Westchester Health Orthopaedics and Sports Medicine, Westchester Sport and Spine, White Plains Hospital, White Plains, NY, USA

Daniel A. Grande, PhD Director, Orthopaedic Research Laboratory, Feinstein Institute for Medical Research, North Shore-LIJ Health System, Manhasset, NY, USA

Associate Professor, Center for Bioelectronic Medicine, Feinstein Institute for Medical Research, North Shore-LIJ Health System, Manhasset, NY, USA Associate Professor, Department of Molecular Medicine and Orthopaedic Surgery, Donald and Barbara Zucker School of Medicine at Hofstra-Northwell, Hempstead, NY, USA

Department of Orthopaedic Surgery, Long Island Jewish Medical Center, Northwell Health, New Hyde Park, NY, USA

Allan E. Gross, MD, FRCSC, O ONT Professor, Division of Orthopaedic Surgery, University of Toronto, Toronto, ON, Canada

Gluskin Granovsky Division of Orthopaedics, Joseph and Wolf Lebovic Health Complex, Mount Sinai Hospital, Toronto, ON, Canada

Joseph B. Houpt, MD, FRCPC Faculty of Medicine, University of Toronto, Toronto, ON, Canada

Rita Kandel, MD Professor, Department of Laboratory Medicine and Pathology, Department of Surgery, and Institute of Biomaterials and Biomedical Engineering, University of Toronto, Toronto, ON, Canada

Pathologist-in-Chief, Department of Pathology and Laboratory Medicine, Mount Sinai Hospital, Toronto, ON, Canada

Associate Member, Lunenfeld-Tanenbaum Research Institute, Mount Sinai Hospital, Toronto, ON, Canada

Facundo Las Heras, MD, PhD Departamento de Anatomia Patologica, Clinica Las Condes, Santiago, Chile

Pathology Department, University of Chile, Santiago, Chile

Brent Mollon, MD, FRCSC, MSc Department of Orthopaedics, Orillia Soldiers' Memorial Hospital, Orillia, ON, Canada

Simcoe-Muskoka Orthopaedics, Orillia, ON, Canada

Charles A. Popkin, MD Assistant Professor, Orthopedic Surgery and Sports Medicine, Columbia University Medical Center, New York, NY, USA

Department of Orthopedic Surgery, Sports Medicine Center for the Developing Athlete, Presbyterian Morgan Stanley Children's Hospital, New York, NY, USA

Kenneth P. H. Pritzker, MD, FRCPC Professor Emeritus, Department of Laboratory Medicine and Pathobiology, Department of Surgery, and Institute of Biomaterials and Biomedical Engineering, University of Toronto, Toronto, ON, Canada

Department of Pathology and Laboratory Medicine, Mount Sinai Hospital, Toronto, ON, Canada

Benedict A. Rogers, MA, MSc, MRCGP, DipLMC, DipSEM, FRCS (Orth), PhD Honorary Reader, Brighton and Sussex Medical School, Brighton, UK

Trauma and Orthopaedics Department, Brighton and Sussex University Hospitals NHS Trust, Brighton, UK

Sebastian Röhrich, MD High Field MR Centre, Department of Biomedical Imaging and Image-Guided Therapy, Computational Imaging Research Laboratory, Medical University of Vienna, Vienna, Austria

Markus M. Schreiner, MD Department of Orthopaedics and Trauma Surgery, Medical University of Vienna, Vienna, Austria

High Field MR Centre, Department of Biomedical Imaging and Image-Guided Therapy, Computational Imaging Research Laboratory, Medical University of Vienna, Vienna, Austria

John A. Schwartz, MD Orthopaedic Research Center, Colorado State University, Fort Collins, CO, USA

Orthopaedic Research Laboratory, Feinstein Institute for Medical Research, North Shore-LIJ Health System, Manhasset, NY, USA

Nicholas A. Sgaglione, MD Department of Orthopaedic Surgery, Long Island Jewish Medical Center, Northwell Health, New Hyde Park, NY, USA Department of Molecular Medicine and Orthopaedic Surgery, Donald and Barbara Zucker School of Medicine at Hofstra-Northwell, Hempstead, NY, USA

Mikael Starecki, MD Resurgens Orthopaedics, West Cobb, Marietta, GA, USA

Department of Orthopaedic Surgery, East-West Surgery Center, Wellstar Cobb Hospital and Wellstar Douglas Hospital, Austell, GA, USA

Gaurav K. Thawait, MBBS, MD Associate Professor, Russell H. Morgan Department of Radiology and Radiological Science, Johns Hopkins University, Baltimore, MD, USA

Department of Biomedical Engineering, Johns Hopkins University, Baltimore, MD, USA

John S. Theodoropoulos, MD, FRCSC, MSc Assistant Professor, Division of Orthopaedic Surgery, University of Toronto, Toronto, ON, Canada

University of Toronto Orthopaedic Sports Medicine Program, Women's College Hospital, Toronto, ON, Canada

Division of Orthopaedic Surgery, Women's College Hospital and Mount Sinai Hospital, Toronto, ON, Canada

Siegfried Trattnig, MD Professor, High Field MR Center, Department of Biomedical Imaging and Image-Guided Therapy, Medical University of Vienna, Vienna, Austria

Austrian Cluster for Tissue Regeneration, Vienna, Austria

Christian Doppler Laboratory for Clinical Molecular MR Imaging, Vienna, Austria

Götz H. Welsch, MD Professor, Department of Athletics and Sports Medicine, University Medical Center Hamburg-Eppendorf, Hamburg, Germany

Head of Medical Management, UKE Athleticum, Division of Orthopaedic Sports Medicine, University Hospital of Hamburg-Eppendorf, Hamburg, Germany

Martin Zalaudek, MD Department of Orthopaedics and Trauma Surgery, Medical University of Vienna, Vienna, Austria

High Field MR Center, Department of Biomedical, Imaging and Image-Guided Therapy, Medical University of Vienna, Vienna, Austria

目录

第一部分　正常关节软骨 ·· 1

   第 1 章　关节软骨的结构与功能 ····································· 3

   第 2 章　关节软骨的生长发育 ······································· 43

第二部分　关节软骨的老化与退化 ·· 59

   第 3 章　关节软骨：稳态、衰老和退变 ······························ 61

   第 4 章　关节软骨代谢：生化标志物和动态负荷 ····················· 75

第三部分　膝关节软骨损伤的评估和诊断 ···································· 99

   第 5 章　膝关节急性和慢性创伤性软骨损伤 ························· 101

   第 6 章　膝关节软骨损伤的影像学诊断 ···························· 113

   第 7 章　膝关节软骨损伤的评估：基于关节镜的评估与分类 ··········· 129

第四部分　膝关节软骨损伤的非手术治疗 ···································· 141

   第 8 章　膝关节软骨损伤和疾病的物理与康复治疗 ·················· 143

   第 9 章　膝关节软骨损伤和疾病的药物治疗 ························· 151

第五部分　膝关节软骨损伤的手术治疗 ······································ 157

   第 10 章　膝关节剥脱性骨软骨炎：病理生理学和治疗 ················ 159

   第 11 章　关节软骨修复的手术方法 ································· 171

   第 12 章　关节软骨修复的临床效果评估 ····························· 189

第六部分　关节软骨修复的定性与定量评估 ⋯⋯⋯⋯⋯⋯⋯⋯⋯⋯⋯ **197**

　　第 13 章　膝关节软骨的术前及术后影像 ⋯⋯⋯⋯⋯⋯⋯⋯ **199**

　　第 14 章　关节软骨超微结构组成在疾病和修复中的磁共振成像 ⋯⋯ **209**

　　第 15 章　软骨疾病及其修复的组织病理学评估 ⋯⋯⋯⋯⋯⋯ **223**

第七部分　关节软骨修复与软骨生物工程研究进展 ⋯⋯⋯⋯⋯⋯⋯⋯ **231**

　　第 16 章　人源性细胞在软骨或骨软骨修复中的作用 ⋯⋯⋯⋯ **233**

　　第 17 章　工程支架对于软骨修复的意义 ⋯⋯⋯⋯⋯⋯⋯⋯ **243**

　　第 18 章　市面销售的生物工程软骨移植物 ⋯⋯⋯⋯⋯⋯⋯ **251**

　　第 19 章　膝关节软骨：未来研究和实践的方向 ⋯⋯⋯⋯⋯⋯ **263**

附录 ⋯⋯⋯⋯⋯⋯⋯⋯⋯⋯⋯⋯⋯⋯⋯⋯⋯⋯⋯⋯⋯⋯⋯⋯ **267**

　　附录 A ⋯⋯⋯⋯⋯⋯⋯⋯⋯⋯⋯⋯⋯⋯⋯⋯⋯⋯⋯⋯⋯ **269**

　　附录 B ⋯⋯⋯⋯⋯⋯⋯⋯⋯⋯⋯⋯⋯⋯⋯⋯⋯⋯⋯⋯⋯ **273**

　　附录 C ⋯⋯⋯⋯⋯⋯⋯⋯⋯⋯⋯⋯⋯⋯⋯⋯⋯⋯⋯⋯⋯ **287**

　　附录 D ⋯⋯⋯⋯⋯⋯⋯⋯⋯⋯⋯⋯⋯⋯⋯⋯⋯⋯⋯⋯⋯ **291**

本书参考文献请扫描
二维码观看。

第一部分

正常关节软骨

第1章 关节软骨的结构与功能

Harpal K. Gahunia, Kenneth P. H. Pritzker

余家阔 / 译

1.1 概述

在滑膜关节中，关节软骨是一种覆盖于骨骼表面的、光滑的耐磨润滑面，允许关节以最小的摩擦相互滑动并吸收冲击力。关节软骨一侧面向关节腔，另一侧通过很薄的钙化软骨组织层与软骨下骨板相连。关节软骨因其无定形的玻璃状宏观外观也被称为透明软骨，是一种独特有序、高度特化的结缔组织，它的生物物理特性使其具有可承受高压缩力的能力。滑液（sf）在软骨营养、关节润滑和耐磨性方面起着重要作用[1]。关节软骨通过来自邻近结缔组织血管和滑液的营养物质的远距离扩散来维持[2]。此外，软骨下骨血管中物质的扩散也有助于在生长板完全钙化之前未成熟组织中软骨的营养。在新生儿中和儿童早期，软骨管连接软骨和软骨下骨，有助于软骨的营养。在生长和发育过程中，软骨管作为血管分支延伸至未成熟的关节软骨[3-5]。尽管这些管道在年轻软骨中很丰富，但随着年龄的增长，它们的数量逐渐减少，并且在成熟软骨中消失[3]。成人软骨通常是无血管、无淋巴和无神经的，它主要通过来自滑液的营养物质在关节表面的扩散来滋养[6]。

本章主要分为两个部分。第一部分全面介绍关节软骨的结构、组成和架构。从关节表面到软骨下骨的水平区域异质性以及从软骨细胞附近向外的细胞外基质（ECM）区室化，其关节软骨的三维（3D）复杂性被深入呈现。本章的第二部分侧重于关节软骨的各种功能，强调关节表面以及软骨细胞及其微环境所起的关键作用。在活动和软骨压缩过程中，滑液和表面润滑分子所起的重要作用被充分讨论。还介绍了与人类膝关节相关的各种润滑机制。

1.2 关节软骨结构和组成

关节软骨是一种动态的、高度水合的组织，由细胞组成，软骨细胞（占2%~5%的软骨湿重）嵌入由软骨细胞分泌和维持的细胞外基质（ECM）（占95%~98%的软骨湿重）中。软骨的细胞外基质是一种弹性凝胶，由具有小分子（MW）离子和大分子成分的组织液组成，其大分子的主要成分是Ⅱ型胶原蛋白和蛋白多糖（PG）。关节软骨独特的生物学和生物力学特性取决于胶原纤维的结构、大分子量溶质的蛋白多糖的组成成分以及维持软骨功能和体内平衡的细胞外基质与软骨细胞之间的相互作用[7,8]。

1.2.1 软骨细胞和软骨单位

软骨细胞是在关节软骨中发现的唯一细胞类型。随着软骨深度的增加，软骨细胞形态从关节表面的扁平盘状变为圆形或多边形。使用共聚焦显微镜，据尸体（23~49岁）股骨内侧髁关节软骨（平均深度2.4 mm）的形态测量分析，确定软骨细胞体积密度为1.7%，软骨细胞平均直径为13 μm[9]。软骨细胞具有代谢活跃细胞的细胞内形态特征，与其在细胞外基质成分的合成和代谢中的作用一致（图1.1）。软骨细胞产生和维持软骨细胞外环境。由于损伤、衰老或疾病而导致的正常关节软骨稳态的偏离会反映在软骨细胞的超微结构中[10-12]。

软骨单位是关节软骨的显微解剖、微机械和代谢活跃的功能单位。由于成熟软骨的性质，软骨细胞的直接细胞外周微环境在维持关节软骨的稳态中起关键作用[13-15]。在解剖学上，软骨单位包括软骨细胞及其外周微环境（图1.2）[15]。在形态学上，软

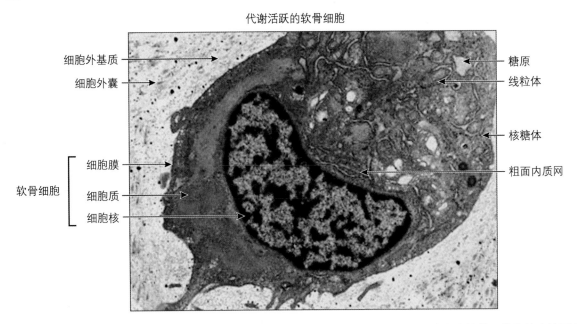

图 1.1 电子显微镜下观察代谢活跃的软骨细胞，显示细胞内结构（丰富的粗面内质网、游离核糖体、线粒体和糖原）及其细胞周围环境（基质和囊）。放大倍率：×5000

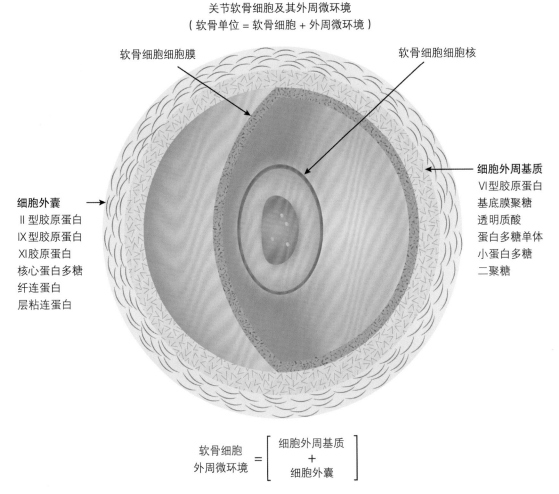

图 1.2 示意图描绘了由关节软骨细胞及其外周微环境组成的软骨单位。软骨细胞膜被由 Ⅵ 型胶原蛋白和其他小蛋白多糖和糖蛋白组成的薄细胞外周基质包围。细胞外周基质被胶原蛋白和非胶原蛋白的纤维状细胞外囊包围

骨细胞膜被透明的糖萼包围，其外周是一层薄的细胞外周基质（PCM），随着软骨的成熟，它变得更加明显。细胞外周基质由Ⅵ型和Ⅸ型胶原蛋白以及小蛋白多糖和糖蛋白的混合物组成[16-18]。细胞外周基质依次被纤维状细胞外囊包围[19-20]。通常，成熟软骨的软骨细胞充满软骨单位，在软骨细胞和软骨单位囊之间几乎没有细胞外周基质。在组织学处理期间，软骨细胞略微收缩，因此在软骨细胞膜和软骨单位囊之间可以看到称为"腔隙"的空白空间。

1.2.2　细胞外基质

关节软骨的物理化学性质取决于结构、组织和细胞外基质大分子浓度（占关节液重量的20%~25%）及与其相互作用的富含小分子离子的组织液（占关节液重量的70%~80%）（图1.3）。组织液在关节润滑和耐磨性方面起着重要作用，并使营养物质和氧气能够通过软骨表面到达位于不同深度的细胞的软骨基质[1]。

成熟的细胞外基质有前体Ⅱ型胶原蛋白束和非胶原蛋白、离子（主要是Na^+和Cl^-离子）和可溶性带负电的蛋白多糖分子。取决于年龄和关节软骨的解剖结构与位置，蛋白多糖单体约占成熟细胞不含液体重量的50%，而总胶原蛋白约占成熟细胞不含液体重量的25%（图1.4）。在人类关节软骨中，Ⅱ型胶原蛋白是主要的纤维状大分子，占胶原蛋白总量的90%~95%，而其他软骨特异性和软骨非特异性胶原蛋白占总胶原蛋白的5%~10%（约1%成熟细胞不含液体重量）[21-23]。成人软骨正常Ⅱ型胶原蛋白的更新率极低，半衰期超过100年，而蛋白多糖和蛋白多糖聚合物继续合成分泌到细胞外基质，这些大单聚体正常更新率的半衰期为3.4年[24-26]。根据年龄，包括糖蛋白在内的非胶原蛋白可以形成大约细胞外基质不含液体重量的25%。这些非胶原蛋白包括纤连蛋白、层粘连蛋白、腱生蛋白、软骨素、软骨寡聚基质蛋白和软骨基质糖蛋白（CMGP）[7,27-33]。

1.2.2.1　蛋白多糖

蛋白多糖是一种多样化的分子家族，具有很强的亲水性，这种特性有助于关节轴承表面的润滑。关节软骨蛋白多糖单体的大小、糖胺聚糖（GAG）含量和功能特性各不相同[34,35]。这些蛋白多糖分子以可溶性蛋白多糖单体或蛋白多糖聚集体的形式存在，它们与组织液分子一起与胶原纤维结合（图1.5，表1.1）。大型聚合蛋白多糖单体（如聚集蛋白多糖和多功能蛋白）占总蛋白多糖单体的50%~58%，而非聚合蛋白多糖单体占总蛋白多糖单体的40%[37,60]。

图1.3　在成人膝关节软骨液体重量组成成分中，软骨细胞占2%~5%的液体重量，而细胞外基质占95%~98%的液体重量。其中组织液和小分子离子占细胞外基质的大部分。值得注意的是，膝关节软骨大分子的湿重随年龄增长和解剖位置差异而变化

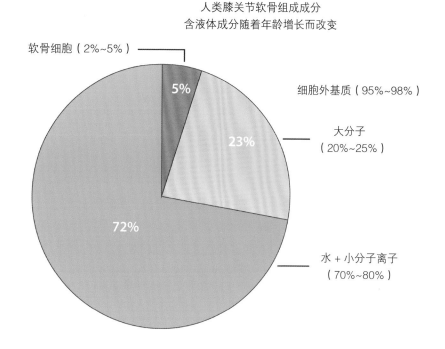

人类膝关节软骨组成成分
含液体成分随着年龄增长而改变

软骨细胞（2%~5%）

5%

细胞外基质（95%~98%）

23%

大分子
（20%~25%）

72%

水 + 小分子离子
（70%~80%）

成人膝关节关节软骨细胞外基质大分子
（干重——随年龄而变化）

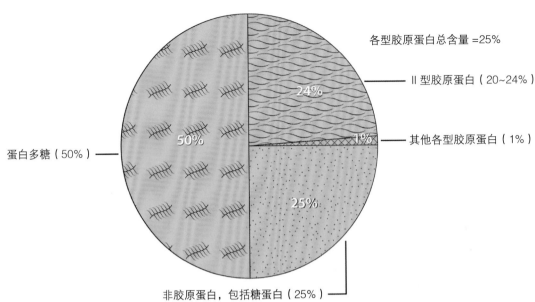

各型胶原蛋白总含量 =25%

Ⅱ型胶原蛋白（20~24%）

其他各型胶原蛋白（1%）

蛋白多糖（50%）

非胶原蛋白，包括糖蛋白（25%）

图1.4 成人膝关节关节软骨细胞外基质大分子干重组成示意图。注意：不同关节软骨分子的干重随年龄和解剖位置而变化

膝关节软骨大分子结构

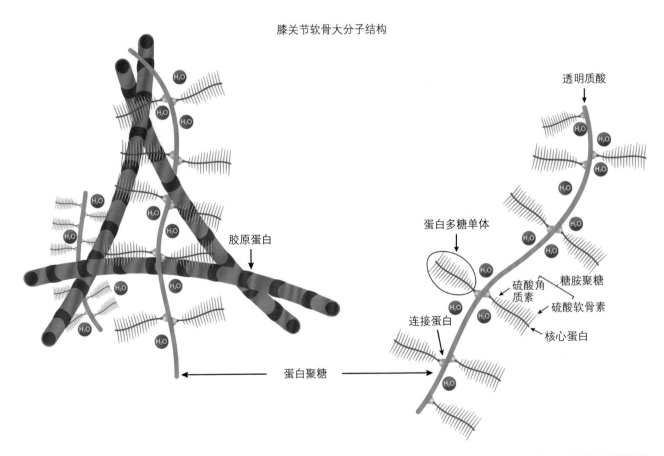

透明质酸

胶原蛋白

蛋白多糖单体

糖胺聚糖

硫酸角质素

硫酸软骨素

连接蛋白

核心蛋白

蛋白聚糖

图1.5 关节软骨胶原蛋白与蛋白多糖相互作用和组织的示意图。蛋白多糖单体由一个核心蛋白组成共价结合的糖胺聚糖侧链，即硫酸软骨素和硫酸角质素。这些单体通过由连接蛋白进一步稳定的羟基结合区经由非共价连接到透明质酸骨架

表 1.1　膝关节软骨糖胺聚糖和蛋白多糖：基本结构、位置和功能

聚糖类型	交替共聚物双糖重复单元	分子量 /kDa	细胞外基质定位	功能
		透明质酸 - 结合蛋白多糖		
硫酸软骨素（CS） 1. 软骨素 -4- 硫酸盐（C4S） 2. 软骨素 -6- 硫酸盐（C6S）	β-1，4- 连接 d- 葡萄糖醛酸和 β-1，3- 连接的 N- 乙酰 -β- 半乳糖胺 -4-O- 硫酸盐	5~50	跨域基质	结构成分；高度硫酸化的糖胺聚糖链提供负电荷增强水合作用和生物力学特性；提供黏弹性特性
	β-1，4- 连接 d- 葡萄糖醛酸和 β-1,3- 连接的 N- 乙酰 -β- 半乳糖胺 -6-O- 硫酸盐	5~50		
硫酸角质素（KS）	β-N- 乙酰 -D 氨基葡萄糖和 β-1，3- 连接聚 -N- 乙酰乳糖胺	5~15	跨域基质	高度硫酸化的糖胺聚糖链提供负电荷增强水合作用和生物力学特性；绑定许多细胞外基质成分，特别是纤维状胶原蛋白用来稳定胶原蛋白网络
硫酸皮肤素（DS）	β-1，3- 或 β-1，4- 连接 N- 乙酰半乳糖胺 -4-O- 硫酸盐和 L- 艾杜糖醛酸或 D- 葡萄糖醛酸	87×10^3~285×10^3 约 45×10^3 核心蛋白	跨域基质	与原纤维相互作用于胶原蛋白；在基质中是很重要的组成成分
透明质酸（HA）	β-D-（1-4）- 氮 - 乙酰基 -D- 氨基葡β-D-（1-3）- 葡萄糖醛酸	4~8000	细胞外基质；跨域基质	结构成分；稳定大聚集蛋白多糖形成；有利于细胞 - 细胞外基质相互作用；提供黏弹性特性；保留水和维持渗透压
蛋白多糖（PG）单体	带硫酸软骨素的蛋白核心和硫酸角质素糖胺聚糖链	1×10^3~3×10^3 约 200 ~250 核心蛋白	关节软骨细胞外基质；表面层占优势的蛋白多糖单体	结构成分；促进关节润滑；承重性能
蛋白多糖连接蛋白质	由 3 个域组成；A 区、B1 区和 B2 区结构类似于 G1 域，即聚集蛋白多糖；有一个或两个 N 连接寡糖链的可能变量唾液酸含量	54	细胞外基质	稳定蛋白多糖单体以及结合羟基单体；连接蛋白的浓度显著地影响了聚集蛋白多糖的聚合和总体稳定性，以及调节蛋白多糖的均匀性间距；聚合物中 A 区、G1 域聚集蛋白多糖、两个 B 区均和羟基互动；复杂的聚糖蛋白形成，其中连接蛋白质和羟基稳定胶原蛋白中的可溶性聚集蛋白多糖网络；有助于保护蛋白多糖单体降解聚集体
蛋白多糖聚合物	附着蛋白多糖单体的透明质酸	$> 2 \times 10^5$	细胞外周基质，小尺寸；区域基质，中尺寸；胞间基质，大尺寸	主要负载蛋白多糖，促进关节润滑，在介导软骨细胞 - 软骨细胞和软骨细胞 - 基质相互作用中起重要作用
1. 蛋白多糖	多达 50 个蛋白多糖单体的超分子与透明质酸相连	3×10^3~3×10^6	胞间基质	提供黏弹性特性，提供抗渗透压缩负荷
2. 多能蛋白多糖（别名 PG-M）	含硫酸软骨素和蛋白多糖的大细胞外基质分子	$> 1 \times 10^3$ 和 > 200 核心蛋白	胞间基质	在软骨形成过程中参与基质组织，介导细胞黏附和迁移，促进细胞生长

聚糖类型	交替共聚物双糖重复单元	分子量/kDa	细胞外基质定位	功能
细胞周围蛋白多糖				
基底膜聚糖	核心蛋白与硫酸软骨素/硫酸乙酰肝素侧链	~500 核心蛋白	细胞外周基质	促进软骨细胞附着，调节多种生长因子活性，促进软骨生成，维持软骨分化
硫酸乙酰肝素（HS）	D-葡萄糖醛酸或L-糖醛酸 D-氨基葡萄糖或N-乙酰-D-氨基葡萄糖	75×10^3	细胞表面；细胞外周基质	生长因子的主要调控者；与其他硫酸乙酰肝素蛋白多糖、细胞外周基质层粘连蛋白和IV型胶原相互作用；在软骨生长中起重要作用
小而富含亮氨酸的重复蛋白多糖				
二聚糖（别名 DS-PG I，与核心蛋白多糖超过65%同源）	带有2个硫酸软骨素或硫酸皮肤素侧链	100，带有38个核心蛋白	细胞外周基质	与IV型胶原相互作用，与转化生长因子-β相连并且调控其活性，影响Wnt信号通路
核心蛋白多糖（别名 PG40 和 DS-PG II）	带有1个硫酸软骨素或硫酸皮肤素侧链	72，带有36个核心蛋白	胞间基质或浅表层	与胶原纤维相关，调节胶原纤维形成及其结构，与其他蛋白质相互作用，介导胶原和PG的相互作用，连接调控TGF-β生物活性
纤调蛋白（与双糖链蛋白多糖和核心蛋白多糖同源）	带有最多4个N段相连的硫酸角质素侧链。一些分子包含仅由α（2~3）-唾液酸覆盖的硫酸角质素侧链	59	关节软骨的胞间基质；在浅表层中含量最高	形成胶原纤维的强连接；调节胶原纤维直径和胶原纤维生成；参与胶原间的交联；在软骨重塑中结合与隔绝生长因子
基膜聚糖	包含10个串联的富含亮氨酸重复序列，在马蹄形核心蛋白富含亮氨酸的区域内携带4个N端-连接位点，可被硫酸角质素取代	40	细胞外基质	帮助稳定胶原纤维和定向纤维形成；与胶原纤维内的细胞外基质胶原分子结合，这样有助于保持相邻原纤维的分离
软骨蛋白	包含11个富含亮氨酸重复序列，两侧是富含半胱氨酸的区域	38	细胞外周基质；细胞外基质	通过α2β1整合素和硫酸乙酰肝素链的相互作用提供软骨细胞和E细胞外基质之间的连接
其他蛋白多糖				
润滑素	硫酸软骨素链的附着位点	227	浅表层表面	在浅表层表面形成保护层，保持表面完整性；允许水化；润滑；降低摩擦和磨损

参考文献：[31,34,36-59]

非聚集性软骨蛋白多糖单体包括双糖链蛋白多糖、核心蛋白多糖、纤调蛋白、荧光蛋白和蛋白多糖[44,49,61]。

在关节软骨中，蛋白多糖结构和功能的异质性反映在多种核心蛋白以及糖胺聚糖链的种类和尺寸上。硫酸盐的位置的变化也能增加糖胺聚糖链的化学和物理性质多样性。蛋白多糖单体包含一个核心蛋白，该核心蛋白与一个或多个硫酸化糖胺聚糖链侧链共价结合。糖胺聚糖链是由重复的双糖形成的无支链链状分子，给软骨基质带来负电荷。负电荷的密度被称为固定电荷密度（FCD）。软骨的固定电荷密度和组织液主要维持了软骨的压缩性质。软骨蛋白多糖中的糖胺聚糖链主要是硫酸软骨素（CS，87%），包括软骨素 -4- 硫酸盐（C4S）和软骨素 -6- 硫酸盐（C6S）。关节软骨中的其他糖胺聚糖为硫酸角质素（KS，6%）和透明质酸（HA）。每个蛋白多糖分子可以包含超过 100 个硫酸软骨素链、20~40 个硫酸角质素链和 40 个 O- 和 N- 寡糖[62]。硫酸软骨素链通过木糖残基与特定的丝氨酸残基连接与核心蛋白共价结合，硫酸角质素链分别通过与天冬酰胺或丝氨酸 / 苏氨酸的 N- 和 O- 连接的糖苷键连接到蛋白质上。从软骨细胞到胞间基质（ITM）后，硫酸软骨素蛋白多糖和硫酸皮肤素含量占主导[37]。透明质酸是大型阴离子分子，分子量可达 6000 kDa。透明质酸是唯一一种不与核心蛋白结合的糖胺聚糖，且没有硫酸化。软骨细胞表面的透明质酸受体是保持透明质酸 – 蛋白多糖聚合物聚集在软骨细胞表面的关键连接，同时在细胞外周基质的组装和聚集中起重要作用[63-65]。

关节软骨内的蛋白多糖分子是有着多种成分和大小的蛋白多糖，因此倾向于聚合成大分子复合物[66]。这些大分子复合物被广泛硫酸化，并且有带负电荷的糖胺聚糖侧链，吸引带有相关阳离子的水分子。蛋白多糖形成密集堆叠的水凝胶，与其他蛋白多糖和糖蛋白交织在胶原纤维网络中[62]。蛋白多糖分子是复合高分子，中心的透明质酸和数个蛋白多糖单体非共价结合（图 1.6）。蛋白多糖核心蛋白约 230 kDa，包括 3 个球状结构域：G1 域、G2 域和 G3 域[44,67]。每个蛋白多糖的蛋白多糖分子通过其核心蛋白 N 端的透明质酸结合域（G1 域）与透明质酸的主干相连（表 1.2）。蛋白多糖和透明质酸二者通过连接蛋白稳定，其连接蛋白约由 100 个氨基酸组成，氨基酸序列中包含 4 个二硫键结合的半胱氨酸残基[42]。连接蛋白是一个 45 kDa 的分子，在细胞外基质中同时绑定软骨蛋白多糖和透明质酸，从而稳定其聚合体[50]。连接蛋白拥有与蛋白多糖 G1 域相

关节软骨蛋白多糖分子

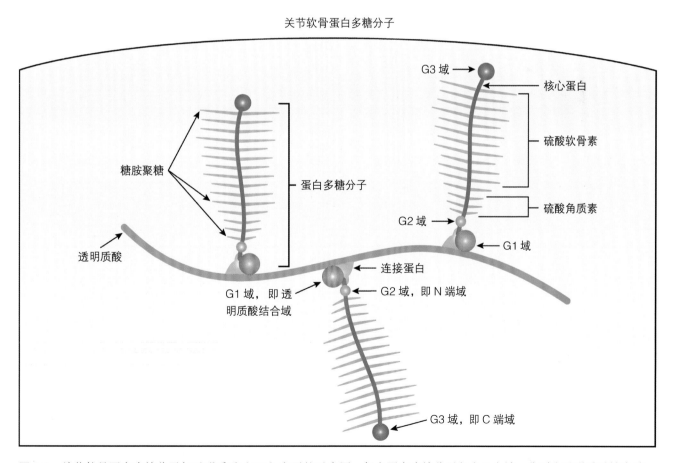

图 1.6　关节软骨蛋白多糖分子与透明质酸（HA）主干的示意图。每个蛋白多糖分子包含 3 个域，分别为透明质酸结合域、N 端域和 C 端域，又分别被称为 G1 域、G2 域和 G3 域。每个蛋白多糖分子与透明质酸主干通过 G1 域相连，并且由连接蛋白稳定

表 1.2　蛋白多糖球状结构域在将蛋白多糖锚定到其他细胞外分子中起着重要作用

G1 域	G2 域	G3 域
分区位置		
●核心蛋白的氨基端	●核心蛋白的氨基端	●核心蛋白的羧基端
分区功能		
●绑定透明质酸 ●与透明质酸形成三元复合物并连接蛋白质，以稳定蛋白多糖分子 ●介导软骨细胞与细胞外基质的相互作用	●蛋白多糖独有 ●参与调节蛋白多糖的生产 ●抑制产物分泌	●连接蛋白多糖复合物与细胞外基质的成分 ●增强糖胺聚糖的修饰，如糖胺聚糖链结合和产物分泌 ●作为半乳糖存在于Ⅱ型胶原、细胞表面或其他细胞外基质成分的结合区域 ●与腱生蛋白和硫酸糖脂相互作用 ●增强产物分泌作用（单独或与 KS 或 CS 结构域联合） ●促进糖胺聚糖链的结合

参考文献：[37, 62, 67–72]

似的结构，并包括 A、B1、B2 三个区域[73]。连接蛋白 A 区与蛋白多糖 G1 域相连，其 B 区与透明质酸相连[42,51]。蛋白多糖透明质酸绑定区域、连接蛋白、透明质酸复合体这高度稳定的三部分在生理环境下是基本不能分离或置换的，因此为胶原蛋白网络中的蛋白多糖分子提供了进一步的稳定性[44]。几个蛋白酶敏感位点位于 G1 域与 G2 域之间，与关节炎中蛋白多糖的消耗有关。核心蛋白的 G2 域是一个富含硫酸角质素链的小区域，也是通过 100 余个共价键连接的硫酸软骨素链的最大区域[37]。在硫酸软骨素富集的区域后，G3 域位于核心蛋白的 C 端。G3 域在软骨细胞或软骨细胞外基质分子上是半乳糖的结合区，其可连接黏合素、纤维蛋白和硫酸糖脂[74]。

多能蛋白多糖（多能聚糖）是一个分子量大于 1000 kDa 的硫酸软骨素复合蛋白多糖分子，主要在软骨形成早期存在于细胞基质比例高的组织中[75-77]。多能聚糖的亚型在妊娠晚期至成年人的正常软骨中均有存在[43]。多能聚糖由硫酸软骨素、糖胺聚糖侧链和核心蛋白（多个分子量 > 200 kDa 部分）组成，在 N 端和 C 端均含球状结构域，在硫酸软骨素附着区包括硫酸软骨素 - α 域和硫酸软骨素 - β 域[75,77,78]。多能聚糖的 N 端的 G1 球状域特异性绑定透明质酸，由连接蛋白起到稳定作用[79]。在滑膜关节形态形成和不稳定间充质凝结期间，多能聚糖和透明质酸的高表达已被证明可以促进高度水合的环境，促进细胞增殖和迁移，以及关节表面的形成 / 组织合成[76]。多能聚糖 - 透明质酸复合体周围细胞在控制细胞形状和

细胞分裂中起重要作用[80,81]。

基底膜聚糖由一种模块化的硫酸乙酰肝素（HS）和核心蛋白组成，含或不含硫酸软骨素替代蛋白多糖，分子量为 400~500 kDa[49,82]。在长骨的生长发育过程中，基底膜聚糖是关节软骨和骨骺的主要组成部分。基底膜聚糖在各年龄组的细胞外基质中均有分布。在新生的至 19 个月龄的美利奴羊的关节软骨的胞间基质中也有分布。关节软骨和骨骺软骨中基底膜聚糖水平的年龄依赖性显著下降已被证实[61]。在人类膝关节软骨中，基底膜聚糖在胎儿（12~14 周龄）的细胞外周基质中呈密集分布，在胞间基质中呈弥漫性分布，在婴儿（2~7 个月龄）和成人（55~64 岁）的股骨软骨中显示出强烈的细胞外周分布[83]。硫酸乙酰肝素蛋白多糖附着于不同的核心蛋白上，并与软骨细胞表面和其细胞外周环境分子相联系[84]。透明质酸糖胺聚糖链的结构多样性使其能够绑定和连接各样软骨细胞表面和细胞外基质蛋白，如生长因子、趋化因子和形态发生因子等[84]。

二聚糖、核心蛋白多糖、纤调蛋白聚糖、基膜聚糖是结构相关的小而富含亮氨酸的蛋白多糖家族成员，也称小硫酸软骨素 / 硫酸皮肤素蛋白多糖，其区别在于糖胺聚糖的构成和功能上的不同[34,37]。这些分子在基质组装和稳定以及关节软骨的代谢调节中发挥重要作用，如胶原纤维的形成和基质分子（纤连蛋白和生长因子等）的结合[85,86]。二聚糖（也称 DS-PG Ⅰ），由分子量 100 kDa 的分子与 38 kDa 核心蛋白组成，是软骨中主要的小蛋白多糖，包含两

条硫酸软骨素 / 硫酸皮肤素链。二聚糖分布于细胞外周基质并可能与Ⅳ型胶原相连[34,53]。核心蛋白多糖，也称 PG40 或 DS-PGⅡ，由分子量 74 kDa 的蛋白多糖与 36 kDa 核心蛋白组成，包含一条硫酸皮肤素链。核心蛋白多糖在胞间基质中分布，在关节软骨的表面区域含量较大，在蛋白多糖的聚集过程中起调节作用[46,54,86]。纤调蛋白聚糖是分子量为 59 kDa 的蛋白多糖并包含数条硫酸角质素链，占软骨湿重的 0.1%~0.3%。纤调蛋白聚糖包含一个氨基酸特征的成分，14% 的残基由亮氨酸构成[87]。纤调蛋白聚糖存在于细胞外基质中，并与Ⅱ型胶原纤维相互作用，以协助纤维形成和纤维间相互作用[34]。在正常牛和人的软骨样本中，丰富的纤调蛋白、少量的纤连蛋白、核心蛋白和二聚糖等非胶原蛋白分布在软骨表面。基膜聚糖是分子量为 40 kDa 的蛋白多糖，包括 4 个主要分子内区域，主要分布于关节软骨的细胞外基质内[39,89,90]。基膜聚糖在幼年未成熟的软骨中以蛋白多糖的形式低水平表达。然而，在成人关节软骨中，基膜聚糖表达水平较高，主要以缺乏硫酸角质素的糖蛋白形式存在[90,91]。基膜聚糖结合在胶原纤维内，帮助稳定和组织胶原纤维，定向纤维形成和维持胶原纤维的周向生长[47]。软骨蛋白是分子量为 38 kDa 的细胞绑定、富含亮氨酸的重复蛋白，分布于关节软骨的区域基质（TM）中[92-94]。软骨蛋白调节软骨细胞的生长和增殖，促进软骨细胞与细胞外基质的黏附。这种软骨蛋白与软骨细胞的相互作用被认为是维持成人软骨细胞表型和软骨稳态[95]。它通过特定的 α2β1 整合素（在软骨细胞表面）和硫酸乙酰肝素链（在细胞外基质内）在软骨细胞和细胞外基质之间提供链接，从而介导软骨细胞的黏附[96]。在细胞外基质中，软骨蛋白与Ⅱ型、Ⅵ型胶原相互作用，影响胶原纤维的形成[93]。其他蛋白多糖，如润滑剂素、蛋白多糖 4（PGR4）和浅层区蛋白（SZP），将在有关润滑作用分子的文章部分进行深入讨论。

1.2.2.2 胶原蛋白

胶原蛋白是关节软骨的主要蛋白质成分。胶原蛋白是由软骨细胞分泌的前胶原分子，然后在细胞外基质中通过酶切 C- 和 N- 前肽进行加工[97]。虽然原纤维的正常生长需要去除前肽，但部分加工的 N- 前胶原也可以组装成薄的胶原纤维[98,99]。在细胞外基质中，胶原分子共聚形成纤维框架，并通过相邻胶原链（分子内交联）和相邻胶原分子（分子间交联）之间形成的共价交联来稳定[100,101]。

关节软骨中存在几种胶原蛋白类型，基于可形成均质或异质三聚体的不同多肽链集分为纤原性胶原蛋白、微纤原性胶原蛋白和非纤原性胶原蛋白（表 1.3）。能够形成纤维网络的软骨胶原包括Ⅱ型、Ⅺ型和ⅩⅩⅦ型胶原，而Ⅵ型胶原是唯一的微纤维软骨胶原[104,131,142]。非纤原性胶原蛋白包括两类：能够形成六边形网状结构的胶原（如Ⅳ型胶原和 X 型胶原）；与各种原纤维表面相结合的胶原，也称为纤维相关的胶原，具有间断的三螺旋结构［三螺旋间断的原纤维相关胶原蛋白（FACIT），如Ⅸ型胶原、Ⅻ型胶原、ⅩⅣ型胶原、ⅩⅥ型胶原、ⅩⅫ型胶原］。

在所有软骨胶原中，Ⅱ型、Ⅸ型和Ⅺ型胶原是关节软骨特异性的，在软骨发育过程中形成交联共聚物核心网络[22,103,152]。Ⅱ型胶原可为软骨基质提供高抗拉强度主要成分，并通过提供弹性维持软骨的完整性[102,153,154]。Ⅱ型胶原对于建立与其他基质成分（如聚集蛋白）的时间和空间组织很重要。Ⅱ型和Ⅺ型胶原在结构上密切相关，它们主要的区别在于 N- 前肽不同[131]。Ⅺ型胶原约占总胶原的 1%~2%，并与Ⅱ型胶原型合并在成熟组织中，比例约为 1 : 30[21]。Ⅺ型胶原被认为可调节胶原纤维和软骨中蛋白多糖之间的物理相互作用，并调节Ⅱ型胶原纤维的大小[104,106,107]。ⅩⅩⅦ型胶原位于软骨向骨转化的过渡区域，生长板基质围绕着增殖的软骨细胞[104,109-112]。在软骨内成骨过程中，ⅩⅩⅦ型胶原在生长板的细胞外周基质中起着重要的结构作用，是增生区组织所必需的，并促进软骨向骨转变[109,110]。Ⅵ型胶原是一种大的二硫脱黏微纤维分子，集中在细胞外周基质中，占总胶原的 1%~2%[104,113,114,119,155]。Ⅵ型胶原可介导软骨细胞黏附于软骨细胞外周基质的大分子框架，维持软骨细胞形态，调节软骨细胞肿胀，保护软骨细胞免于凋亡，促进软骨细胞 - 细胞外基质和分子间相互作用[115,116,118]。

关节软骨非纤维性和六角形网状的两种胶原分别为Ⅳ型胶原和 X 型胶原。Ⅳ型胶原主要分布于细胞外周基质中，它与层粘连蛋白共同定位，并与基底膜聚糖绑定，也位于关节软骨表面的一个分离层[30,82,120,121]。Ⅳ型胶原富集在细胞外周区域，维持软骨细胞的表型和活力，以及与纤连蛋白结合维持基质的完整性[30]。X型胶原蛋白是一种短的同源三聚体胶原蛋白，占所有软骨胶原蛋白的1%。X型胶原分布于关节-骨骺软骨复合体（AECC）的钙化软骨区（ZCC）和肥大软骨细胞周围的生长板中，还有位于胶原纤维拱顶位置的过渡区（也称为钙化区，位于关节软骨和软骨下骨之间）的[22,133-135]。X型胶原主要由肥大软骨的软骨细胞合成和沉积，在钙化作用明显之前开始表达[136]。X型胶原与锚定蛋白CⅡ相互作用[137]。X型胶原在生长板的发育、软骨内成骨和成熟软骨的重塑和钙化中起着重要作用[132,138]。

Ⅸ型胶原在成人关节软骨中占1%，在胎儿软骨中占比大于10%[22]。Ⅸ型胶原位于Ⅱ型胶原纤维的外部，与纤连蛋白共同定位[105,122,127,128]。它也分布在细胞外基质中，与Ⅱ型胶原无相关性，与Ⅸ型胶原的其他分子共价交联[125,129-131]。由于其α2（Ⅸ）链上存在硫酸软骨素或硫酸皮肤素糖胺聚糖链，Ⅸ型胶原也被认为是一种蛋白多糖。Ⅸ型胶原蛋白中的糖胺聚糖链被认为可以稳定Ⅱ型胶原结构[22,103,124]。Ⅸ型胶原蛋白与母系蛋白-3、纤维调节素和Ⅻ型胶原蛋白相互作用[123]。

Ⅻ型胶原是一种均质三聚体，具有两个并联结构域，两侧是3个非胶原区域[143]。它局限于（非共价）Ⅱ型胶原蛋白表面，分布在关节软骨细胞外基质区域，原纤维取向更有组织[103, 140]。在软骨生长发育过程中，与较深区相比，Ⅻ型胶原蛋白在深层区和中间区（MZ）的分布相对更丰富[140]。在软骨管周围也检测到其存在[141]。Ⅻ型胶原蛋白与核心蛋白多糖、纤维调节素、细胞黏合素和软骨寡聚基质蛋白结合[139]。Ⅻ型胶原蛋白被认为可将胶原纤维与其他细胞外基质分子连接起来，并调节关节软骨中胶原纤维束的细胞外基质组织和机械性能[139, 142]。

XIV型胶原蛋白是一种同源三聚体分子，具有三螺旋二硫键结构域，与Ⅸ型和Ⅻ型胶原的某些结构域具有相同的结构[104,141,144,156]。XIV型胶原蛋白均匀分布在关节软骨细胞外基质中，特别是在高机械应力区域，它与Ⅱ型和Ⅵ型胶原蛋白以及软骨寡聚基质蛋白结合相互作用[103,104,141]。此外，已知XIV型胶原蛋白与硫酸皮肤素链的核心蛋白多糖和基底膜聚糖的硫酸乙酰肝素链结合[144]。XVI型胶原在结构上属于胶原蛋白家族，与非软骨XIX型胶原具有有限的

序列同源性[104,146]。XVI型胶原蛋白主要分布在软骨细胞的区域基质中，作为一种接合蛋白，可以掺入不同的上结构聚集体中[147-149]。它与软骨细胞外基质大型原纤维组分相互作用，组成大分子网络，因此在调节和维持软骨细胞外基质完整性和稳定性方面发挥作用[148]。XXII型胶原在结构上属于胶原蛋白家族，位于关节-软骨-滑液连接处[151]。尽管罕见，但XXII型胶原蛋白与软骨原纤维外基质有关[104]。

1.2.2.3　非胶原蛋白和糖蛋白

软骨细胞外基质中存在小的非胶原蛋白和糖蛋白，这被认为对调节几种原纤维特性至关重要（表1.4）。已知软骨细胞外基质中的非胶原蛋白，如软骨基质蛋白、基质Gla蛋白、锚定蛋白CⅡ和软骨素，可介导软骨细胞附着在Ⅱ型胶原或凝聚糖上，从而稳定软骨基质[29,32,33,161,168,174,175,191,196-198]。

基质Gla蛋白（MGP）是维生素K依赖性10~14 kDa蛋白，这是从骨骼中分离出来的，但现在已知存在于软骨中[31,161,162,199]。MGP含有不寻常的氨基酸γ-羧基-谷氨酸[162]。在新生儿和未成熟的关节软骨中，MGP弥漫性地位于整个软骨细胞外基质以及生长板的晚期高营养区和钙化区软骨细胞中，而在成人软骨中，MGP主要位于软骨细胞和细胞外周基质中[160]。MGP通过整合素与软骨细胞表面结合[200]。MGP对羟基磷灰石具有亲和力，作为软骨钙化的调节剂（抑制剂）起重要作用。

软骨基质蛋白（CMP，也称为母系蛋白-1）是一种148 kDa软骨特异性蛋白，由3个相同的二硫键结合亚基组成[166,201]。软骨基质蛋白分布在关节软骨细胞外基质中，在那里它与Ⅱ型胶原纤维结合并桥接，并与聚集性聚糖相互作用[164,197,202,203]。与凝聚糖共价连接的软骨基质蛋白量随着年龄的增长而增加[203]。软骨基质蛋白作为软骨细胞的黏附分子，起着结构作用[164]。虽然软骨细胞在生理条件下受到抑制，但其可以合成软骨基质蛋白，并且其表达响应于关节炎刺激而上调[204]。Matrilin-2是一种分子量106 kDa的蛋白，定位于生长板的关节软骨表面和肥厚软骨细胞上[167]。Matrilin-2参与细胞外基质网络的发育和稳态，并作为连接细胞外基质中蛋白质和蛋白多糖的适配器分子。此外，它显示了年龄依赖性表达[167]。母系蛋白-2也在关节表面以及病变的关节

表 1.3 关节软骨胶原蛋白的种类、特征和功能

胶原类型	分子结构	分子量/kDa	关节软骨位置	特点与功能	参考文献
				纤原性胶原蛋白	
II型胶原	α1(II)₃	290	主要是细胞外基质胶原蛋白	关节软骨特异性胶原蛋白；提供关节软骨的主要框架与可溶性蛋白多糖提供具有拉伸强度的软骨	[21,22,102,103]
XI型胶原	α1(XI) α2(XI) α3(XI)	300	主要是细胞外基质	关节软骨特异性胶原蛋白；调节软骨原形成，介导II型胶原纤维和蛋白多糖之间的物理相互作用；与肝素、硫酸乙酰肝素和硫酸皮肤素结合	[21,22,103-108]
XXVII型胶原	α1(XXVII)₃	185	从软骨到骨骼的过渡部位；存在于增殖软骨细胞周围的生长板基质中	促进软骨在软骨内骨化过程中向骨骼过渡；生长板PCM中的关键结构作用；对生长板增殖区组织至关重要	[104,109-112]
				微纤原性胶原蛋白	
VI型胶原	α1(VI) α2(VI) α3(VI)	500~550	主要是细胞外周基质	形成将软骨细胞锚定到细胞外周基质的网络桥；维持软骨细胞形态，保护软骨细胞免受调亡；促进细胞－细胞外基质和分子间相互作用，与II型、IV型和XIV型胶原相互作用，去角蛋白、大聚糖、纤连蛋白、肌腱蛋白结合	[104,113-119]
				非纤原性胶原蛋白	
IV型胶原	α1(IV)₂ α2(IV)	161	主要是细胞外周基质，关节软骨表面的离散层（形成胶原蛋白的六角形网络）	维持软骨细胞表型和活力；与基膜型蛋白聚糖结合	[30,82,104,120,121]
IX型胶原	α1(IX) α2(IX) α3(IX)	250	主要是细胞周囊（FACIT）	关节软骨特异性胶原蛋白；形成稳定的胶原蛋白网络，保持软骨基质的组织和完整性；与母系蛋白－3相互作用；与II型和XII型胶原蛋白、纤连蛋白和纤维调节蛋白结合	[21,22,103,105,108,122-131]
X型胶原	α1(X)₃	170	主要是软骨钙化区；生长板肥厚软骨细胞；胶原原骨拱廊的过渡区（六方网络形成胶原）	调节软骨细胞代谢并与肥厚的软骨内基质相互作用，修改和调节软骨细胞内骨化基质；促进II型胶原纤维和软骨软骨细胞在血管侵袭期间从基质中去除；绑定到锚定蛋白C II	[22,103,132-138]
XII型胶原	α1(XII)₃	340~350	主要是关节软骨表面和软骨管周围；物理结合胶原纤维表面（FACIT）	介导原纤维与其他基质大分子/细胞之间的相互作用；促进胶原蛋白排列或稳定有组织的原纤维取向；与核心蛋白聚糖、纤维调节蛋白、肌腱蛋白和肌腱蛋白结合	[103,139-143]

续表

胶原类型	分子结构	分子量/kDa	关节软骨位置	特点与功能	参考文献
XIV型胶原	α1（XIV）₃	220	整个细胞外基质的统一性；与胶原纤维表面相关并物理结合	促进胶原蛋白纤维发生；保持软骨完整性和机械性能；与II型和VI型胶原蛋白以及软骨寡聚基质蛋白相互作用；与核心蛋白聚糖的硫酸软骨素链和基底膜聚糖的硫酸乙酰肝素链结合	[103,104,141,144,145]
XVI型胶原	α1（XVI）₃	160	主要是区域基质（FACIT）	通过稳定II型胶原纤维，锚定微纤维末组织细胞外基质，介导影响细胞黏附和增殖的细胞内信号传导；与II型胶原蛋白、XI型胶原蛋白相互作用；整合素纤维连接蛋白结合	[104,146-150]
XXII型胶原	α1（XXII）₃	200	关节软骨表面－滑液连接处（FACIT）	与软骨的原纤维相关；与微纤维外基质相关；与原纤维和VI型胶原蛋白相互作用；与整合素结合	[151]

FACIT，三螺旋间断的原纤维相关胶原蛋白；PCM，细胞外周基质

表1.4　关节软骨非胶原蛋白和糖蛋白

分子	分子量/kDa	关节软骨位置（成人）	特性与功能	参考文献
			非胶原蛋白类	
基质Gla蛋白	10~14	细胞外周基质	主要以羧化形式存在于细胞外周基质中；抑制细胞外矿化过程；合成依赖维生素K₂；明显吸附软骨细胞	[157-162]
母系蛋白-1（又称软骨基质蛋白）	148	软骨外周基质表达低或缺失；细胞外周基质	关节软骨特有；参与细胞外基质丝状网络的形成；可以结合α1β1整合素，聚集蛋白多糖，II型胶原	[163,164-166]
母系蛋白-2	106	关节软骨表面；肥大软骨细胞长板	参与细胞外基质丝状网络的形成；维持细胞外基质稳态	[163,167-169]
母系蛋白-3	240	生长板的细胞外周基质和软骨间基质；成熟关节软骨的浅表层和软骨细胞间周基质	关节软骨特有；参与细胞外基质丝状网络的形成；与胶原纤维IX直接／与软骨寡聚基质蛋白间接原纤维发生融合反应；纤维通过与软骨细胞或细胞外周基质相互作用锚定；维持细胞外周基质存在	[163,167,170,171]
膜联蛋白	31	软骨细胞膜；主要存在于关节软骨层上1/3区域，深层几乎不表达	与II型胶原蛋白N端结合，通过软骨细胞表面的锚定蛋白CII受体促进软骨细胞与细胞外基质的黏附	[172-175]

续表

分子	分子量/kDa	关节软骨位置（成人）	特性与功能	参考文献
软骨钙结合蛋白	69	生长板和关节骨骺软骨区肥大软骨层深层纵向隔板处；胚胎关节软骨；成人软骨钙化区	软骨细胞分泌的Ⅱ型原胶原α1释放的钙结合蛋白；与蛋白多糖的硫酸基团产生静电相互作用，因此影响关节软骨组织和渗透性能	[31,176,177]
软骨中间层蛋白	92	关节软骨中间区域下半部分的胞间基质	存在于成熟关节软骨中多于存在于幼稚关节软骨中；含量随年龄增长而增加；老化软骨中刺激转化生长因子-β生成	[178,179]
糖蛋白类				
软骨寡聚基质蛋白	524	胚胎关节软骨；细胞外周基质，幼稚软骨；增生和肥大软骨细胞；在成人软骨深层和区域基质中均匀分布	帮助软骨细胞锚定在基质上和促进细胞外基质的形成；锚定润滑素和黏蛋白4以促进关节润滑；防止软骨血管化；促进修复进程；在软骨不同区域受转化生长因子-β调控	[7,31,33,180,181]
人软骨糖蛋白	38~40	细胞外基质中低表达	主要由人软骨细胞糖蛋白分泌；在正常的细胞外基质中不表达，但是在高度软骨重塑的软骨疾病（风湿性关节炎和软骨性关节炎）中可以检测到；在软骨细胞反映细胞适应环境变化中起重要结构功能；细胞正常微环境发生变化时诱导产生迅速	[182-184]
纤连蛋白	440	关节软骨表面薄层；正常软骨细胞外基质和基质中低表达	介导软骨细胞与细胞外基质的相互作用；辅助调控胰岛素样生长因子水平；介导受剪切力时磨损保护的润滑作用	[7,28,31,185-187]
腱生蛋白	220、320（两个变体）	主要在发育中软骨基质、软骨胞间基质和细胞外周基质的深层表达	关节软骨钙化抑制剂；辅助透明质酸交联，在细胞外基质构建高阶结构；影响软骨细胞和细胞外基质之间相互作用并辅助软骨细胞外基质形成分子	[7,31,186,188-190]
软骨粘连蛋白	180	主要与软骨细胞和细胞外周基质有关	与关节软骨蛋白多糖单体有效结合，与特异性Ⅱ型胶原结合；通过其特异性促进软骨细胞、Ⅱ型胶原和细胞外周基质的相互作用辅助维持软骨细胞表型	[28,31,191-193]
玻连蛋白	160	细胞外基质	促进软骨细胞黏附；通过αVβ3受体结合在葡聚糖和软骨表面	[159,194,195]

软骨的增生肥大区过度表达。它的表达量在骨性关节炎的早期阶段会增加[167]。母系蛋白 -3 是一种 240 kDa 的蛋白，包含 von Willebrand 因子 A 类结构域，能够和母系蛋白 -1 形成异聚体[170]。母系蛋白 -3 存在于生长板的细胞外周基质和胞间基质中，在成熟关节表面区域和深层区域的表层的软骨细胞的细胞外基质中也少量存在[170,205,206]。它介导软骨纤维和细胞外基质之间的相互作用。母系蛋白 -3 与软骨胶原纤维Ⅸ直接 / 与软骨寡聚基质蛋白间接软骨原纤维发生融合反应[123]。母系蛋白 -3 在骨性关节炎患者关节软骨中表达增加[170,207]。

锚定蛋白 CⅡ，也被称作软骨膜联蛋白Ⅴ，是一种 31 kDa 的非胶原蛋白，存在于胎儿生长板的增殖区和静止区的软骨细胞表面和细胞外基质中[174]。锚定蛋白 CⅡ介导软骨细胞与胞周蛋白的Ⅱ型胶原蛋白结合，并在Ⅱ型胶原的 N 端域结合[137,172,174]。它还和钙化软骨的细胞外基质中的Ⅹ型胶原共定位并结合[137]。锚定蛋白 CⅡ的表达量和组织分布增强是软骨细胞代谢活动改变以及关节软骨破坏、病理矿化和关节疾病相关的表型变化的生物学指标[175,208-210]。软骨钙结合蛋白是一种 70 kDa 的钙结合蛋白，有两个亚基，位于发育胎儿软骨细胞外基质、生长板和关节骺软骨复合体的下层肥大软骨层细胞外基质的纵隔处等钙化要求高的软骨区域[211-213]。它对羟基磷灰石有很强的亲和力，这说明软骨钙结合蛋白在软骨内层骨化中对软骨基质的钙化起着重要作用。它也少量存在于非钙化的关节软骨中，与检测到高浓度蛋白多糖和连接蛋白的区域有关[176,213]。软骨钙结合蛋白作为Ⅱ型胶原蛋白的羧基肽，它的释放发生在Ⅱ型胶原被软骨细胞分泌之后，表明它与原胶原蛋白和胶原纤维的形成有关[31]。然而，体外人类软骨外植体显示软骨钙结合蛋白被软骨细胞内化，又通过白细胞介素 -1β（IL-1β）依赖性途径在体外引发软骨破坏，因此，它与软骨破坏相关[45,214,215]。软骨中间层蛋白（CILP）是一种 92 kDa 的蛋白，由关节软骨细胞合成和分泌，含有一条被 N 端寡糖取代的多肽链[179]。软骨中间层蛋白位于关节软骨下 2/3 部分的胞间基质区域中，但在表面区域和深层区域中无表达[179]。它的表达量随年龄增长变化，在年轻人的关节软骨中较低[178]。与年轻人的软骨相比，软骨中间层蛋白在肥大软骨细胞和来自老年人软骨

的软骨细胞中的表达增加，表明它促进老年软骨中焦磷酸钙晶体的形成，并参与关节疾病发病机制中的免疫反应[178,216-219]。

虽然糖蛋白只占软骨细胞外基质的一小部分（2%~5%），但它们在基质组装和基质代谢调节中起着重要的作用。基质糖蛋白含有不同的、具有生物学功能活性的肽域，可与软骨细胞表面受体以及其他细胞外基质分子相互作用。软骨寡聚基质蛋白是一种二硫键的同源 524 kDa 多域细胞外基质糖蛋白，由于其含有大量的天冬氨酸和谷氨酸残基，并且由于其被带负电荷的糖蛋白所替代，因此具有明显的阴离子特性[33,220]。软骨寡聚基质蛋白有助于将软骨细胞固定在基质上，并在软骨生成过程中促进细胞外基质的形成，它在成熟软骨中持续存在。它强烈地黏附在软骨表面为膝关节的润滑提供分子协同作用的润滑蛋白上[180,221,222]。在胎儿关节软骨中，软骨寡聚基质蛋白定位于软骨细胞外周基质中[223]。在关节软骨的生长过程中，软骨寡聚基质蛋白在生长板和关节软骨骨骺复合体的软骨细胞增殖期大量表达[224]。在成熟软骨中，软骨寡聚基质蛋白的合成过程受转化生长因子 -β 在不同软骨区的差异性调节，优先定位于软骨细胞周围的区域基质（TM）和胞间基质（ITM），并阻止关节软骨的血管化过程[31,33,181,223,225]。此外，软骨寡聚基质蛋白同时是一种软骨基质生化标志物，可在滑液、血液和血清样本中检测到，并且已被证明可作为评估运动、软骨损伤和疾病中机械负荷引起的软骨变化的指标[221,226-234]。人软骨糖蛋白（HC-gp39），也称为 YKL-40，是一种分子量 38~40 kDa 的糖蛋白[183,184,235-239]。它是人类软骨细胞和滑膜成纤维细胞主要分泌的糖蛋白，最初在非泌乳期奶牛的乳清分泌物中发现[236,239,240]。在正常人软骨中，HC-gp39 水平较低，但在炎症和退行性疾病患者中其分泌增强[236,241]。HC-gp39 会诱导 SOX9 和Ⅱ型胶原的合成，并被认为能促进软骨细胞表型的维持或表达，以及在关节软骨重塑中发挥作用[237,242]。

纤连蛋白（FN）是一种细胞外基质（ECM）糖蛋白，由两条类似的二硫键连接的多肽链组成，每条多肽链约 220 kDa。人们认为其在细胞黏附、形态、迁移和分化以及基质组装方面发挥着重大作用[243-245]。纤连蛋白在软骨细胞与细胞外基质的黏附中起重要作用，

并参与组织修复[187]。在受到剪切力的过程中，纤连蛋白起介导润滑素的增强软骨磨损保护作用[246]。腱生蛋白是一种寡聚糖蛋白，在伤口修复和骨软骨的形成等过程中发挥着重大作用[190,247]。它在关节软骨中主要以 220 kDa 和 320 kDa 的分子量形式表达，主要位于深层区（DZ）的区域基质（TM）和胞间基质（ITM）中[185,186,190]。它还参与软骨基质的组装，并被认为可影响软骨细胞和基质之间的相互作用[7,188]。除此之外，它还促进透明质酸（HA）交联，产生更高层次的结构化透明质酸，可调节软骨炎症，也可作为软骨钙化的抑制剂[31,188]。软骨粘连蛋白是一种约 180 kDa 的软骨糖蛋白，需要与软骨蛋白多糖（PG）相互作用，才能特异性介导软骨细胞与 Ⅱ 型胶原的附着[31,191,192,248]。这种特殊的相互作用对于维持软骨细胞表型至关重要[193]。软骨粘连蛋白主要与软骨细胞和细胞外周基质（PCM）有关[28]。玻连蛋白是一种 160 kDa 的糖蛋白，存在于关节软骨细胞外基质（ECM）中。它可与糖胺聚糖（GAG）结合，并通过其由精氨酸、甘氨酸和天冬氨酸（RGD）组成的三肽序列与软骨细胞表面的整合素受体 αVβ3 结合[159,194,195]。并且它还介导软骨损伤部位的炎症和修复反应，并在软骨愈合和重塑中起作用。

1.2.3 关节软骨荧光分子

固有荧光分子存在于关节软骨基质中。赖氨酸和改性赖氨酸的相互作用可以生成复杂的杂环化合物，其中有一些具有荧光性质。软骨胶原可为软骨基质提供拉伸强度和弹性[153,154]。胶原纤维由相邻胶原链（分子内交联）和相邻胶原分子（分子间交联）之间形成的共价交联来维持稳定。胶原纤维的交联是通过赖氨酰氧化酶在细胞外发生的，该氧化酶是一种约 30 kDa 且需铜才能激活的氧化酶[249]。这种酶催化胶原中某些 −NH2 基团的氧化脱氨基，并作用于胶原分子两末端肽区的特定赖氨酸或羟基赖氨酸残基，形成稳定的交联[250,251]。胶原蛋白中的分子内交联来自 N 端附近非螺旋区的赖氨酸侧链。

在成熟的关节软骨中发现了两种类型的吡啶－胶原交联，即吡啶啉（Pyd）和脱氧吡啶啉（Dpyd）。这些是由两个羟基赖氨酸残基和一个赖氨酸残基缩合形成的天然荧光化合物，即发生在一个胶原分子

的 N 端和另一个胶原分子的 C 端附近的残基之间。每个胶原分子中有 4 个残基可以参与这些交联：N 端附近的赖氨酸、C 端附近的赖氨酸和分子末端附近螺旋区域的羟基赖氨酸（残基 87 和 930）。20 世纪 70 年代中期，人们首次从鼠尾肌腱中分离出 Pyd，并对其进行了表征[252,253]。Pyd 存在于含有胶原蛋白的组织中，如软骨、滑膜、半月板、骨和韧带[254,255]。动物研究表明，胎儿和新生儿中每种胶原蛋白的 Pyd 含量较低，但随着动物的生长其含量显著增加[256]。在人类中，Pyd 在软骨中的含量是骨中的 5~10 倍，并且随着年龄的增长，其在成人软骨中的浓度保持相对恒定[257-259]，另一方面，与关节软骨相比，骨中的 Dpyd 含量更丰富。

然而，另一种交联分子戊糖苷是从衰老的人类关节软骨中分离出来的。荧光团由某些蛋白质（如天然胶原蛋白）的非酶糖基化和果糖基化形成[260,261]。胶原的糖基化（非酶糖基化）、交联和荧光团形成在体内和体外均可发生[260,262]。戊糖苷是精氨酸、赖氨酸和核糖的缩合产物，是晚期糖基化的终产物[263]。从人硬脑膜中分离的戊糖苷的特性表明其可通过连续的糖基化和氧化反应形成[264]。在硬脑膜、皮肤、晶状体和软骨等各种富含胶原蛋白的组织中可以看到人体关节软骨中每个胶原蛋白分子的戊糖苷含量也随着年龄的增长而线性增加[258,262,265-267]。脂褐素是一组异质糖肽类，可能是氧化产物，随着年龄的增长在关节软骨中积累。这些荧光分子是导致衰老软骨呈黄色的原因[268]。

1.3 关节软骨异质性和区隔化

在软骨内骨化过程中，我们可通过宏观和微观变化来确定关节软骨的成熟阶段。作为关节面软骨深度的功能，被称为区域的水平和平行组织分层，在未成熟的儿童和青少年软骨与成熟的成人软骨是不同的（图 1.7 和表 1.5）。来自不同区域的软骨细胞的生化和生物力学刺激导致一组独特的基质成分的合成，这些软骨细胞还负责细胞外基质的组织和维持。骨骼未成熟和成熟关节软骨的不同组织学区域之间的差异基于软骨细胞形态、方向和分布、胶原和蛋白多糖浓度、胶原结构和纤维直径。即使组

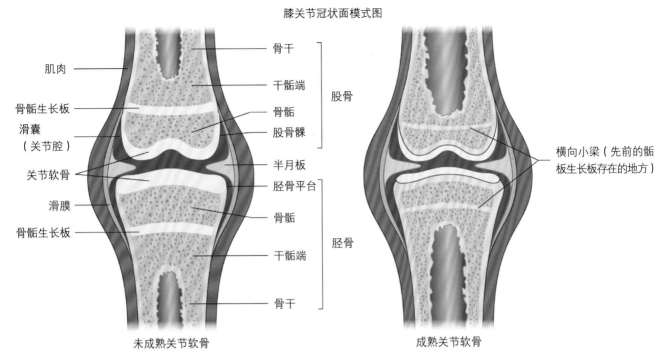

膝关节冠状面模式图

肌肉
骨骺生长板
滑囊
（关节腔）
关节软骨
滑膜
骨骺生长板

骨干
干骺端
骨骺
股骨髁
半月板
胫骨平台
骨骺
干骺端
骨干

股骨
胫骨

横向小梁（先前的骺板生长板存在的地方）

未成熟关节软骨

成熟关节软骨

图 1.7　人膝关节的冠状面模式图：显示了未成熟（左）和成熟（右）膝关节的关节软骨、滑膜囊和其他组织。注意：儿童和青少年较厚的未成熟关节骺软骨复合体和骺板生长板，成人较薄的关节软骨和缺少骺板生长板。在骨骼成熟时，横向小梁（右）取代了未成熟膝关节存在的骨骺生长板（左）

表 1.5　未成熟和成熟关节软骨的特征

		关节软骨基质特征	
	结构/大分子	未成熟 儿童和骨骼发育不成熟的青少年	成熟 年轻人和老年人
关节软骨	细胞外基质稳态	合成大于降解	通过受控的基质降解，合成得到了很好的平衡
	厚度	相对于膝关节尺寸，关节骺软骨复合体较厚，随着骨骼的成熟而减少	相对于膝关节尺寸，关节软骨变薄，随着年龄的增长进一步减少
	形态学	2 个不同的区域 形成复合体 关节软骨区 骨骺软骨带	4 个不同的区域 浅层区（未钙化） 中间区（未钙化） 深层区（未钙化） 钙化软骨区
	潮线	最初缺失，但随着软骨成熟而发展	分界明显的潮线标志
	钙化带	软骨内骨化特征的钙化基质中的肥大/凋亡软骨细胞	嵌套在未钙化陷窝中的圆形软骨细胞嵌入钙化基质中
	血运	血供存在，但随着软骨成熟而减少	缺乏（乏血供）
生长板	区域	5 个不同的区域 休眠区 增殖区 成熟区 钙化区 骨化区	缺乏 残余物为原发性张力性骨小梁 （被称为"横向小梁"）

织学上看不到，组织液含量也会有不同。除了分区异质性外，关节软骨细胞外基质的复杂性还取决于每个软骨细胞周围基质成分的分区和周向分化，包括细胞外周基质、区域基质和区域间基质。在正常成人关节软骨中，软骨细胞占组织湿重的含量不到5%，随着年龄的增长，细胞数量逐渐减少。糖胺聚糖的相对浓度随着年龄的增长而显著变化，未成熟软骨中以C4S为主，硫酸角质素含量很少，随着年龄的增长，硫酸角质素含量显著增加，C4S含量相应下降[269]。软骨的深度依赖性结构和生化成分的这些变化可以用来解释软骨在老化、修复和退化等过程中的不同功能。

1.3.1 未成熟关节－骨骺软骨复合体

在出生时，未成熟的关节软骨占据骨骺的大部分，软骨较厚，具有同质性、多细胞性，并且高度血管化性。而随着生长发育，未成熟的软骨细胞，尤其是深层区的软骨细胞明显减少，而关节－骨骺软骨复合体最终在股骨髁和胫骨平台骨骺的关节端形成一个帽状结构。营养物质既可以通过关节表面，也可以通过软骨下骨骺软骨的血管进入关节－骨骺

软骨复合体。关节－骨骺软骨复合体具有骨骺板（又称生长板）的一些形态学和生化特征，这在第2章进行了深入的描述。

在儿童和骨骼发育不成熟的个体中，关节－骨骺软骨复合体由靠近关节间隙的关节软骨和靠近软骨下骨的骺软骨组成（图1.8）。关节软骨较厚、均匀、不分层，软骨细胞以随机、各向同性的模式分布在细胞外基质中，而骨骺分层为不同的区域，具有骨骺生长板的典型特征。随着关节－骨骺软骨复合体的成熟，细胞和细胞外基质大分子的结构、生物化学和生物力学特征在明确界定的区域。关节－骨骺软骨复合体的关节软骨将一直持续到成年，而骨骺软骨则通过骨重塑的过程被吸收。

1.3.1.1 关节软骨

关节－骨骺软骨复合体的关节软骨从关节面延伸到骨骺软骨。该区域均匀分布着大量小而圆的软骨细胞。其表面的平行胶原纤维根据成熟阶段的不同可延伸至关节软骨深度的40%。

1.3.1.2 骨骺软骨

关节－骨骺软骨复合体的骨骺软骨从关节软骨

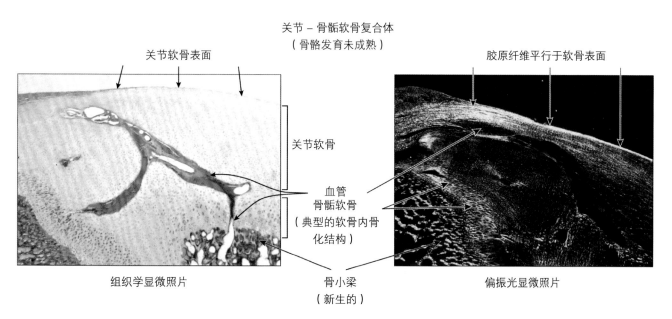

图1.8 骨骼发育未成熟的膝关节的关节－骨骺软骨复合体（AECC），用苏木精和伊红染色（左）及偏振光染色（右）。组织学显微照片（左）显示厚的关节软骨成分从关节面延伸到总关节－骨骺软骨复合体厚度的2/3。关节－骨骺软骨复合体下部1/3的骨骺部分具有典型的骨骺生长板特征，骨骺处有新生的骨小梁生成。使用偏振光显微镜观察相应的关节软骨切片（右），显示软骨表面的薄胶原纤维平行排列

延伸到软骨下骨的连接处，这是骨骺生长板的典型特征。骨骺软骨由 5 个形态不同的带组成。静息软骨细胞带由能够缓慢复制的细胞组成。这些细胞小而呈扁平或圆形，表现为不典型的软骨细胞形态。增生带由正在进行有丝分裂的细胞组成，因此可以持续提供新的软骨细胞。成熟带由增大的软骨细胞组成。肥大带由聚集糖原和脂质的软骨细胞组成，并向周围细胞外基质分泌碱性磷酸酶。钙化区位于软骨下骨新形成的骨小梁附近，其特征是存在凋亡的软骨细胞和富含不溶性盐的，具有微量的骨小梁和血管浸润的细胞外基质。与成熟的关节软骨不同，骨骺软骨部分缺少与潮线和钙化软骨的界面。

1.3.2 骨骼发育成熟的关节软骨区

在显微镜下，不均匀的未钙化成人软骨可分为平行于关节面并从关节面延伸到潮线的 3 个区（图 1.9）。未钙化的关节软骨在细胞外基质成分大分子组成、胶原组织、软骨细胞大小、形状、聚集和代谢活性等方面表现出异质性[270–274]。未钙化的关节软骨通过潮线和一个狭窄的钙化软骨区附着在软骨下骨板上，该钙化软骨区被认为是关节软骨的第4区（图 1.10）。

1.3.2.1 第 1 区：浅层区

浅层区，也被称为芨芨草层或第 1 区，与关节区相邻。浅层区约 200 μm，占成人未钙化关节软骨

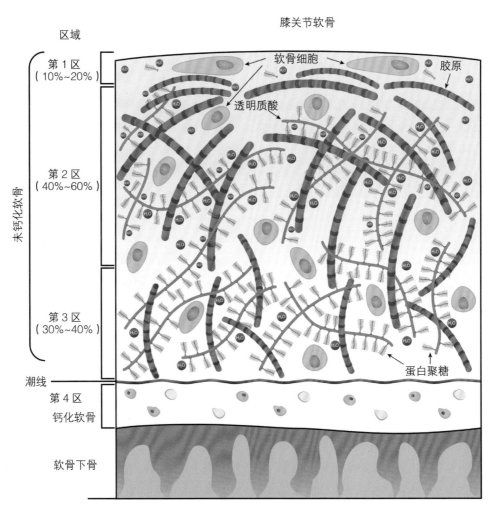

膝关节软骨

图 1.9 成人膝关节软骨的示意图描述了其复杂结构的组成，从软骨表面到软骨下骨具有明显的异质性分层。未钙化的软骨由 3 个区（第 1~3 区）组成，通过较薄的钙化软骨层（第 4 区）连接到软骨下骨。未钙化软骨和钙化软骨之间由一条称为潮线的细钙化线划分

总数的 10%~20%，其厚度会根据年龄而有所差异。浅层区的特点是软骨细胞较小、呈扁平形或椭圆体，其长轴平行于软骨表面（图 1.11）。直径 30~35 nm 的 Ⅱ 型胶原纤维平行于关节面密集排列。浅层区的蛋白多糖含量最低。通常情况下，浅层区由两个亚层组成。无软骨细胞的上层形成了关节软骨表面。它由薄的胶原纤维片和少量的糖胺聚糖和润滑相关分子组成。下层具有扁平的软骨细胞和纤维胶原网络，主要由 Ⅱ 型（80%）、Ⅸ型（10%）和Ⅺ型（10%）的纤维聚集而成，平行于软骨表面密集排列（图 1.12）[131,275,276]。

1.3.2.2　第 2 区：中间区

中间区，又称移行区，占未钙化软骨总厚度的 40%~60%。中间区由随机分布的圆形或长方形软骨细胞组成，其长轴垂直于软骨表面（图 1.13）。Ⅱ 型胶原纤维束在中间区形成斜行的过渡网络，在偏振光显微镜下显示为拱桥结构。在中间区的上 1/3 处，

薄的胶原纤维斜行切向关节面，而在下 2/3 处，厚的胶原纤维主要垂直于软骨面（图 1.12）。

1.3.2.3　第 3 区：深层区

深层区，又称放射状区，约占未钙化软骨总厚度的 20%~30%。区内软骨细胞最大，呈圆形，垂直于潮线的柱状分布。深层区软骨细胞合成碱性磷酸酶，而碱性磷酸酶可能参与了下部钙化软骨区的钙化过程[277]。深层区的 Ⅱ 型胶原束也是未钙化软骨区中最厚的，纤维直径为 40~80 nm。这些胶原束如“哥特式”拱形样，垂直排列于关节面和潮线。

1.3.2.4　潮线

未钙化软骨和钙化软骨之间由一条 2~5 μm 厚、强嗜碱性的钙化线分隔，这条钙化线称为“潮线”（图 1.9）[278-280]。潮线在未成熟的软骨中通常不存在，随着骨骼成熟而发育产生。在成人中，潮线是由软骨细胞活动引起的，主要发生在负重或牵引的区

图 1.10　成人胫骨平台关节软骨的组织学切片显示出钙化潮标的嗜碱性分界线，它划分了未钙化软骨和钙化软骨之间的界面。可见第 3 区未钙化软骨的较大圆形的软骨细胞与嵌入钙化软骨的较小圆形的软骨细胞相比，钙化软骨中的一些软骨细胞坏死（H&E，5 μm，原始放大倍数：×20）

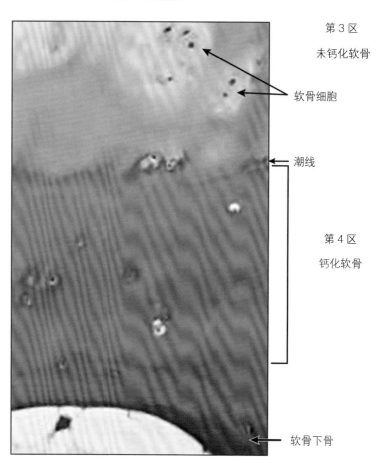

潮线和钙化软骨

第 3 区

未钙化软骨

软骨细胞

潮线

第 4 区

钙化软骨

软骨下骨

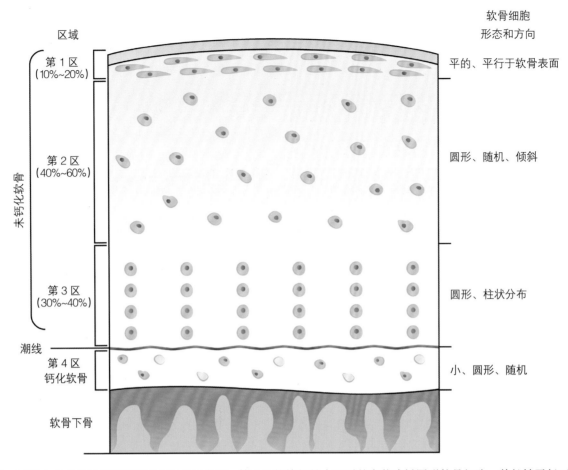

图 1.11　区域内关节软骨细胞形态和方向的示意图。第 1 区的特征是小而平的盘状或椭圆形软骨细胞，其长轴平行于软骨表面。第 2 区由斜向随机分布的圆形或长方形软骨细胞组成，长轴垂直于软骨表面。第 3 区软骨细胞呈圆形，最大，呈柱状分布，而钙化软骨区（第 4 区）内的软骨细胞最小，呈圆形，随机分布。一些软骨细胞显示空腔，表明细胞已死亡

域[279]。潮线是一个在未钙化的软骨基质中形成的动态结构，其中 Ⅱ 型胶原表达为阳性[280]。

1.3.2.5　第 4 区：钙化软骨区

钙化软骨区又称第 4 区，其厚度为 100~250 μm。钙化软骨区位于潮线和软骨下骨之间，是未钙化软骨与骨的紧密结合的整合结构[280]（图 1.11 和图 1.12）。钙化软骨区的厚度随膝关节内载荷的局部分布而变化[281]。钙化软骨区表现为小而圆的软骨细胞嵌入严重钙化的基质中。这些软骨细胞呈碱性磷酸酶阳性，并被一窝胶原纤维所包围[279]。在钙化软骨区中，Ⅱ 型胶原纤维在与成骨细胞沉积的 Ⅰ 型胶原骨样组织相黏合[280]。潮标上下正常膝关节软骨的三维重建显示，深层区未钙化软骨延长，可通过软骨钙化区延伸至软骨下骨，在横截面上观察为未钙化软骨岛[282]。虽然将未钙化的软骨与钙化的软骨区分开来，但该区域的潮标通常表现为不规则的波浪线状。

1.3.3　未钙化关节软骨区的大分子变化

对成人关节软骨的偏振光、透射电子显微镜和扫描电子显微镜研究揭示了不同区域胶原的空间取向和纤维直径[13,276,283,284]。软骨胶原的拱廊建筑式的概念是基于各种可见区域内胶原纤维的 3D 定位和组织产生的（图 1.14）。深层区中的胶原纤维直径较小，其中小纤维密集排列，大致平行于软骨表面的平面[285]。从浅层区到深层区，纤维的直径增加。中间区中的胶原纤维形成拱廊状结构，而深层区胶原则更松散，方向垂直于潮标[286]。胶原纤维之间的胶原交联随着软骨厚度的增加而增加[287]。

之前曾报道过软骨区之间组织液、蛋白多糖

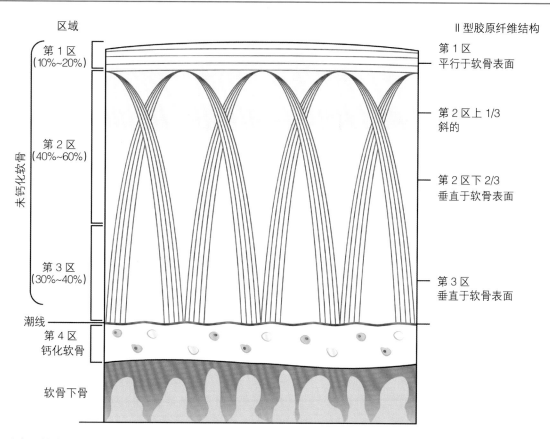

图 1.12 示意图描绘了基于不同可观察区域内Ⅱ型胶原蛋白的三维方向的未钙化关节软骨胶原蛋白的结构概念。第1区的薄胶原纤维密集排列并与软骨表面平行排列。 第2区中的胶原纤维形成一个斜向过渡网络，在浅层纵切面和深层横断面之间具有"哥特式"拱形结构。 第3区的粗胶原纤维垂直于潮线方向

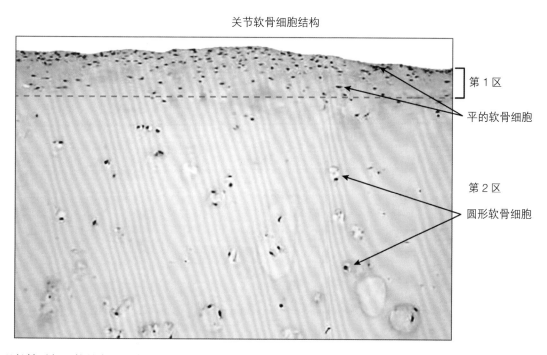

图 1.13 以长轴平行于软骨表面的小椭圆形软骨细胞为特征的关节软骨第1区的组织学显微照片。 在更深层次（第2区），软骨细胞比第1区的软骨细胞更大、更圆、分布更随机（H&E，原始放大倍数：×5）

关节软骨胶原结构
（偏振光显微镜）

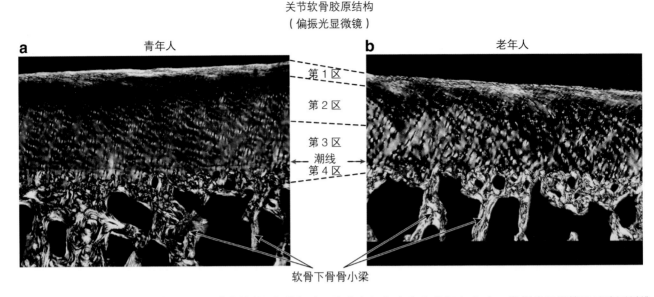

图 1.14　天狼星红染色的膝关节股骨髁关节软骨组织学切片，取自青年人（a）和老年人（b）。偏振光显微镜显示胶原纤维结构的"哥特式"拱廊排列。注意关节表面的绿色层代表与关节表面平行的较薄的胶原纤维。在青年人中，绿色主要保持在整个软骨厚度中；而在老年人中，一个狭窄的过渡区将其与较厚的胶原纤维区（黄色）分开，胶原纤维区垂直于软骨表面和软骨下骨。"哥特式"拱形结构在老年人中表现较好，各区域的厚度也有所减小（H&E，5 μm，原始放大倍数：×2.5）

和胶原含量的生化变化[288-291]。在成人软骨中，组织液含量从浅层区的 74%~80% 下降到深层区的 65%~67%[7,292]。蛋白多糖含量在浅层区最低，在中间区最丰富[293,294]（图 1.15）。透明质酸在浅层区和中间区中比在深层区中含量更高[291]。在中间区中透明质酸和硫酸皮肤素的浓度较高，而在深层区中硫酸软骨素和硫酸角质素的浓度较高[291]。Ⅱ 型胶原含量在浅层区最高，在中间区最低[283]。核心蛋白多糖和二聚糖均随关节软骨深度从浅层区到深层区的增加而减少[295]。

1.3.4　关节软骨细胞外基质与软骨细胞微环境

关节软骨细胞外基质和软骨细胞微环境研究表明，中深部区域可以明显地分为细胞外基质、区域基质和胞间基质[16,19,20,296,297]（图 1.16，表 1.6）。

1.3.4.1　细胞外基质

软骨细胞及其细胞周围微环境（即细胞外基质和细胞周膜）统称为软骨素[13,20,296]。每个软骨细胞膜立即被一个狭窄的细胞外周基质包围，其特征是富含蛋白多糖，缺乏纤维状胶原。细胞外周基质主要由 Ⅵ 型微纤维胶原组成，其他分子包括基底膜聚糖、透明质酸、聚集蛋白多糖单体和小聚集体、软骨连接蛋白、WARP 和二聚糖[16,17,19,28,41,61,64,83,114,295,296,298-303,304]。该细胞外周基质被外层纤维原性细胞囊包围，外层纤维原性细胞囊由 Ⅱ 型胶原纤维、Ⅸ 型胶原纤维和Ⅸ 型胶原纤维、Ⅵ 型微胶原纤维、Ⅳ 型非胶原纤维、核心蛋白多糖、纤连蛋白、腱生蛋白以及层粘连蛋白组成[16,20,27,30,120,185,188,297,305,306]。细胞外包膜包围中、深层细胞外周基质和软骨细胞，但不包围浅层区[19]。据报道，整个软骨区域在形状、大小和方向上存在差异，浅层区为扁平盘状软骨，中间区为圆形或椭圆形软骨，深层区为细长的多细胞软骨[307]。由 3 个或多个线性排列的软骨柱组成的双或多软骨柱的软骨细胞通常被单个的细胞外基质和被膜包围，这表明单个软骨细胞负责形成其周围微环境[17]。此外，在多个软骨柱周围有一个共同的囊鞘，表明这组软骨细胞之间有合作的相互作用。

1.3.4.2　区域基质

区域基质具有丰富的蛋白多糖、纤连蛋白和纤原性胶原蛋白网络[19,308]。蛋白多糖和胶原纤维呈环状定向，软骨细胞通过延伸细胞质突起与区域胶原纤维建立联系。一项体外研究表明，胰岛素样生长

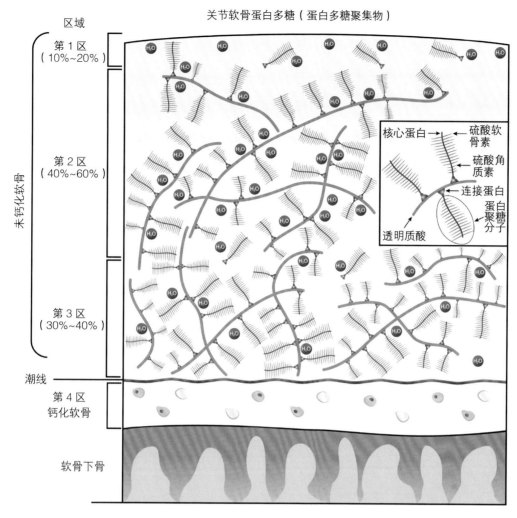

图 1.15　图示未钙化关节软骨内蛋白多糖和凝集蛋白的分布及其水分子。插入的部分显示了连接蛋白，它稳定了蛋白多糖分子与透明质酸的连接。每个蛋白多糖单体由核心蛋白和共价黏多糖侧链组成，侧链由硫酸软骨素和硫酸角质素组成

因子通过与其结合蛋白和纤连蛋白结合形成的复合体储存在区域基质中[185,309]。偏光显微镜显示，区域基质软骨中的胶原比胞间基质中的胶原密度更高[310]。

1.3.4.3　胞间基质

　　与区域基质相邻，占据了各区域间的空间。胞间基质是软骨细胞周围最外层的基质，构成关节软骨细胞外基质的最大区域。胞间基质的特征是胶原纤维呈平行、纵向分布，并散布着不同浓度的聚合蛋白、蛋白多糖、多能聚糖、透明质酸、连接蛋白和表 1.6 中列出的其他分子，这取决于软骨细胞所在的区域[38,52,175,310–313]。软骨细胞的形状和方向及其微环境似乎反映了胞间基质的局部胶原结构，而胶原结构随软骨深度的不同而显著变化[307]。

1.4　膝关节软骨的功能

　　膝关节软骨是一种动态组织，具有独特的分子组成和三维结构，使其能够在各种载荷条件下执行其生理功能。机械应力是维持关节软骨功能差异的重要环境因素[314]。在日常活动（行走、跑步等）或特殊活动（如体育运动）中，膝关节是动态加载的，其所有组成部分（关节软骨、骨骼、肌肉、韧带、肌腱和神经）都参与传递机械载荷。重要的是，在膝关节活动（行走、跳跃、旋转、跪着、蹲着）期间，骨软骨成分（从关节软骨表面延伸到面向骨髓的软骨下骨基底）传递了负荷，来自黏弹性未钙化关节软骨的拉力和剪切力通过潮线和钙化软骨到达更硬

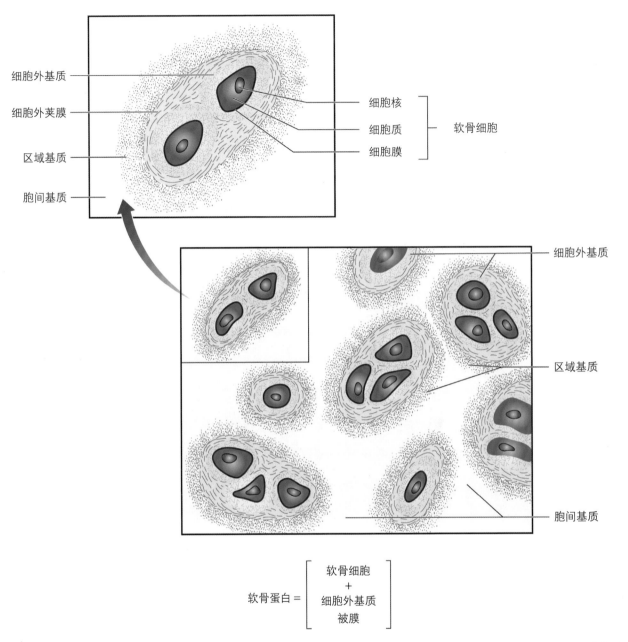

a

关节软骨基质和软骨细胞微环境

细胞外基质

细胞外荚膜

区域基质

胞间基质

细胞核
细胞质　软骨细胞
细胞膜

细胞外基质

区域基质

胞间基质

软骨蛋白 = [软骨细胞 + 细胞外基质 被膜]

图 1.16　示意图（a）描述了第 2 区和第 3 区关节软骨基质异质性和软骨细胞微环境。软骨细胞及其细胞外基质和被膜构成软骨。包裹着软骨单位的是区域基质。胞间基质占据区域间的空间。（b）苏木精和伊红染色的 5 μm 组织学切片显示软骨细胞微环境

的矿化骨[280,315]。

在各种负荷和冲击下，关节软骨很长一段时间提供平滑的关节连接。根据解剖部位（承重部位或非承重部位），同一关节的关节面软骨厚度差异很大。有趣的是，虽然膝关节软骨很薄（成熟软骨约 2~4 mm），但它具有高度的弹性，具有分配可变负荷的特殊能力。日常活动中膝关节的正常负荷会导致关节软骨暴露在高水平的间歇性静水压力下。关节软骨细胞间歇的静水压力通过提供增加软骨基质合成代谢的重要刺激，调节关节内软骨厚度的分布，维持关节软骨的稳定[316-318]。经历高压力和高关节接触压力的膝关节通常会表现出相对较厚的关节软骨。

b

关节软骨基质和软骨细胞微环境
（组织学微观）

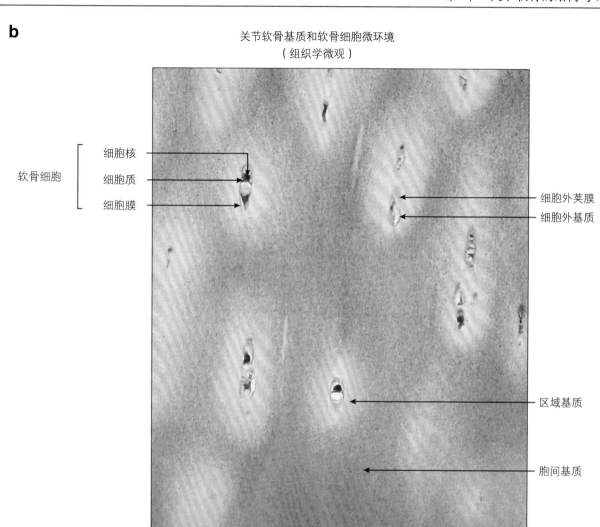

软骨细胞
细胞核
细胞质
细胞膜

细胞外荚膜
细胞外基质

区域基质

胞间基质

图 1.16　（续）

然而，长时间和持续的重复高应力也可能导致膝关节软骨损伤和退化。

1.4.1　关节软骨结构相关功能组件

关节软骨由几个形态学上不同的组成部分组成，这些组成部分涉及与软骨下骨的连接，以及关节表面和抗压缩组织核心的形成。关节滑液在减少摩擦及分散负荷方面起着重要作用。受限压缩过程中的关节滑液的流动性受液体渗透性大分子（主要是蛋白多糖）及与胶原蛋白相互作用的调控。由于其超水合状态和组织液的不可压缩性，再加上蛋白多糖和胶原分子的组织结构，关节软骨能够承受高

压缩力和负荷应力。膝关节软骨中的滑液渗透性取决于它的变形程度，并随着压缩应变的增加而减少[319,320]。在负荷过程中，关节软骨的渗透性较低，这会在软骨内产生较大的间质液压力。

胶原纤维和蛋白多糖的内在物理特性，以及蛋白多糖聚集体和胶原纤维之间的相互作用，对于确定膝关节软骨的生物力学特性至关重要[15,273,290,321–324]。关节软骨的抗压刚度是由与蛋白多糖/糖胺聚糖硫酸盐和羧酸盐基团结合的流体分子产生的渗透膨胀及蛋白多糖周围的胶原网络中产生的张力之间的平衡赋予的，从而为关节软骨提供弹性（抗压缩）[153,154,292,323,325–327]。在拉伸负荷状态时，与胶原网络交织在一起的蛋白多糖对胶原纤维提供物理约

表 1.6　关节软骨细胞微环境：与软骨细胞的联系

未钙化软骨细胞微环境	解剖位置	细胞外分子	参考文献
硫酸软骨素基质			
细胞周围基质	中间及深层区域的软骨细胞外周	Ⅵ型胶原 基底膜聚糖 连接蛋白 整合素 蛋白多糖单体 透明质酸 硫酸软骨素 双糖链蛋白多糖 软骨粘连蛋白 糖蛋白 WARP	[14,16,19,41,61,64,83,114,188,295–304]
细胞周围囊腔	包裹细胞周围基质的纤维状分子	Ⅱ型胶原 Ⅵ型胶原 Ⅳ型胶原 Ⅸ型胶原 Ⅺ型胶原 核心蛋白多糖 纤连蛋白 腱生蛋白 –C 层粘连蛋白	[17–20,27,30,120,185,296,297,305, 306]
软骨区域基质	位于细胞周围基质到细胞周围囊腔的区域	Ⅱ型胶原 Ⅵ型胶原 母系蛋白 –1 母系蛋白 –3 双糖链蛋白多糖 核心蛋白多糖	[17,19,20,185,296,297,305,309, 310]
胞间基质	位于软骨区域基质的区域	Ⅱ型胶原 Ⅸ型胶原 Ⅺ型胶原 连接蛋白 聚集蛋白多糖 多能蛋白多糖 硫酸乙酰肝素 核心蛋白多糖 纤调蛋白 母系蛋白 –3 锚定蛋白 C Ⅱ 无孢蛋白 软骨寡聚基质蛋白	[17,19,20,128,198,293,294,303, 310,311]

束，以有效防止胶原网络突然延伸、纤维状重组和重新排列[328]。蛋白多糖分子与组织液的相互作用，通过静电排斥力和高渗透压为软骨提供抗压性[35,290,321,329]。聚集蛋白多糖可作为细胞外基质的成分之一，因为这些分子起到固定和储存生长因子的作用。重要的是，聚集蛋白多糖具有高浓度的阴性固定电荷密度，并且重度硫酸化的糖胺聚糖会吸附流体分子，这些分子在维持关节软骨的压缩特性方面发挥着关键作用。体外实验证实，软骨水合特性取决于其蛋白多糖的结构和糖胺聚糖含量[330]。糖胺

聚糖（即硫酸软骨素、硫酸角质素和硫酸皮肤素）为软骨基质提供黏弹性、保留液体、维持细胞外基质渗透压并促进胶原排列。此外，硫酸软骨素硫酸化部位提供调节软骨细胞行为（如增殖、分化和基质更新）的信号梯度，这些特性决定了各个区域内的细胞外基质结构[331]。

胶原纤维含量、排列方向和分子内交联密度是关节软骨拉伸强度的关键决定因素[152,259,332]。Ⅱ型胶原蛋白为关节软骨细胞外基质提供抗张强度，并且在蛋白多糖建立时间和空间结构方面很重要，而其他次要胶原蛋白在细胞外基质完整性和机械性能中起着重要的结构作用[104]。当暴露于力学负荷时，胶原蛋白含量和排列方向已被证明会影响软骨细胞的体积和形状变化[333]。胶原网络的机械特性和完整性是细胞刺激和基质维持的重要决定因素，基质维持可以改变关节软骨内的流体流动和软骨细胞中的应力[334]。对关节软骨进行实验性疲劳和拉伸测试以诱发胶原纤维中的原纤维间连接减弱，随后导致胶原纤维的拉伸强度降低[335]。通常，胶原纤维完整性的这种削弱发生在肉眼可见软骨表面纤维化之前。

1.4.2 关节软骨不同区域的功能

与成熟的软骨相比，未成熟的关节软骨的带状结构和3D结构的异质性对其承重能力至关重要，并能对骨骼未成熟软骨的张力做出机械响应[153,290,336]。由于软骨区域细胞外基质组成的变化，每个区域具有不同水平的渗透压，并且软骨细胞具有区域特异性的细胞外基质以响应渗透压的变化。近期体外实验表明，高渗透压能够上调蛋白多糖和Ⅱ型胶原蛋白的瞬时表达[337]。此外，为了应对高渗透压，软骨细胞显著上调Ⅰ型胶原蛋白的表达，而中间区和深层区软骨细胞显著上调基质金属蛋白酶13（MMP-13）。三维建模实验表明，深度相关的关节软骨不均匀性通过同时增加流体压力和降低压缩力来增加对浅层区中接受负荷的液流支撑[338]。糖胺聚糖分子的固定电荷密度、中间区及深层区的胶原纤维取向是压缩载荷过程中发挥功能的重要组成部分（表1.7）。研究表明，中间区及深层区的拉伸强度和刚度在未成熟软骨中较高，但随着成熟度而下降，而在两个年龄组的浅层区中的拉伸强度无显著性差异[348]。

浅层区通过在负荷过程中作为流体流动的低渗透性屏障，在关节软骨的动态负荷特性方面发挥着关键作用。最近的一项研究表明，由于其黏弹性性质，在软骨负荷过程中，浅层区胶原蛋白在瞬态状态下承载了很大一部分负荷[341]。该研究表明，在平衡条件下，由蛋白多糖和胶原蛋白增强剂组合产生的膨胀压力占关节软骨承受负荷的90%以上[341]。此外，浅层区的平行胶原纤维将压缩负荷从关节表面传递到更深的软骨区域。已有表明，与浅层区受损的软骨相比，具有完整浅层区的软骨具有更好的负荷特性[353]。蛋白多糖浓度随着距离关节面的深度而增加，并且相关的抗压阻力随着距离关节面深度的增加而变化[344]。因此，深层区的抗压性能优于中间区。此外，对于给定的应力，应变的减少与关节表面的软骨深度呈正比[354]（图1.17）。

关节软骨中胶原纤维的厚度、含量和方向从浅层区的关节表面到深层区并不一样。浅层区的关节表面（由平行、紧密、薄的胶原纤维束和蛋白多糖，如润滑素组成）经受较大的摩擦力。浅层区（20%）中胶原网络的平行排列在剪切应力和维持关节软骨的拉伸强度方面起重要作用。长时间及高负荷导致中部和上部软骨区域的胶原纤维高度变形，同时浅层区胶原纤维的厚度增加[346]。交错的胶原纤维的中间区（40%~60%）具有抵抗剪切和压缩应力的生物力学特性，而由垂直于关节表面和潮线的胶原纤维组成的深层区（30%）可以承受高压缩应力。在关节软骨的三维胶原纤维有限元分析模型中，在中等应变率的情况下，与深度相关的纤维取向已被证明取决于纤维位移、流体压力和速度变化的程度[345]。此外，据报道，纤维方向的影响在静态和瞬时压缩时减弱。浅层区胶原网络的破坏已被证明在与衰老相关的膝关节软骨性骨性关节炎的早期迹象中起着关键作用。

更合适的未钙化关节软骨和下面的硬质化钙化软骨之间的结构完整性是通过这两层之间的胶原纤维的连续性来实现的[349]。潮线标志和钙化软骨区作为骨软骨界面，作为血管形成的物理屏障，促进关节软骨的加压和生理负荷[278]。钙化软骨区还在运动和其他活动中负荷软骨应力，如运动和锻炼[350]。在软骨-骨界面处，由于深度相关的不均一性，拉伸应力和形变减小[338]。

综上所述，膝关节软骨的生物力学特性从浅层

表 1.7　与组织学深度相关的成人关节软骨的生物力学。胶原纤维浓度、厚度及相对于软骨表面的方向及其与高度硫酸化蛋白多糖的三维网络相互作用，这些特性在关节软骨的机械完整性中起关键作用。并且，膝关节软骨的结构和生物力学特性随年龄增长而变化

关节软骨	位置	细胞外分子	生物力学特性	参考文献
未钙化软骨	第 1 区（10%~20%）	表层 润滑素，表层蛋白，透明质酸，软骨寡聚基质蛋白	表层 边界润滑及软骨保护；提供高黏弹性以减少摩擦；磨损抵抗；将润滑素锚定至软骨寡聚基质蛋白以增加润滑	[180,338-340]
		表面下层 少量 II 型胶原，其他胶原	表面下层 胶原纤维的取向性用于抵抗剪切应力，并在全应变率下承受 20% 的载荷；在过度力学条件下表现出高度胶原纤维变形；保持软骨的抗拉强度	[323,325,338,341-346]
		蛋白多糖，聚集蛋白多糖，透明质酸	接受负荷时对滑液的低渗透屏障；提供高黏度；对于一定的应力，承受最大应变，并在与胶原蛋白相互作用期间有助于弹性和弹性压缩	
	第 2 区（40%~60%）	上 1/3 II 型胶原蛋白，其他胶原 聚集蛋白多糖，透明质酸	上 1/3 剪切力和压力之间的过渡；对于给定的应力，承受中等应变；在高强度和长时间下作用下表现出高胶原纤维变形蛋白多糖，透明质酸抗压性与 P 浓度正相关；在与胶原蛋白相互作用时有助于弹性回缩	[343-347]
		下 2/3 较厚的 II 型胶原，其他胶原 蛋白多糖，透明质酸，糖胺聚糖的高电荷密度	下 2/3 相对于第 2 区 的上 1/3；抗拉强度和刚度降低；对于给定的应力，承受较小的应变；固定电荷密度与垂直胶原纤维的相互作用在负荷过程中提供比上 1/3 更高的抗压缩性	[292,343-345,348]
	第 3 区（30%~40%）	最厚的 II 型胶原，其他胶原 蛋白多糖，透明质酸，糖胺聚糖的高电荷密度	相对于第 2 区 进一步降低抗拉强度和刚度；对于给定的应力，承受最小的应变；电荷密度与垂直胶原纤维的相互作用在未钙化软骨细胞内的负荷过程中提供最高的抗压缩性	[292,344,345,348]
潮线		未钙化基底软骨的 I 型及 II 型胶原的矿化状态	将力从未钙化的关节软骨传递到钙化的关节软骨	[278-280,349]
钙化软骨	第 4 区	I 型、II 型、X 型胶原的矿化基质	将黏弹性未钙化关节软骨的拉伸、压缩和剪切力传递到下方的软骨下骨	[280,349,350]
软骨下骨		松质骨	从软骨细胞到膝骨骺的负荷传输；负责膝关节轴向抗压性能；能量吸收	[351,352]

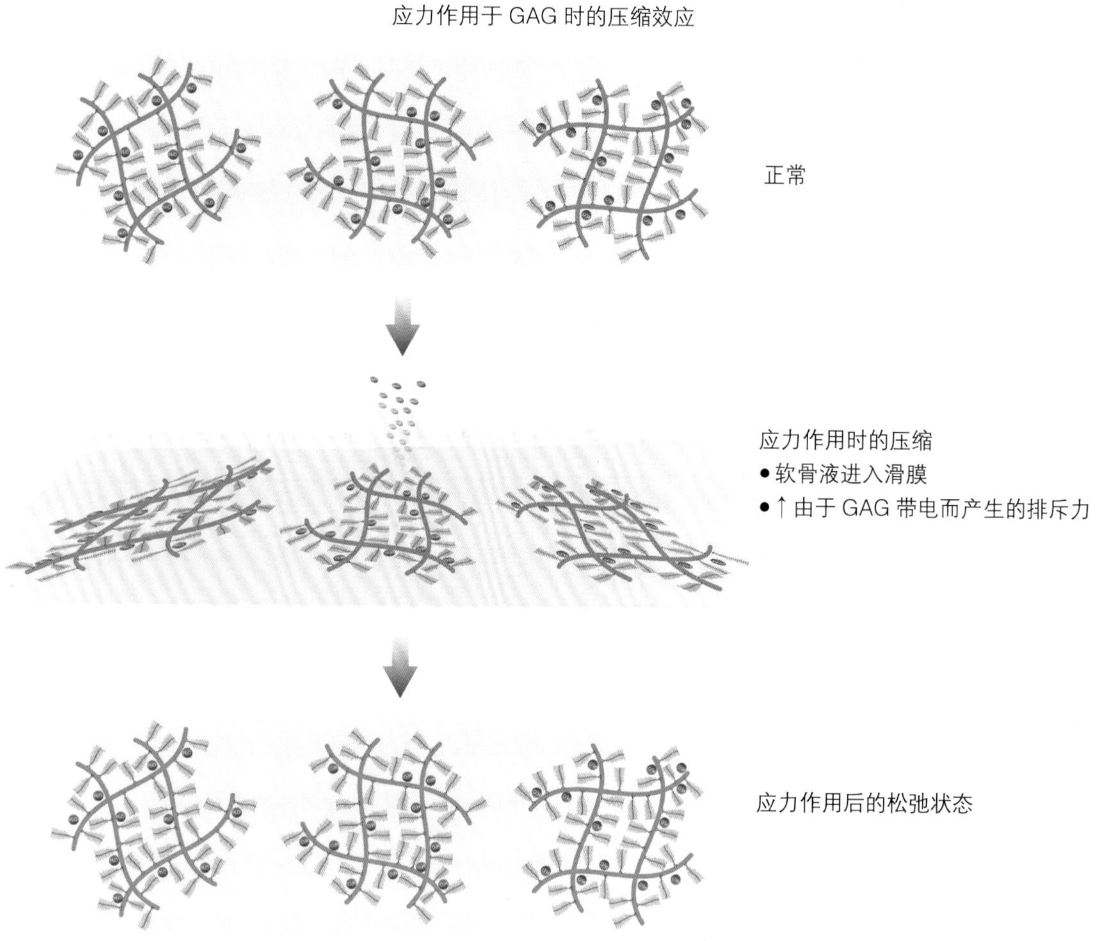

应力作用于 GAG 时的压缩效应

正常

应力作用时的压缩
● 软骨液进入滑膜
● ↑由于 GAG 带电而产生的排斥力

应力作用后的松弛状态

图 1.17 示意图描绘了膝关节压缩应力对糖胺聚糖（GAG）侧链固定电荷密度的影响。糖胺聚糖侧链密度的增加与深层区相对于浅层区的抗压强度增加有关

区到钙化软骨区各不相同[11,342,355]。蛋白多糖和胶原纤维在整个关节软骨深度的结构和生化分布不均匀，以及间质流体的带状变化提供了加载过程中独特的深度依赖的力学特性，这反过来又影响流体加压、局部软骨变形和压应力[338,343]。在受力过程中，带状蛋白多糖的不均匀性也有助于通过同时提高流体压力、降低关节软骨的压缩有效应力和磨损性能来增强浅层区的流体支持[338,356]。浅层区软骨细胞和细胞外基质的组成、分子相互作用以及胶原纤维取向在关节润滑、能量分散和适应变化的膝关节生物力学中起着关键作用[11,357,358]。

1.4.3 软骨和软骨细胞的功能

软骨是关节软骨的微机械和代谢活性功能单位，它介导软骨细胞对关节负荷相关的物理化学变化的反应[13,116,359]。在每个区域内，软骨细胞在维持软骨内稳态方面起着重要作用，其复杂的环形微环境在软骨力学中起着重要作用[300,360-362]。软骨细胞根据在软骨应力负荷过程中传递的机械、电气和物理化学信号以及其他环境因素来调节其代谢活动（合成和降解）[7]。随着软骨细胞外基质，特别是细胞外周基质的应力形变，软骨细胞的形状和体积发生变化，这些特性既与软骨细胞骨架的结构有关，也与软骨细胞核的黏弹性特性有关[324]（图 1.18）。

软骨细胞、细胞外周基质和细胞外基质在关节软骨不同区域的生物力学特性之间存在独特的关系，软骨细胞的应力－形变环境受到其微环境的显著影响[114]。软骨复杂的生物力学微环境的关键结构成分包括软骨细胞质膜以及软骨基质和细胞周膜的分子成分。细胞外周基质及其囊性结构具有独特的物理性质和空间位置，可以支持软骨细胞，促进软骨细

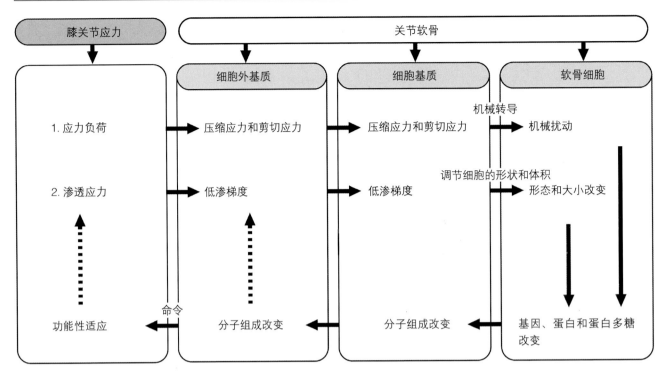

图 1.18　膝关节软骨受力示意图。机械信号和渗透信号影响软骨细胞在软骨负荷过程中的代谢活动。为响应应力负荷，细胞外和细胞周围的基质变形产生软骨细胞信号以及形状和体积的变化（由于渗透负荷和低渗梯度的产生）。随之而来的基因、蛋白质和蛋白多糖表达的变化导致分子组成的改变，这进一步决定了关节软骨的功能适应

胞与区域基质和胞间基质分子之间的通讯。细胞外周基质可将生化和生物力学信号传递给软骨细胞，并对软骨滑液和离子的流动以及小分子进出软骨细胞发挥重要作用。与细胞外基质相比，细胞外周基质具有较低的渗透性，这使得细胞外周基质能将软骨细胞附近的液体流动抑制 30 倍[361]。细胞外周基质的成分，特别是Ⅵ型胶原，有助于软骨细胞存活并保护其免受凋亡[115]。在压缩过程中，细胞外基质中的胶原纤维起到保护细胞结构的作用，以保持软骨细胞的宽度和体积[363]。在关节软骨的微观结构模型中，浅层区的扁平软骨细胞的稳态体积随着细胞周胶原纤维硬度的增加而减小。在中间区和深层区，随着细胞周围纤维硬度的增加，软骨细胞体积略有增加。在所有的区域中，细胞周围糖胺聚糖的固定电荷密度的增加与软骨细胞体积的显著减少有关[359]。

软骨细胞和软骨对年龄和疾病相关的膝关节软骨退变的生物力学微环境有重要影响。测量软骨随年龄变化的黏弹性的理论模型表明，与年轻软骨相比，成年软骨和老年软骨通常具有更厚的细胞外

周基质和更多的封闭细胞[360]。在较大的外加压力（1.0~1.1 kPa）下，年轻软骨和成年软骨表现出相同的黏弹性蠕变行为，但没有观察到老年软骨的变形。此外，成年软骨比年轻软骨更硬[360]。无论是在体内还是在体外，在骨性关节炎的早期阶段都有关于细胞外周基质组织丢失和破坏的报道[18,364]。细胞外基质的这些结构变化显著影响了软骨细胞的机械微环境，导致近 66% 的压缩应变增加，软骨细胞附近的液体流量增加[361,364]。在创伤后早期骨性关节炎的兔模型中，前交叉韧带切断 4 周后，与对照组相同部位和区域的软骨样本相比，观察到软骨细胞形态改变（细胞高度显著增加，宽度显著减少），细胞密度减少，股骨外侧髁浅层区内细胞外周基质的固定电荷密度显著减少[365]。这些观察可以归因于由于旋转稳定性受损和负荷增加而导致的生物力学改变，从而导致受影响膝关节软骨表面的高接触力。

1.4.4　步行过程中膝关节负重的概念

膝关节软骨的主要功能是为关节提供一个平滑

的表面，并以较低的摩擦系数促进应力负荷在相对关节表面上的分布。关节软骨的功能寿命取决于最小化摩擦和磨损[366]。在膝关节中，当两个接触的关节（胫股关节和髌股关节）表面相对于彼此移动时，将会产生摩擦力。摩擦系数是衡量一个软骨表面对另一个软骨表面施加的阻力的大小。关节软骨的磨损发生在略有粗糙的软骨表面并发生接触及变形时，这导致软骨表面大分子的丢失，进而最终导致类似骨性关节炎的软骨毛糙。

膝关节负荷是指在活动过程中施加在膝关节承重间室的力。行走是日常生活中最常见的活动，在活动过程中，关节软骨的特殊结构允许膝关节的软骨表面以最小的摩擦和磨损进行相对运动。软骨结构成分（主要是胶原纤维和蛋白多糖）相互作用，构成多孔纤维的基质，进而负荷施加在软骨上的机械应力。胶原蛋白纤维表面分子间的相互交联增强了其拉伸强度。然而，胶原纤维本身对压缩的抵抗力很小（微弱）。聚集蛋白多糖的形成促进了蛋白多糖在胶原网中的固定，这反过来又增加了软骨细胞外基质的结构刚性。当受到外部负荷时，这些大分子与组织间液（80% 集中在浅层区和上部中间区）的相互作用保护软骨免受高水平的应力和应变的损伤，而软骨液的流动（在负载下高达 70%）在关节润滑中起着重要作用[367]。

虽然膝关节软骨承受着大量机械应力，但由于在软骨表面具有一层超水化的润滑液而大大减小了关节承受的摩擦力[367,368]。对于正常的生理负荷，关节软骨具有良好的耐受性，而在承受较大负荷时，软骨表面的润滑层和下方的细胞外基质通过吸收和分散冲击负荷（短期内施加的高应力）来保护关节。关节面上承受的力从 0 到几倍体重（BW）不等，而其接触面积有较大的变化（通常为几平方厘米），可能会承受较大的压强（力 / 单位面积）。在水平行走和下坡跑中，与外侧相比内侧胫股间室有更大的接触面积，而外侧室在跑步时软骨接触面积明显低于步行（内侧室受步态周期影响 8%~10%；外侧室受步态周期影响 5%~10%）[369]。此外，正常健康关节软骨的压缩应变随着步行速度的增加而增加，步行 60 min 后观察到的最大应变为 5.0%[370]。根据所做的活动，由步态分析确定的机械参数（如力矩和力）会有所不同。例如，在水平行走中，通过膝关节传递的压缩应力约

为体重的 2~4 倍；而下楼梯和走下山时，压力则分别增加到体重的 6 倍和 8 倍。而跳跃则会将膝关节上的负荷提高到体重的 20 倍[371-374]。体重与压缩应力存在线性关系，即体重每增加 1 lb（1 lb ≈ 0.454 kg），膝关节压缩力就会增加 4 倍[375]。考虑到每走一步都要施加额外的力，体重与压缩应力增加的比率就显得尤为重要。因此，体重每减轻 1 lb，每一步的膝关节负荷就将减少 4 lb，假设每英里（mi，1 mi ≈ 1.609 km）需要走 1200 步，膝关节负荷的累积减少将超过每英里 4800 步[375]。

膝关节软骨发生机械损伤的阈值由关节中产生的普遍应力决定，而这又由个人的生活方式和活动（低与高的活动水平、强度、时间等）决定[370,376]。在生理性的膝关节压缩负荷中，对应的软骨表面最终可能由于疲劳磨损而非黏着磨损的增加而损伤。这种增加的疲劳磨损最终会导致软骨表面以裂缝和纤维化的形式受损，膝关节承受过高的应力和疲劳，被认为是关节软骨损伤的机械机制。

1.4.5　关节软骨大分子在关节生物力学中的作用

蛋白多糖是一种聚阴离子分子，具有从蛋白质核心延伸出来的几条长链的糖胺聚糖（GAG），如硫酸软骨素（CS）和硫酸角质素（KS）。硫酸软骨素的羧基和硫酸角质素的硫酸基为蛋白多糖聚集体提供负固定电荷密度（FCD），进而影响关节软骨的机械和电学行为[35,290]。由于这些负电荷的排斥力，聚集蛋白多糖的糖胺聚糖分子往往会展开并占据很大的体积。然而，聚集蛋白多糖的溶胀能力受到胶原蛋白分子的限制[283,323]。硫酸软骨素的羟基与软骨细胞外基质中 II 型胶原 C=O 基团相互作用，而硫酸角质素富集区则优先结合在中间区和深层区的细胞外周基质和软骨区域基质内的胶原纤维附近[377,378]。在压缩阶段，如运动时，软骨大分子的机械反应与软骨和关节间隙以及邻近的软骨非接触区之间的液体流动密切相关（图 1.17）。与施加的载荷成比例，液体从软骨流出，通过关节表面及压缩部位周围的软骨进入关节间隙[319,379-381]。这导致了聚集蛋白多糖的糖胺聚糖分子上的负固定电荷相互靠近。因此，这些负固定电荷密度对糖胺聚糖分子的排斥力增加

了关节软骨的压缩硬度。去除压缩负荷后，来自关节间隙和邻近软骨的液体回流到软骨中。因此，在膝关节负荷期间，软骨液的流动包括两个过程：第一，在移动接触区的前缘和相接触的软骨区之间的软骨液渗入滑膜腔；第二，软骨的弹性恢复，导致排出的液体通过接触区的后缘回流软骨中。

1.4.6　渗透压和关节软骨基质的组成

软骨细胞外基质大分子和软骨细胞存在于富含离子的水环境中，这有助于关节软骨内维持高渗透压。软骨渗透压是吸收和消散机械力的一个非常重要的组成部分，特别是在平衡状态下[341]。渗透压随负荷变化，形成渗透压梯度和影响软骨细胞功能和基质大分子组成的反馈回路（图1.18），例如：低渗透压刺激软骨细胞内肌动蛋白重新排列，改变细胞的形状以及体积，增加软骨细胞对钙离子的反应性，导致蛋白质、蛋白多糖和糖胺聚糖大分子的合成增加。在软骨细胞附近，细胞外周基质内的渗透压受软骨囊内Ⅵ型胶原完整性的调节[113]。另外，生理机械负荷时的渗透压可直接影响胶原纤维的堆积以及它们与糖胺聚糖的结合，从而影响软骨吸收机械负荷的能力。随着年龄的增长和骨性关节炎引起的渗透性蛋白多糖消耗，关节软骨的渗透压下降，并进一步引起大分子合成障碍及对机械负荷反应能力的下降。此外，由于基质成分的异质性，渗透压在软骨内不同的区域会有所不同，这也导致了软骨细胞功能的异质性。

1.5　膝关节润滑

存在于关节表面的组织间液和润滑分子形成的超水化层在关节润滑中起着重要作用。本节对膝关节润滑的承载能力进行了综述，深入讨论了内源性润滑剂的特点，并对关节软骨的润滑机制进行了探讨。

1.5.1　关节软骨表面内源性润滑剂

健康的膝关节软骨具有一系列独特的结构、生化和生物力学特性，提供了有效的承重表面和润滑机制。滑膜关节内关节软骨的润滑需要多种机械和分子因素的复杂相互作用，这些因素经过优化以减少关节软骨相对表面之间的摩擦（关节运动中几乎无摩擦），并在载荷（静态和动态）和滑动期间提供磨损保护[272,321,382-385]。参与润滑的分子因素既包括滑膜和软骨表面的润滑分子，也包括深部关节软骨的组成分子，这些分子在维持软骨表面完整性方面共同发挥着关键作用。

目前，已经确定了几种负责关节软骨表面润滑的分子，包括巨核细胞刺激因子基因表达的同源蛋白产物（如润滑素、浅层区蛋白和蛋白多糖-4）、透明质酸和磷脂（如磷脂酰胆碱、磷脂酰乙醇胺和鞘磷脂）[386-393]。同源润滑剂分子具有相同的一级、二级和三级结构，但是它们翻译后的O-连接糖基化有所不同[388]。在生理和病理条件下，润滑分子通过单独或在复合体中作为单分子层与关节软骨表面相互作用和吸附，促进边界润滑并形成保护层[368,385,394-397]。

在膝关节软骨的生理负荷过程中，浅层区的软骨细胞和细胞外基质（大分子和组织间液）受到的剪切力和摩擦系数取决于所施加的负荷[384]。生物润滑剂的分子结构允许其广泛的水化作用，这一性质有利于其润滑性能。一项体外研究表明，关节表面润滑剂的亲水性及其液体含量对润滑起着重要调节作用[367]。这一结果在体外摩擦试验中也得到了证实，该试验发现滑膜润滑糖蛋白的一部分被吸附到软骨表面，在被吸附分子的极区周围形成水合壳，进而产生了一层薄薄的黏性水化表面，这有助于减少关节软骨表面的剪切力[398]。目前，多种润滑剂已经被发现，它们被归类为蛋白质、碳水化合物和脂肪酸。

1.5.1.1　蛋白质

人类膝关节蛋白润滑剂，即润滑素、蛋白多糖-4和浅表层蛋白，是巨核细胞刺激因子基因表达的同源蛋白产物，由蛋白多糖-4基因编码。它们具有相似的蛋白质（一级、二级和三级）结构，但翻译后的糖基化不同，润滑素中以O-连接的寡糖为主，而浅层区蛋白中含有少量的硫酸软骨素和硫酸角质素[388]。尽管结构和相对分子质量略有不同，但这些润滑剂被归为一类润滑分子，受转化生长因子-β调节，并在降低关节软骨表面摩擦种发挥作用。

润滑素是一种 227 kDa 的糖蛋白，由滑膜成纤维细胞合成和分泌[387]。润滑素存在于滑液和浅表区的关节软骨表面，其还含有透明质酸和纤连蛋白[401-403]。与后部相比，润滑素更集中于股骨髁前部的软骨表面。润滑素有助于软骨的润滑、耐磨和抗粘连[388,404-407]。软骨表面润滑素的存在能够通过防止软骨直接接触而减少摩擦，进而使软骨能够承受正常的载荷并保持关节软骨的完整性[401,402]。体外实验也证实了润滑素能减少软骨的摩擦[401]。在相对速度较低的高载荷下，润滑素可防止软骨表面的直接接触。润滑素在胶原蛋白表面具有强烈的空间排斥相互作用，这种性质介导了润滑素在胶原蛋白表面的黏附，这也支持了润滑素在维持软骨表面结构完整性方面发挥重要作用的假设[340]。几项体外研究结果表明，润滑素可以在软骨表面形成保护层防止其直接接触，在维持膝关节软骨结构完整性方面发挥重要作用[340,397,408,409]。

在牛外植体中，有研究观察到关节软骨表面的摩擦系数和软骨细胞凋亡之间存在直接相关性，这表明润滑剂、边界润滑和软骨细胞存活率之间存在直接联系[410]。此外，与中间区软骨细胞形成的软骨结构相比，由浅层区软骨细胞形成的软骨结构显示出较少的细胞外基质生成和较低的压缩性能[411]。润滑剂通过消散运动过程中产生的应变能来保护软骨，并防止表层软骨表面切向排列的 II 型胶原纤维受到损伤[357,402,410,412,413]。研究表明，压缩可以通过降低单根胶原纤维上的有效应变来减少剪切力导致的关节软骨损伤[414]。水化层能有效降低含表面活性剂单层的两个滑动面之间的摩擦应力，正是这种水化力参与了接触软骨表面黏附润滑层之间的空间排斥力。此外，润滑素不仅可以作为润滑剂，目前也已发现其可防止滑膜细胞过度增殖[404]。

蛋白多糖 -4（Proteoglycan 4，PRG4）是一种巨核细胞刺激因子，由浅表层软骨细胞和滑膜细胞分泌，存在于关节软骨表面和滑液中[392,406]。PRG4 分子间的二硫键多聚结构使其能附着在关节软骨表面，发挥界面润滑作用[416]。对非钙化软骨区不同软骨细胞亚群 PRG4 体外表达情况的研究证明，浅层区软骨细胞分泌的 PRG4 明显多于中间区和深层区[406,417,418]。一项体外实验证明，在特定条件下软骨表面紧密结合的 PRG4 可以与滑液中的 PRG4 交换[419]。研究发现

PRG4 的表达可能受无侧限压缩机械力的调节[420]。一项对软骨移植物 PRG4 生物合成的研究表明，动态剪切刺激组 PRG4 分泌量是无负荷对照组及静态压缩样本的 3~4 倍，且 345 kDa 分子量的 PRG4 分子增加显著于小分子量的 PRG4（315 kDa）[421]。另外，剪切刺激增加了上达中上层表达蛋白多糖 -4 的软骨细胞总数。因此，除了其他软骨基质的成分，机械刺激可以上调 PRG4 的生物合成[420,421]。除了减少剪切力、控制黏附依赖性滑膜生长和调控蛋白质在关节软骨表面的沉积以外，最近的研究表明 PRG4 是一种炎症信号分子[422]。

浅层区蛋白（SZP）是一种高度糖基化的蛋白质，糖胺聚糖取代极少，分子量为 345 kDa，堆积在关节软骨和滑液的交界处[386,406,423]。浅层区蛋白在膝关节表面的分布存在区域特征，其表达主要集中于股骨髁前部负重区，股骨髁后侧非负重软骨表面的浅层区蛋白明显减少[424]。在负重区，摩擦系数随着浅层区蛋白表达的增加而降低。浅层区蛋白在关节软骨表面形成一层纳米膜，降低膝关节软骨表面粗糙度，减少关节活动中的摩擦[424]。这些研究结果证实了浅层区蛋白表达的机械敏感性。浅层区蛋白的机械传导通过转化生长因子 -β 信号通路实现[424]。浅层区蛋白还可以作为浅层区软骨细胞的代谢标志物。高水平浅层区蛋白表达、最大接触压力和低摩擦系数之间存在直接联系[399]。剪切力的应用可以增加浅层区蛋白的表达和积累[424]。另外，富含血小板的血浆已被证明可以刺激软骨细胞和滑膜细胞合成和分泌 SZP[425]。

1.5.1.2 磷脂

磷脂分子排布呈球状双分子层，每个分子由亲水的头部和疏水的尾部组成。磷脂，如卵磷脂、脑磷脂和鞘磷脂，已被确定为滑液的组成成分，可以与关节表面结合[426,427]。磷脂分子与游离 Ca^{2+} 结合后可以转化为活性卵磷脂，并被关节软骨表面带有负电荷的蛋白多糖吸附[427-429]。大多数磷脂具有表面活性，二棕榈酰磷脂酰胆碱尤其显著，是滑液中最主要的存在形式，占比 45%[426,428,430]。卵磷脂相比磷脂有更好的润滑性能，摩擦系数更低，能更好地抵抗强负荷[430-432]。体外实验表明，磷脂酰胆碱的酶解会降低润滑性能。

表面活性磷脂（SAPL）作为关节软骨的界面润滑剂，可以形成强吸附层，为关节表面提供疏水性，降低固相－固相接触的粗糙度[366,427]。有研究发现用磷脂酶降解表面活性磷脂会消除滑液的润滑性能，增加摩擦系数[433]。然而，也有研究表明软骨SAPL的降解对摩擦系数无显著影响[434]。

1.5.1.3　糖胺聚糖

透明质酸的分子量为27 kDa~10 MDa，是一种非硫酸化糖胺聚糖，不含蛋白质核心，由重复的双糖单位（葡萄糖醛酸和N-乙酰葡萄糖胺）聚合形成，分布于滑液中[63,391,435-437]。使用表面力装置的实验证明，透明质酸通过减少关节表面磨损发挥软骨保护作用，而非减小摩擦系数[438,439]。

透明质酸（HA）是关节软骨细胞外基质的重要组成成分，与聚糖分子结合并连接蛋白质形成聚合结构，为关节软骨提供压缩和黏弹特性[63,440]。由于其高分子量和浓度（0.1~5 mg/mL），透明质酸增加滑液的黏性，在液膜润滑中发挥重要作用[272,441,442]。从滑液中去除透明质酸可以降低流体黏滞性，而界面润滑性能不受影响[443]。不同于其他界面润滑剂，透明质酸不吸附于软骨表面，但可以减少软骨－软骨之间的摩擦[409]。透明质酸调节滑液的黏滞性和关节表面的润滑性能，为关节软骨提供营养，并调节细胞增殖、分化和迁移等生物学行为[444]。

1.5.2　分子润滑剂的协同作用

生物润滑剂（润滑素、PRG4、浅表层蛋白、透明质酸和表面活性磷脂）通过降低关节软骨表面的摩擦和磨损，独立或互相组合发挥重要的界面润滑作用，由转化生长因子-β信号通路调节[400,445]。在高载荷下，黏附性润滑分子的组合和浓度发挥协同作用，降低摩擦系数（即低界面摩擦），减轻软骨表面的磨损[385]。PRG4和透明质酸均为剂量依赖性软骨界面润滑剂，通过某种不明的机制协同发挥作用。软骨界面润滑实验表明，不同生理浓度的透明质酸和PRG4组合使用可以累积减小摩擦系数[385]。软骨寡聚基质蛋白（COMP）和润滑素结合可以降低摩擦系数促进润滑性能[180]。透明质酸可以和润滑素结合形成交联网络，减少相对表面和剪切面的磨损[438]。

在关节受压时，游离透明质酸从软骨释放到关节间隙，当与润滑素结合时，形成的复合体可以被密集的胶原孔隙网络机械性阻挡在软骨－关节间隙界面。被机械捕获的透明质酸－润滑素复合体作为有效的界面润滑剂，可以减少摩擦[438]。在压缩载荷下，蛋白质－脂质吸附发生在水合软骨表面。润滑素和透明质酸可以充当高度不可溶性表面活性磷脂的载体，同时透明质酸具有良好的润湿性能，促进关节表面的液动润滑[428]。尽管纤连蛋白与透明质酸及润滑素均有相互作用，其与润滑素的相互作用可以协同缓解关节软骨在剪切过程中的磨损[246]。近期一项体外实验表明，透明质酸与脂质的协同作用显著减小无滑膜肌腱在鞘内滑动时的界面摩擦[446]。

1.5.3　分子润滑剂缺乏

膝关节软骨的润滑需要多种机械因素和分子复杂的相互作用。一层润滑分子分布于软骨表面充当界面润滑剂，减小相对软骨面之间的摩擦，实现膝关节几乎无摩擦地活动[385]。外伤或疾病对关节软骨表面完整的破坏会改变润滑分子的组成、浓度和分子量。由于滑液pH和润滑分子特性的改变，其界面润滑性能受损[447-451]（表1.8）。浅表层破坏或润滑分子缺失会造成一系列机械性和生物性事件，造成界面润滑不足，随后引发生物力学损伤（载荷性能和抗磨损性能下降）、软骨退变，最终进展为骨性关节炎（OA）、类风湿性关节炎（RA）等疾病[444,452,453]。润滑分子的浓度、组成和分子量会随着关节外伤、疾病类型（如骨性关节炎与类风湿性关节炎）及骨性关节炎的阶段发生改变[444]。关节润滑不佳已被证明与膝关节骨性关节炎的发生和进展密切相关[412]。关节软骨浅表层的早期退变与蛋白多糖含量下降及胶原纤维排布方向偏移有关，这些改变会影响软骨表面润滑剂的润滑性能，进而影响载荷能力，增加随后的细胞外基质降解及软骨细胞凋亡的风险[453]。

研究发现一些骨性关节炎的动物模型中发生润滑物质表达和定位的下调，这提示滑液和软骨表面相关分子的减少或丢失与骨性关节炎的发病机制密切相关[405,454]。在绵羊的半月板切除模型中，软骨表面PRG4的早期丢失与软骨退变和早期骨性关节炎

表 1.8 不同临床情况下的滑液分析（数据源自参考文献 [444]）

滑液分析	健康人群	骨性关节炎		类风湿关节炎
		早期	晚期	
pH	7.3	7.8	8.1	6.8
润滑素 /（μg/mL）	364	244	152	139
磷脂 /（nmol/mL）	314.2	643.8	758.8	877.7
透明质酸 /（mg/mL）	2.2	1.7	1.9	1.0

的发生有关[455]。在马的急性损伤模型中，研究人员比较了损伤组和对照组关节的滑液特性，发现损伤组关节的滑液表现出更差的润滑性能[456]。急性损伤组关节的滑液中检测到透明质酸浓度及分子量较低，而向该组滑液中添加透明质酸可以恢复其界面润滑性能[456]。

研究发现与年龄匹配的对照组样本滑液相比，病变组滑液中透明质酸和润滑素的浓度显著下降，而表面活性磷脂的含量在骨性关节炎和类风湿性关节炎患者的滑液中显著增加[444]。在这些患者的滑液中，透明质酸的分子量水平较低，表面活性磷脂的相对分布、脂肪酸饱和度及链长也有显著区别[444]。这一研究结果证实滑液中润滑物质的水平、组成和分子分布随着关节疾病类型和骨性关节炎的阶段发生改变。滑液中透明质酸含量的下降与关节疾病及关节炎密切相关[447-450]。对关节软骨表面吸收表面活性磷脂的研究证实，骨性关节炎膝关节软骨表面的表面活性磷脂润滑层减少[457]。据报道，随着创伤的发生和骨性关节炎的增加，人体滑液表面活性磷脂浓度降低[447,451]。

与正常滑液相比，骨性关节炎患者滑液中 PRG4 水平的降低与软骨边界润滑能力显著降低有关，补充 PRG4 的骨性关节炎滑液的润滑功能得到改善[458]。使用兔膝关节损伤模型，在损伤后 3 周，滑液中 PRG4 的浓度从 280 g/mL 下降到 20~100 g/mL[405]。损伤后，滑液边界润滑能力的丧失与关节软骨细胞外基质的损伤有关，这归因于早期的炎症过程[405]。前交叉韧带损伤后，滑液润滑素浓度降低与炎性细胞因子水平升高相关[459]。这些结果表明，膝关节损伤后，由于滑液和软骨表面润滑剂浓度降低而导致的边界润滑不足，可能会使关节软骨处于磨损诱导损伤的风险中。

由于膝关节创伤、炎症性关节炎或遗传因素引起的润滑剂不足与关节软骨损伤有关[460-462]。特别是，浅层区和软骨细胞的形态（保存）被认为与润滑剂所起的关键作用有关。缺乏滑液润滑剂的关节表现出早期磨损和较高的摩擦力，与浅层区的 II 型胶原损伤相关。软骨细胞的凋亡在位于切向和放射状胶原纤维交界处的细胞中最为明显[410]。软骨细胞死亡可能导致润滑剂和浅层区蛋白产生不足，并局部增加软骨表面的摩擦力。因此，摩擦梯度可能会导致抵抗冲击力的能力降低，导致膝关节软骨浅层区纤维化。

1.5.4 润滑机制（适用于人类膝关节）

尽管膝关节软骨在各种日常活动（坐着、走路等）中暴露在重复的机械应力下。与运动相关的活动（如跑步）、覆盖在软骨表面的滑液成分（主要是糖蛋白和磷脂）和内源润滑剂为相对的关节软骨提供了非常低的摩擦阻力和很高的耐磨性。内源性膝关节润滑剂是黏性的，可保护软骨表面免受磨损和黏性滑块磨损。软骨对软骨的润滑机制主要归因于边界润滑效应和液膜润滑的存在。关节表面的两种基本润滑机制是边界润滑和液膜润滑[366,463,464]（图1.19）。

1.5.4.1 边界润滑和接触润滑机制

在正常生理活动中边界润滑起到保护（通过减少磨损）膝关节软骨表面的作用。然而，它在过载情况下并不是一个有效的机制[398,465]。当相对的软骨表面之间存在润滑膜时，就会发生边界润滑，使它们保持一定的距离，并允许以低摩擦系数进行移动。附着在关节软骨表面的滑液的润滑剂成分（脂类、

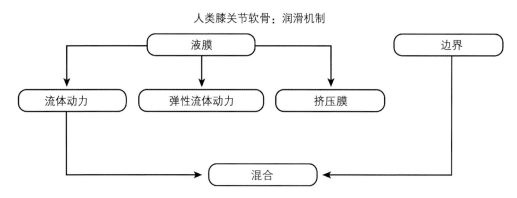

图 1.19　显示适用于人类膝关节软骨的润滑机制的示意图

碳水化合物或蛋白质）形成单层表面膜，这是接触润滑机制的基础[396,427,466,467]。根据软骨表面附着润滑剂的分子量和浓度的不同，表面膜的厚度也不同，最大可达 10 nm[468]。相对的软骨表面之间的润滑膜和关节软骨的大分子成分，特别是浅层区和上中间区的生物力学特性，是确定摩擦系数的关键成分[366]。从润滑膜上去除附着分子会增加摩擦系数[469-471]。

1.5.4.2　液膜润滑

液膜润滑是指关节表面存在一层薄薄的液体，使关节表面分离。在液膜润滑中，膝关节承重关节软骨表面的载荷是由液膜中的压力支撑的。与边界润滑的表面相比，由流体薄膜润滑的表面通常存在较低的摩擦系数。膝关节的低摩擦系数表明存在一定程度的液膜润滑。液膜润滑机制有两种亚型，即挤压膜润滑和流体动力润滑，两者相辅相成，取决于所涉及的组织和施加在关节上的载荷。

挤压膜润滑

当相对的关节软骨表面的承重区彼此垂直移动时，就会发生挤压膜润滑，这种润滑足以在短时间内承载高负荷，从而导致流体压力增加，迫使润滑膜中较低的分子量组分出来。因此，由于剩余流体（可能还有浅层区的细胞外基质）中透明质酸浓度的增加而导致的流体黏度的增加，有助于接触的相对关节表面的滑动运动，同时帮助支撑负荷。此后，随着载荷的减少，流体动力作用起到了降低液膜黏度的作用，因为低分子量组分在相对的两个表面之间进入液膜。施加在膝关节上的负荷值与流体压力

的值呈正比。

流体动力润滑

流体动力润滑，通常以保形表面为特征，当两个不平行的相对表面（股骨髁和胫骨平台）被相互切向移动的液膜润滑时发生[468,472]。润滑剂的黏度、关节表面的一致性和相对关节表面的相对运动方向产生压力以维持相对表面之间的润滑膜[396,465]。然而，当施加载荷时，该机制产生的流体压力不能产生软骨细胞外基质的弹性变形。

1.5.4.3　弹性流体动力润滑

当相对的关节软骨表面之间的液膜压力引起承重关节软骨表面的弹性变形，从而进一步影响流体膜内形成的压力时，就会发生弹性流体动力润滑。在弹性流体动力润滑过程中，液膜的形成受到润滑剂行为和相对关节软骨表面的弹性变形的强烈影响[431,473,474]。承重关节表面的弹性模量和压力 - 黏度系数是弹性流体动力润滑的重要特征。在载荷传递接触区的给定载荷下，关节软骨固体大分子成分的弹性变形（特别是浅层区和上中间区）提供了扁平的几何一致性，这反过来又增加了接触区域的大小，从而促进了比正常情况下更厚的润滑液膜[468]。此外，由于液膜内形成的高压，润滑剂黏度的增加，因此增加了润滑膜厚度。在生理载荷作用下，关节软骨的弹性模量很小，很容易变形。对于这种润滑机制，软骨大分子的有效弹性模量被添加到流体动力润滑过程中的参数[468]。

1.5.4.4 "步行周期"阶段润滑机制的应用

膝关节（和其他滑膜关节）的生物力学行为主要由关节软骨和滑液的分子和流体特性决定。当在移动过程中产生摩擦力时，这些组件在关节润滑中也起着关键作用。膝关节的润滑取决于以下几个因素：通过润滑分子（润滑剂）在软骨表面形成液膜（单层）；在关节软骨的弹性变形期间，相对软骨表面之间保持流体层；关节软骨表面存在轻微的不规则（粗糙），从而诱捕透明质酸；在交替使用和消除压缩力的过程中产生流体流动；随着负荷的增加，软骨间质液体移动（挤压）到关节间隙[464]。膝关节的胫股间隙具有高度的几何一致性。生理负荷不会因为在关节软骨表面形成单层的润滑分子的流体动力作用而损害关节。在"行走周期"中，较大的正常载荷通过膝关节从一块骨骼传递到另一块，同时允许在与表面相切的方向上进行有效的相对运动[463,464]。在动态步态条件下，摆动阶段关节软骨的摩擦系数大于站立阶段[475]。在1Hz的步行周期中，在脚跟着地和脚趾离开时，膝关节上的负荷可能会上升到体重的3倍，而在垂直落差1 m时，膝关节上的负荷可能会达到体重的25倍[476]。足跟着地后，关节软骨起着重要的减震作用。当弹性流体动力润滑阶段启动时，关节表面发生弹性变形。根据加载条件和滑动速度的不同，在一个典型的行走周期中，滑动速度是可变的，液膜润滑厚度和产生的压力的分布也不同。在正常行走中，膝关节的滑动速度也随着时间的变化而变化很大。在整个步态中，施加的载荷和滑动速度呈反比。"步行周期"包括4个阶段：摆动通过、脚跟撞击、负重转移和趾尖远离（图1.20）。尽管弹性流体动力润滑是人体膝关节的主要润滑机制，但它们的工作方式是自适应的多模式润滑。几乎无负荷或最小负荷状态（当脚离开地面，腿从后部自由摆动到前部位置时）和高滑动速度阶段在相对的软骨表面之间产生相对较厚的全液膜润滑，称为流体动力润滑。在加载时（当脚跟在地面上，膝关节上的负载突然增加时），速度降低，润滑膜挤出，减少其厚度，称为挤压膜机制，在此过程中保持有效的润滑膜。在步行周期的下一阶段（足跟着地之前和脚趾离开后不久），膝关节上的载荷迅速减小到0，速度增加，润滑液膜保持相对关节表面的分离，这是弹性流体动力润滑。最后，在脚趾脱离位置（足跟接触地面，脚趾离开地面），最大载荷状态和非常低的速度保持润滑膜，并通过挤压膜和边界润滑机制相结合防止面对面接触。

静态挤压和流体弹性动力学输送的润滑层厚度影响关节的一致性、软骨表面的顺应性和润滑液的黏稠度（图1.21）。在正常加压条件下，液膜是挤压膜，而在关节摆动或滚动过程中，流体弹性动力膜会代替挤压膜。软骨渗出现象和关节滑液在软骨上的边界润滑特性在健康膝关节中起次要作用。在正常压缩负荷过程中，由于软骨表面接触面积的循环加载、卸载作用，其稳定性变形具有弹性，稳定性的疲劳强度较低。

1.5.4.5 润滑机制失效（损伤、老化、疾病和软骨修复后）

在所有的关节中，膝关节在行走、跑步、徒步旅行和运动活动中受到显著的高负荷。通常情况下，骨间的高摩擦系数通过关节软骨和滑液的存在而降低，它们相互作用以促进润滑系统。膝关节损伤（急性或慢性）、衰老、遗传性疾病（润滑分子缺乏）和关节疾病会导致正常润滑机制的扰动和损害。膝关节损伤使透明质酸复合物解聚的损伤导致滑液黏度降低，从而进一步对润滑膜厚度产生负面影响[458,471,477-479]。对于衰老和骨性关节炎关节软骨的变化通常可以用润滑机制的失败来解释。这包括关节软骨弹性下降和结构完整性的丧失，特别是在浅层区表面，这是由于润滑液膜变薄和软骨与两个相反表面的软骨直接接触[383,480]。对于患有润滑液基因缺乏的人类和小鼠，他们的关节摩擦加剧，并伴随着加速的软骨损伤。有研究通过体内、外检测润滑液基因敲除小鼠的关节摩擦和细胞凋亡情况，结果表明，与野生型的小鼠相比，基因敲除鼠的全关节摩擦和细胞凋亡显著增加[410]。此外，利用牛的外植物体系，观察到软骨浅层区中摩擦系数与软骨细胞凋亡之间的直接关系。本研究揭示了遗传或获得性润滑液缺乏患者的关节力学与软骨退变之间的关系。正常、未受损的关节软骨的弹性特性使其在过度负荷下向外侧变形。然而，由于损伤、衰老或疾病，细胞外基质受损的软骨的这种特性降低。此外，润滑剂分子特性和软骨完整性的改变可能导致关节和细胞外基质内异常高的流体压力。

人右膝关节润滑"行走周期"阶段

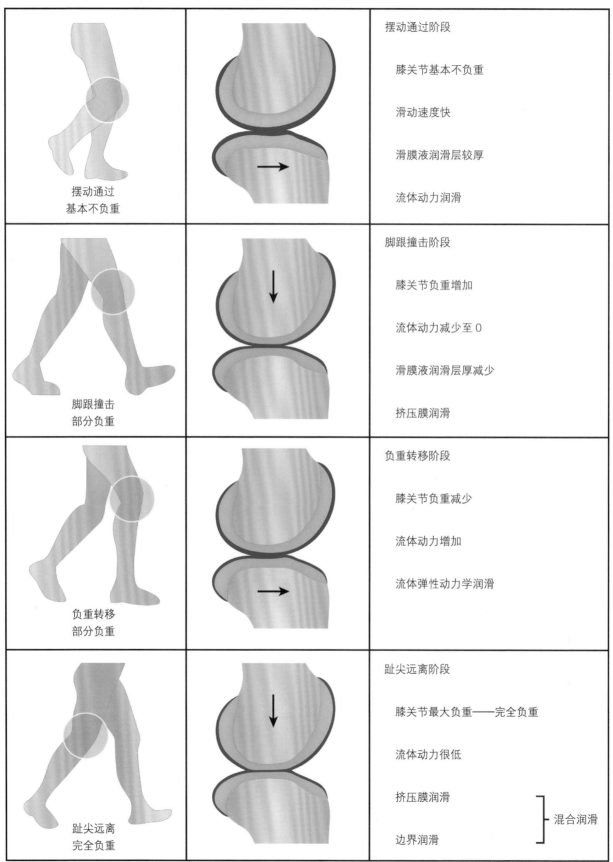

摆动通过 基本不负重		摆动通过阶段 膝关节基本不负重 滑动速度快 滑膜液润滑层较厚 流体动力润滑
脚跟撞击 部分负重		脚跟撞击阶段 膝关节负重增加 流体动力减少至 0 滑膜液润滑层厚减少 挤压膜润滑
负重转移 部分负重		负重转移阶段 膝关节负重减少 流体动力增加 流体弹性动力学润滑
趾尖远离 完全负重		趾尖远离阶段 膝关节最大负重——完全负重 流体动力很低 挤压膜润滑 边界润滑 —— 混合润滑

图 1.20 人右膝关节在"行走周期"阶段的润滑示意图。摆动通过阶段的膝关节具有最小的负重，而趾尖远离阶段的负重最大

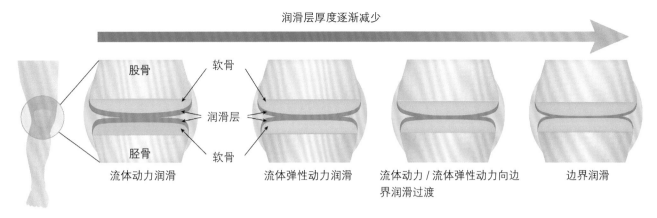

图 1.21　流程图显示人膝关节润滑层厚度变化相关的润滑途径

关节软骨润滑机制的失效也被归因于疲劳。Asperities（在材料科学中）指的是不均匀性，粗糙度或表面的粗糙样凸起物。当两个宏观上光滑的关节软骨表面接触时，关节软骨在非常小的接触点或表面积上存在着显微镜水平上的优势，其中接触力学表现为摩擦和接触刚度（图 1.22）。软骨表面的摩擦和磨损起源于这些粗糙的点 / 区域。一个粗糙度的大小对两个相对的软骨表面在接触时的行为方式有非常强的影响，并可导致阻力。在压缩载荷作用下，粗糙度通过弹性软骨表面和浅层区的细胞外基质发生变形；因此，进一步增加两个相对表面之间的接触面积，直到接触面积足以支撑负载。由于正常的疲劳磨损，关节软骨表面的完整性受到损害，随后，软骨表面粗糙区的薄润滑膜受损。由于软骨表面劣化，软骨表面的完整性主要包括紧密堆积的、平行的、切向的胶原纤维变弱，并且表现出弹性模量的降低，降低抗拉强度，降低耐磨性。受累区域附近的天然关节软骨的应力也增加。粗糙度可能先于衰老或骨性关节炎软骨的明显病变。

体外实验表明，反复施加于软骨表面和重复拉伸载荷（疲劳）会降低软骨丘的抗拉强度 II 型胶原纤维 [335,481-483]。在表面损伤之前，加载 65N，重复 97 200 个循环后，抗拉强度下降 [335]。然而，在脉冲载荷下，软骨经历了较大的横向位移，这种扩张受到软骨下骨的抑制，导致骨及软骨界面的高剪切应力。

1.6　结论

膝关节软骨通过减少摩擦、抵抗与活动性相关的压力和分布，在维持正常的滑膜关节功能方面发挥着重要作用。然而，随着年龄的增长导致的一系列软骨损伤（急性和慢性）和软骨疾病：骨性关节炎和类风湿性关节炎，软骨执行这一功能的能力可能会受到损害。浅层区胶原蛋白网络的破坏已被证明在与衰老相关的膝关节软骨骨性关节炎的早期迹象中起着关键作用。了解关节软骨结构的功能关系对于更好地阐明疾病过程和修复或关节软骨的再生治疗策略至关重要。

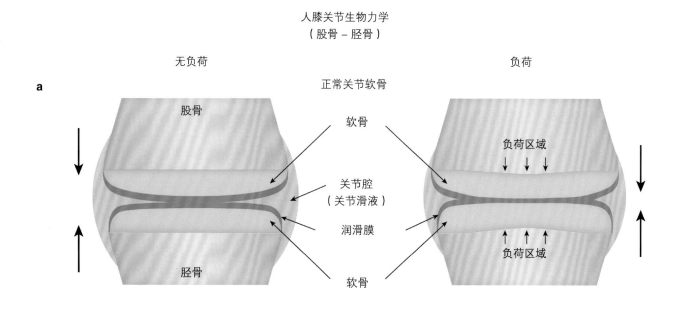

图 1.22　示意图表示在无负荷（左）和负荷（右）状态下的人股骨胫骨膝关节。（a）正常膝关节，无负载状态下关节软骨和润滑膜较厚，施加负荷时软骨受压，润滑膜较薄。（b）描述了相对关节软骨在非常小的接触点或表征区域上的优势，在那里摩擦和接触刚度发生在浅表的承重区域内。当受到重复压缩载荷时，由于接触区域的粗糙疲劳，粗糙度通过软骨表面和细胞外基质变形，浅层区增强了软骨 – 软骨接触界面的粗糙度之间的黏附。软骨表面粗糙区的薄润滑膜受损时，会损害关节软骨表面的完整性。随后对软骨表面粗糙区润滑膜的损伤削弱了软骨表面的胶原纤维，并可导致表面不连续病变（纤维化）见于衰老或骨性关节炎软骨

第2章　关节软骨的生长发育

Facundo Las Heras, Harpal K.Gahunia

陈　伟 / 译

2.1　概述

在胚胎发育过程中，早期中胚层肢芽的外部是一个称为顶端外胚层嵴的特殊区域，它在肢芽生长过程中发挥作用[1]。在肢芽内，胚胎间充质干细胞（也叫间充质基质细胞）通过迁移形成富含血管的成肌区和被软骨膜包被的无血管中央成软骨核[2-3]。骨髓间充质干细胞是多能基质细胞，可分化为多种细胞类型，包括成骨细胞、软骨母细胞、肌细胞和脂肪细胞。中央核的间充质细胞聚集成未来骨骼的形状，然后分化成软骨母细胞[4-6]。这些成软骨细胞分泌细胞外基质（ECM），软骨模型通过间质生长和外加生长的过程，在长度和宽度上扩大。一旦嵌入在细胞外基质中，成软骨细胞就被视为软骨细胞。随着该软骨模型的持续生长，其中段的软骨细胞肥大、成熟并有不溶性钙盐沉积。这一产前的事件会导致软骨坏死和钙化软骨分解，随后血管侵入和初级骨化中心形成（图2.1）。出生后，骨骺内形成次级骨化中心，软骨管作为血管分支延伸至关节-骨骺软骨复合体（AECC），后者形成生长骨的关节面和骺生长板（GP）[7-8]。通过软骨内骨化（EO）过程，软骨逐渐被骨替代。在儿童和青少年中，生长骨的骨骺被AECC覆盖，骨骺和干骺之间也形成骺板。然而，随着骨骼的成熟，骺板最终会消失，在成人中，只有AECC的关节软骨帽仍然存在。在骨骼成熟时，尽管关节软骨厚度相对稳定，但多项研究表明，软骨和软骨下界面的软骨内骨化在整个生命周期中保持活跃，并负责随着年龄的增长逐渐改变关节形状[9,10]。

在骨骼发育和出生后生长期间，关节软骨的生化成分，特别是蛋白多糖（PG）、胶原和吡啶酚交联，

每个软骨体积都增大[11-14]。从早期开始，机械应力强烈影响骨骼的形态发生、生长和发育[15]。软骨浅层区（SZ）起到膜屏障的作用，防止物质通过软骨区从滑囊侵入[16]。软骨表面区的发育期与负重期的开始基本一致，这也被认为进一步促进了软骨的成熟[16]。在出生后关节软骨发育和成熟的不同阶段，猪骨软骨核的体内压缩实验表明，关节软骨的软骨表面区随着生长而发生了显著的结构性适应，这反过来又在确定关节软骨的动态压缩特性中起着关键作用[17]。去除软骨表面区会对软骨的动态模量产生负面影响，从而影响骨骼成熟度。

体外机械负荷对骺生长板结构蛋白组成和机械性能影响的研究表明，静态压缩会导致骺生长板特定区域的蛋白多糖含量和X型胶原减少[18]。与对照组相比，增殖区的蛋白多糖含量减少了40%。聚蛋白多糖是骺生长板细胞外基质中的主要蛋白多糖，其表达在增生区和肥大区（主要位于肥大区的前30%）分别降低21%和17%。这些生化变化与静态压缩组骺生长板通透性降低有关。动态机械压缩不会影响骺生长板的细胞外基质成分、分子表达和生物力学。

本章的目的是回顾软骨形态发生、生长和成熟的机制。我们重点介绍了一些重要的生长因子、激素、信号分子和局部调节因子，它们在软骨形成以及整个软骨内骨化过程中的AECC和骺生长板调节和成熟中起着重要作用。

2.2　软骨形成

软骨是一种高度特化的间充质系结缔组织，由

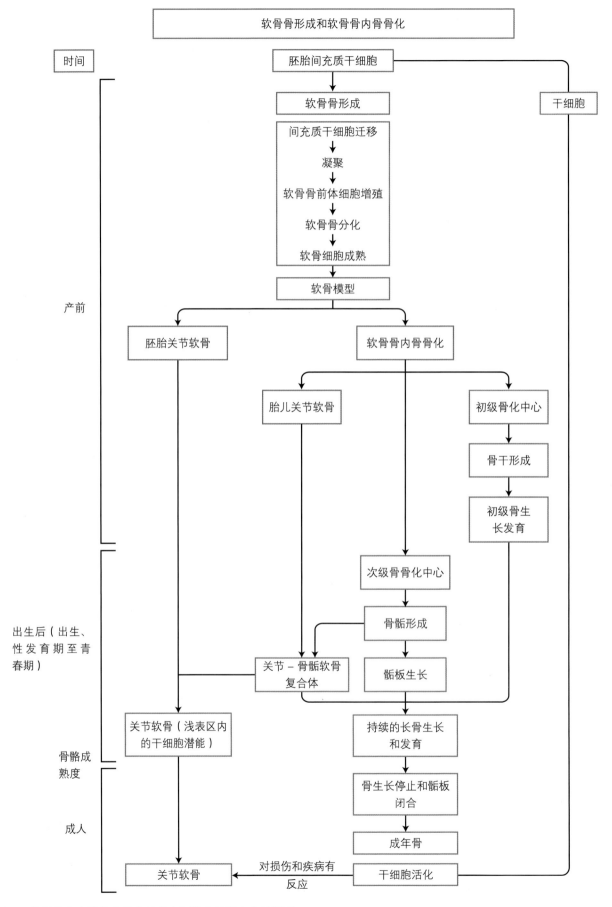

图 2.1 软骨发生和软骨内骨化过程中细胞和组织变化的顺序

于其广泛分布于胎儿内，通常被认为是"胚胎"组织，为骨骼组织提供模板[19]。软骨发育是软骨形成过程中最早的形态发生步骤之一。软骨发生包括一系列高度编排的事件，包括骨髓间充质干细胞向软骨细胞的定型、凝聚和分化，合成和分泌软骨基质，形成软骨模板或原基，以及最终的成熟和被骨替代[2,4,5,20-29]。软骨细胞仅负责生成和维持软骨细胞外基质和骺生长板，以促进纵向骨生长[29]。

简单来说，软骨生成过程可分为4个阶段，对应于产前发生的软骨生成的发育进程（图2.2）。这4个阶段是间充质干细胞向软骨前体细胞的分化、细胞迁移和凝聚、软骨前体细胞向软骨母细胞/软骨细胞的进一步分化以及细胞外基质的分泌和软骨细胞肥大[31]。

2.2.1　前体间充质干细胞

软骨形成的第一个阶段是由软骨前细胞间充质干细胞分化为软骨祖细胞开始的[32]。软骨前分解的间充质干细胞产生富含透明质酸和Ⅰ型胶原的细胞外基质，以及含有在非软骨胶原中发现的由外显子2编码N端前肽的ⅡA型胶原[33]。

2.2.2　间充质凝聚

软骨形成的第二阶段首先由Fell描述[24]。这一阶段包括细胞相互作用、细胞形状变化以及触发细

胞向软骨细胞分化所必需的其他事件[34]。短暂的细胞凝聚或聚集过程导致软骨前体间充质细胞的运动更活跃，它们彼此紧密排布，形成软骨前凝聚（图2.3）[27,35,36]。这一事件有利于通过细胞间黏附分子和缝隙连接增加细胞间的接触和相互作用，从而导致肢芽核心内的间充质细胞堆积增加（即每单位体积的细胞增加），而不增加细胞增殖[37,38]。

细胞的形态从扁平的间充质细胞转变为圆形的软骨细胞在这一过程中也起着重要作用[39]。体外研究表明，在沉积细胞外基质之前的凝聚阶段，细胞质Ⅱ型胶原mRNA增加[40]。此后，细胞质Ⅱ型胶原mRNA和细胞外基质Ⅱ型胶原发生持续和渐进性增加。与此同时，凝聚周围的细胞分化为成纤维细胞层，即软骨膜，包围软骨核。这些外周细胞反过来分化为生成骨的成骨细胞，形成骨膜[41]。

2.2.3　软骨母细胞和软骨细胞分化

软骨细胞分化的每个阶段都由细胞增殖、形态改变以及胞外基质大分子的性质和数量来表征。正在进行软骨形成的软骨原发性骨髓间充质干细胞获得球形细胞形态，分化为软骨母细胞。随后，成软骨细胞增殖，分泌软骨特异性基质，并在软骨细胞中进一步分化，形成软骨原基。正在进行软骨形成的软骨原发性骨髓间充质干细胞变为球形细胞形态时，分化为软骨母细胞。随后，软骨母细胞增殖，分泌软骨特异性基质，并在软骨细胞中进一步分化，

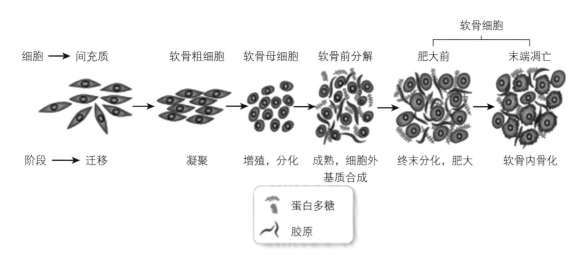

图 2.2　反映软骨形成过程中发生的一系列细胞变化的示意图。这一过程是由前体间充质干细胞刺激开始的，随后是细胞凝聚和间充质细胞向软骨细胞分化的各个阶段，以及细胞外大分子的分泌

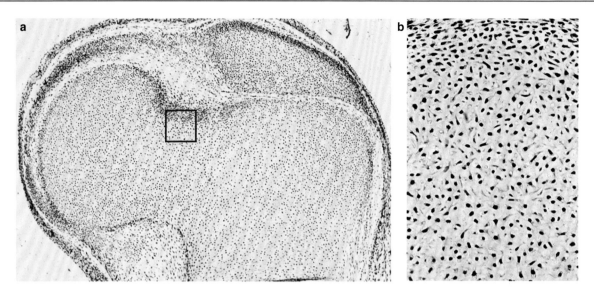

图 2.3 人胎儿髋股骨头软骨模型。（a）显示间充质细胞凝聚并分化为软骨前细胞。（b）注意未来关节板处的细胞凝聚（H&E，原始放大倍数：a，×2；b，×40）

形成软骨原基。软骨细胞被包裹在其胞外基质中，从而获得特征性的圆形形态。分化软骨细胞产生和分泌的胞外基质维持和调节软骨细胞的表型，也是未来骨形成的模板。

2.2.4 软骨细胞肥大

最后一个阶段，软骨细胞肥大，是软骨形成的中心过程。它包括增殖基质聚集软骨细胞向生长停滞的肥大细胞的逐步分化[42]。当软骨原基内最中心的增殖软骨细胞退出细胞周期并分化为肥大软骨细胞时，肥大软骨细胞的细胞大小和细胞液量增加了20倍。

肥大软骨细胞矿化其周围基质并最终发生凋亡，而肥大软骨区域被血管、破骨细胞和成骨细胞前体细胞侵入。总的来说，这些细胞降解并重塑软骨胞外基质，成骨细胞黏附在软骨胞外基质的残余物上，在初级骨化中心形成骨组织。保留在原发骨化区两侧的软骨段称为生长板，负责长骨的纵向生长[19]。除了对骨生长的贡献外，肥大软骨细胞通过其分泌产物协调软骨内骨化的多个方面[43]。

2.2.5 参与软骨形成的分子和遗传因素

几个基因及其蛋白表达模式决定了间充质细胞

的分布和扩散。图 2.4 是一个示意图，显示了参与软骨形成和软骨内骨化的关键参与者。表 2.1 列出了软骨形成的 4 个阶段以及过度分化过程中涉及的关键信号分子、转录因子和基因表达。软骨前间充质干细胞向软骨祖细胞的分化是通过转录因子 SOX9 的作用实现的，*SOX9* 参与这些细胞在软骨细胞分化的各个阶段的进展[31,32]。成纤维细胞生长因子、HH、骨形态发生蛋白和 Wnt 通路沿着肢体的 3 个轴协调信号传导，通过腹背轴和前后轴以确保正确的模式。SHH 就是这种情况，它是 HH 的成员，在手指的发育中起着关键作用。另一方面，顶端外胚层嵴除了表达骨形态发生蛋白和 Wnt 信号分子外，还表达编码成纤维细胞生长因子家族几种不同蛋白质的基因[22,45,46]。编码这些信号分子的基因的表达是相互调节的，适当的肢体发育包括这 3 个轴的协同整合，包括众多信号转导途径之间的广泛串扰[37]。

凝聚的开始与透明质酸酶活性的增加有关，导致细胞外透明质酸（HA）的积累逐渐减少[47-49]。两种细胞黏附分子 N- 钙黏着蛋白和神经细胞黏附分子（N-CAM）的参与也触发了凝聚过程，这两种细胞黏附分子分别是 Ca^{2+} 依赖性和 Ca^{2+} 非依赖性细胞 - 细胞黏附分子[36,50,51]。转化生长因子 -β（TGF-β）是软骨形成凝聚的最早信号之一，它刺激纤连蛋白的合成，而纤连蛋白又反过来调节神经细胞黏附分子。多配体聚糖结合纤连蛋白并下调神经细胞黏附

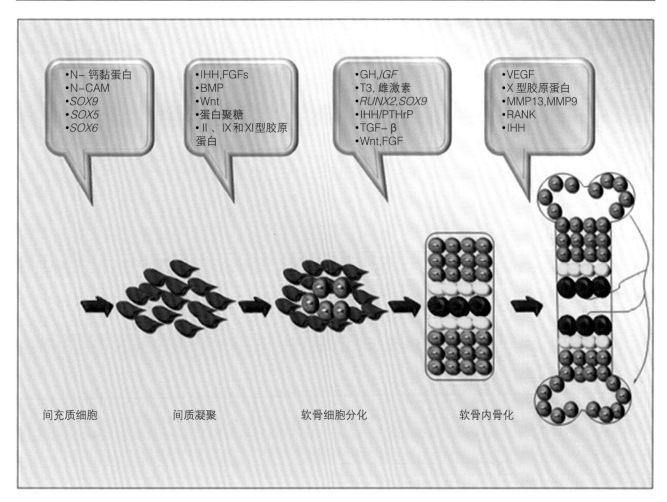

图2.4　示意图显示了参与软骨基因、软骨增生和软骨内骨化（EO）各阶段的关键信号分子因子。软骨形成的过程是通过刺激间充质干细胞分化为软骨前细胞而开始的，这些细胞迁移并凝聚形成软骨板，以形成长骨。然后这些细胞分化成软骨细胞并开始增殖。最后，EO 过程始于血管穿透软骨模型，形成骨干处的初级骨化中心，然后是发育中骨骼骨骺处的次级骨化中心。BMP，骨形态发生蛋白；FGF，成纤维细胞生长因子；GH，生长激素；IGF，胰岛素样生长因子；IHH，印度刺猬同源物；MMP，基质金属蛋白酶；N-CAM，神经细胞黏附分子；PTHrP，甲状旁腺激素相关肽；RANK，核因子 kB 受体激活因子；TGF，转化生长因子；VEGF，血管内皮生长因子

分子，从而设定了凝聚的界线[26]。纤连蛋白和Ⅰ型胶原参与了细胞间的相互作用，而前列腺素介导的环磷酸腺苷（cAMP）水平升高调节软骨形成。细胞外基质分子还包括韧皮素和血栓软骨素，包括软骨寡聚基质蛋白（COMP），与细胞黏附分子相互作用，激活细胞内信号通路，涉及局灶黏附激酶和帕罗西林，启动从软骨祖细胞向完全的软骨细胞的过渡。

细胞凝聚后，软骨祖细胞分化为软骨细胞的过程与软骨特异性基因的表达相关，并以Ⅱ型胶原蛋白的合成开始。这些基因包括软骨细胞外基质基因的组成部分，如编码型胶原 α1（COLⅡα1）、Ⅸ型胶原、Ⅺ型胶原、聚集蛋白、连接蛋白和软骨寡聚基质蛋白的基因。这些基因的表达在转录水平、空

间和时间上受到调控，因此它们在软骨分化过程中具有不同的动态表达模式。SOX9 是软骨形成所需的转录激活因子，而 SOX5 和 SOX6 是密切相关的 DNA 结合蛋白，对其功能有重要的增强作用。软骨发生的细胞被包裹在细胞外基质中，获得独特的球形形态，并启动转录因子 SOX9、SOX5 和 SOX6 的表达。SOX5 和 SOX6 与 SOX9 共同表达和调控，在激活和调控细胞外基质分子Ⅱ型胶原和聚集蛋白的基因中发挥重要作用。随后，软骨细胞增殖并分泌软骨特异性基质形成软骨胶原。这种软骨特异性基质包含Ⅱ型胶原、Ⅸ型胶原和Ⅺ型胶原、Gla 蛋白、大的富含硫酸软骨素的 PG、聚集蛋白和连接蛋白，而Ⅰ型胶原的表达被关闭。

表2.1　软骨形成和最终分化4个阶段中涉及的关键信号分子、转录因子和基因表达的作用总结，显示了每个阶段的重要事件和相关的细胞外基质分子

软骨形成阶段	细胞类型和重要事件	关键信号分子/转录因子要素	功能	胞外分子
预凝结	前体间充质干细胞	TGF-β	调节前体间充质干细胞的增殖和分化为原核细胞；刺激纤维蛋白的合成	纤连蛋白透明质酸 I 型胶原
		FGF-2	软骨细胞的有丝分裂原	
		FGF-8	软骨细胞的有丝分裂原；前体间充质干细胞向软骨源性谱系分化	
		SHH	与FGF-8协同作用，促进成软骨前MSC凝结，增加成软骨率	
凝结	同充质干细胞/前软骨细胞（聚集和细胞-细胞接触）	TGF-β	促进软骨分化；刺激纤连蛋白的合成；激活SOX9的表达	纤连蛋白透明质酸肌腱蛋白多能聚糖基底膜聚糖 N-钙黏蛋白 I 型胶原 III 型胶原 V 型胶原
		FGF-2	软骨细胞的有丝分裂原	
		FGF-8	软骨细胞的有丝分裂原	
		BMP-7	保持软骨形成潜力	
		基底膜聚糖	诱导软骨细胞聚集和凝聚	
		N-CAM	在细胞间相互作用中具有显著的黏附作用；建立最初的细胞接触	
		N-钙黏蛋白	在细胞-细胞相互作用中有显著的黏附作用	
		SHH	与FGF-8协同作用，增强间充质干细胞的凝聚力	
		透明质酸酶	减少细胞外基质透明质酸盐	
增殖和分化	软骨祖细胞变成成软骨细胞	TGF-β	促进成软骨细胞增殖和分化；激活SOX9的表达	聚集蛋白聚糖 I 型胶原 II 型胶原
		FGF-2	调控SOX9的表达	
		FGF-8	调节软骨祖细胞增殖和分化	
		IGF-1	促进成软骨细胞增殖	
		BMP-7	保持软骨细胞的潜力；防止软骨细胞过度肥大	
		SOX9	诱导和调控间充质干细胞向软骨祖细胞的分化；负责前软骨细胞和软骨细胞的分化	
		SOX9, SOX6, SOX5	SOX5和SOX6的表达需要SOX9；激活和调节II型胶原蛋白和聚集蛋白的基因	
		Wnt-3	促进软骨基因分化；调节SOX9的表达	

软骨形成阶段	细胞类型和重要事件	关键信号分子/转录因子 要素	功能	胞外分子
分化和成熟	成软骨细胞成熟成软骨细胞;骨细胞;细胞外基质合成	TGF-β	促进成软骨细胞分化;稳定软骨细胞表型;抑制软骨细胞肥大	聚集蛋白聚糖
		FGF-18	在软骨发育初期促进软骨细胞增殖和分化;增强了细胞外基质生产	硫酸软骨素
		IGF-1	促进软骨细胞增殖和成熟	连接蛋白
		BMP-6	调节软骨生长和分化	COMP
		BMP-7	保持软骨细胞增殖的潜力;防止软骨细胞肥大	II型胶原蛋白
		IHH	调节软骨分化的速度;刺激增殖的软骨细胞产生PTHrP;诱导各种BMP的表达。	IX型胶原蛋白
		PTHrP	刺激Nkx3.2以阻止肥大分化;抑制IHH的表达;防止RUNX2的表达	XI型胶原蛋白
		SOX9	需要SOX5和SOX6的共同表达;调节SOX5和SOX6, COL II α1, COL XI α2和软骨连接蛋白聚糖的合成	
		SOX9, SOX6, SOX5	共同调节 COL IX α1 和聚集蛋白聚糖的表达和软骨分化的表达	
		Wnt-3, Wnt-5	促进软骨细胞分化;延缓软骨细胞肥大	
		Wnt-9	阻止软骨分化和软骨细胞的成熟	
		RUNX2	控制软骨细胞肥大	
最终分化成熟	从成熟软骨细胞到肥大软骨细胞	FGF-2	诱导软骨细胞肥大;促进RUNX2的表达	聚集蛋白聚糖
		FGF-9	促进软骨细胞肥大	COMP
		IGF-1	增大肥大软骨细胞的大小	II型胶原
		BMP-2, BMP-4	诱导软骨细胞肥大	VI型胶原
		BMP-6	促进软骨肥大	IX型胶原
		IHH	刺激增殖的软骨细胞产生PTHrP;诱导多种BMP的表达	XI型胶原
		SOX9	SOX5和SOX6共表达所需;调整基因SOX5, SOX6, COL II α1, COL XI α2和软骨连接蛋白的合成;刺激 II、IX 和 X 型胶原蛋白的合成	
		SOX6, SOX5	延迟软骨细胞肥大;移植 BMP-6;下调 IHH, FGF-3 和 RUNX2	
		Wnt-4, Wnt-8	阻止软骨细胞肥大	
		PTHrP	调控 RUNX2 的表达和激活	
		RUNX2	控制软骨细胞的成熟	

续表

软骨形成阶段	细胞类型和重要事件	关键信号分子/转录因子要素	功能	胞外分子
终端分化	肥厚性软骨细胞	IGF-1	增大肥大软骨细胞的大小	X型胶原
		VEGF	通过作用于内皮细胞来启动和促进血管生成；诱导和调节血管侵入肥大软骨（新生血管），导致随后的骨形成；作用于破骨细胞，刺激骨吸收；刺激EO	碱性磷酸酶羟基磷灰石血管
		MMP-9, MMP-13	降解细胞外基质胶原蛋白和凝集素	
		ALP	矿物质沉积所需的酶	
		IHH	促进软骨细胞肥大；调控RUNX2的激活和表达	
		RUNX2	调节肥大标志物（X型胶原蛋白、MMP-13、VEGF和IHH）的转录	

MSC，间充质干细胞；TGF-β，转化生长因子-β；FGF-2，-3，-8，FGF-2，-3，-8；SHH，音猬因子；BMP，骨形态发生蛋白；N-CAM，神经细胞黏附分子；IGF，胰岛素样生长因子；IHH，印度刺猬因子；SOX，SRY（性别决定区 Y）-box 转录因子；Wnt，Wingless 相关整合位点信号蛋白；RUNX2，Runt 相关转录因子；MMP，基质金属蛋白酶；PTHrP，甲状旁腺激素相关肽；VEGF，血管内皮生长因子；ALP，碱性磷酸酶

Ⅱ型胶原为软骨基质提供抗拉强度，并且在与其他基质成分（如主要的 PG、骨胶质）建立时间和空间组织方面非常重要。骨胶聚糖被硫酸糖胺聚糖（GAG）大量修饰，吸引大量水分子，并在软骨中形成大型聚集物。蛋白多糖和其他 PG 提供了基质的缓冲能力，但也起到固定和存储生长因子的作用，因此在总体上作为细胞外基质和软骨的分子组织者。

通过 SOX9 调控 Wnt/β-Catenin 信号通路抑制 β-Catenin 降解或抑制 β-Catenin 转录活性，软骨细胞成熟到肥大软骨细胞的进程不影响其稳定性。此外，SOX5 和 SOX6 通过下调印度刺猬同源物（IHH）信号、FGFr3 和 RUNX2 和上调 BMP-6 来延缓软骨细胞肥大。软骨细胞的进一步成熟对软骨最终重塑成骨至关重要。软骨细胞通过上调转录因子 RUNX2 实现成熟，诱导软骨细胞肥大，并通过 BMP 和基质金属蛋白酶（MMP，也称为基质蛋白，如 MMP-13）进行阳性控制。BMP 在促进软骨细胞分化和成熟中发挥了重要作用[75]。IHH 诱导多种 BMP 的表达，增殖的软骨细胞对 BMP 信号产生反应，IHH 表达上调。软骨细胞发育的另一个重要途径是 Wnt 信号通路，它参与软骨细胞发育的所有阶段。

软骨细胞肥大在正常骨骼发育过程中受到细胞-细胞信号和转录因子的严格控制。IHH 是软骨内骨形成所必需的，它使骨骼血管生成与软骨膜成熟同步，在肥厚前软骨细胞中表达，当它们进入肥厚期时开始下调Ⅱ型胶原的表达，并启动肥厚软骨细胞标志物X型胶原和碱性磷酸酶的表达。

转录因子 RUNX2 在软骨细胞肥大及相关细胞外基质变化的调控中发挥重要作用。体外研究表明，RUNX2 的表达和激活受甲状旁腺激素相关肽（PTHrP）和 IHH 的调控。此外，通过 SMAD 与转化生长因子信号的相互作用，RUNX2 控制软骨细胞成熟。SMAD 由一个结构相似的蛋白家族组成，这些蛋白是转化生长因子-β 超家族受体的主要细胞内信号转导器，对调节细胞的发育和生长至关重要。SMAD3 转导转化生长因子-β 信号，SMAD7 抑制转化生长因子-β 和 BMP 信号。转化生长因子-β 在软骨形成的早期具有刺激作用，但在后期它会抑制软骨细胞的终末分化，并且有假设认为它稳定了肥大前软骨细胞的表型。

肥大软骨细胞沉积的细胞外基质作为随后骨形成的模板，这些细胞还分泌可溶性蛋白，包括血管内皮生长因子（VEGF）、IHH 和核因子 kB 受体激活因子-β（RANK）配体，这些配体控制其他细胞谱系（内皮细胞、成骨细胞和破骨细胞）参与 EO。软骨细胞肥大的适当调节对于维持滑膜关节表面的软骨衬里也是必要的，因为关节软骨中异常的软骨细胞肥大与骨性关节炎有关。

2.3 关节软骨生长：同位生长和间质生长

软骨的生长有两种独立的机制，它们可以同时发生，即同位生长和间质生长。同位生长发生在软骨膜的软骨形成水平，在现有的软骨表面形成新的细胞外基质层。这个过程包括表面软骨细胞有丝分裂活动的增加，从而增加软骨膜水平软骨的厚度。同位生长也对软骨模型的形状和骨直径的增加负责。当血管浸润发生时，就会触发这个过程，软骨模型的软骨膜变成骨膜，进而引发致密骨的形成。对灵长类动物的研究显示，在关节软骨的上半部分，增殖细胞显著增加，这表明发育中的关节软骨的大部分生长活动发生在关节表面区域。

另一方面，间质生长涉及现有核心软骨细胞的一些有丝分裂和子软骨细胞分泌软骨外基质成分，包括细胞外糖胺聚糖、透明质酸、胶原和水。这导致细胞周围的基质生长。

2.4 软骨内骨化

软骨内骨化是胚胎软骨模型被血管侵袭和骨细胞前体浸润时开始的复杂过程。在产前生长过程中，这一过程首先发生在软骨模型的中心，形成初级骨化中心和骨干。此后，在出生后的生长和发育期间，骨化的次级中心发生在两端，导致骨骺的形成。软骨管作为血管的分支延伸到 AECC 复合体，形成骨的关节面、骨化的骨骺中心和生长板。图 2.5 显示了 EO 从软骨模型形成到生长板形成的各个阶段。

在出生时，未成熟的 AECC 是厚的和血管，占据大部分骨骺。未成熟的软骨随着生长发育，在骨骺关节端形成一顶"帽"，其结构特征与骨骺关节软骨（朝向关节面）和邻近骨骺软骨下骨的骨骺软骨一致（图 2.6a、b）。未成熟的 AECC 从自由关节面延伸到软骨下骨，有 5 个形态上不同的区域，如下所示：（a）具有成熟软骨特征的关节软骨区，以及随后典型的骨骺软骨区；（b）活跃软骨细胞的增殖带；（c）成熟区，软骨细胞增大；（d）肥大区，肥大的软骨细胞积累糖原和脂质，并向周围的细胞外基质（ECM）分泌碱性磷酸酶；（e）钙化区，有坏死的软骨细胞和富含不溶性盐的细胞外基质，有骨小梁和血管浸润的痕迹。虽然骨的纵向生长主要发生在血小板表面糖蛋白（生长板），但覆盖长骨的 AECC 也有助于其生长 [91,92]。在儿童、青少年和骨骼不成熟的个体中，生长板是骺板和干骺端骨之间的一层薄薄的生长软骨，在长骨的远端各有一个（图 2.7）。

生长板由不同的区域组成，有软骨干细胞和软骨细胞处于不同的分化和成熟阶段（图 2.6c、d）。静止软骨细胞的静止区与干骺端相邻，离干骺端骨化前沿最远。这些细胞以缓慢的速度复制，作为干细胞补充增生软骨细胞池 [25,93]。毗邻的是增殖区，那里的软骨细胞以较高速度复制，产生的子细胞沿骨的长轴形成柱状堆积（图 2.8）。增殖后，软骨细胞经过一个过渡阶段，在这个阶段它们被称为"前肥大"软骨细胞。

这些细胞在肥大区进一步增加其高度约 6~10 倍，并分泌细胞外基质 [79]。肥大的软骨细胞在血管侵入软骨细胞裂隙前不久发生凋亡 [94]。在血管侵入和骨细胞前体浸润后，软骨基质在钙化区开始钙化（图 2.9）。被血管、破骨细胞、骨髓细胞和成骨细胞侵入的钙化软骨变得矿化，并重塑为骨。这个区域构成了骨化区 [79]。成骨细胞在软骨基质的残留物上沉积骨 [87]。其净效果是，新的骨组织在生长板的干骺端逐渐形成，导致骨的伸长。类似的现象，尽管速度较慢，也发生在覆盖长骨的 AECC 处。

随着时间的推移生长板会发生结构和功能的变化。反映纵向骨生长速率的软骨细胞增殖速率随着生长板从童年到骨骼成熟的青春期逐渐下降。在这个阶段，整个生长板的高度和它的各个区域逐渐减少，最终在青春期后期的某个时候被骨质取代而融合 [95]。这一过程涉及生长板功能的下降和细胞的减少，被认为是由于生长板内在的机制，而不是激素

或其他系统机制。最近的证据表明，这种下降是由于静止区的干细胞具有有限的增殖能力，并逐渐被耗尽 [96,97]。

2.4.1　参与软骨内层骨化的分子和遗传因素

软骨和骨的形成是随着未分化的间充质干细胞的迁移开始的，这些间充质干细胞在骨发育的胚胎阶段分化并成熟为软骨细胞。出生后，随着 AECC 复合体和生长板的成熟，骨的发育继续进行，这受到多种生长因子和激素的影响，直到青春期晚期达到骨骼成熟和生长板融合。对生长板调节的另一个重要贡献者是邻近的软骨周层，它与成骨细胞一起对血管入侵做出贡献。软骨周细胞通过骨形态发生蛋白（BMP）、成纤维细胞生长因子（FGF）和 Wnt 信号通路向软骨细胞发送信号。同时，这些软骨周细胞也接受来自骺线软骨细胞的信号反馈。成纤维细胞生长因子信号抑制软骨细胞的增殖，并协调发育中的生长板中软骨细胞生长停止的分化开始 [98]。

增殖、肥大和钙化区的软骨细胞是骨骼发育的重要调节器 [99,100]。软骨细胞形态和代谢活动的变化与血管、破骨细胞和成骨细胞的作用相协调。EO 也受到大量细胞外基质分子和生长 / 信号传导因子的影响，它们的功能是调节 EO 的许多方面，包括细胞的生长和分化 [101-103]。生长因子的主要亚族包括转化生长因子 - β 和 BMP。

2.4.1.1　转化生长因子家族 - β

在骨骼发育过程中，转化生长因子 - β 具有独特的功能。并依次调控软骨细胞和成骨细胞的分化 [104]。具体来说，转化生长因子 - β 促进未分化的多潜能间充质干细胞培养物中的软骨生成。但抑制软骨细胞培养物和培养的小鼠长骨基底层的肥大分化 [105]。转化生长因子 - β 通过防止不适当的软骨细胞分化来维持软骨的稳态 [104-106]。转化生长因子 - β1、转化生长因子 - β2 和转化生长因子 - β3 在体外引起许多非转化细胞类型的细胞周期 G1 期的停滞，它们还刺激间质细胞产生基质 [104]。转化生长因子 - β 通过 I 型和 II 型受体丝氨酸 / 苏氨酸的异构体发出信号。具有转化生长因子 - β II 型受体缺陷的转基因小鼠会发生进行性骨骼退化，其关节面被骨

软骨内成骨长骨形成

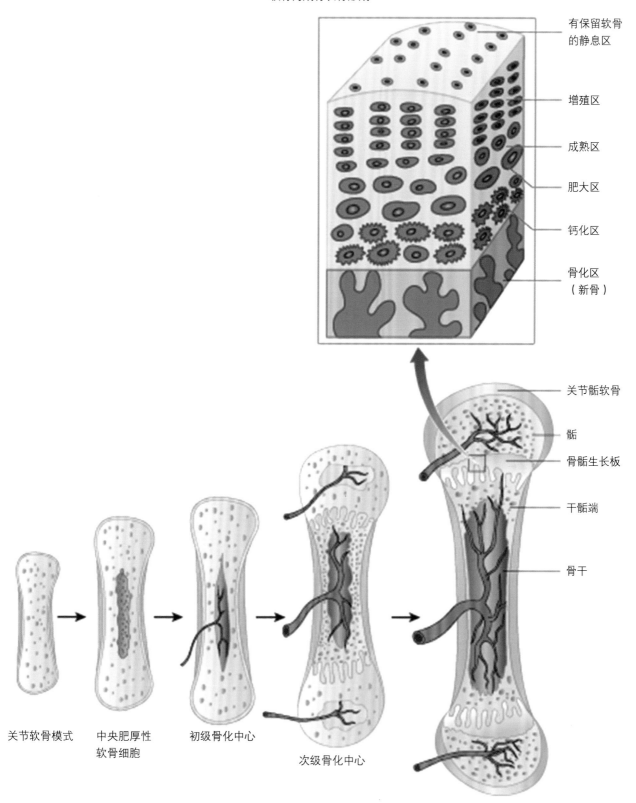

有保留软骨
的静息区

增殖区

成熟区

肥大区

钙化区

骨化区
（新骨）

关节骺软骨

骺

骨骺生长板

干骺端

骨干

关节软骨模式　　中央肥厚性　　初级骨化中心　　次级骨化中心
　　　　　　　　软骨细胞

图 2.5　软骨内成骨，从软骨模型的形成，到原发性和继发性骨化中心的发育，再到关节表面骨骺（生长）板和关节软骨的
　　　　形成

关节 - 骺线软骨

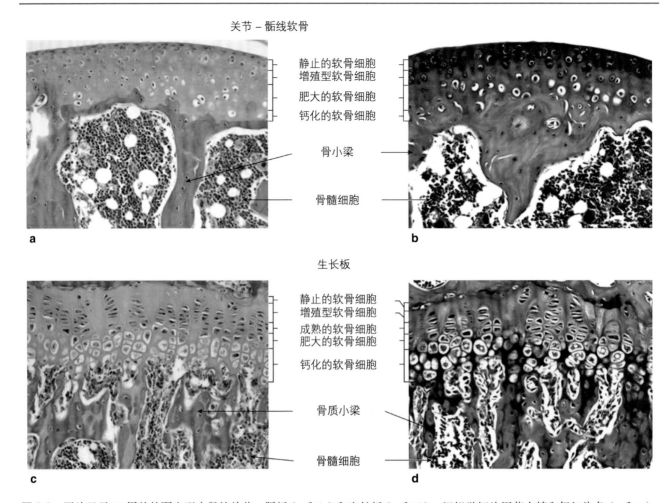

静止的软骨细胞
增殖型软骨细胞
肥大的软骨细胞
钙化的软骨细胞

骨小梁

骨髓细胞

a

b

生长板

静止的软骨细胞
增殖型软骨细胞
成熟的软骨细胞
肥大的软骨细胞
钙化的软骨细胞

骨质小梁

骨髓细胞

c

d

图 2.6　照片显示 12 周龄的野生型小鼠的关节 - 骺板（a 和 b）和生长板（c 和 d）。组织学切片用苏木精和伊红染色（a 和 c），用阿尔新蓝染色（b 和 d）。阿尔新蓝染色显示了在软骨内侧骨化过程中观察到以下结构：软骨（品红色）、钙化软骨（紫色）和骨（蓝色）（原始放大倍数：×10）

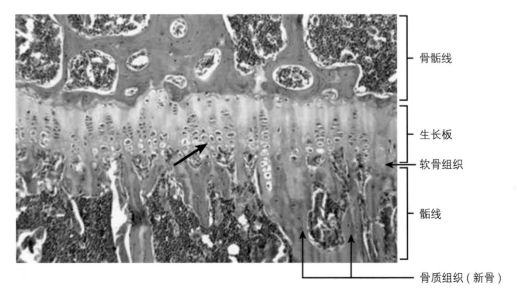

骨骺线

生长板

软骨组织

骺线

骨质组织（新骨）

图 2.7　12 周龄野生型小鼠股骨远端生长板（成熟期）的组织学照片，显示分化区的各种形态的软骨细胞。箭头指示终末分化的肥大软骨细胞。注意骨骺下骨小梁的形成（H&E, 原始放大倍数：×10）

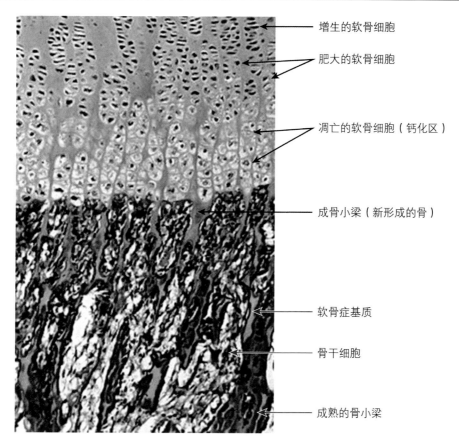

增生的软骨细胞

肥大的软骨细胞

凋亡的软骨细胞（钙化区）

成骨小梁（新形成的骨）

软骨症基质

骨干细胞

成熟的骨小梁

图 2.8　人类新生骺线软骨显示增生区、成熟区、钙化区和新骨形成。注意具有终端分化的肥大软骨细胞列。毗邻的软骨基质柱为新的贴壁骨的形成提供了模板（H&E，原始放大倍数：×10）

和肥大的软骨取代[105]。

Noggin 是一种蛋白质，在人类中是由 *NOG* 基因编码的。Noggin 通过与转化生长因子 -β 家族配体结合并阻止它们与相应的受体结合而抑制转化生长因子 -β 的转导[106]。

2.4.1.2　骨形态发生蛋白

骨形态发生蛋白是属于转化生长因子 -β 超家族的多功能生长因子。BMP 是胚胎期生长、分化和形态发生的重要调节因子[107-111]。BMP 超家族成员调节软骨生成的多个方面，并在调节 EO 的特定方面依次发挥作用[112,113]。BMP 信号传导使间质细胞压实，调节凝结物中的细胞内聚力，也支持生长板中软骨细胞的增殖[114]。软骨区同时表达 BMP 和它们的拮抗剂，如 Noggin，被认为与 BMP 活动相互作用和调节。在缺乏 Noggin 的小鼠中，软骨凝结的启动是正常的，但会出现增生，而软骨的成熟度未受影响。在没有 Noggin 拮抗的情况下，过量的 BMP 活性会使软骨细胞进入软骨增多，在牺牲其他组织的情况下扩大软

骨。导致生长板过大，不能启动关节形成[106]。

据报道，BMP-6 存在于肥大前和肥大的软骨细胞中；而 BMP-7 在小鸡胸骨肥大前和小鼠跖骨增生的软骨细胞中被检测到[113]。然而，调查 BMP 信号对软骨细胞肥大的影响却知之甚少[115,116]。利用培养的胚胎胸骨上层软骨细胞，有研究表明不止一个 BMP 亚群调节信号刺激软骨细胞的成熟，增加 IHH 的表达，不受成熟影响，并部分克服 PTHrP 对成熟的抑制作用[117,118]。此外，另一项小鼠的研究结果表明，IL-10 通过激活 BMP 信号通路作为软骨细胞增殖和软骨或肥大分化的刺激因子[119]。

2.4.1.3　Wnt 家族

Wnt 形态原是分泌型信号蛋白，本质上参与了早期胚胎发育、器官形成和整个生命过程中的组织平衡[120~123]。Wnt 信号传导途径有助于细胞分化、空间 - 时间模式化和细胞运动过程[124,125]。在骨骼系统中，Wnt 信号传导参与软骨细胞发育的所有阶段，并且刺激生长板中肥大的软骨细胞分化[78]。而 Wnt

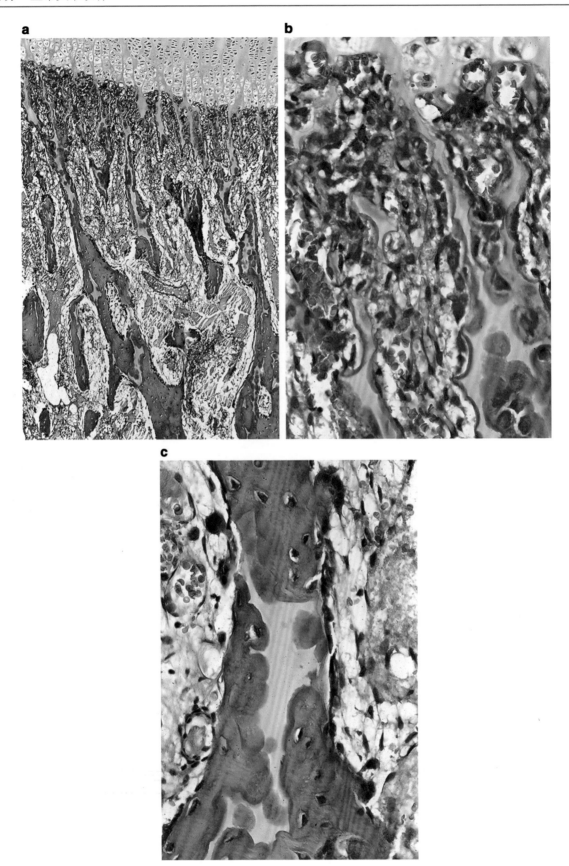

图 2.9 人类新生儿骺线软骨。（a）显示有肥大软骨细胞的成熟区（顶部）和有凋亡软骨细胞、退化软骨基质及新骨形成（骨质组织）的钙化亚区。（b）终末肥大的软骨细胞，软骨基质柱，以及新形成的骨替代软骨细胞外基质。（c）软骨基质上形成的附着性骨组织，表面有成骨细胞，骨细胞嵌入新形成的骨基质中。值得注意的是发育中的骨小梁上残留的软骨基质（中心为浅粉色染色）（H&E，原始放大倍数：a，×2；b、c，×20）

信号的失调参与了软骨的退化[126]。

Wnt 家族分泌的糖脂蛋白通过转录辅助因子 β-Catenin 发出的信号已被认为是骨、软骨和关节的胚胎发育和成人稳态的关键调节因子[127-129]。Wnt/β-Catenin 信号的发育调节是生长板组装、软骨完整性和 EO 所必需的[130,131]。在有 Wnt 配体存在时，细胞质 β-Catenin 与其受体结合并激活 Dishevelled 型蛋白（DVL）。DVL 异构体是软骨细胞增殖和分化的关键调节分子[132]。

动物研究的结果表明 β-Catenin 依赖的典型和 β-Catenin 独立的非典型 Wnt 信号传导途径在调节软骨的发育、生长和维持方面有多种作用[128]。典型的 Wnt 途径与 β-Catenin 的激活在间充质干细胞的凝聚和分化、软骨细胞的成熟和表型的维持、EO 期间肥大软骨细胞的成熟以及组织退化和再生中发挥重要作用[95,127,133]。Wnt/β-Catenin 信号通过阻止祖细胞向软骨细胞的分化而抑制软骨生成。相反，非经典的 Wnt 信号传导在生长板软骨细胞的柱状组织中很重要。

一些研究表明，Wnt/β-Catenin 信号在 EO 期间是活跃的，并表明 β-Catenin 刺激软骨细胞的成熟[130,131,134]。在生长板中，一旦软骨形成，骨骼元素发育完成，β-Catenin 信号就会重新建立，在此过程中，许多 Wnts 被表达，它能诱导成骨细胞的形成[135]。

β-Catenin 依赖的信号传导是 EO 的进展和轴和阑尾骨架的生长所必需的，而这种信号传导的过度激活可导致小鼠初始软骨形成和生长板组织和功能的严重抑制。在 Wnt 拮抗剂分泌型毛细血管相关蛋白 1（sFRP1）无功能的小鼠模型中，对典型 Wnt 信号的作用进行了调查，发现 sFRP1-/- 小鼠的生长板高度缩短，肥大区钙化增加，表明 EO 加速了[136]。Wnt/β-Catenin 信号传导是软骨细胞肥大和软骨分化增加的一个促进机制。另一项关于小鼠的研究的研究表明，Wnt 信号可以通过保持成骨细胞处于增殖期来增加骨量[137]。

Wnt4、8、9 和 β-Catenin 以及淋巴增强剂结合因子 -1（LEF-1）的过量表达会诱导 X 型胶原蛋白、碱性磷酸酶和其他与软骨细胞肥大有关的基因。另外，软骨细胞中 β-Catenin 的过度表达强烈刺激了基质降解酶的表达[138,139]。此外，成熟软骨细胞中 β-Catenin 的激活刺激了肥大、基质矿化和 MMP-13

和 VEGF 的表达，这些因素都存在于骨性关节炎中[138]。据报道，在骨关节退化软骨区域的软骨细胞中，β-Catenin 的水平增加[20,138,140]。

2.4.2　内分泌信号

一个复杂的内分泌信号网络通过其对软骨细胞的局部作用以及通过调节网络中的其他内分泌信号间接地支配和调节生长板的纵向生长。激素的局部作用是由控制软骨细胞增殖和分化的旁分泌因子的变化所介导的。生长因子调节 EO 的许多方面，包括生长板细胞的生长和分化[101,102]。生长激素（GH）和胰岛素样生长因子（IGF）是纵向骨生长的有力刺激因素。具体而言，GH 刺激局部 IGF-1 的表达并在静止区软骨细胞的增殖中起作用。而 IGF-1 增强了静止区和增殖区软骨细胞的增殖，也能增加肥大软骨细胞的体积。甲状腺激素对软骨细胞的增殖和分化有促进作用，可促进纵向生长和成熟，在肥大区的效果最大。体外研究表明，瘦素激素与甲状腺激素信号协同作用，促进软骨细胞增殖和终端分化[141]。糖皮质激素抑制软骨细胞增殖，延缓生长板衰老，并诱导软骨细胞凋亡，因此有助于全面抑制骨的纵向生长。在增殖区，雌激素会抑制软骨细胞的增殖。因此，雌激素加速了生长板的衰老，从而导致生长板软骨细胞的增殖能力耗尽而导致其早期融合[142]。雄性激素对软骨细胞的增殖、细胞外基质的合成和成熟软骨细胞的分泌有刺激作用，而且它还能增强 IGF-1 的表达。维生素 D 对肥大的软骨细胞的正常分化和凋亡有促进作用。

Paracrine 调节器、PTHrP 和 IHH 被认为是通过调节软骨细胞的增殖和分化以及成骨细胞的分化来协调 EO 的关键因素[113,143,144]。这两个因素已在出生后的人类生长板中被确认，并在青春期后期的生长板融合中发挥作用[25,95]。

2.4.3　Notch 信号和 SMAD7

Notch 信号传导是一条进化上保守的下游通路，在软骨发育中很重要。Notch 信号通过抑制 *SOX9* 来抑制软骨细胞的肥大[145]。Notch 信号以 *SOX9* 依赖的方式调节软骨细胞成熟的开始，而 Notch 介导的对软骨细胞终末成熟的调节可能独立于 *SOX9* 发挥作用[145]。

SMADS 是转化生长因子 – β 信号的细胞内媒介。SMAD7 对轴向和阑尾的骨骼发育都是必需的，它的缺失导致软骨细胞的细胞周期受损，并导致终端成熟的缺陷[146]。SMAD7 是 BMP 和转化生长因子 – β 信号的细胞内抑制剂，当它在软骨细胞中过量表达时可以影响软骨生成[85]。SMAD7 在条件性转基因小鼠中的过表达，在软骨细胞分化的多个阶段发挥特定功能，减少增殖并抑制向肥大成熟。前软骨细胞能够分化为关节软骨或瞬时软骨，分别取决于暴露于 Wnt 或 BMP 信号的情况。关节软骨的空间组织源于一条表达 Nog 的细胞带，它使这些增殖的软骨细胞与 BMP 信号绝缘，并使它们在来自区间的 Wnt 信号的影响下分化为关节软骨[110]。

2.5　骨形态发生蛋白和基质金属蛋白酶在关节软骨修复和退化中的作用

尽管基因表达和蛋白质合成在受伤后可以被激活，但关节软骨的自我修复能力有限，再生关节软骨的工作仍在进行中。软骨的生成、分化和维持平衡是由一个复杂的信号分子网络微调的。清楚地了解这些信号分子的作用和细胞途径以及促进软骨生成的因素，对发展细胞播种和非细胞播种的软骨再生方法非常重要（表 2.1）。关于这些方法的进一步描述，请参阅第 16、17 章。

一些 BMP 被认为与软骨分化和 / 或软骨细胞功能有关。与 BMP-2 和 BMP-6 相比，BMP-9 在诱导软骨原分化方面的作用更为显著[108]。使用 BMP-9 进行软骨生成可能会改善目前软骨再生修复的疗法。在软骨发育过程中，各种 Wnt 及其信号通路参与了软骨细胞的分化和关节软骨的维持[26,37,120,122,123,126,128,131,135,147]。因此，仔细操纵这一途径的策略可能有助于改善软骨的再生。

几个 MMP，一个蛋白酶家族，在 EO 期间表达，包括胶原酶（MMP-1 和 MMP-13）、明胶酶（MMP-2 和 MMP-9），间质溶解素（MMP-3 和 MMP-10）和膜 1 型金属蛋白酶（MT1-MMP）。这些蛋白酶能够裂解各种底物，包括细胞外基质蛋白，胞外的非细胞外基质蛋白以及细胞表面蛋白。在生长板内，MMP-13 是主要的胶原酶，可以降解纤维状胶原蛋白和凝集素，并且选择性地由肥大的软骨细胞表达[148]。MMP-13 的转录受 RUNX2 控制，两者都是"软骨细胞肥大 – 基质矿化"轴的重要参与者[149]。与 MMP-13 相反，MMP-9 不裂解原生的纤维状胶原，但可以裂解变性的胶原和凝集素。MMP-9 在单核细胞、前破骨细胞和破骨细胞中高度表达，并集中在软骨吸收的部位，那里发生血管入侵[150]。MT1-MMP 在细胞外基质重塑中起着重要作用，它直接降解细胞外基质中的几种成分，并间接激活原 MMP-2。MT1-MMP 的表达通过上调血管内皮生长因子的表达促进了环氧乙烷的血管生成。

2.6　结论

关节软骨是一种动态组织，其复杂性因存在众多发育阶段和与相关细胞类型的表型基因表达重叠而得到加强。在大多数成长中的个体中，由信号分子级联调控的软骨生长的复杂模式无懈可击。然而，合成和降解的正常平衡被破坏，会导致软骨基质的内在特征发生变化。根据紊乱的程度，这可能导致细胞外基质的逐渐退化，这也是临床上可识别的发育性软骨疾病的起源。目前描述关节软骨生理学方面，以及参与关节软骨生长、发育和成熟的生长因子、局部调节剂和激素的知识，让人们更好地了解关节软骨和骺软骨生长和发育过程中的关键分子和遗传参与者。

对关节软骨（包括生长板）中与年龄相关的形态、生化和生物力学变化及其对关节平衡的影响的理解，对软骨急性或慢性损伤后的自然愈合过程的理解，以及对软骨病变评估诊断标准的改进，使修复或再生一个结构完整、功能完善的膝关节软骨的目标成为可能。最终，这可能有助于制定治疗膝关节软骨疾病和生长障碍的新策略。

第二部分

关节软骨的老化与退化

第 3 章 关节软骨：稳态、衰老和退变

Kenneth P.H.Pritzker, Harpal K.Gahunia

王卫明 / 译

3.1 概述

关节软骨，在之前被认为是一种惰性组织，实际上是一种非常有活力和弹性的组织，可以在人的一生中保持稳定的功能。值得我们关注的是，关节组织通过协同作用可以有效地、高效地处理人一生中遇到的机械负荷[1]。人的膝关节在行走时能够承受高达 2.5 倍体重（BW）的负荷，而在跑步和跳跃时能够承受超过 12 倍体重的负荷[2]。

软骨细胞是软骨维持稳态的关键细胞介质，通常通过调节细胞外基质（ECM）的合成和降解来维持基质的功能。蛋白多糖（PG）和网状胶原纤维的完整性之间的相关平衡由某些生长因子和年龄变化进行差异调节[3]。在出生前和出生后的生长和成熟过程中，尽管关节软骨细胞表型保持不变，基质大分子成分也保持相似，但关节软骨的结构、组成和功能仍在不断变化。成人成熟的关节软骨细胞外基质由蛋白多糖、胶原蛋白和非胶原蛋白组成，但缺乏血管。在成人中，软骨细胞占软骨体积的比例不到 5%。嵌入软骨基质中的软骨细胞在无血管的软骨基质中有效存活并对环境变化做出反应。这些软骨细胞存在于低氧环境下，氧含量从表面的 10% 到深层的不足 1%[4-6]。体外研究表明，软骨细胞通过上调缺氧诱导因子 $-1-\alpha$（HIF-1α）[7,8]来适应低氧环境。

软骨细胞具有细胞分裂的能力，尤其是当软骨受伤或患病时；然而，在整个成年期，这些细胞无须分裂就能存活并维持关节软骨的稳态。软骨细胞具有通过基质成分降解和合成之间的平衡（内稳态平衡）以及某些基质蛋白的低更新率维持关节软骨细胞外基质稳态的内在能力。

衰老、外伤性关节损伤（急性或慢性）和关节疾病［如骨性关节炎（OA）、类风湿性关节炎（RA）、痛风和假性痛风］可以引起和加快关节软骨结构和功能的进行性退化。

随着衰老和关节疾病的发生和发展，稳态平衡向细胞外基质降解倾斜，并随着基质保留 PG 的能力降低，导致水合作用降低[9]。

本章回顾了调节软骨稳态的各种因素，并重点介绍了随着衰老和软骨相关关节疾病所引起的关键结构、生化和生物力学的变化。此外，还描述了衰老和骨性关节炎的重叠特征和区别。

3.2 关节软骨稳态

虽然软骨代谢变化所需的时间跨度很大，从几分之一秒（水和离子流的时间）到数小时或数天（PG 更新周期）甚至数年（胶原、软骨细胞更新周期），但软骨稳态仍维持在动态机械环境中。维持软骨稳态的关键特征包括：

（1）软骨组织、软骨细胞和软骨单位抵抗弹性变形的能力[10,11]。

（2）软骨基质对外源性化合物渗透性的限制[12,13]。

（3）软骨基质中存在丰富的蛋白水解酶抑制剂[14,15]。

（4）软骨细胞在无氧代谢中成长的能力[8]。

透明关节软骨结构，已在第 1 章中有详细的描述，在整个生命过程中由软骨细胞保持完整。健康的软骨细胞在整个生命周期中都处于有丝分裂后的静止状态，它们的增殖潜力下降归因于与端粒长度缩短相关的复制性衰老[9,16]。在正常情况下，软骨细胞的更新率被认为非常低，单个软骨细胞可以存活数十年。此外，浅层区（SZ）下方的软骨细胞存在于被

称为软骨单位的功能结构中[17,18]。通常，每个软骨单位包含1~2个软骨细胞（图3.1），它们嵌套在细胞外周基质（PCM）内，主要成分是蛋白多糖，并由包含Ⅵ型和Ⅸ型胶原蛋白的胶原基质以及在更深区域中的X型胶原蛋白所包围[18-22]。这种结构的结果是，软骨单位旁的软骨区域基质（TM）的成分受到严格控制，并且比相对较远的稳定胞间基质（ITM）更具反应性[23]。一项体外研究表明，从非损伤部位分离的软骨细胞再生的软骨基质，与对侧相同部位损伤关节分离的软骨细胞相比，含有更多的PG和胶原[24]。此外，软骨单位内的软骨细胞总是优于裸露的软骨细胞，并伴有软骨基质生成增加，胶原酶活性降低，即使是从受损关节中分离出来的也是如此[24]。该研究表明，软骨细胞及其天然细胞外周基质为关节软骨修复和细胞诱导软骨基质再生提供了优良的细胞来源。另一项研究表明，软骨细胞形态影响软骨细胞的固体微环境而不是液体，维持细胞形状对于调节天然关节软骨中软骨细胞的微环境和代谢活动至关重要[25]。

虽然软骨细胞嵌入在细胞外基质中，彼此之间也被隔离，但能够维持细胞外基质的稳态（表3.1）。由于其无血管性质，软骨细胞依赖于通过合成葡萄糖转运蛋白促进葡萄糖转运。主要的蛋白多糖组分，即聚蛋白多糖，溶解于水合基质中。聚蛋白多糖核心蛋白的半衰期为3~24年，而聚蛋白多糖糖胺聚糖（GAG）成分在低周转条件下更容易合成，在细胞周围区域，基质周转速度最快[9]。主要结构分子Ⅱ型胶原蛋白排列成纤维状网络。如果保持其天然状态且未发生不当降解，Ⅱ型胶原蛋白的半衰期将超过100年[26,27]。软骨的细胞外基质中还存在大量其他非胶原分子，包括双聚糖、核心蛋白聚糖、纤维调节蛋白、基质蛋白和软骨寡聚基质蛋白（COMP）。

在人的一生中，关节软骨是作为一种降低摩擦、抗磨损和承重的组织。由于其顺应性（归因于大分子结构和成分），关节软骨能够充当减震器并在组成滑膜关节的各骨之间分散载荷。软骨的生长阶段贯穿于出生前、出生后、青春期和青春期到成年，关节软骨具有的顺应性，能够适应其结构和组成，通常可以满足不断增加的机械需求[28-33]。

软骨的机械反应与液体通过其组织深度的流动紧密耦合[34]。此外，几项研究证明了关节软骨的机械特性与软骨组织内的水分、离子、胶原蛋白和带负电荷的糖胺聚糖的浓度之间存在定量相关性[35-38]。软骨的压缩刚度随其糖胺聚糖总含量的增加而增加[36,37,39]。已知未成熟软骨的压缩模量低于成熟软骨[31]。另一方面，除了胶原总含量外，在生长和成熟过程中，胶原网络中存在的交联量已被证明在组织拉伸性能中起着重要作用[28,40-42]。

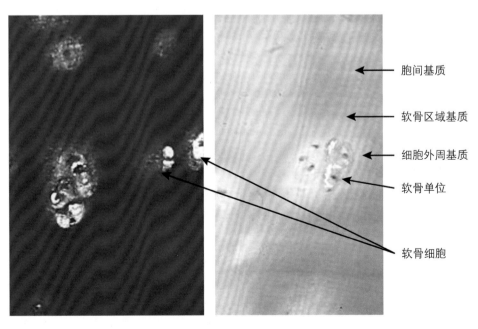

胞间基质

软骨区域基质

细胞外周基质

软骨单位

软骨细胞

图3.1　从人股骨髁获得的甲苯胺蓝（左）和苏木精–伊红（右）染色显微照片，显示关节软骨细胞及其特化的微环境统称为软骨单位。关节软骨被细胞周、软骨囊和胞间基质所组织，每一种基质与软骨细胞之间保持特定距离（放大倍数：×100）

表 3.1 软骨单位的结构反映了软骨基质的动态活动

关节软骨	正常动态平衡/基质维持	衰老	受损的反应 外因 炎症—滑膜炎，如类风湿性关节炎	受损的反应 内因 机械性和/或高渗透性损伤，如骨性关节炎	再生
软骨单位 形态学					
软骨单位大小	软骨正常深度	↓	一	↑	↑++
软骨细胞/软骨单位	1~2	1	1 或无	1~2+	2+
软骨细胞 选择特征					
膜					
假足	有	↓，无	↓，无	↑	↑
碱性磷酸酶	少	↓，无	无	↑↑	↑++
细胞质					
粗糙的内质 网状组织	有	↓，无	↓，无	↑	有，↑
核	有	凝聚	凝聚，无	增大	有丝分裂
细胞外周基质（PCM）					
蛋白多糖	有	↓，无	↓，无	↑	↑++
软骨单位囊					
细胞外基质 选择特征					
胶原					
VI型	有	有	↓VI型	↑VI型	有
IX型	有	有	↓IX型	↓IX型	无
CPPD 晶体	无	有	无	无	无
区域基质（TM）					
蛋白多糖	↑与ITM相关	与ITM类似的浓度	↓，无 "腔隙吸收"	↑++	↑++
I型胶原	无	无	无 "腔隙吸收"可能有	与ITM相关	无
脂褐质	无	有	无	有（微小瘢痕）	无
胞间基质（ITM）					
蛋白多糖	有	↑	↓，无	不同的类型 ↑	↑

PCM, 细胞外周基质；TM, 区域基质；ITM, 胞间基质；↑, 增加；↓, 减少；"腔隙吸收"，代表蛋白多糖和胶原蛋白的吸收

3.3　关节软骨的年龄相关变化

衰老意味着成熟软骨细胞和软骨细胞外基质的变化与时间相关。随着年龄增长，软骨基质在结构、组成、渗透性和生物力学功能方面发生着显著变化[43-45]。在基质中，这归因于晚期糖基化终末产物（AGE）的总体积累，这会增强胶原交联[46]。软骨基质蛋白在软骨细胞的内质网和高尔基体中积累，在衰老过程中被氧化应激所改变，可能导致软骨基质蛋白合成减少和细胞存活率降低[47]。

由于衰老或疾病引起的软骨损伤可刺激软骨细胞复制。虽然从软骨基质中提取老化的软骨细胞较为困难，但是从任何年龄的软骨中均可以提取能够复制的软骨细胞。这与随着年龄增长软骨蛋白密度的增加和软骨基质分子之间的化学键增加有关。

3.3.1　稳态失衡

随着年龄增长，软骨细胞维持软骨基质的能力因局灶性软骨细胞死亡和软骨细胞反应性降低（软骨细胞衰老）而受损[48-50]。这种局灶性软骨细胞死亡主要由细胞凋亡介导，且可能在自噬能力下降之前发生[51-55]。细胞凋亡介导的软骨细胞死亡主要见于浅层区，提示细胞受到了滑膜液中外源性系统刺激的影响。由于局部的影响（同样软骨基质也受局部的影响），导致了软骨细胞结构上发生异质性，反过来也加速了软骨基质的退变，这与软骨微观结构上应力分散的异质性相一致。

软骨细胞衰老的标志是衰老相关酶 β-半乳糖苷酶的表达和氧化损伤引起的线粒体变性[56,57]。同样，衰老的软骨细胞表现出端粒缩短，并且有代谢曲线的平衡趋向于分解代谢和蛋白水解的特征[58-63]。这些变化会导致与年龄相关的软骨细胞功能丧失[56,59]。这些变化很可能是由于软骨细胞维持和修复关节软骨的能力下降导致的，表现为有丝分裂减少、合成活性降低（对合成生长因子的反应降低以及合成更小、蛋白聚集更不均匀、功能更少的连接蛋白）[59]。衰老的软骨细胞往往含有更多的活性氧，这些活性氧可以分泌到基质中，导致基质成分的氧化损伤[64-67]。

3.3.2　形态改变

关节软骨的结构失效可发生于受到异常机械应变的健康正常软骨和受到生理机械应变的病理受损软骨。关节软骨结构主要由各向异性的 II 型胶原纤维网维持，在关节表面的浅层区呈平行排列，在深层区呈拱形排列且垂直于浅层区[68,69]。这种结构最初由 Benninghof 使用偏光显微镜描述，实际上在电子显微镜扫描观察到这种结构是由类似排列的胶原纤维复合物组成的[70-72]。软骨细胞的衰老和凋亡并非不可避免的，但当其出现时软骨细胞会表现为软骨细胞密度降低。软骨基质的结构失效可视为细胞外基质变薄，在受力最大的地方伴有纤维化以及局部裂隙形成和侵蚀[73]。

3.3.3　生化改变

蛋白聚糖是软骨主要的非胶原基质成分。带负电荷的蛋白聚糖通过其固定的电荷密度和高渗透压发挥其机械作用[39]。相比于胶原蛋白，软骨中间区（MZ）的蛋白聚糖含量最多[74,75]。这些分子更新率很快。在蛋白聚糖被木瓜蛋白酶耗尽后 2 天内，软骨蛋白聚糖可以完全恢复[76]。蛋白聚糖耗尽会降低软骨基质的电荷密度和水分含量[77]，这表明软骨刚受伤后，对压缩力的抵抗力较低。

需要注意的是，随着年龄的增长，蛋白聚糖凝集体的大小和含量会逐渐减小。此外，糖胺聚糖聚集体的相对浓度随年龄增长发生显著变化。在未成熟的软骨中，软骨素 -4- 硫酸盐（C4S）占优势，硫酸角质素（KS）含量很少。然而，随着年龄的增长，硫酸角质素含量显著增加，C4S 含量相应下降[78]。C4S 链变得更短，使蛋白聚糖由更高浓度的酸性硫酸角质素链组成[79-81]。因此，固定电荷密度降低，导致软骨的含水量下降和抗压性降低。这导致软骨区域内微观水平边界之间的异质性增加，并且亚微观水平的纤维间连接性降低[82]。纤维状胶原网络互连性降低导致保留蛋白聚糖的能力降低。这些变化使软骨浅层区的抗应变能力降低，更容易受到冲击力的损坏，从而导致可见的软骨表面纤维化。

随着年龄的增长，关节软骨表面的润滑能力下降。随着整个软骨层中水分的丢失，细胞外基质更容易矿化。这可能与透明质酸（HA，也称为乙酰透明质酸）链长度减少、蛋白聚糖减少、润滑素（一种糖蛋白）的可用性降低和脂质改变等多种因素有关[83-86]。脂质存在于软骨细胞外基质中，主要参与润滑并作为软骨细胞的营养物质；磷脂存在于关节软骨表面，主要参与降低软骨间摩擦[87-91]。脂质和脂质过氧化物在软骨浅层区中的浓度最高[92,93]。脂质氧化可导致相邻胶原蛋白的氧化损伤。脂质氧化产物，主要是脂褐素，在衰老软骨中的含量增加，并且肉眼可以看到衰老软骨中出现黄色[94-96]。

随着年龄的增长，在没有骨性关节炎等活动性疾病的情况下，Ⅱ型胶原蛋白的更新率非常低，软骨的结构框架可以保持完整[97]。软骨胶原透光率降低与年龄有关，表明软骨胶原的化学性质发生了变化，从而降低了胶原纤维的有序各向异性[98,99]。与年龄相关的关节软骨发生显著变化的成分之一涉及Maillard反应产物的积累导致非酶交联增加，这种反应产物称为晚期糖基化终末产物（AGE）[100-102]。这些反应会产生多种荧光产物，包括戊糖交联[103]。虽然每个胶原蛋白的吡啶啉（Pyd）交联量（相邻胶原蛋白链之间形成的分子内共价交联）保持不变并且与年龄无关，但不同年龄的人类关节软骨显示每种胶原蛋白的戊糖苷含量随年龄呈线性增加，并且每种吡啶啉的戊糖苷含量在生命中呈指数增长[104,105]。这种与年龄相关的衰老的戊糖苷交联的累积导致软骨-胶原网络更僵硬，从而导致软骨更脆弱，易受疲劳和生物力学失效的影响[106-108]。此外，通过软骨外植体的体外糖基化研究，交联量的增加显示出不同程度地改变了浅层、中层和深层软骨区域中软骨细胞的生物力学反应，从而为衰老的软骨如何改变细胞变形行为提供可能的见解[109]。晚期糖基化终末产物的另一个影响包括特定非交联糖基化产物（如GA-吡啶）合成的蛋白聚糖减少，通过晚期糖基化终产物的特定受体（RAGE）刺激细胞反应，这种受体是一种细胞黏附分子[108,110-112]。所有这些变化都会对软骨的生物力学特性产生不利影响。

此外，与年龄相关的软骨变化可能涉及非胶原蛋白的增加、其他类型胶原蛋白（如Ⅰ型或Ⅲ型胶原蛋白）的插入，或组织蛋白酶K和衰老软骨细胞产生的其他蛋白水解酶对Ⅱ型胶原蛋白的裂解[46,106,113]。除了Ⅱ型胶原蛋白之外，其他类型的纤维状胶原蛋白的形成是微损伤后修复的结果[114,115]。这遵循两种模式。首先，软骨周围分布中的胶原蛋白增加，反映了单个软骨细胞的损伤和修复。其次，软骨结构域之间通常存在Ⅰ型胶原纤维的垂直插入，反映了软骨下骨微骨折的修复。由于Ⅰ型胶原和其他胶原的水化程度低于Ⅱ型胶原，导致了基质成分的异质性，从而损害软骨的力学功能[116]。

非胶原蛋白约占软骨蛋白的50%[117,118]。这些由软骨细胞合成的蛋白质是异质的，由部分酶、酶抑制剂和结构分子组成。酶主要包括基质金属蛋白酶（MMP）、溶菌酶和碱性磷酸酶等。结构分子主要包括纤连蛋白、连接蛋白、软骨寡聚基质蛋白、软骨基质蛋白（Matrillin-1）、富亮氨酸蛋白质和胶原蛋白前体产品（如Ⅱ型胶原蛋白的C前肽）等[119-121]。随着年龄的增长，这些蛋白质会在软骨中积累，并有助于对抗软骨的修复。

淀粉样蛋白是一种由原纤维和蛋白聚糖组成的细胞间质，常常沉积在老化的关节软骨中[122-124]。淀粉样蛋白在负重和轻负重的软骨中均有发现，与骨性关节炎无关[125,126]。软骨淀粉样蛋白与富含硫酸角质素的基质结构域相关[124]。沉积在软骨中的淀粉样蛋白属于β-2微球蛋白类型，被认为来源于局部[127]。

3.3.4 生物力学变化

膝关节软骨大分子结构以及生化和生物力学特性适合承受生理活动期间施加在其上面的应力。其抗压性是由大的蛋白聚糖聚集体赋予的，它通过连接蛋白连接到透明质酸聚合物上。网状胶原抑制了软骨的拉伸应力，在软骨成受机械负荷期间平衡蛋白聚糖的渗透压[128]。软骨基质通透性降低是软骨老化的一个特征，与基质非胶原蛋白和氧化脂质增加有部分相关性，导致软骨细胞营养和信号传导减少，并导致软骨细胞衰老[129,130]。此外，成人老化的关节软骨基质表现出拉伸强度和刚度的降低，与细胞骨架网络减少相关的黏弹性降低，抗压负荷降低，以及软骨剪切模量增加[28,131-135]。在局部变化方面，浅层区的拉伸强度和刚度随着年龄的增长而增加，在30年达到最大值；并且此后拉伸强度和刚度都随着年龄的增加而显著下降[28]。另一方面，深层区（DZ）软骨的拉伸强度随着年龄的增长而不断降低[28]。这些结果可能反映在胶原纤维组织和胶原交联随年龄的变化上。因此软骨内机械力的吸收和扩散减少，导致隐性的软骨下骨内局部应力的吸收增加。反过来，这可能导致敏感个体的软骨下骨微骨折（表3.2）。

3.3.5　信号分子的改变

关节软骨对调节软骨细胞中基因表达和蛋白质合成的外在因素有反应。在过去的20年里，大量的体外和体内研究证实，关节软骨细胞能够对机械损伤、由于遗传因素和生物刺激（如细胞因子）引起的关节不稳定以及导致周围软骨基质结构改变的生长和分化因子做出反应[136]。

与其他细胞一样，软骨细胞具有许多细胞因子和趋化因子的细胞表面受体，以及 Toll 样受体，并且自身可以表达化学介质（如细胞因子、趋化因子和脂肪因子）作为对损伤的反应[137]。与其他细胞不同的是，软骨基质限制了介质对邻近软骨细胞的旁分泌作用的扩散。衰老的软骨细胞对合成代谢生长因子如胰岛素样生长因子1（IGF-1）和成骨蛋白1（OP-1）的敏感性降低，其作用类似于氧化应激介质诱导的作用[138]。转化生长因子-β（TGF-β）家族是维持关节软骨健康的关键家族，其表达在软骨老化过程中发生改变。衰老对 TGF-β-激活素受体样激酶5（ALK5）和骨形态发生蛋白（BMP）及其相关 BMP 受体（BMPR）信号通路均产生负面影响，衰老的软骨细胞对 TGF-β 1 的 pSMAD3 依赖性反应降低，2α1型胶原表达减少约256倍[139]。

实验表明，衰老的软骨细胞会过度表达 DNA 损伤诱导蛋白45β（GADD45β）[140]。FoxO 转录因子在出生后的软骨发育、成熟和体内平衡中起关键作用，并防止骨性关节炎相关的软骨损伤[141]。FoxO1 是叉头框转录因子家族的一种编码基因，该转录因子调节细胞对氧化应激的反应；而 FoxO3 基因的功能是作为细胞凋亡所必需的基因来触发细胞凋亡[141,142]。暴露于最大承重的浅表区基质区域中的衰老软骨细胞 FoxO1 和 FoxO3 转录因子表达减少[141,143]。雌激素可以延迟、减弱，但不能阻止软骨细胞衰老化[144]。类似地，他汀类药物可以降低由白介素（IL）-1β诱导 MMP-1 和 MMP-13 表达所介导的分解代谢作用[145]。

3.4　关节软骨降解及相关疾病

关节任何组件的失效都会损害正常的关节功能，进而可能导致其他关节结构的损伤累积。尽管通常认为软骨细胞的更新率非常低，单个软骨细胞可以存活数十年，但由于衰老、外伤或疾病引起的软骨损伤会刺激软骨细胞复制。软骨退化会导致结构、生化和生物力学特性降低。因此，衰老相关的软骨功能下降可视为软骨退化，炎症性关节炎（IA）和过度循环压缩负荷等疾病会加速与衰老相关的软骨退化[146-149]。图3.2和图3.3说明了急性损伤、骨性关节炎、慢性炎症性关节炎和衰老引起的关节软骨细胞外基质、软骨单位、潮线和软骨下骨的变化。

涉及软骨结构畸变的退变过程反映在软骨正常机械功能的破坏上。有几个因素可能导致软骨的机械破坏，如对软骨的直接创伤、肥胖、活动受限和软骨过度负重。软骨剪切应力，特别是在深层区的剪切应力，会随着关节软骨变薄而增加，这与潮线前移、潮线重复和软骨/软骨下骨板钙化层增厚有关[150]。此外，拉伸应力可能引发或传播在病变软骨中观察到的裂痕和裂纹[151,152]。此外，蛋白水解介导的软骨降解可通过蛋白酶或自由基的作用发生[153,154]。

黑尿症是一种罕见的遗传性疾病，是软骨退行性变极好的模型，与代谢产物在胶原中积累和影响胶原性质有关[155,156]。在黑尿症中，由苯丙氨酸和酪氨酸产生的同质酸被分解并积聚在包括关节软骨在内的结缔组织的胶原纤维上，使纤维与蛋白聚糖结合的能力降低。这会导致软骨脆性破裂并在滑液中产生微碎片。随着时间的推移，这种物质在关节中的积累会导致关节炎。黑尿症患者通常从30岁开始患关节炎，主要发生在是脊柱和大关节[157]。相关的软骨基质脱水也会导致二水焦磷酸钙（CPPD）晶体沉积。

3.4.1　痛风与二水焦磷酸钙晶体沉积

各种急性和慢性的关节疾病都与晶体沉积物有关[158,159]。内源性晶体，如尿酸单钠、二水焦磷酸钙晶体和碱性磷酸钙（羟基磷灰石 – 已被证明具有致病性。这些内源性晶体通过触发由细胞因子介导的

表 3.2 关节软骨和底层软骨下骨结构：正常、急性损伤、活动性骨性关节炎、慢性炎症性关节炎和衰老

关节软骨特征/区域	正常	急性损伤	关节炎	慢性炎症性关节炎	衰老
表面完整性	平滑	平滑	粗糙	光滑，凹形轮廓	平滑
整体	细胞整齐	水肿高于正常表面（没有细胞）	纤维颤动、裂隙、局灶性坏死细胞（没有核）	广泛的坏死细胞；局灶性腔隙性；吸收↓基质	细胞萎缩；局灶性坏死
中间区	纵向的软骨单位；1~2个细胞/软骨单位；少量的PCM；受限的TM	纵向的软骨单位；（1~2细胞/软骨单位）；↑细胞大小；↑PCM；↑TM	裂隙；侵蚀；（2+细胞/软骨单位，聚集）；变厚；软骨单位囊；变异的PCM；↑TM++	一些坏死细胞；（细胞结构没有变化）；↓基质；看不见PCM；TM↓ PG++	萎缩的细胞；局灶性坏死；↓基质；看不见PCM；TM↓ PG+
深层区	纵向的软骨单位；1~2个细胞/软骨单位；少量的PCM；受限的TM	没有变化	裂缝、侵蚀、软骨细胞簇可延伸到深层区	↓基质；看不见PCM；TM↓ PG++	↓基质；TM↓ PG+
软骨钙化区	与深层区软骨单位相似的软骨单位；没有PCM	没有变化	↑更多可变的厚度	没有变化	↓厚度
软骨下骨	存在骨细胞；血管充血	血管充血	血管侵入骨组织（如果是广泛的，也会侵入钙化的软骨）；↑骨的重塑（成骨细胞、骨表面成骨细胞）	更薄的骨组织（骨质疏松）；广泛的骨细胞坏死；（↑骨细胞腔隙的大小、缺失）	更薄的骨组织（骨质疏松）；局灶性骨细胞坏死；（↑骨细胞腔隙的大小、细胞缺失）

PCM，细胞外周基质；TM，区域基质；ITM，胞间基质；↓，减少；↑，增加；PG，蛋白多糖；萎缩，是指由于亚细胞细胞器和物质的损失而导致的细胞变小（较小的细胞）↓

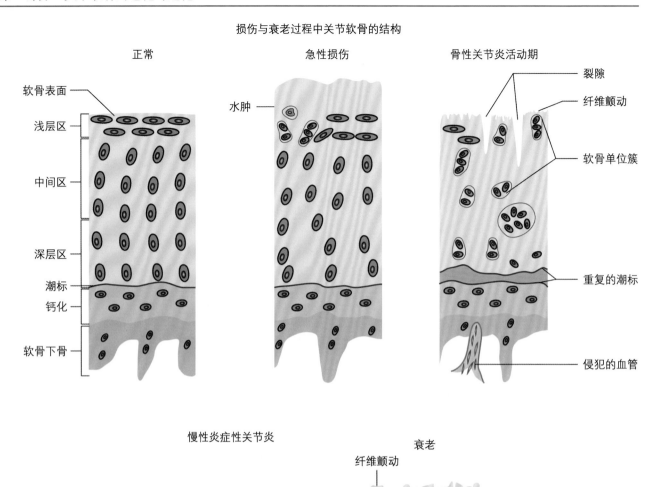

图 3.2　在急性损伤、骨性关节炎、慢性炎症性关节炎和衰老中，关节软骨结构中细胞外基质、软骨单位、潮标和软骨下骨的变化

软骨破坏的级联反应产生疾病。两种常见的晶体关节病分别是由尿酸盐引起的痛风和与二水焦磷酸钙晶体相关的假性痛风。

二水焦磷酸钙晶体最初是在假性痛风综合征患者的滑膜渗出液中发现的。自 1962 年发现以来，人们已经认识到二水焦磷酸钙晶体在关节组织内形成，随后流入到滑膜液中。最常见的病因是衰老。在 80 岁的人群中，有 25% 的人的关节软骨中存在二水焦磷酸钙晶体沉积物[159]。

痛风是指尿酸盐结晶在软骨表面和滑膜液中沉积，导致滑膜增生、纤维化和血管翳形成，进而破坏下面的关节软骨。二水焦磷酸钙晶体可在肌腱、韧带、滑膜和关节软骨中沉积[160-162]。

关节软骨的病理性钙化根据沉积的矿物质类型进行分类，最常见的为二水焦磷酸钙晶体，较少见的是碱性磷酸钙。碱性磷酸钙沉积物与关节损伤有

受损，疾病及衰老的软骨细胞及软骨单位

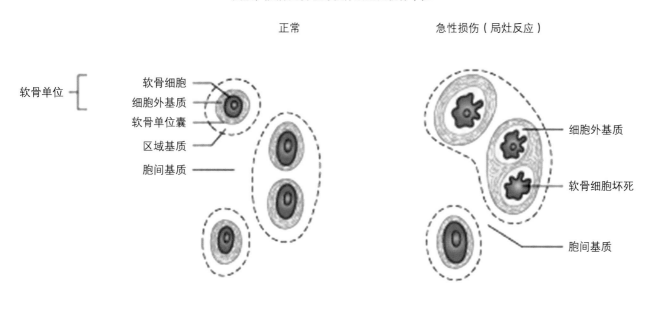

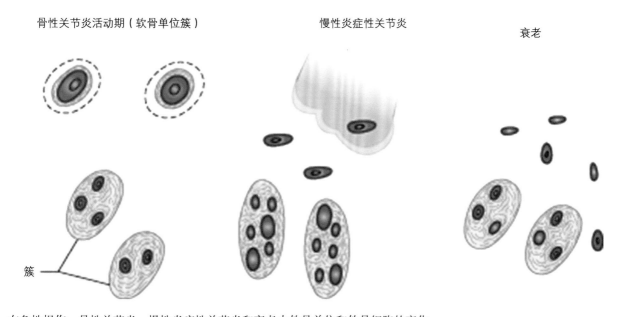

图 3.3 在急性损伤、骨性关节炎、慢性炎症性关节炎和衰老中软骨单位和软骨细胞的变化

关 [163,164]。虽然二水焦磷酸钙晶体的沉积可能与家族因素、特定的内分泌和代谢性疾病（如甲状旁腺功能亢进、甲状腺功能减退、低镁血症、血色病、尿黑酸尿症和低磷酸酯酶症）以及既往关节软骨的损伤和修复相关，但最常见的病因是衰老 [165]。二水焦磷酸钙晶体的发病因素包括碱性磷酸酶的抑制或缺乏（碱性磷酸酶在 pH=7.4 时为显性焦磷酸酶）以及软骨相对失水 [158,166-168]。软骨中的二水焦磷酸钙晶体

沉积增加了组织力学的异质性，从而导致软骨退行性病变。

3.4.2 类风湿性关节炎

类风湿性关节炎是一种主要累及关节组织的系统性、慢性的炎症性疾病。类风湿性关节炎的发病通常是隐匿的，主要症状是累及多关节的疼痛、僵

硬（尤其是晨僵）及肿胀。流行病学研究表明，年龄是类风湿性关节炎发展的最危险因素。

随着全球人口老龄化趋势的升高，类风湿性关节炎的发病率和患病率都在增加[169]。类风湿性关节炎的特点是持续的、广泛的滑膜炎和血管翳形成，最终侵蚀并破坏关节软骨及软骨下骨的边缘[170]。尽管类风湿性关节炎的病因不明，但自身免疫在其慢性进展中起着关键作用[171]。类风湿性关节炎的早期病理表现为滑膜微血管内皮细胞的损伤和滑膜内层巨噬细胞的增殖/激活，反复刺激表层软骨细胞将分解代谢酶（如胶原酶和溶基质素）加工转运到细胞外基质中从而损伤表层软骨。

尽管类风湿性关节炎的确切病因尚未阐明，但大量证据支持一种发病机制，该机制阐述了关节软骨和软骨下骨的破坏是由于滑膜液中细胞因子和其他成分之间的协同作用造成的。特别是IL-1和肿瘤坏死因子（TNF）这两种细胞因子的存在，是类风湿性关节炎中软骨破坏的主要刺激因素[172-174]。体外研究证实，IL-1和肿瘤坏死因子刺激软骨细胞分泌软骨降解金属蛋白酶，导致软骨降解[175,176]。软骨下骨的炎性浸润，在磁共振成像（MRI）中表现为骨髓水肿（BME），在类风湿性关节炎的发病机制中起着重要的作用[177]。骨髓水肿被认为是类风湿性关节炎快速进展的预兆，在68%~75%的早期类风湿性关节炎患者中可被观察到[177]。此外，关节内存在的脂肪组织被认为可通过分泌脂肪细胞因子和炎症细胞浸润来参与类风湿性关节炎的发生与发展[178-180]。

3.4.3　骨性关节炎

骨性关节炎是一种常见的、缓慢进展的、致残率高的退行性关节炎，当关节组织的破坏和修复之间的动态平衡被破坏时，会导致关节的结构和功能的破坏[181,182]。骨性关节炎的临床表现包括关节疼痛、僵硬和活动受限。骨性关节炎的患病率随着年龄的增长而增加[183-185]。虽然骨性关节炎在临床上被认为是异源性的，但它的一般类型[186]和特殊表型[187]仍然存在争议。此外，经过数十年的研究，血液或其他体液中尚无替代标志物能够可靠地用于检测或监测骨性关节炎的进展[188]。骨性关节炎的发病机制受多因素的影响，包括环境因素，如职业、体重、步态、

关节运动学、创伤、娱乐/竞技运动，手术操作，以及遗传因素如胶原基因突变的影响[189-193]。虽然终生适度的使用正常关节并不会增加骨性关节炎的风险；然而，高强度和扭转载荷可能会增加正常关节退变的风险[194]。

骨性关节炎的特点是关节软骨的退化、再生、修复和重塑共同存在的，而不仅仅是软骨的退化[24,195,196]。正常软骨稳态的丧失会导致基质大分子合成和降解之间的平衡失调[197]。骨性关节炎与关节软骨完整性的缺失和关节内炎症相关，除此以外也与骨小梁、皮质骨以及关节周围组织（特别是滑膜的反应性变化）相关[198-200]。随着骨性关节炎的进展，软骨由通常肉眼可见的蓝白色半透明软骨变成不透明的淡黄色软骨。由于软骨表面开裂及裂缝的形成造成了软骨表面凹凸不平，随后广泛病变的区域导致部分或全部软骨厚度遭到侵蚀变薄。这些侵蚀最初是集中在某一点，然后多点汇合并发展到大面积的裸露区域，多发生在承重区域[201]。骨性关节炎的显微镜特征详见第15章。

骨性关节炎的发生和发展机制虽然尚不清楚，可能是结构、生化和生物力学等因素的共同作用。关节软骨的结构破坏可能是由于异常的机械应力作用于正常软骨或正常的机械应力作用于病理状态下受损的软骨上造成的。人类骨性关节炎的早期，软骨的代谢活性升高。早期骨性关节炎的特征是急性软骨损伤，表现为软骨水肿[202-204]。在组织学上虽然在骨性关节炎各个阶段的软骨都能观察到局灶性腔隙性再吸收性病变，但没有证据表明局灶性软骨吸收与骨性关节炎之间存在直接关系（图3.4）[205]。骨性关节炎中软骨细胞形态可发生改变，软骨细胞簇被认为是骨性关节炎的标志（图3.5）[206-208]。软骨细胞簇可同时表达分解代谢因子（例如IL-1β和MMP-13）和合成代谢因子（如SOX9的激活和Ⅱ型胶原蛋白的合成），这表明了几种细胞信号通路和生长因子与软骨细胞簇相关联[209-212]。与正常、老化和损伤的关节软骨相比，骨性关节炎的软骨中软骨肥大（增大）和聚集的发生率更高，早期可能是由于水动力增强，但软骨的进一步增大可能是由于合成代谢活性的增强导致基质沉积的增加造成的（图3.6）。在骨性关节炎关节软骨中观察到的软骨细胞表型的改变和软骨细胞肥大后开启并经历的一系

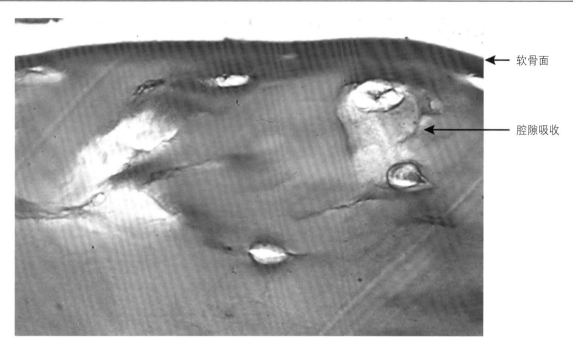

图 3.4 关节软骨甲苯胺蓝染色显微照片显示软骨表面下方浅色染色基质腔隙吸收，表明这些区域中有蛋白多糖和胶原蛋白的吸收（放大倍数：×100）

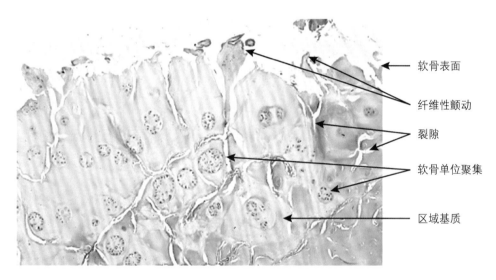

图 3.5 从股骨髁获得的终末期骨性关节炎关节软骨的苏木精和伊红染色显微照片显示了软骨丢失、表面纤颤和从浅表延伸到中部的裂缝。软骨基质间隔明显改变，软骨细胞主要存在于簇中（放大倍数：×10）

列变化，最终导致软骨变性；因此，这些软骨细胞的改变被认为是骨性关节炎发病机制的主要促成因素 [213,214]。

软骨表面胶原 PG 网络的微观结构的变化（而不是其组成的变化）是导致水合作用早期增加的原因 [193,215]。这种结构的变化促进了关节软骨生物力学特性的恶化。虽然与正常软骨相比，骨性关节炎软骨中 PG 的合成明显增加，但 PG 的转化率也增加，

导致总的 PG 和 / 或 GAG 含量总体降低，这与骨性关节炎的严重程度呈正比 [216]。此外，与正常软骨相比，骨性关节炎软骨细胞合成的 PG 结构不同，GAG 较短，PG 片段数量增加，其亚基的尺寸减小，聚集减少和 / 或存在缺陷，与 C6S 相比，C4S 增加，CS/KS 比率增加。据报道，与年龄匹配的对照组相比，骨性关节炎患者软骨中聚集蛋白聚糖、核心蛋白多糖、双糖蛋白多糖、纤维调节素和连接蛋白的水平增加，

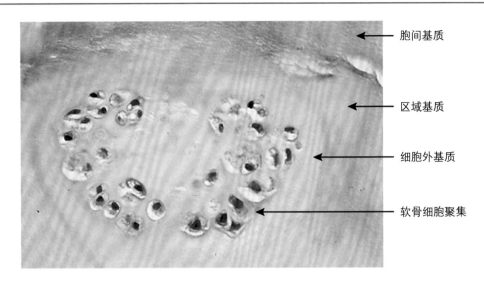

胞间基质

区域基质

细胞外基质

软骨细胞聚集

图 3.6　描绘了软骨细胞的主动修复反应。值得注意的是，软骨细胞的增生显示了内在的增值细胞对软骨损伤做出的反应（软骨细胞再生）（放大倍数：×50）

锚定蛋白 C Ⅱ（膜联蛋白 Ⅴ 表位）和腱生蛋白水平增加[217-222]。此外，在骨性关节炎患者的软骨及体液中戊糖素水平的增加均有报道[223-225]。

尽管骨性关节炎软骨的总胶原蛋白含量变化不大，但 Ⅰ、Ⅲ、Ⅵ 和 Ⅹ 型胶原蛋白通常增加[226-230]。较正常情况相比，胶原纤维的直径和方向存在较大差异[231]。在骨性关节炎软骨中观察到 Ⅱ 型胶原的合成减少，转变合成 Ⅰ 型胶原蛋白在生理条件下，Ⅱ 型胶原纤维比 Ⅰ 型纤维含有更多的水分[116,232]。因此，Ⅰ 型胶原增加和 Ⅱ 型胶原减少可以解释终末期骨性关节炎组织中含水量降低的原因。研究表明人骨性关节炎软骨中 Ⅰ 型和 Ⅵ 型胶原蛋白和纤连蛋白的沉积增加[233-236]。有报道称，骨性关节炎软骨细胞合成 Ⅹ 型胶原蛋白增加[21,237]。

在生物力学上，与健康软骨相比，骨性关节炎软骨在被施加张力、压缩和剪切应力时，弹性模量或刚度降低，进而增加了其肿胀的倾向。目前尚不清楚软骨表面的早期破坏是机械力直接作用的结果还是软骨细胞活性改变的产物。在宏观（组织水平）和微观（细胞水平）上软骨细胞相关结构变化的早期骨性关节炎体外模型研究中显示细胞外周基质和细胞外基质在微观尺度上的软化导致软骨细胞剪切应力增加 30%，但在宏观尺度上并没有明显的结构变化[238]。这表明，在宏观水平的降解变得明显之前，细胞微观水平的机械变化可能会影响早期骨性关节炎软骨细胞的活动。然而，胶原蛋白 -PG 网络的恶化似乎集中在关节表面。骨性关节炎软骨表面的早期表现为 PG 的减少，然后是表面的不平整，随后是浅表胶原蛋白网的纤维化。软骨的持续压缩会减少 PG 的合成进而产生坏死并对组织造成损伤。这进一步造成了关节表面应力模式的改变，最终导致明显的软骨结构损伤和关节软骨的机械故障。表面纤维化和内部胶原蛋白损伤都可能在长期负荷或超载负荷后发生。一项体外研究表明，对牛的骨软骨块柱（直径 2 mm）施加大小及持续时间不同的载荷时，载荷的大小会影响胶原蛋白损伤的程度[239]。此外，软骨上的负荷比率决定了胶原网损伤的位置：低负荷比率主要损伤表层胶原蛋白，而在高负荷比率下，胶原蛋白的损伤发生在更深的区域。早期软骨下骨的改变包括血供的重新分布，伴有骨髓高压、水肿和微坏死的可能[240]。软骨细胞结构和组成的改变所反映的软骨黏弹性的改变也与骨性关节炎相关[241,242]。

据报道，膝关节骨性关节炎患者中血清软骨寡聚基质蛋白片段浓度升高[243-248]。有报告表明[4]血清软骨寡聚基质蛋白浓度较高的患者由于其关节软骨的降解增加而导致疾病的进展加快[248,249]。详细了解体液中可反映膝关节骨性关节炎关节软骨代谢的生物标志物请参阅第 4 章。

3.5 衰老与骨性关节炎

骨性关节炎中软骨的退变和衰老之间的关系存在争议，主要是因为不同的研究人员存在不同的观点。从骨性关节炎软骨退变到骨性关节炎软骨纤维化改变的过程中是否必须存在衰老的过程目前尚不清楚。骨性关节炎一度被认为是"老年人的疾病"，但它并不是一种主要以衰老为主的疾病，因为骨性关节炎可以在骨骺闭合，包括关节软骨在内的关节结构完全成熟后不久就开始发生[165,250]。然而骨性关节炎被认为通常与衰老有关，因为骨性关节炎为慢性进展性疾病，通常随着年龄的增长，其临床体征和症状越来越严重[251,252]。尽管骨性关节炎不是衰老的必然结果，但衰老会增加骨性关节炎的风险[59]。

近期，关于软骨细胞的功能与年龄变化的关系的相关报道表明，关节软骨与年龄变化的关系可能会促进骨性关节炎的发生和发展。随着年龄的增长，软骨细胞的衰老会降低维持软骨基质稳态的能力，从而促进了软骨的退变[61,73,253,254]。在这种情况下，残留的软骨细胞如能够刺激软骨再生或者修复，通常会引起骨性关节炎的发生及发展，特别是在软骨细胞衰老的晚期。

骨性关节炎现在被视为是一组与衰老过程相重叠的疾病。衰老本身可能不是骨性关节炎的结果，但与年龄相关的软骨细胞功能的变化可能促进疾病的发生与发展。因此，衰老是骨性关节炎的主要危险因素。衰老会改变基质的组成成分并加速软骨的降解。人类软骨下骨密度和关节骨性关节炎的发病率都随年龄的变化而变化[255]。有报道称，人类股骨髁关节软骨的所有区域的细胞密度随年龄的增长而降低，在深层区中更为明显[256]。钙化软骨区（ZCC，重塑标志）的血管分布在 55~65 岁后发育良好。股骨髁钙化软骨厚度变薄与 60 岁后潮线数量的减少有关，说明变薄与年龄相关[257]。这些发现表明，骨骼的重塑似乎随着年龄的增长而停止。随着老化的过程，含水量从 70%~80%（正常湿重）降低到 50%~65%（湿重），特别是在较深的区域[258]。

3.6 结论

软骨细胞是关节软骨唯一的细胞成分，其通过维持软骨细胞与软骨细胞外基质之间的较低的转换率来维持软骨的稳态。然而，由于衰老、急性或慢性的损伤或软骨相关疾病所导致的关节软骨损伤，使稳态平衡转向退行性或破坏性阶段。在关节疾病中，软骨稳态被结构、生化和生物力学刺激等联合因素所破坏，这些刺激因疾病过程不同而异。

与衰老相关的软骨细胞的衰老可能会通过药理学和组织工程的方法限制成人软骨的修复。此外，这些缺陷可能导致关节进行性退行性病变，并易促进关节病变的发展。主要的手术治疗方式包括自体软骨细胞移植、骨软骨移植（OATS、镶嵌式成形术）和微骨折等生物修复技术（在第 11、第 12、第 16、第 17 和第 18 章中进行了深入讨论）。然而，尽管这些技术在年轻患者中显示出了良好的结果，但随着年龄的增长，软骨修复的结果并不确切。

第 4 章　关节软骨代谢：生化标志物和动态负荷

Harpal K. Gahunia, Kenneth P. H. Pritzker

戴国锋 / 译

4.1　概述

关节软骨结构的设计是为了在一生中抵抗压力和重新分配关节的负荷。膝关节软骨的损伤和疾病过程直接反映在软骨生物力学功能的急性和慢性变化中，间接反映在体液的生化标志物中。尽管如此，仍然在寻求可以用来更好地评估前瞻性药物和手术治疗的预后生化标志物。已经评估了许多软骨代谢的替代生化标志物，其中一些有希望达到目的，但潜在的困难在于如何将标志物的短期变化与软骨结构和功能的长期变化联系起来。此外，测量到的与软骨相关的标志物的滑液（sf）或血浆（p）浓度可能来自小体积的活动期退化的膝关节软骨，也可能来自经历更缓慢的结构变化的较大体积的软骨。

软骨细胞是代谢活跃的细胞，在生理和病理条件下在细胞外基质（ECM）重塑中发挥关键作用。软骨细胞和细胞外基质之间的相互作用调节着许多关节软骨稳态和修复的重要生物学过程。损伤、老化、遗传易感性和代谢紊乱可以引起软骨细胞代谢的改变。这些通常伴随着基因表达的改变，细胞外基质大分子组分、浓度和 / 或结构的改变，关节软骨厚度减少，蛋白质水解，高级糖基化产物的存在和细胞外基质钙化[1-6]。软骨的蛋白水解降解可以通过蛋白酶或自由基的作用发生[7,8]。然而，这些过程发生的时间通常比血液中观察到生化标志物早得多。

4.2　关节软骨合成的调节

在整个生命过程中，关节软骨经历持续的内部重塑，同时保持其结构稳定和代谢平衡[9]。在生长发育过程中，基质的合成大于降解；而在成人中，基质合成减少，但可通过控制基质降解达到很好的平衡[10]。然而，软骨稳态失衡可能会引起细胞外基质主要的大分子成分的合成减少和降解酶的释放，如基质金属蛋白酶（MMP），包括胶原酶（MMP-1）和基质溶解素（MMP-3）。合成和降解平衡的破坏可以改变软骨各区的内在特征和生物力学[1]。这可能导致细胞外基质的逐渐变性，从而导致引起临床症状的疾病（图 4.1）[11,12]。

当关节软骨受到过度的力（经常是重复性的）或生化药剂的作用时，其形态和功能损害与局部稳态反应有关，首先是软骨细胞增殖，然后是刺激蛋白多糖（PG）生物合成，进一步是胶原形成，形成 I 型或 II 型胶原取决于局部细胞外基质环境。这种体内平衡反应是通过体外人类软骨细胞培养来研究的[13]。软骨细胞簇或克隆在培养 4 天后形成，并在培养的前 15 天进一步增殖。随后 PG 和 II 型胶原被释放到培养液中，形成软骨细胞群的外基质。在体内，膝关节软骨病变和关节表面骨软骨（OC）缺损可由创伤性损伤和慢性机械超负荷或无负荷导致的稳态失衡引起。

4.3　体液中关节软骨代谢的生化标志物

生化标志物是指在组织、细胞或体液中可测量的细胞、生物化学或分子变化[14]。这一定义包括正常生物学过程、致病过程或治疗干预的药理学反应指标的客观测量和评估的生物学特性[15]。在实践中，生化标志物包括能够帮助理解疾病的预测、病因、诊断、进展、回归或治疗结果的工具和技术。在正

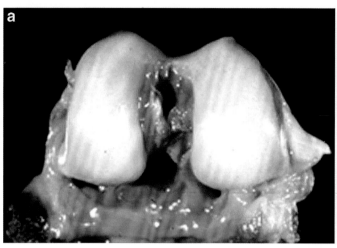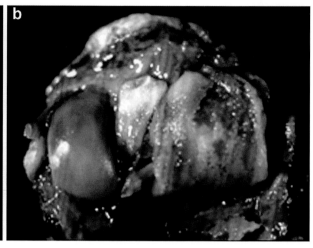

图 4.1　恒河猴右膝股骨髁的大体照片。（a）外侧和内侧隔室的正常关节软骨显示白色光滑的关节软骨表面。（b）膝关节骨性关节炎表现为完整但受影响的侧室，软骨呈黄色；而内侧隔室显示广泛的侵蚀、损伤和骨赘

常的代谢过程中，软骨特异性分子，如蛋白多糖、胶原蛋白和非胶原蛋白，会持续降解，在细胞外基质中释放这些分子的碎片，然后扩散出关节软骨进入滑液。这些代谢产物随后通过疏松结缔组织进入血液。在循环中，这些产物被肾脏直接过滤或经肝脏修饰后过滤[16]。这些碎片被称为生化标志物，在软骨合成和分解过程中产生，在病理过程的破坏性和修复阶段以不同浓度释放到滑液中。由于在关节疾病的不同阶段，细胞外基质大分子的转换率会发生变化，血清中生化标志物水平的升高可以反映合成的增加，也可能是组织分解代谢的加速或血清清除率的降低。

　　这些生化标志物是临床诊断和评估损伤、老化和疾病期间软骨完整性的工具[17-27]。生化标志物可用于：研究生长发育；研究关节软骨的运动、锻炼或活动相关变化；发现潜在的疾病；识别疾病表型；监测预先存在的疾病活动性及其治疗[28-35]。膝关节组织代谢最直接的测量方法是对体液（即滑液、血清、血浆和/或尿液）中的软骨基质、滑膜和/或骨的分解代谢或合成代谢产物进行生化评估[36-42]。

4.3.1　蛋白多聚糖的代谢产物

　　蛋白多聚糖被认为是关节软骨损伤的一个极好的标志物[39,43-50]。关节软骨蛋白多聚糖代谢引起的体液生化标志物见表 4.1。滑液中蛋白多糖和/或其组分的浓度受疾病活动和疾病进展阶段的影响[50,63,83]。

使用免疫化学和生化分析，高浓度的免疫反应硫酸糖胺聚糖（GAG）、硫酸角质素（KS）、硫酸角质素表位和透明质酸（HA）以及蛋白多聚糖酶和透明质酸酶活性，已在创伤后膝关节损伤和疾病如软骨软化症（CM）、类风湿性关节炎（RA）、骨性关节炎（OA）、假性痛风、痛风和反应性关节炎患者的体液中被发现和报道[19,51-57,59-62,64,72-77,84]。多项研究表明，在创伤性关节炎、骨坏死、类风湿性关节炎和骨性关节炎患者的滑液中，软骨代谢标志物增加，即硫酸软骨素（C4S 和 C6S）、硫酸软骨素 Δ 二糖（Δdi-6S 和 Δdi-4S）、Δdi-6S /Δdi-4S 比值、硫酸皮肤素（DS）delta 二糖（Δdi-DS）和 Δdi-HA[63-68]。蛋白多聚糖片段由来自透明质酸结合区（HABR）的丙氨酸-精氨酸-甘氨酸-丝氨酸（ARGS）新生抗原表位组成，如 HABR-FVDIPEN（Phe-Val-Asp-Ile-Pro-Glu-Asn）和 HABRFMDIPEN，通过基质金属蛋白酶诱导蛋白多聚糖的降解，被释放到关节软骨和滑液中[29,78-81,85]。385 例膝关节骨性关节炎或急性焦磷酸钙关节炎（也称为假性痛风）患者的滑液中蛋白多聚糖片段浓度的调查及其与 CS 846 表位的相对反应性（软骨聚集蛋白合成的一种假设标记）显示，与参照组相比，所有研究组中 CS 846 表位的反应性均增加，在骨性关节炎患者中报道的反应性最高[45]。此外，与其他基质转换标志物相比，CS 846 表位反应性与软骨寡聚基质蛋白（COMP）和Ⅱ型前胶原 C-末端前肽（PⅡCP）呈正相关。其他研究也表明，膝关节损伤和疾病患者 CS 846 表位的

表4.1 膝关节软骨生化标志物：在损伤、衰老和疾病的体液中检测到聚集蛋白聚糖代谢

软骨标志物（蛋白多糖衍生）	标记反映	体液	标记水平	参考文献
糖胺聚糖（GAG）	蛋白多糖代谢	滑液；血清	↑ 伤后1天，↓急性损伤（<2个月）；↑慢性损伤；↓年龄；↓痛风；↑假性痛风；↑反应性关节炎；↑骨性关节炎；↓s－类风湿性关节炎；滑液－类风湿性关节炎	[17,51-58]
硫酸角质素（KS）	蛋白多糖代谢	滑液；血清	↑ 生长和成熟；↓急性损伤（<2个月）；↓慢性损伤（高级软骨损伤）；早期－骨性关节炎；↑软骨软化症骨	[59-62]
硫酸角质素抗原决定簇 5D4	软骨降解；硫酸角质素分解代谢	滑液	↓急性损伤；↑痛风；↑假性痛风；↑反应性关节炎；↓慢性损伤（轻度）；↓慢性损伤（重度）；↑早期骨性关节炎；类风湿性关节炎	[17,53,57,63]
硫酸软骨素（CS）软骨素 -4- 硫酸盐（C4S）软骨素 -6- 硫酸盐（C6S）	蛋白多糖代谢	滑液	↑急性损伤，伤后30天，↑（C6S）创伤性关节炎；↑早期骨性关节炎；↓早期骨性关节炎；↓晚期骨性关节炎	[50,64-67]
硫酸软骨素 Δ二糖 Δdi-6S/Δdi-4S 比值	软骨降解；硫酸软骨素分解代谢	滑液	↑创伤性关节炎；↓早期骨性关节炎；↑类风湿性关节炎；↓晚期骨性关节炎	[51,63,66,68]
硫酸软骨素 Δdi-6S	软骨降解；硫酸软骨素分解代谢	滑液	↑创伤性关节炎；↓早期骨性关节炎；↑类风湿性关节炎；↓晚期骨性关节炎	[50,51,63,68]
硫酸软骨素 Δdi-4S	软骨降解；硫酸软骨素分解代谢	滑液	↑创伤性关节炎；↑类风湿性关节炎；↓晚期骨性关节炎	[50,51,63,68]
蛋白多糖硫酸软骨素表位 846	蛋白多糖合成；软骨再生循环	滑液	↑膝关节损伤；↑假性痛风；↓早期骨性关节炎；↑类风湿性关节炎；↑晚期骨性关节炎	[45,50,63,69]
硫酸软骨素新表位 3B3（-）；3B3（+）；7D4	软骨修复	滑液，血清	急性损伤，－ve；慢性损伤，+ve；年龄，↑s－类风湿性关节炎；滑液－类风湿性关节炎；↓（3B3）增加软骨损伤评分；↓（3B3）早期骨性关节炎	[17,50,52-54,70,71]
硫酸皮肤素（DS）Δdi-DS	蛋白多糖代谢	滑液	↑早期骨性关节炎；↓晚期骨性关节炎	[68]
透明质酸（HA）	滑膜和软骨代谢；炎症	滑液	年龄，↑类风湿性关节炎；↑骨性关节炎与骨性关节炎严重程度相关	[19,53,72-76]
不饱和透明质酸 Δdi-HA	滑膜和软骨代谢；透明质酸分解代谢	滑液	↓类风湿性关节炎	[63]
富含 GAG 的核心蛋白（大片段）	早期软骨溶解	滑液	↑反应性关节炎；↑二水焦磷酸钙（CPPD）晶体；↑幼年类风湿关节炎；↑早期骨性关节炎	[47,77]
蛋白多糖酶产生的蛋白多糖片段带有丙氨酸－精氨酸－甘氨酸－丝氨酸（ARGS）新表位	蛋白多糖降解	滑液，血清，尿液	↑伤后1天，↑伤后48天，↑急性损伤；↓晚期骨性关节炎	[29,55,58,78-82]
蛋白多糖核心蛋白 β-D- 木糖基转移酶	蛋白多糖代谢	滑液，血清	↑骨性关节炎；↑类风湿性关节炎	[20]
蛋白多糖连接蛋白	蛋白多糖代谢	滑液	↓急性损伤；↑慢性损伤；↑骨性关节炎	[17]

反应性增加，CS 新表位的反应性改变（3B3-、3B3+ 和 7D4）[50,52-54,63,70,86-88]。

4.3.2 胶原蛋白、交联蛋白和非胶原蛋白

几个用于评估关节软骨循环再生的生化标志物是基于独特的胶原纤维代谢被确定的。表 4.2 总结了来自合成或分解的胶原片段、交联和非胶原蛋白代谢物中的生化标志物。一些研究集中在 Ⅱ 型胶原的合成和降解，以识别生化标志物来评估关节软骨在健康、衰老、受伤和疾病中的完整性[45,50,63,64,89,95,97-100]。Ⅱ 型胶原是由 C 端和 N 端前肽（分别称为 P Ⅱ CP 和 P Ⅱ NP）的前胶原分子合成的，在成熟过程中被切割并释放到生物体液中，作为损伤和疾病中胶原合成的生物标志物。作为选择性 RNA 剪接的结果，Ⅱ 型胶原前胶原的 N 端前肽以两种形式产生，一种形式为 Ⅱ A - P Ⅱ ANP，另一种形式为 Ⅱ B - P Ⅱ BNP，前者包括由 P Ⅱ NP 中外显子 2 编码的富含 69 个氨基酸半胱氨酸的球状结构域，后者不包括该结构[101]。膝关节骨性关节炎和类风湿性关节炎患者的 s-P Ⅱ ANP 和 -P Ⅱ BNP 降低[99,174]。另一个与肥大软骨细胞分化相关的合成标志物，X 型胶原 C 末端（C-Co110），在轻度 / 中度膝关节骨性关节炎患者中显示血清水平升高[109]。在这些患者中，C-Co110 的浓度与 MMP 衍生的Ⅱ型胶原新表位（C Ⅱ M 或 C2M）的水平密切相关，后者是软骨破坏的标志物。

在关节软骨破坏过程中，体液中发现了几种Ⅱ型胶原的裂解片段[23,90,98,100,102,103,108,110-112,175-177]。蛋白酶对关节软骨Ⅱ型胶原的裂解通常发生在软骨表面及附近的软骨细胞周围，随着年龄的增长和关节炎的加重，裂解会增强并扩展到更深层的软骨区[178]。在各种Ⅱ型胶原降解标志物中，C 端端肽Ⅱ型胶原片段（CTX-Ⅱ）已被广泛研究[29,41,97,103-107,111,179-189]。在排球运动员中，与成人相比，青少年的 CTX-Ⅱ水平升高被认为反映了关节负荷增加导致软骨循环再生增加[22]。此外，据报道，急性膝关节损伤后滑液和血清 -CTX-Ⅱ水平升高[55,107]。膝关节局灶性关节软骨病变患者的尿液 -CTX-Ⅱ水平高于健康人，在软骨愈合和康复过程中降低[105]。这一发现表明，CTX-Ⅱ具有监测治疗效果的潜力。据报道，骨性关节炎患者的尿液 -CTX-Ⅱ水平升高与骨性关节炎分

级和进展密切相关[41,104,106]此外，尿中Ⅱ型胶原螺旋肽（HEL Ⅸ Ⅱ）与骨性关节炎和类风湿性关节炎的进展有关[28,103,108,186]。此外，MMP-1 降解Ⅱ型胶原释放一种 C- 末端裂解新肽（C2C），可在滑液、血清和尿液中检测到。膝关节受伤的患者以及在进行高负荷运动训练后，C2C 水平升高[22,62]。C2C 水平在膝关节损伤的急性期（初始阶段）升高，然后随着时间的推移，相对于健康非损伤对照组的 C2C 水平降低[62,110,113,114]。据报道，与对照组相比，轻度膝关节骨性关节炎患者的尿液 -C2C 水平更高，表明 C2C 作为早期膝关节骨性关节炎患者预后标志物的作用[28,89,115]。在一项以人群为基础的研究中，与无骨性关节炎症状的对照组相比，随着尿液 -C2C 水平的升高，有症状性膝关节疼痛的患者队列发生预先定义的骨性关节炎的风险增加[111]。然而，C2C 水平的下降与女性的衰老有关[112]。另一种Ⅱ型胶原降解的生化标志物，MMP 衍生的新表位（C Ⅱ M 或 C2M），与非关节炎对照组相比，膝关节骨性关节炎和类风湿性关节炎患者的血清水平升高[116,117]。

存在于成熟的不溶性胶原纤维中的吡啶交联物，即吡啶啉（Pyd）和脱氧吡啶啉（Dpyd），已被用作骨和软骨胶原降解的生化标志物[119-124,190]。由于胶原蛋白分解，这些交联物被释放在体液中。脱氧吡啶啉是 Ⅰ 型胶原在骨中吸收的一种特殊标志物，而 Pyd 是从 Ⅰ 型和 Ⅱ 型胶原中释放出来的[120]。尽管临床研究表明体液（滑液、血清和尿液）中的 Pyd 水平是关节积液、类风湿性关节炎、骨性关节炎和骨质疏松关节中骨和软骨破坏的标志；但 Pyd 不是膝关节疾病的特异性标志物，因为它与糖尿病、乳腺癌、骨肉瘤、多发性骨髓瘤和肾功能衰竭等其他疾病有关[106,119-124,190-200]。

糖基化是导致关节软骨老化的关键过程之一。与对照组相比，通过核糖处理骨软骨外植体的体外糖基化已被证明可减少上部区域的软骨细胞变形反应。此外，通过将机械信号或力传递到软骨深处，这些深部区域的软骨细胞的变形增加[201]。这一发现与其他研究结果一起，为糖基化（如戊苷交联的形成）如何在老化过程中改变关节软骨中软骨细胞的生物力学反应提供了见解[202-206]。戊糖素是一种荧光美拉德 / 糖基化交联产物，由 PG 和胶原的非酶糖基化形成[207-209]。可以在膝关节损伤和关节疾病患者的关节

表4.2 膝关节软骨生化标志物：在损伤、衰老和疾病的体液中检测到胶原衍生蛋白和非胶原蛋白

软骨标志物	标记反映	体液	标记水平	参考文献
胶原衍生蛋白				
Ⅱ型前胶原羧基末端前肽（PⅡCP）	胶原蛋白的合成	滑液；血清尿液	↑受伤；↑创伤性关节炎；↑类风湿性关节炎；↓早期（轻度）类风湿性关节炎；晚期（重度）类风湿性关节炎；↑早期骨性关节炎；↓晚期骨性关节炎末	[45,50,63,64,89–96]
Ⅱ型前胶原氨基末端前肽（PⅡNP）	胶原蛋白的合成	滑液；血清	↓类风湿性关节炎；↑早期骨性关节炎；↓晚期骨性关节炎	[97–102]
C端端肽Ⅱ型胶原片段（CTX-Ⅱ）	胶原蛋白的降解	滑液；尿液	↑软骨损伤初期；↑骨性关节炎	[22,28,41,55,103–107]
Ⅱ型胶原螺旋肽（HELIXⅡ）	胶原蛋白的降解	尿液	↑类风湿性关节炎；↑骨性关节炎	[25,98,103]
Ⅱ型胶原C末端裂解产物（C2C表位）	胶原蛋白的降解	滑液；血清尿液	↑软骨损伤初期；↓随时间软骨损伤；↓女性随年龄增长；↓类风湿性关节炎；↑早期骨性关节炎	[22,28,62,63,89,109–115]
金属蛋白酶衍生的Ⅱ型胶原新表位（CⅡM或C2M）	胶原蛋白的降解	血清	↑类风湿性关节炎；↑骨性关节炎	[109,115–118]
C-末端X型胶原（C-Col10）	胶原蛋白的合成	血清	↑骨性关节炎	[109,115]
胶原交联吡啶啉（Pyd，Ⅱ型胶原） 脱氧吡啶啉（Dpyd，Ⅰ型胶原）	胶原蛋白的降解	滑液；血清尿液	生长成熟；↑膝关节积液；↑骨骼损伤；↑重复使用膝关节；↑骨质疏松症；↑早期类风湿性关节炎；↓晚期类风湿性关节炎；↑骨性关节炎	[119–126]
戊糖苷	软骨老化	滑液；血清尿液；血浆	↑受伤；↑年龄；↑类风湿性关节炎；↑骨性关节炎	[73,125,127–132]
非胶原蛋白				
软骨寡聚基质蛋白（COMP）	软骨翻转；软骨退化	滑液；血清	↑急性外伤性膝关节损伤；↑在机械负荷运动中，机械负荷运动30 min后返回基线；↑髌骨软骨软化症；↑反应性关节炎；↑类风湿性关节炎；↑早期骨性关节炎	[41,133–142]
非羧化基质玻璃酸蛋白（uCMGP，钝化形式）	关节炎症；矿化剂	滑液；血清	↑关节炎症；↓骨性关节炎进展	[143–145]
软骨基质糖蛋白（CMGP）	软骨退化	滑液；血清血浆	创伤相关膝关节病；↑骨性关节炎	[146,147]
人软骨糖蛋白-39，也称为YLK-40	软骨再生循环；软骨退化；促炎症介质；血管生成	滑液；血清	↑软骨损伤；↑年龄＞70；↑急性/严重滑膜炎症；↑类风湿性关节炎；↑骨性关节炎及相关骨性关节炎严重程度	[148–155]
骨粘连蛋白〔也被称为酸性分泌蛋白，富含半胱氨酸（SPARC）或基底膜蛋白40〕	伤口愈合；软骨再生循环；炎性介质	滑液	↑急性损伤；↑类风湿性关节炎；↑骨性关节炎	[58,156,157]
软骨粘连蛋白	软骨退化	滑液；血浆	↑类风湿性关节炎；↑骨性关节炎	[158]
纤维蛋白原	调节局部炎症过程	滑液；血浆	↑急性损伤；↑炎症性关节炎；↑类风湿性关节炎	[159–162]

软骨标志物	标记反映	体液	标记水平	参考文献
腱生蛋白 –C（TN–C）	软骨退化；炎性介质	滑液；血清	↓软骨成熟；↑急性软骨损伤；↑急性炎性关节炎；↑类风湿性关节炎；↑骨性关节炎中晚期	[123,126,163–166]
润滑素	表面润滑	滑液；血浆	↓急性损伤后（从基线到随访50天）；↓随炎症标志物增加	[55,167]
卵泡素样蛋白1（FSTL1）	软骨退化；炎性介质	滑液；血清	↑年龄；↑类风湿性关节炎；↑青少年型类风湿性关节炎；↑骨性关节炎	[168–170]
腓骨蛋白–3，肽–1,2（Fib3–1，Fib3–2）	伤口修复；关节炎症	血清	↑骨性关节炎	[171–173]

软骨和体液中检测到[73,125,127–132,210]。然而，在糖尿病和尿毒症患者的皮肤和晶状体以及血浆和尿液中也检测到了极高水平的戊糖素[210–214]。因此，应谨慎解释与戊糖素作为生化标志物有关的结果。

软骨寡聚基质蛋白是关节软骨的一种成分，是非胶原和非聚集蛋白聚糖蛋白质生物标志物，已被广泛研究作为体液中反映关节软骨健康或是关节软骨损伤、衰老和疾病的生化标志物[179,215–219]。在创伤性膝关节损伤的急性期、无放射性异常的膝关节疼痛症状加重以及疾病活动期间（髌骨软骨软化症、反应性关节炎、类风湿性关节炎和骨性关节炎），患者的滑液和血清中的软骨寡聚基质蛋白水平升高[41,133–138,182,189,216–218,220–224]。据报道，类风湿性关节炎患者和健康对照组的血清–软骨寡聚基质蛋白与双侧膝关节软骨厚度呈反比关系[139]。膝关节 s–软骨寡聚基质蛋白水平已被证明有助于预测软骨体积损失、骨性关节炎进展和 / 或全膝关节置换术[86,225]。此外，据报道，骨性关节炎患者在运动 30 min 后滑液软骨寡聚基质蛋白水平降低，这表明软骨寡聚基质蛋白生物标志物在运动后、重复性活动以及运动（娱乐和竞技）中的作用[140]。

基质 Gla 蛋白（MGP）是一种由软骨产生的维生素 K 依赖性钙化抑制剂，在滑液和血清中被检测为非羧基化 MGP（ucMGP，非活性形式），作为一种联合炎症标志物[143]。与对照组和有膝关节积液但无炎症的患者相比，有膝关节积液和炎症的关节炎患者的 ucMGP 水平显示出最低的血清水平和最高的滑液水平[143]。高血浆去磷酸化 ucMGP 反映了患者较低的维生素 K 状态，与膝关节骨性关节炎特征相关，

但与进展无关[144]。在膝关节骨性关节炎患者中，血清 ucMGP 水平显著低于健康对照组，滑液 –ucMGP 水平与影像学骨性关节炎严重程度呈负相关[145]。

软骨基质糖蛋白（CMG），也称为软骨结合蛋白，特异性介导软骨细胞与 II 型胶原的附着。在类风湿性关节炎和骨性关节炎患者的膝关节滑液和血浆中检测到 CMG[146,147,158,226]。然而，经关节镜证实的创伤相关局灶性骨性关节炎患者的 s–CMG 水平不一致，且 CMG 水平与关节镜或放射学关节软骨病变的严重程度无关[146]。骨性关节炎患者血浆中的 CMG 检测水平与滑液相关，但低于滑液[147]。

人软骨糖蛋白–39，也称为 YKL–40，与组织损伤、重塑、炎症和血管生成有关[148,149]。在健康儿童和成人（< 70 岁）中，随着年龄的增长，s–YKL–40 略有增加；年龄 > 70 岁后，s–YKL–40 显著增加[150]。据报道，与正常成年人相比，中 / 重度类风湿性关节炎和骨性关节炎患者的血清和膝关节滑液 –YKL–40 水平升高，但在损伤或骨性关节炎的早期阶段没有升高[150–152]。此外，YKL 的滑液水平显示出明显高于血清水平的值[152]。膝关节滑液 –YKL–40 水平与类风湿性关节炎患者的血清促炎分子、肿瘤坏死因子 –α（TNF–α）和白细胞介素 1–β（IL–1β）以及骨性关节炎患者的 MMP–1、MMP–3、IL–6 和 IL–17 的滑液水平密切相关[148,149,153]。这些研究表明，YKL–40 和促炎分子在类风湿性关节炎和骨性关节炎的发病机制和活动中共同发挥主导作用。

骨结合蛋白（OSN）又称分泌性酸性蛋白，富含半胱氨酸（SPARC）或基底膜蛋白 –40，是一种丰富的细胞外基质蛋白。SPARC 被归类为软骨分化的标

记蛋白，位于肥大软骨细胞区的细胞外基质中[227]。与健康参与受试者相比，类风湿性关节炎和骨性关节炎患者的膝关节滑液 SPARC 水平升高，类风湿性关节炎患者的水平是骨性关节炎患者的 10 倍[156]。与健康、未受伤的膝关节相比，受伤膝关节的滑液中也检测到显著高水平的 SPARC[58,157]。

Ⅱ型胶原与软骨细胞的附着是由软骨连接素介导的，软骨连接素是关节软骨降解的标志物[228]。在类风湿性关节炎和骨性关节炎患者的血浆和膝关节滑液中，软骨素水平已显示出升高的水平，并与滑液纤维蛋白原水平呈正相关[158]。与从对照组获得的血浆和滑液水平相比，有膝关节损伤 / 创伤和渗出物病史的患者的血浆（创伤后 3 周）和膝关节滑液中的纤维蛋白原（一种血栓前蛋白）显著升高[159,229]。此外，与对照组相比，类风湿性关节炎患者的p- 纤维蛋白原水平升高，这与类风湿性关节炎活动的临床指标呈负相关，即使在没有炎症或关节积液的类风湿性关节炎患者中也是如此[160]。在类风湿性关节炎患者的滑液中发现纤维蛋白原和纤连蛋白衍生的内源性瓜氨酸肽水平升高[161,162,230]。与接受膝关节磁共振成像（MRI）的无症状、无疼痛组相比，疼痛和半月板撕裂患者受累膝关节的滑液（关节镜下半月板部分切除术时吸入）中纤维粘连蛋白 – 聚蛋白聚糖复合物的水平显著升高[231]。

腱生蛋白 –C（TN–C）是关节软骨细胞外基质的糖蛋白成分，在关节软骨的生长和发育过程中可见，但在软骨细胞的成熟过程中显著降低[163,232]。在成人关节软骨中，TN–C 具有诱导炎症介质和降解细胞外基质的能力。在一项横断面研究中，从患有关节软骨损伤的患者膝关节获得的滑液显示，腱生蛋白和 MMP–13 与 Outerbridge 和 Noyes 软骨损伤分类（参考附录 A）有很高的相关性[126]。与正常膝关节滑液相比，膝关节损伤、急性炎性关节炎和骨性关节炎患者的滑液中 TN–C 水平显著升高与关节软骨降解和炎症相关[164]。与非疾病个体的膝关节滑液相比，有报道称类风湿性关节炎患者和中重度骨性关节炎患者的膝关节滑液中 TN–C 水平升高，以及类风湿性关节炎患者的血清 –TN–C 水平升高[163,165,166]。

滑液润滑分子浓度和质量的降低是关节软骨浅层区（SZ，第 1 区）早期病变的潜在机制之一。润滑层是一种 O- 糖基化程度很高的蛋白质，在关节软骨的边界润滑中起着关键作用，为相对的关节软骨表面提供平滑的运动。在运动过程中，润滑素使软骨具有分散应力的能力；因此，考虑到膝关节必须承受过大的力，润滑素强烈黏附在第 1 区的关节软骨表面对于边界润滑至关重要[233–235]。软骨表面润滑素表达和功能的降低，以及其边界润滑和软骨保护能力的降低，已被认为是骨性关节炎发展的一个促成因素。润滑素与软骨表面的纤连蛋白和Ⅱ型胶原结合，并且已知在滑液中发挥抗炎作用[236,237]。在类风湿性关节炎和骨性关节炎患者的滑液中发现了润滑素和软骨寡聚基质蛋白的二硫化物结合复合物[238]。滑液 – 润滑素水平降低与炎症细胞因子（IL1β 、TNF–α 和 IL–6）水平升高相关[239]。

卵泡抑素样糖蛋白 1（FSTL1，间充质来源）和纤维蛋白 3–1 肽和 3–2 肽（Fib 3–1 和 Fib 3–2）是反映软骨降解的促炎症介质。与对照组相比，系统性发作的青少年类风湿性关节炎、成人类风湿性关节炎和骨性关节炎患者的滑液和血清 –FSTL1 水平显著升高，并且升高的 FSTL1 水平与年龄和疾病活动 / 持续时间显著相关[168–170]。溃疡性结肠炎、系统性红斑狼疮和系统性硬化症患者报告的血清 –FSTL1 水平升高表明，FSTL1 并不能具体反映膝关节软骨的完整性[168]。与正常人群相比，骨性关节炎患者中 Fib 3–1 和 Fib 3–2 的血清水平升高与膝关节骨性关节炎的发生率相关[171,172]。在超重和肥胖的中年女性患者中，s–Fib 3 水平也与临床膝关节骨性关节炎的发病率相关[173]。

4.3.3 基质金属蛋白酶、细胞因子、脂肪细胞因子和生长因子

表 4.3 总结了人体体液中存在的聚糖酶、MMP 及其抑制剂、细胞因子和趋化因子、脂肪细胞因子以及生长因子 。聚糖酶是细胞外基质蛋白水解酶，属于"具有血栓反应蛋白基序的去整合素和金属蛋白酶（ADAMTS）组"[78,291]。迄今为止，人类中存在两种形式的聚糖酶，即聚糖酶 –1 或 ADAMTS–4 和聚糖酶 –2 或 ADAMTS–5。ADAMTS–4 在早期膝关节骨性关节炎患者的血清中升高，而 ADAMTS–5 在中晚期膝关节骨性关节炎患者中检测到。MMP 也称为基质蛋白，是一个钙依赖性含锌内肽酶家族，在关

表 4.3　膝关节软骨生化标志物：损伤、衰老和疾病期间体液中检测到的基质金属蛋白酶、酶和抑制剂、细胞因子和趋化因子、脂肪细胞因子以及生长因子

软骨标记	标记意义	体液	标记水平	参考文献
基质金属蛋白酶，酶和抑制剂				
蛋白多聚糖酶	蛋白多聚糖分解代谢	滑液；血清；尿液	↑ 急性损伤；↑ 炎性关节炎；↑ 假性痛风；↑ 类风湿性关节炎；↑ 骨性关节炎	[39,44,46,48,80–82,87,240]
胶原酶（基质金属蛋白酶－1）	胶原降解	滑液；血清	↑ 急性损伤；↑ 假性痛风；↑ 髌骨软骨软化症；↑ 类风湿性关节炎；↑ 早期（轻度）骨性关节炎；↓ 中度和晚期（重度）骨性关节炎	[60,87,110,241,242]
透明质酸酶	透明质酸分解代谢	滑液；血清	↑ 类风湿性关节炎；↑ 骨性关节炎	[32,84,243,244]
磷脂酶 A2	膜磷脂降解	滑液；血清	↑ 髌股软骨软化症；↑ 类风湿性关节炎；↑ 骨性关节炎	[60,245]
溶基质素（MMP–3）	软骨降解	滑液；血清	↑ 急性损伤；↑ 晚期髌骨软骨软化症；↑ 炎性关节炎；↑ 类风湿性关节炎；↑ 骨性关节炎	[60,63,64,241,246–248]
溶栓蛋白和金属蛋白酶与血小板反应蛋白基序 4（ADAMTS–4）	软骨降解	滑液；血清	↑ 早期骨性关节炎；反映关节内环境	[29,247,249–251]
金属蛋白酶组织抑制剂 1，2（TIMP–1，2）	软骨合成；软骨修复	滑液；血清	↑ 损伤；↑ 晚期髌骨软骨软化症；↑ 类风湿性关节炎；↑ 骨性关节炎进展	[50,60,64,73,123,126,241]
细胞因子和趋化因子				
吞噬白细胞介素 1（IL–1β）白细胞介素 2（IL–2）白细胞介素 4（IL–4）白细胞介素 6（IL–6）白细胞介素 8（IL–8）白细胞介素 13（IL–13）白细胞介素（IL–15）白细胞介素 17（15）白细胞介素 18（IL–18）	软骨降解；促炎介质	滑液；血清；血浆	↑ 急性损伤；↑ 类风湿性关节炎；↑ 骨性关节炎；与 AC 缺陷呈显著正相关	[58,123,126,157,247,249,252–262]
肿瘤坏死因子 α（TNF–α）	软骨降解；促炎介质	滑液；血清	↑ 年龄 ↑ 急性损伤；↑ 早期类风湿性关节炎；↑ 骨性关节炎	[58,157,252,253,263–265]
肿瘤坏死因子受体（TNF–Rs）	软骨降解；促炎介质	滑液；血清	↑ 类风湿性关节炎；↑ 骨性关节炎	[266,267]
趋化因子（C–C 基序）配体 3	炎症介质	血浆	↑ 晚期骨性关节炎	[29,259]
脂肪细胞因子				
脂联素	肥胖相关膝关节炎症	血清；血浆	↑ 类风湿性关节炎；↑ 晚期骨性关节炎	[29,262,268–271]
载脂蛋白 –1（ApOA–1）	肥胖相关膝关节炎症	滑液；血清	↑ 炎性关节炎；↑ 类风湿性关节炎；↑ 骨性关节炎	[272–274]
脂肪酶	肥胖相关膝关节炎症	血清	↑ 软骨体积损失；↑ 骨性关节炎	[29,275]
瘦素	软骨降解；促炎症；诱导分解代谢酶	血清	↑ 年龄 ↑ 软骨变薄 / 体积减少；↑ 骨性关节炎	[29,31,275–279]

续表

软骨标记	标记意义	体液	标记水平	参考文献
抵抗素	软骨降解；促炎症；诱导分解代谢酶	滑液；血清；血浆	↑急性损伤；↑骨性关节炎；与AC缺陷呈显著正相关	[31,260,278,280,281]
内脂素	软骨降解；促炎症；诱导分解代谢酶	滑液；血清；血浆	↑类风湿性关节炎；↑骨性关节炎	[31,270,280,282–284]
前列腺素 E2（PGE2）	软骨降解；促炎	血浆	↑骨性关节炎	[258]
15- 羟基二十碳四烯酸（HETE–15）	促炎	血浆	↑骨性关节炎	[258]
生长因子				
转化生长因子–β（TGF–β）	软骨修复；抗炎	滑液；血清	↑痛风；↑类风湿性关节炎；↑骨性关节炎	[262,285–288]
血管内皮生长因子（VEGF）	血管生成；软骨修复	滑液；血清；血浆	↑早期类风湿关节炎；↑骨性关节炎	[264,277,289,290]
胰岛素样生长因子 –1（IGF–β1）	软骨修复	滑液	↑早期骨性关节炎	[21]

节软骨中负责细胞外基质重塑，并作为细胞外基质分子降解的关键介质发挥作用，包括胶原蛋白、蛋白聚糖和糖蛋白[292-294]。尽管蛋白多聚糖酶和基质金属蛋白酶是参与蛋白多聚糖断裂的主要蛋白酶，但蛋白多聚糖酶比基质金属蛋白酶参与更多，与骨性关节炎相关的蛋白多聚糖损失增强[47,240,295,296]。据报道，急性膝关节损伤、炎性关节炎、假性痛风患者，与膝关节健康的志愿者相比[38,80,81,241,246]，在接受膝关节镜检查的患者中，与无症状膝关节样本相比，术中滑液显示 MMP-3 水平持续升高，这与使用视觉模拟量表（VAS）评分从临床问卷中获得的术前基线数据增加直接相关[247]。

据报道，与对照组相比，膝关节损伤、骨性关节炎和假性痛风患者的滑液 TIMP-1 水平升高；而在损伤组，MMP-1 活性的增加与 TIMP-1 水平的降低相一致[241]。在一项涉及骨性关节炎患者的研究中，膝关节滑液 –TIMP-1 水平与 MMP-1 和 MMP-3 水平直接相关，表明骨性关节炎软骨蛋白水解和 TIMP 浓度之间存在联系[50]。此外，在晚期骨性关节炎患者的膝关节滑液中，TIMP-1 水平与蛋白多聚糖 CS 表位846（蛋白多聚糖标志物）相关[50]。然而，TIMP-2水平与 PⅡCP（胶原合成的标志物）水平相关，表明 TIMP 的产生与特定软骨细胞外基质分子的合成之间存在联系。在骨性关节炎患者队列中，与健康对照组相比，检测到高血清水平的 TIMP、MMP-9、软

骨寡聚基质蛋白和戊糖苷[73]。

透明质酸酶介导的透明质酸降解增加了关节软骨的通透性，并降低了体液的黏度[243]。类风湿性关节炎患者的 s-HA 水平高于健康对照组，所有类风湿性关节炎患者的 s-HA 水平均为低分子量（MW），少数病例的 s-HA 水平为高分子量[244]。与骨性关节炎患者和正常对照组相比，类风湿性关节炎患者的透明质酸酶活性显著升高，透明质酸分子量低和高的类风湿性关节炎患者的透明质酸酶活性均低于透明质酸分子量低的类风湿性关节炎患者[84,244]。

磷脂酶 A2（PLA2）是一种钙依赖性酶，在膜磷脂降解中起着关键作用，通过启动一系列事件导致促炎性前列腺素的产生[245,297]。软骨和滑膜都产生大量 PLA2，骨性关节炎患者的滑液中显示出高活性的PLA2[245]。PLA2 的灌洗滑液水平随着髌骨软骨软化症的严重程度而增加[60]。C- 反应蛋白（CRP）是先天性免疫炎症反应的关键成分，其合成由巨噬细胞和脂肪细胞释放的因子介导[298,299]。CRP 促进促炎细胞因子的分泌，进而增加膝关节疾病的炎症[298,300]。32 项研究的荟萃分析显示，与健康对照组相比，骨性关节炎患者的血清 CRP 水平存在统计学上的显著差异，这也与疼痛和身体功能下降显著相关[301]。在有症状的膝关节骨性关节炎患者中，血清铁蛋白水平与关节镜下评估软骨损伤严重程度显著相关，表明铁蛋白可能参与软骨损伤的进展[302]。

细胞因子是细胞释放的一类小蛋白质，在细胞信号传导中发挥作用。尽管 IL-4 是一种细胞因子，但体外实验已经证明，IL-4 是一种合成代谢、抗炎和抗分解代谢的细胞因子，在骨性关节炎软骨中的表达水平非常低[303]。促炎细胞因子（IL-1、IL-6、IL-12、IL-15、IL-17、IL-18 和 TNF-α）在滑膜和 / 或软骨中产生并释放到循环中（表 4.3）。血清和膝关节滑液中这些细胞因子的水平反映了疾病的活动性，可能与疾病进展的风险增加有关[239,249,263,285,304,305]。其中一些细胞因子（IL-6、IL-8、IL-10 和 TNF-α）在膝关节损伤后患者的体液中升高[58,157,306]。通过结合使用炎症生化标志物，可以区分影响膝关节的疾病[252,264]（图 4.2）。

一项将接受膝关节镜检查的患者纳入标准的研究显示，IL-6 和单核细胞趋化蛋白 1（MCP-1）滑液水平、国际软骨修复学会（ICRS）评分和随访时持续疼痛之间存在强正相关，这两种滑液生物标志物被认为是严重软骨损伤的最强预测因子[247]。骨性关节炎患者参与的一项运动和营养干预研究显示，IL-6 的高 s 水平与较慢的步行速度有关[266]。此外，这项研究表明，TNF-α 可溶性受体的显著高水平与患有膝关节骨性关节炎的老年肥胖成年人的身体功能降低、骨性关节炎症状增加和膝关节放射学评分更差有关[266]。一项为期 3 年的随访研究显示，IL-6 和 TNF-α 的血清水平升高，这与老年人（52~78 岁）的膝关节软骨丢失有关[253]。

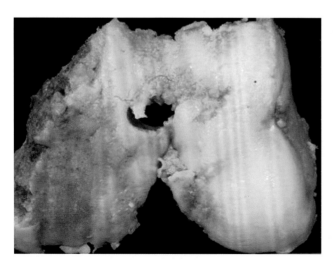

图 4.2 一名 67 岁女性患者全膝关节置换术后获得的左膝照片。注意，内侧隔室有广泛的侵蚀和烧伤，而外侧隔室的关节软骨从完整到表面损伤不等

在一项 15 年的随访研究中，在基线、5 年、8 年和 15 年时测量的 IL-6 血清水平一致显示，经 X 线诊断为膝关节骨性关节炎的个体的 IL-6 水平显著升高[254]。一项为期 3 年的随访研究显示，IL-6 和 TNF-α 的 s 水平升高，这与老年人（52~78 岁）的膝关节软骨丢失有关[253]。另一项研究表明，血清 IL-6 水平升高与早期骨性关节炎疼痛相关，而膝内翻与晚期骨性关节炎相关[255]。血清 IL-15 水平与膝关节骨性关节炎患者的疼痛严重程度相关[256]。与对照组相比，原发性膝关节骨性关节炎患者的血浆 IL-2、IL-4 和 IL-6 水平显著升高[257]。此外，血浆 IL-4 和 IL-6 水平与膝关节骨性关节炎的影像学严重程度呈正相关。有症状的膝关节骨性关节炎患者的 IL-1β 和 TNF-α 的基线 p 水平升高预示着该疾病影像学进展的风险更高[258]。另一项研究表明，IL-6、IL-8、抵抗素、趋化因子配体 3（CCL3）和 CCL4 的血浆水平与膝关节骨性关节炎的影像学严重程度显著相关[259]。

趋化因子是细胞因子的一个亚家族，它能够在附近的反应性细胞中诱导直接趋化[307]。另一类细胞因子称为脂肪因子或脂肪细胞因子，是脂肪组织分泌的多效性分子，在广泛的生理或病理生理过程中通过内分泌、旁分泌或自分泌机制发挥作用[280,308]。血清脂肪因子被认为是肥胖症和关节组织完整性之间的非机械联系（这可能由骨和软骨更新介导），从而导致软骨缺损评分和软骨体积损失的变化[309]。然而，新的数据表明，脂肪因子参与了与体重相关的软骨降解过程的开始和进展[308]。脂联素、瘦素和内脂素等脂肪因子作为促炎症介质，参与类风湿性关节炎和骨性关节炎的病理生理学[268,269]。使用定量 MRI，血清中的脂肪酶和瘦素水平与膝关节骨性关节炎进展相关，而这两种脂肪因子水平越高，全膝关节置换的发生率越高[275]。瘦素通过蛋白水解酶的上调在软骨代谢中发挥分解代谢作用，并与其他促炎刺激物协同作用[31,276,310,311]。在急性炎症反应期间，瘦素的表达受多种炎症介质（如脂多糖和细胞因子，如 IL-1β、IL-6 和 TNF-α）的调节，瘦素的产生与体重指数（BMI）和脂肪质量呈正相关[312-315]。瘦素单独或与 IL-1 协同，通过上调胶原分解和凝胶分解活性，显著诱导牛软骨中的胶原释放[316]。在一个随机选择的成人前瞻性队列（范围：52~78 岁）中，血清 - 瘦素水平独立且一致地与膝关节 4 个部分（即股骨髁外侧和内侧以及胫骨平台）和髌骨的关节软骨厚度减少相关，表明瘦素在关节软骨变薄中的潜在作用[277]。抵抗素是一种促炎症介质和胰岛素抵抗分子，已在膝关节损伤后的滑液和膝关节骨性关节炎患者中检测到[281]。滑液抵抗素水平与炎症和分解代谢因子相关，表明其在关节软骨损伤和骨性关节炎发病机制中的作用[281]。s- 抵抗素水平与膝关节软骨不同部位（股骨外侧髁、胫骨平台以及胫骨内侧平台）的缺损呈正相关[260]。与瘦素类似，内脂素也刺激促炎细胞因子和趋化因子（IL-1β、IL-6和 TNF-α）、血管内皮生长因子（VEGF）、MMP-2 和 MMP-9 的表达。血清 - 内脂素水平与Ⅱ型胶原（CTX-Ⅱ）和蛋白多聚糖的降解生化标志物正相关[282]。类风湿性关节炎患者的滑液内脂素水平明显高于对照组[270,317]。此外，在需要全膝关节置换术（TKA）的严重骨性关节炎患者中，与健康对照组相比，sf-、s- 内脂素水平升高[283]。此外，在患有膝关节骨性关节炎和炎症的女性患者中，发现 sf- 内脂素水平与骨性关节炎的临床严重程度呈负相关[278]。其他炎症生物标志物，血脂、前列腺素 E2（PGE2）和 15- 羟基二十碳四烯酸（HETE15），据报道，在有症状的膝关节骨性关节炎患者中与非骨性关节炎对照组相比显著升高，这些生化标志物确定了这些骨性关节炎患者中有一个子集的骨性关节炎进展风险增加[258]。

TGF-β 超家族，如 TGF-β1，在维持关节软骨和软骨下骨的内环境稳定和修复中起着关键作用[318]。急性痛风不同阶段的滑液分析显示，从发病第 1~7天，TGF-β1 水平显著升高，表明 TGF-β1 在痛风缓解中的作用[285]。TGF-β 表达的改变和去调节已被证明与骨性关节炎有关[319-321]。据报道，与非骨性关节炎对照组相比，骨性关节炎患者膝关节中的血清 -TGF-β1 水平显著升高，并且 TGF-β1 与经影像学证实的骨性关节炎的严重程度呈正相关[286]。细胞产生的另一种信号蛋白 VEGF 刺激血管的形成[322]。Kellgren-Lawrence（KL）分级为 4 级的骨性关节炎患者与 KL 分级为 2 级的骨性关节炎患者相比，滑液 -VEGF 水平升高，且 VEGF 水平与 KL 分级呈正相关[279]。其他研究表明，血浆和滑液 -VEGF 水平与膝关节骨性关节炎的严重程度呈正相关[289,323]。VEGF-A 是 VEGF 的一个亚型，与 MMP 活性增加有关，在类风湿性关节炎中，MMP 活性在急性期

因 TNF-α 而释放。与健康对照组相比，早期类风湿性关节炎患者的 p-VEGF 水平升高[290]。胰岛素样生长因子 -1（IGF-1）在关节软骨内环境稳定中发挥关键作用，平衡蛋白多糖的合成和分解，已被证明通过逆转 Il-1 介导的分解代谢途径影响软骨细胞代谢[324,325]。研究发现，骨性关节炎患者膝关节中的胰岛素样生长因子滑液水平是正常膝关节的 2 倍[21]。

4.4 生化标志物的临床应用

关节软骨代谢的生化标志物越来越多地用于基础和临床研究，用于诊断、预后和治疗效果。此外，这些标志物还可以提供关于健康、衰老、损伤和疾病中关节软骨生命周期各个阶段的额外信息（表4.4）。

4.4.1 损伤

膝关节损伤或创伤，包括运动损伤或重复使用关节，会导致创伤后骨性关节炎（PTOA），尤其是在受损伤严重的情况下。在损伤时，创伤后骨性关节炎被认为是由蛋白水解酶的早期表达启动的。迄今为止，已经确定了几种作为创伤后骨性关节炎生化标志物的大分子和代谢物[48,159]。这些损伤预后体液生化标志物在膝关节损伤前后监测和评估膝关节软骨代谢和健康方面有价值。在幼年小型猪急性损伤模型中，前交叉韧带（ACL）上调了关节软骨、滑膜和韧带中 MMP-1 基因的表达，而 MMP-13 在关节软骨中的表达受到抑制，但在滑膜和韧带中上调了 100 倍。ADAMTS-4 仅在滑膜和韧带上调[110]。此外，在受伤后的前 5 天，滑液 -C2C 水平增加了 1 倍[110]。这项研究表明，在前交叉韧带损伤的最初几天内，各种膝关节组织的细胞有可能上调编码降解关节软骨细胞外基质的蛋白质的基因。

在一项针对急性胫骨平台骨折患者（年龄范围18~60 岁）的前瞻性研究中，从受伤和未受伤的膝关节获取滑液抽吸物[48]。在损伤后 24 h 内，与对侧未受伤膝关节相比，受伤膝关节中 MMP-1、MMP-3、MMP-9、MMP-10 和 MMP-12 的滑液水平升高。与伤后 24 h 内的初始抽吸物相比，在伤后 3~21 天获

表 4.4 与反复撞击损伤、单一急性损伤、衰老、类风湿性关节炎和骨性关节炎相关的膝关节软骨生化标志物变化

关节软骨	软骨细胞和细胞外基质改变	体液	关键生物标志物	参考文献
重复性冲击伤（竞技运动或长期休闲运动；机械应力；健康运动员剧烈运动）	软骨细胞凋亡和坏死；↑软骨细胞外基质（ECM）周转；↑负荷引起的变化	滑液（sf）；血清（s）	青少年运动员：↓s-C2C；↓s-CTX-Ⅱ；↓s-PⅡCP（与临床分数相关）成年运动员：↑蛋白多聚糖；↑s-硫酸角质素；↓s-HA；↑s-软骨寡聚基质蛋白；↑s-CILP-2；↑s-C2C；↑MMP-3；↑MMP-9；↑滑液-IL-1β；↑s-IL-6和-TNF-α（活动后恢复到基线）	[22,36,219,326-332]
单一急性损伤（通常由事故或运动损伤引起的钝性创伤）	重组细胞外基质的合成代谢表型；↑内环境稳定、软骨基质周转和代谢	滑液；血清；血浆（p）；尿液（u）	↑滑液-GAG和-ARGS（急性损伤后1天抽取滑液时）；↓滑液-GAG、-ARGS和-lubricin从基线检查到伤后50天随访；↓滑液-3B3（—）和-GAG伴↑损伤评分；↑s-硫酸角质素；↑滑液-CTX-Ⅱ；↓滑液-CTX-Ⅱ治疗有效；↑滑液-C2C表位；↑s-C2C表位；↑滑液软骨寡聚基质蛋白；↑u-CTX；↓有效治疗和康复期间的u-CTX；↑滑液-IL-1β、-IL-6和-IL-8；↑滑液-TNF-α；↑s-瘦素；↑抵抗素	[31,54,55,58,59,105,107,113,114,157,183,333-336]
年龄	软骨细胞衰老；↓代谢活性和合成代谢反应；↓细胞外基质厚度；增强蛋白质水解；晚期糖基化	滑液；血清	↓s-C2C；↑s-戊糖苷；↑滑液-戊糖苷；↑s-IL-6；↑s-TNF-α；↓滑液MMP	[5,112,202,203,253,254,337]
类风湿性关节炎	滑膜炎症；↓软骨细胞代谢；↑基质金属蛋白酶和聚糖酶；↑细胞外基质分解代谢反应	滑液；血清；尿液	↑u-螺旋-Ⅱ；↑滑液软骨寡聚基质蛋白早期类风湿性关节炎；↓滑液软骨寡聚基质蛋白晚期类风湿性关节炎；↑s-软骨寡聚基质蛋白；↑s-内脂素早期类风湿性关节炎；↑s-脂联素早期类风湿性关节炎（与早期放射学改变相关）；↑s-IL-6（与类风湿性关节炎进展相关）；↑s-IL-35；↑s-TNF-β	[34,108,124,139,185,217,220,222,268,270,290,317,338-340]
早期/轻度骨性关节炎	水肿；↑代谢活性；↑软骨厚度1区：软骨细胞增生和肥大；↑聚集蛋白多糖和Ⅱ型胶原降解区2/3；↑核心蛋白聚糖和聚蛋白聚糖；↑胶原纤维形成	滑液；血清	↑s-硫酸角质素；↑滑液IHH；↑s-HA；↑滑液-PⅡCP与危险因素（肥胖、内翻对齐）；↑s-软骨寡聚基质蛋白（无放射异常的膝关节疼痛）↑s-IL-6和-IL-15（与膝关节疼痛相关）；↑瘦素和抵抗素	[31,59,73,91,134,135,254,256,338]
中/重度骨性关节炎	软骨细胞肥大和聚集；↓代谢活性；细胞外基质降解；↑细胞外周基质（PCM）和PCM中的Matrillin-1↑细胞外基质中的Matrillin-2与骨性关节炎严重程度呈正比	滑液；血清；血浆；尿液	↑滑液-ARGS；↑s-ARGS；↓s-硫酸角质素↑滑液-CTX-Ⅱ；↑滑液软骨寡聚基质蛋白；↑s-戊糖苷；↑s-C2C；↑s-Fib3-1；↑u-CTX-Ⅱ（相关评分和进展）；↑u-C2C；↑u-螺旋-Ⅱ；↑滑液-CCL2；↑滑液-VEGF（与放射学评分相关）；↑滑液瘦素、抵抗素和内脂素（骨性关节炎与临床严重程度相关）；↓促生长素；↑内脂素；↑s-MMP-9；↑s-TIMP；↑s-IL-6；↑s-TNF-α	[23,41,59,78,80,106,108,109,111,115,129,134,135,171,184,187,188,249,253,278,279,282-284,289,341,342]

得的随访膝关节滑液抽吸物显示 MMP-1、MMP-2、MMP-3、MMP-12、MMP-13 和蛋白多聚糖片段升高[48]。膝关节损伤患者也表现出滑液 -proMMP-1 和 -proMMP-3 的持续增加，以及 MMP-1 活性的增加，这与 TIMP 水平的降低一致[241]。

据报道，单侧膝关节损伤会影响对侧未受伤膝关节中聚集蛋白聚糖片段、复合蛋白片段、MMP-3 和 TIMP-1 的滑液浓度[216]。膝关节损伤后即刻评估显示，蛋白多聚糖和软骨寡聚基质蛋白片段、MMP-3 和 TIMP-1 的滑液水平升高，在对侧未受伤的膝关节中也有增加，但水平低于受伤的膝关节。随后，在伤后几天，这些标志物在伤侧膝关节的水平下降，然而在对侧未受伤的膝关节中保持不变。在慢性期，受伤膝关节中的蛋白多聚糖片段水平下降至低于未受伤膝关节的水平。这些发现表明，单侧膝关节损伤后，受伤和对侧未受伤膝关节的关节软骨代谢均发生变化[216]。另一项针对年轻男性（3~10 年前）运动相关膝关节内损伤的调查显示，与未受伤的对照组相比，s- 软骨寡聚基质蛋白水平升高[343]。此外，受伤和未受伤参与者的软骨寡聚基质蛋白碎片模式也不同[335]。急性前交叉韧带损伤后，受伤膝关节的滑液软骨寡聚基质蛋白水平在损伤后 5 年内升高。这些结果表明，软骨寡聚基质蛋白及其碎片模式可作为软骨损伤的标志物。

尽管蛋白多糖的血清浓度因其快速从循环系统和淋巴系统清除而价值有限，但 s- 硫酸角质素水平在创伤性膝关节损伤和早期膝关节骨性关节炎后的早期显著升高[59]。在一项研究中，对患有各种创伤后膝关节损伤（创伤、交叉韧带撕裂伴或不伴半月板撕裂、仅半月板撕裂和髌骨软骨软化症）的患者在不同时间段的软骨蛋白多糖碎片的滑液水平进行了测量[43]。与正常（对照）人群相比，创伤后交叉韧带损伤患者的滑液 - 蛋白多糖水平升高。特别值得注意的是，在最初的创伤后，sf-PG 水平的轻微至中度升高持续了 5~7 年[43]。在没有明显退行性软骨改变的患者中，滑液 - 蛋白多糖或其成分水平升高也可能代表代谢增加，反映创伤后正在进行的修复。似乎高滑液水平的软骨蛋白多糖组分特别表明软骨代谢的活跃期或活性基质耗竭。

在膝关节损伤后的急性期，sf-C2C 和其他损伤相关生物标志物水平的增加表明 II 型胶原立即持续

局部降解[113]。患有骨软骨骨折的急性损伤膝关节，尤其是皮质骨断裂的膝关节，其骨标志物和细胞因子的浓度高于没有骨软骨骨折的膝关节[157]。在这项研究中，98 例患者（26% 为女性；平均年龄 23 岁）在急性膝关节损伤后 1 天进行滑液抽吸。对硫酸化 GAG、ARG- 聚蛋白聚糖、软骨寡聚基质蛋白、骨钙素、SPARC、骨桥蛋白和促炎细胞因子（包括白细胞介素 -1β、白细胞介素 -6、白细胞介素 -8 和 TNF-α）的分析，进行了损伤和滑液吸入之间的天数、损伤时的年龄和性别的调整。在患有骨软骨骨折和皮质骨破坏的急性损伤膝关节中，与没有骨软骨骨折的膝关节相比，SPARC 以及 IL-8 和 TNF-α 的水平非常显著[157]。在另一项横断面研究中，研究了患有关节炎的急性膝关节损伤患者的关节软骨和骨标志物以及滑液中的促炎细胞因子水平（在受伤当天和之后的所有时间点吸入）。与年龄和性别匹配的健康参考志愿者相比，受伤膝关节的 ARGS、SPARC 和促炎细胞因子（IL-1β、IL-6、IL-8 和 TNF-α）的滑液水平显著升高。伤后 1 天之后吸入的膝关节中 GAG 和 ARG 的水平显著高于伤后 1 天，而在伤后同一天以及伤后所有时间点吸入的膝关节中 SPARC 和细胞因子的水平均高于伤后 1 天[58]。这一结果表明，急性膝关节损伤与创伤的即时局部生化反应有关，这会刺激炎症活动，并可能影响关节软骨和骨。

在前交叉韧带损伤后 32 天（早期），与对侧未受伤膝关节相比，受伤膝关节的滑液润滑素水平显著降低[239]。在急性损伤的这一阶段，滑液润滑素水平的降低与 TNF-α、IL-1β 和 IL-6 呈显著的负相关。与慢性损伤或未损伤的患者相比，新近损伤的膝关节滑液中这些促炎分子的水平显著升高。前交叉韧带损伤后 12 个月，受伤和未受伤膝关节的润滑素水平相当。与急性关节创伤相关的大量骨涎蛋白释放到滑液中，可能与关节损伤和主动重塑有关，钙化的软骨 - 骨界面和软骨下骨表明骨唾液蛋白可作为关节损伤后钙化软骨 / 软骨下损伤和重塑的标志物[96]。

4.4.2　老龄化

膝关节组织（关节软骨、滑膜、韧带、肌腱、半月板）经历了大量与年龄相关的形态学、生物化

学、生理学和生物力学变化，这些变化会影响其克服机械应力、损伤和疾病影响的能力。与软骨细胞抗氧化能力相关的活性氧（如超氧物、过氧化氢、活性氮、一氧化氮和一氧化氮衍生产品过氧亚硝酸盐）产生的年龄相关失衡已被证明在软骨降解和软骨细胞死亡中起作用[344]。关节软骨的老化通过改变软骨细胞在软骨中的变形行为，增加软骨细胞和细胞外基质的硬度，从而对软骨生物力学特性产生不利影响[205,206,209,284,345~348]。衰老也倾向于产生一些胶原网络的凝聚，而不会局部增加原纤维胶原的形成。关节软骨细胞外基质中与年龄相关的变化包括萎缩（软骨厚度减少）、蛋白水解、晚期糖基化和钙化，而细胞变化包括细胞密度降低和软骨细胞局部丢失、衰老、防御机制受损以及合成代谢反应降低[5]。在非骨性关节炎志愿者（23~91岁）和年龄匹配的尸体膝关节的滑液中，报告了与年龄相关的透明质酸浓度和质量下降（不同的透明质酸分子量）[75]。在一项基于人群的研究中，u-CTX-Ⅱ水平与老年女性（> 60岁）的膝关节骨性关节炎严重程度密切相关[104]。关节软骨的老化与TGF-β信号改变有关，TGF-β信号已被确定为膝关节骨性关节炎软骨退变的原因[349]。在3年的时间里，在老年人中，IL-6和TNF-α的s水平升高与膝关节软骨丢失和膝关节疼痛恶化有关[253,350]。在对一组健康中年英国女性进行的15年随访中，被诊断为膝关节骨性关节炎（OA）患者的BMI、CRP和IL-6的s水平持续显著升高[254]。这些结果表明，IL-6可能是一个潜在的治疗靶点，可以减缓与软骨代谢上调相关的疾病（如骨性关节炎）的发生或进展。在女性中，s-C2C水平随着年龄的增长而降低[112]。

滑液、血清和尿液中的戊糖苷水平被用作晚期糖基化终产物（AGE）的替代标志物，随着年龄的增长，这些终产物在软骨基质中积累，在膝关节骨性关节炎患者中也可检测到[337]。AGE的积累减少了人类关节软骨中软骨细胞介导的细胞外基质周转[202]。已知AGE可诱导胶原交联，导致软骨细胞外基质硬化。通过对骨软骨外植体进行核糖处理的体外糖基化已表明，降低上部区域的软骨细胞体积变形反应，将机械力传递到组织深处，并增加较深区域的细胞变形反应[201]。这一发现为糖基化（如老化过程中戊糖苷交联的形成）如何改变关节软骨中软骨细胞的变形反应提供了见解。

4.4.3　疾病

在常规临床实践中，膝关节疾病的早期诊断、识别和治疗干预是阻止或减缓疾病进展的关键。结合生物标志物，软骨和膝关节特异性成像程序（超声和MRI）的使用有可能识别高危患者和早期疾病患者。

对髌骨软骨软化症患者膝关节灌洗液中MMP-1、MMP-3、TIMP-1以及PLA2浓度的调查显示，与对照组相比，晚期（Ⅳ级）软骨软化症的MMP-1水平升高，MMP-1水平与软骨软化症的严重程度相关[60]。虽然软骨软化症Ⅰ期灌洗液硫酸角质素浓度升高，但软骨软化症Ⅳ期的s-硫酸角质素浓度高于对照组[60]。血清和滑液中这些标志分子的释放和活性的变化反映了软骨软化症关节软骨和滑膜代谢的变化。据报道，软骨软化症患者的软骨寡聚基质蛋白s水平升高[137]。

据报道，炎症性和退行性关节病患者血清和滑液中软骨寡聚基质蛋白和YLK-40水平升高[134,139,153,154]。这些发现表明，YLK-40除了反映炎症外，还可能反映关节破坏的各个方面[148]。炎症或退行性关节疾病患者血清中YLK-40的浓度约为健康成年人的2.5倍。滑液YLK-40的浓度比血清中的浓度高10~15倍，这表明在关节疾病患者中，血清中发现的大多数YLK-40可能在关节中产生[150~152]。由于Ⅱ型胶原本质上是软骨特有的，因此滑液-PⅡCP水平反映了病变关节软骨细胞Ⅱ型胶原的合成活性。MMP和ADAMT通过这些酶的作用降解细胞外基质大分子并调节控制细胞行为的因子，参与类风湿性关节炎和骨性关节炎膝关节软骨的病理学[294]。

4.4.3.1　类风湿性关节炎

类风湿性关节炎是一种影响膝关节的慢性自身免疫性疾病，滑膜慢性炎症是其主要组织靶点。类风湿性关节炎的自身免疫过程依赖于免疫细胞的激活，免疫细胞利用细胞内激酶对细胞因子、免疫复合物和抗原等外部刺激做出反应[351]。一个复杂的细胞因子网络参与炎症过程，并通过正反馈系统促进类风湿性关节炎的持续发展，从而促进结缔组织的系统性疾病。这种炎症过程的特点是炎性细胞因子（如 IL-1β 和 TNF-α）渗入关节，进而刺激 MMP 和聚糖酶（ADAMTS）的产生，两者都参与类风湿性关节炎关节软骨的降解。类风湿性关节炎中细胞因子介导的炎症过程的生化标志物包括软骨和骨代谢变化的产物。类风湿性关节炎患者的滑液透明质酸酶活性升高，并且据报道显著高于骨性关节炎组[84]。类风湿性关节炎患者滑液中 MMP-3和 TIMP-1 水平升高[64]。据报道，类风湿性关节炎患者的 s-PLA2 水平升高[352]。MMP-13 胶原酶活性切割Ⅱ型胶原；然而，ADAMTS-1、ADAMTS-4 和ADAMTS-5 具有切割聚集蛋白聚糖的聚集蛋白聚糖酶活性[87]。早期类风湿性关节炎和银屑病关节炎（PsA）患者的滑液 TNF-α 水平高于骨性关节炎患者。此外，PsA 患者的滑液 –IL-17 水平高于类风湿性关节炎患者[252]。血清脂联素水平与早期类风湿性关节炎的早期影像学进展相关，与类风湿性关节炎混杂因素和代谢状态无关[268]。根据类风湿性关节炎持续时间的不同，与无病变的类风湿性关节炎患者相比，有关节软骨和滑膜病变的类风湿性关节炎患者的 s-内脂素水平显著升高[317]。

与对照组相比，膝关节类风湿性关节炎患者的s-PⅡANP 降低了 35%，表明Ⅱ A 型胶原合成减少[353]。与骨性关节炎患者和对照组相比，63 例类风湿性关节炎患者膝关节的滑液显示 C2C 水平降低[63]。评估早期和确诊类风湿性关节炎患者软骨寡聚基质蛋白水平的各种研究表明，软骨寡聚基质蛋白水平与类风湿性关节炎活动显著相关[139,217]。与对照组相比，类风湿性关节炎患者的 s- 软骨寡聚基质蛋白水平显著升高，这也与类风湿性关节炎活动和持续时间显著相关[139]。在类风湿性关节炎早期，滑液软骨寡聚基质蛋白水平升高，而在类风湿性关节炎晚期，软骨寡聚基质蛋白水平降低。类风湿性关节炎患者的血清软骨寡聚基质蛋白水平与患者年龄和疾病活动评分相关，但与疾病分期、关节疼痛和肿胀的数量、晨僵持续时间和疾病持续时间无关[354]。据报道，在活动性类风湿性关节炎患者中，血清和血清中 YKL-40、s-IL-1β 和 s-TNF-α 水平显著相关[149]。研究发现，与基线水平相比，接受疾病改良抗风湿药物治疗的患者的 YLK-40 值降低，反映了在应答者中观察到的临床改善，而在无应答者中，YLK-40 值保持或增加[355]。骨性关节炎和类风湿性关节炎患者尿液中的吡啶醇水平显著升高，并且吡啶醇水平与类风湿性关节炎患者的疾病活动性相关[356,357]。尿中胶原交联物的排泄（以 Pyr/Dpyr 比率表示）与滑膜组织中的胶原交联物相关，滑膜组织中的胶原交联物是胶原降解的标志[121]。

4.4.3.2 骨性关节炎

骨性关节炎影响膝关节，关节软骨和软骨下骨发生不同程度的活跃、进行性降解和修复/再生变化。退行性成分包括深裂形成和分支裂，而修复性成分构成软骨细胞外基质内纤维胶原（Microscars）的局部增加。这些变化在衰老过程中并没有被注意到。代谢变化可能发生在骨性关节炎发展的早期，早于临床症状和形态学变化的出现。纤维周转接器蛋白（主要是Ⅸ型胶原、核心蛋白聚糖、复合物和基质蛋白 –3）的降解对软骨表层胶原网络的稳定非常重要，被认为是早期骨性关节炎的关键事件[358]。作为膝关节骨性关节炎病理生理学的客观可测量指标，分子生化标志物有可能通过评估关节前软骨代谢变化和完整性，监测骨性关节炎的发病和进展，改善膝关节骨性关节炎的诊断、分期和预后，并在药物开发中评估关节软骨基质代谢[29,359,360]。

骨性关节炎的进展可分为 3 个阶段[28]。第一阶段涉及软骨细胞代谢的破坏，导致降解酶（如胶原酶和聚糖酶）的分泌增加，这些降解酶启动关节软骨细胞外基质的蛋白水解分解。随后，蛋白多糖和胶原碎片作为分解产物释放到滑液中，这有助于关节软骨表面的纤维化和侵蚀。最后一个阶段涉及滑膜细胞吞噬分解产物，导致滑膜炎症，以及炎性细胞因子和蛋白酶的产生和分泌到关节间隙。这些促炎分子通过减少蛋白多糖和胶原合成并上调降解蛋白酶，进一步增强软骨细胞代谢的分解代谢效应。骨性关节炎关节软骨的结构变化如图 4.3~ 图 4.5 所示。

用于监测膝关节骨性关节炎的生化标志物包括5 组相关标志物：软骨合成代谢标志物（PⅡCP、PⅡANP、透明质酸、表位 846）、软骨分解代谢标志物（硫酸角质素、软骨寡聚基质蛋白）、炎症标志物（C- 反应蛋白、TNF 受体Ⅰ型和Ⅱ型、IL-6、嗜酸性阳离子蛋白）、骨标志物（骨唾液蛋白、吡啶醇、脱氧吡啶啉）、转化生长因子 –β[278,361,362]。

图 4.3　显示股骨髁轻度骨性关节炎的组织学显微照片。注意关节软骨细胞外基质的紊乱（箭头尖），潮标（R）的复制，以及软骨下骨质增厚的软骨下硬化（甲苯胺蓝，放大倍数：×5）

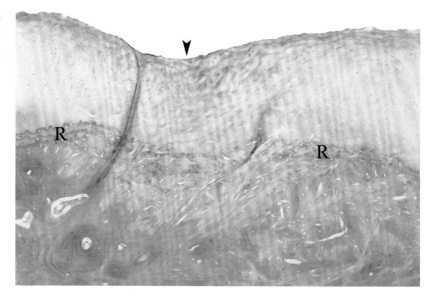

图 4.4　显示股骨髁中度骨性关节炎的组织学显微照片。注意软骨细胞坏死（N）、软骨细胞外基质紊乱、潮标重复（箭头尖）、软骨下板中新骨形成，以及下面的修复性软组织（箭头所示）（苏木精和伊红，放大倍数：×5）

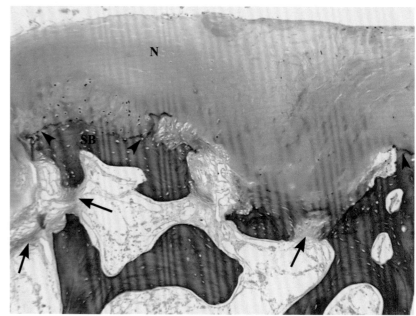

图 4.5　显示股骨髁严重骨性关节炎的组织学显微照片。注意关节软骨变薄、修复性纤维软骨（箭头尖）、潮标（TM）重叠和骨赘（箭头）（苏木精和伊红，放大倍数：×5）

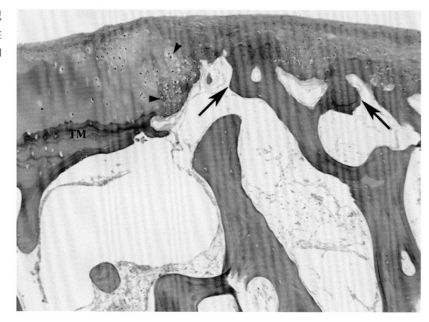

在43例膝关节骨性关节炎患者中，与88例健康对照组相比，s-PⅡANP降低了53%，表明Ⅱ型胶原合成显著减少[99,353]。骨性关节炎和创伤性关节炎患者的PⅡCP水平高于类风湿性关节炎患者[95]。此外，中度骨性关节炎患者的PⅡCP水平较高，反映了患病关节中Ⅱ型胶原的软骨细胞合成活性[95]。膝关节中这种分子水平的增加与原发性骨性关节炎的BMI以及创伤性关节炎关节不稳定引起的软骨侵蚀程度密切相关[64]。骨性关节炎和创伤性关节炎关节液中C6S和硫酸角质素也升高。与正常对照组相比，早期骨性关节炎患者关节软骨和滑液样本中的印度刺猬同源物（IHH）水平显著升高[338]。尿CTX-Ⅱ、血清Ⅰ型胶原N-端肽（s-NTXⅠ）和s-HA被证明与膝关节骨性关节炎进行性疼痛和影像学进展的患者相关[104,180]。

在膝关节骨性关节炎患者中，基线可溶性瘦素受体与PⅡANP水平降低、软骨缺损评分增加以及软骨体积损失增加有关[225,309]。肌肉减少性肥胖症（肌肉质量减少的肥胖症）膝关节骨性关节炎患者的s-瘦素水平显著高于非肌肉减少性肥胖症患者[363]。此外，患有肌肉减少性肥胖的膝关节骨性关节炎患者表现出较差的身体表现。与非肥胖骨性关节炎患者相比，肥胖骨性关节炎患者的血清样本显示出更高的酸浓度和氧化应激因子，这表明肥胖骨性关节炎患者会导致氧化应激和酸中毒[364]。最近的一项研究评估了膝关节骨性关节炎患者和性别匹配的健康受试者的脂肪因子（具有高和低分子量的脂联素、瘦素和抵抗素）、C2C和Ghrelin的s水平以及身体成分[271]。这项研究表明，与对照组相比，重度骨性关节炎患者的总脂联素水平显著升高，这些患者的特点是脂肪明显过剩。在一项使用Lysholm评分和国际膝关节文献委员会（IKDC）主观评分评估创伤后骨性关节炎患者临床严重程度的研究中，与2级骨性关节炎患者相比，3级骨性关节炎患者的滑液-Ghrelin水平显著降低[341]。此外，Ghrelin水平与炎症（IL-6和TNF-α）和降解（软骨寡聚基质蛋白和CTX-Ⅱ）生物标志物水平呈负相关[341]。对于有症状的膝关节骨性关节炎患者，s-抵抗素水平与软骨缺损和骨髓损伤正相关且独立，而s-IL-17与这两种情况显著相关[260]。此外，与对照组相比，膝关节骨性关节炎患者的内脂素浓度明显更高。严重膝关节骨性关节炎患者的内脂素水平显著升高，这也与Ⅱ型胶原（CTX-Ⅱ）和聚集蛋白聚糖（AGG1和AGG2）的关节软骨降解标志物呈正相关[282]。

文献中的有力证据表明，u-CTX-Ⅱ和s-软骨寡聚基质蛋白是与膝关节骨性关节炎的存在、发病率和进展最一致的相关生物标志物[180,181]。然而，一项研究报告称，尽管u-CTX-Ⅱ和s-软骨寡聚基质蛋白与膝关节骨性关节炎的存在和进展呈正相关，但这两种生化标志物与骨性关节炎的发生率呈负相关[180]。作者推测，膝关节骨性关节炎早期软骨和软骨下骨转换水平较低可能解释了后一个发现。然而，另一项研究报告u-CTX-Ⅱ是膝关节骨性关节炎进展的预后标志物，s-软骨寡聚基质蛋白水平是膝关节骨性关节炎发病率的预后标志物[181]。已证实临床孤立性膝关节骨性关节炎患者的s-软骨寡聚基质蛋白水平与患者年龄、BMI、疼痛评分和IL-1β呈正相关[135]。软骨寡聚基质蛋白和CTX-Ⅱ的血清和u水平升高与骨性关节炎严重程度和体重增加有关[184]。此外，该研究表明，软骨寡聚基质蛋白水平与疼痛和僵硬相关，但与功能无关，而CTX-Ⅱ升高与僵硬评分相关[184]。在有早期软骨损伤迹象的膝关节骨性关节炎患者中，透明质酸和软骨寡聚基质蛋白浓度显著升高，这表明其可用于预测膝关节的早期软骨损伤[365]。然而，在另一项研究中，与早期骨性关节炎患者相比，渗出量和/或滑膜增生（表明炎症改变和严重骨性关节炎）较多的患者的s-HA和s-软骨寡聚基质蛋白水平显著升高[366]。已经证明，TNF受体Ⅱ型、软骨寡聚基质蛋白和表位846将骨性关节炎患者与对照组区分开来[361]。此外，膝关节骨性关节炎患者的s-YKL-40水平与症状严重程度呈正相关，这些症状的严重程度是使用西安大略大学和麦克马斯特大学骨性关节炎指数（WOMAC）对疼痛和身体残疾以及骨性关节炎严重程度的评分确定的[153,154]。放射前骨性关节炎（ROA）与非骨性关节炎对照组的风险随着u-C2C水平的升高而增加，而ROA与非骨性关节炎的风险随着u-CTX-Ⅱ和u-C2C水平的升高而增加，随着s-PⅡCP水平的升高而降低。此外，该研究报告，与单个标志物的水平相比，Ⅱ型胶原降解标志物与胶原合成标志物的比率能够更好地区分骨性关节炎的阶段[111]。这一发现得到了另一项研究的证实，该研究显示，更高的C2C和PⅡCP比率的 s 水平与骨性关节炎进展的增加有关[367]。另一项研究支持重度膝关节骨性关节炎患者的 u-CTX-Ⅱ水平升高[188]。

在骨性关节炎患者的血清和尿液中检测到聚集蛋白聚糖酶裂解的聚集蛋白聚糖片段[82]。几种基质金属蛋白酶，即基质金属蛋白酶 -1、基质金属蛋白酶 -3、基质金属蛋白酶 -9 和基质金属蛋白酶 -13，已被证明在骨性关节炎关节软骨的降解中发挥重要作用[294]。骨性关节炎患者中滑液 -MMP-1 水平的降低反映了骨性关节炎的严重程度（负相关）以及关节软骨 SZ 的完整性[242]。与健康对照组相比，接受 TKA 治疗的骨性关节炎患者滑液中 IL-1β、MMP-1 和 MMP-3 的水平显著升高[248]。据报道，MMP-1、MMP-3 和 MMP-13 的血清和滑液水平升高可将关节软骨不同程度退化的膝关节骨性关节炎与健康膝关节区分开来[248,265,368]。此外，在晚期膝关节骨性关节炎（3 级和 4 级），血清和滑液 -MMP-13 和 -TNF-α 以及滑液 -PLA2 水平升高也有报道[245, 265]。在本研究中，MMP-13 水平升高与 WOMAC 评分显著相关。然而，一项研究报告了滑液 -MMP-1 与骨性关节炎严重程度之间的负相关，这可能是由于骨性关节炎进展过程中从 SZ 开始的各种软骨区降解引起的[242]。据报道，膝关节骨性关节炎患者的滑液中存在高活性 PLA2（促炎）水平[245]。在骨性关节炎早期，s-ADAMTS-4 水平显著高于中重度骨性关节炎患者和健康对照组，而在中重度骨性关节炎患者中，ADAMTS-5、MMP-1 和 MMP-3 的 s 水平显著高于早期骨性关节炎患者和健康对照组[250]。这一结果表明 s-ADAMTS-4 是骨性关节炎早期诊断的潜在指标。总的来说，蛋白多糖片段、软骨寡聚基质蛋白和 MMP（MMP-1、MMP-3 和 MMP-13）的生化评估以及滑液中 MMP-3 及其抑制剂（TIMP）之间的平衡似乎是骨性关节炎早期和晚期关节组织损伤的良好指标。OARSI 发表了一系列关于使用可溶性生化标志物的建议，包括 ADAMTS-4 和聚集蛋白聚糖 ARGS 新表位片段的膝关节滑液水平，以及血浆趋化因子（CeC 基序）配体 3（CCL3）作为骨性关节炎的新生化标志物[29,369]。

血浆和膝关节滑液中的细胞因子（IL-1α、IL-4、IL-6、IL-15、IL-18 和 TNF-α）与骨性关节炎严重程度相关，而基线 IL-18 与骨性关节炎进展的预测相关[28,257,261,304,305]。血清 IL-6 和 TNF-α 水平也与胫骨平台间隙狭窄的患病率增加和膝关节软骨体积损失的预测相关[253]。在早期膝关节骨性关节炎患者中，与晚期骨性关节炎相比，s-IL-15 水平升高，这也与 IL-6 水平有关[305]。与志愿者相比，原发性膝关节骨性关节炎患者的血浆、滑液和关节软骨中的 IL-18 水平显著升高，这些升高的水平与影像学严重程度呈正相关[261]。在骨性关节炎患者中，CCL2 的滑液水平与自我报告的更大疼痛和身体残疾呈独立正相关，表明该生化标志物可用于评估骨性关节炎的症状严重程度[342]。膝关节骨性关节炎患者血清和滑液 CCL13 水平的升高也与 KL 分级系统评估的 X 线骨性关节炎严重程度显著相关[370]。血浆和滑液中的趋化因子干扰素 γ 诱导蛋白 10（CXCL-10）已被证明与膝关节骨性关节炎的影像学严重程度呈负相关，而滑液 -CXCL-12 的高水平与使用 KL 分级系统评估的骨性关节炎的影像学严重程度相关[249,371]。据报道，膝关节骨性关节炎患者膝关节滑液和血清中的 Fractalkine（CX3CL-1）显著增加，这两种水平与 KL 分级系统评估的骨性关节炎严重程度显著相关，也与使用 WOMAC 指数评估的自我评估的更大疼痛和身体残疾呈正相关[372,373]。

据报道，骨性关节炎患者的血清和磺戊糖苷水平显著升高，这也与滑液软骨寡聚基质蛋白水平升高相关[129]。尽管关节软骨细胞外基质和软骨细胞中与衰老相关的变化被认为是骨性关节炎的重要致病因素，但一份关于人类膝关节的报告显示，戊糖苷与晚期骨性关节炎的软骨降解呈反比关系[132]。此外，在 Hartley 豚鼠自发性膝关节骨性关节炎模型中的发现表明，由于关节内注射含核糖的药物而导致的 AGE 累积不会促进疾病的进展[374]。这些结果表明，戊糖苷是关节老化的标志物，但不是膝关节骨性关节炎的特异性标志物。

4.5　术后膝关节滑液生化标志物的变化

膝关节镜手术（AS）是一种微创手术，包括检查膝关节结构，有时治疗膝关节损伤。它使用关节镜进行，关节镜通过一个小切口插入膝关节，允许灌洗以去除软骨碎片和钙晶体等异常，清创以手术方式去除退化的软骨，留下稳定的边缘和光滑的关节面，并切除骨赘。滑液生化标志物能够在手术前反映关节内环境，并可能预测术后临床结果[247]。硫酸角质素主要存在于关节软骨中，而CS，尤其是C4S主要存在于其他膝关节组织中，如滑膜、半月板和韧带[375,376]。因此，骨性关节炎患者s-硫酸角质素水平的升高主要归因于受累膝关节软骨降解的增强[377]。

在一项研究中，膝关节镜手术后研究了与软骨代谢相关的C4S、C6S和硫酸角质素的滑液水平的时间变化[378]。术前和术后2、4、8和12周，分别从25个膝关节（24例患者）获取液体。膝关节镜手术后2周，硫酸角质素水平显著下降，而C6S、C4S和总CS水平没有变化。此外，在12周时检测到C6S和硫酸角质素水平之间存在显著的正相关。这些结果表明膝关节镜手术后软骨代谢受到抑制。膝关节镜手术后2年，7例患者需要全膝关节置换术或单室膝关节置换术。

修复软骨损伤的手术干预可导致合成代谢和分解代谢因子水平升高。一项研究调查了自体膝关节软骨细胞移植前和软骨修复后MMP-3和IGF-1的浓度[379]。从10例患者修复前和修复后1年收集滑液样本。对照组包括15例因各种症状接受膝关节镜检查但没有明显软骨损伤的患者。修复前，有软骨损伤的患者的MMP-3和IGF-1均高于无软骨损伤的对照组。软骨修复后1年，MMP-3和IGF-1水平持续升高，关节镜检查显示病变充满修复组织。然而，MMP-3和IGF-1水平仍然升高，表明移植物重塑或早期退化[379]。在另一项研究中，49例接受关节置换手术的终末期膝关节或髋关节骨性关节炎患者的滑液-IL-6水平升高（n=8），表明术后操作会产生促炎症反应[380]。

急性膝关节损伤和术后炎症细胞因子和软骨降解生化标志物升高。前交叉韧带（ACL）重建几年后，滑液中的这些生化标志物可能升高，表明细胞外基质破坏和修复之间存在持续的稳态失衡。这表明，无论前交叉韧带是重建还是非手术治疗，前交叉韧带断裂的患者在受伤的膝关节上发生创伤后关节炎（PTA）的风险都会增加。创伤后关节炎的一个机制可能是急性损伤时开始的炎症降解过程，该过程持续一段时间，与是否恢复了足够的关节稳定性无关。在一组8年前接受过前交叉韧带重建的11例患者中，

从手术膝关节和对侧非手术膝关节抽取膝关节滑液，以评估炎性细胞因子和软骨降解标志物的水平[381]。随访时，患者接受了双侧负重X线和双膝MRI检查。手术膝关节和对侧膝关节之间IL-1β、IL-6、TNF-α、GAGs、ARGS Aggrecan或软骨寡聚基质蛋白的滑液浓度没有显示出显著差异。然而，与对侧膝关节相比，在手术膝关节中观察到明显的X线可见骨性关节炎病变。磁共振成像显示，所有移植物和所有对侧前交叉韧带均完好无损，并证实手术膝关节的半月板和软骨损伤明显多于对侧膝关节。本研究的局限性在于缺乏修复后用于比较的生化标志物的基线水平。此外，据报道，单侧膝关节损伤会影响同一患者对侧未受伤膝关节中几种生化标志物的滑液浓度[216]。这可能解释了为什么即使手术后的膝关节有显著的骨性关节炎改变、半月板和软骨损伤，如负重X线片和MRI所示，非手术膝关节和重建膝关节之间的生化标志物水平没有显著差异。

这些研究强调了生化标志物在评估软骨修复程序前后以及随访中受伤和修复组织的结构完整性和软骨代谢方面的临床应用。

4.6 软骨生化标志物的局限性

为骨性关节炎或其他类型关节炎的疾病活动识别合适的生化标志物是一项具有挑战性和复杂的工作。虽然一些限制可能与分析本身、分析类型和所用技术的再现性有关，但其他限制可能与环境条件有关，如食物摄入、体力活动和昼夜节律[172]。在临床研究中使用分析之前，必须验证所有这些条件。此外，应考虑对关节软骨特异性生化标志物水平的分析，并根据年龄、性别、BMI和骨转换标志物的骨状态等混杂因素进行调整。其他膝关节损伤或疾病以及严重肾脏或肝脏疾病的存在可能会扭曲生物标志物值的解释。

迄今为止，临床和动物研究中已单独或联合使用了几种标志物。然而，只有少数研究明确了疾病的阶段（严重程度）。由于关节标志物的水平可能因疾病的不同阶段而不同，因此缺乏疾病阶段的说明可能会导致对数据的误解。尽管已经对膝关节软骨退化的标志物进行了评估，但由于退化的解剖位

置，这些标志物的临床应用可能会受到限制，退化可能来自严重退化的软骨局部区域，也可能来自非常轻微退化的更大区域。

包括免疫化学反应性的变化、血清中可能存在的非软骨组织降解片段，以及维生素 K 状态对充分酶羧化的依赖性在内的几个因素可能会使关节软骨生化标志物的结果解释复杂化。在疾病中软骨损伤的早期阶段，软骨代谢的敏感血清或尿液指标，以及更重要的是，需要开发更特异的标志物来识别和区分关节软骨修复反应和软骨重塑。

几个蛋白多糖裂解产物和酶活性反映了软骨的形成和降解。临床研究表明，骨性关节炎患者的 s- 硫酸角质素表位和 -HA 浓度平均高于正常组[377,382,383]。硫酸角质素水平升高与软骨破坏或急性损伤反应有关。然而，健康个体和患病个体之间的重叠几乎是完全的[18]。正常值的大范围和随疾病而发生的小变化（如果有的话）结合起来，使得单一观察几乎没有诊断用途。例如，正常值的上限值可能反映高代谢周转率，或者实际上可能反映退行性关节疾病。在硫酸角质素水平的增加中观察到了显著的个体间差异，骨性关节炎患者的硫酸角质素水平始终较高。硫酸角质素也存在于主动脉和角膜中；因此，它不是软骨特异性分子。此外，s- 硫酸角质素水平升高并不能反映软骨组织学变化。一些动物研究还表明，s- 硫酸角质素不是骨性关节炎活动的可靠标志物[384]。虽然透明质酸已被证明是软骨代谢的最佳候选标志物之一，但透明质酸更多地是滑膜增生和多动症的标志物，而不是软骨本身的标志物。因此，确定 s- 硫酸角质素表位和 -HA 的浓度作为骨性关节炎软骨损伤诊断试验的可靠标志物，目前的价值似乎有限。

在骨性关节炎患者中，软骨寡聚基质蛋白仅在存在大量持续的局部生产过剩的情况下进行修改。此外，血浆和血清中的 CMG 水平都不能反映软骨降解的程度。YLK-40 已在人滑膜成纤维细胞中被鉴定，并且 YLK-40 mRNA 在软骨细胞和肝脏中强烈表达。YLK-40 在脑、肾和胎盘中弱表达，在心脏、肺、骨骼肌、胰腺、单核细胞和皮肤成纤维细胞中少量表达。尽管有报道称骨性关节炎患者血清和滑液 -YLK-40 水平升高，表明 YLK-40 可能是评估关节软骨降解的有用标志物，但它不是软骨特异性的。

对类风湿性关节炎和骨性关节炎患者尿液和滑

液中吡啶醇交联物浓度的评估表明，类风湿性关节炎患者的 u- 吡啶醇和脱氧吡啶啉水平显著高于骨性关节炎患者[124]。两组的滑液均显示吡啶醇含量相对较少。这表明实验设计或组织加工中存在缺陷，或者它可能支持慢性关节疾病中吡啶醇的骨外起源假说。虽然吡啶醇交联物已被广泛用作骨吸收的标志物，但已发表结果的不一致性对其作为骨特异性吸收标志物的实用性提出了质疑。将部分切除半月板的兔子膝关节软骨中的交联水平与衰老期间发生的交联水平进行比较。吡啶醇总含量不随年龄或骨性关节炎而变化，这一结果与之前的研究结果不符。正如预期的那样，总戊糖苷浓度随着年龄的增长而显著增加，但随着骨性关节炎的增加而保持不变[207]。虽然吡啶醇 / 脱氧吡啶啉比率被用作区分软骨和骨胶原破坏的指标，但根据一项研究，吡啶醇 / 脱氧吡啶啉比率的有用性值得怀疑，该研究报告了 38 例类风湿性关节炎患者的尿液和血清样本中该比率的差异[120]。吡啶醇患者的血清和 u 水平之间存在相关性，但脱氧吡啶啉患者的血清和 u 水平之间没有相关性。由于骨代谢率高于关节软骨，尿液或血清样本中的交联水平通常反映骨代谢。此外，据报道，尿液交联与临床活性之间存在很大差异[198]。吡啶醇和脱氧吡啶啉是骨、软骨、肌腱和韧带的胶原蛋白转化产物。很难区分 I 型胶原（主要来自骨）和 II 型胶原（软骨特异性）的吡啶醇和脱氧吡啶啉。在活动性炎症疾病患者中，吡啶醇水平显著升高，但脱氧吡啶啉水平没有显著升高，并且与炎症活动密切相关。骨和软骨破坏的准确定量标志物应作为监测骨性关节炎、类风湿性关节炎以及其他关节疾病活动的工具。

鉴于上述问题，目前的生化标志物对临床应用有什么价值？对于个体而言，选定的标志物可作为对软骨或骨骼疾病改良策略的反应指标。这些标志物的变化往往比成像更快，因此可以用于监测治疗。

一种主要反映软骨代谢的生化标志物将有助于评估疾病的阶段和评估新的治疗方案。理想的软骨生化标志物应该对软骨结构和 / 或生物化学的变化敏感，并能反映疾病随时间的进展。为了获得准确可靠的结果，标志物的水平应与关节疾病的严重程度相关。组织样本或组织液样本，以及用于处理的技术的灵敏度和准确性对结果起着至关重要的作用。

例如，尿液样本的大量分析制备可能导致标志物大量丢失，因此结果不一致。

一套理想的生化标志物可以区分和测量关节炎的活动和进展。最重要的是，理想的生化标志物应该是敏感和特异的，以识别关节疾病的早期。迄今为止，软骨代谢和破坏的理想标志物仍然不可用。目前可用于检测软骨降解过程的生化标志物基本上是非特异性的。进一步的研究应着眼于确定能够区分软骨损伤与骨和滑膜损伤的生物学和病理学特征。此外，这些研究应该能够分离软骨分解代谢和合成代谢活动，以及确定和／或监测软骨损伤的程度和阶段。

4.7 动态加载期间的生化标志物

关节软骨独特的生物学和力学特性取决于其复杂的3D结构及其生化成分（主要是水、电解质、胶原和PG）的相互作用，以及细胞外基质分子和软骨细胞之间的相互作用[9,385,386]。生化标志物对膝关节负荷的反应评估功能，作为整体关节健康的衡量标准。膝关节损伤后，逐渐恢复体力活动可使关节组织适应负荷，可监测对体力活动的生化标志物反应，以确定恢复活动的适当负荷水平。作为对几种活动的响应，滑液骨和软骨生化标志物发生变化，并受到体重、负荷和活动持续时间等变量的影响[326]。在正常生理压力范围内，加载时软骨基质本质上是不可压缩的[387]。使用骨性关节炎诱导的动物模型进行的研究表明，机械负荷的生理水平调节并有效管理软骨细胞内质网应激和自噬的增加，这反过来又有可能延迟骨性关节炎的发病并缓解骨性关节炎症状[388,389]。虽然轻度／中度机械负荷对于维持健康的膝关节软骨和软骨下骨是必要的，但异常的生理性膝关节负荷，包括废弃和过度使用，会增加软骨损伤、退变和骨性关节炎的风险[390-392]。机械冲击力可在老化或骨性关节炎软骨中诱发简单的纤维颤动（无分支），其通常延伸至浅表软骨，形成裂隙。退化的人类软骨的力学变化包括压缩、拉伸和剪切的刚度降低，以及流体流动的渗透性增加[393,394]。体外实验表明，静态和动态压缩应力都会降低蛋白多糖生物合成（范围为25%~85%），这种抑制作用与施加的应力呈正比，但与加载时间无关[395]。

机械力对关节软骨分子的合成和周转率有很大影响[396,397]。软骨细胞与细胞外基质的相互作用是软骨细胞机械传导的关键事件之一[93,98]。几项使用软骨或骨软骨外植体的体外研究调查了载荷大小、频率和持续时间对大分子生物合成、损失、结构变形以及软骨细胞活力的影响[399-401]。关节的定期循环载荷增强蛋白多糖合成，增加软骨硬度。这些研究的结果证实，负荷持续时间和强度的增加刺激了蛋白多糖生物合成的抑制，而蛋白多糖的损失仅通过增加负荷的幅度和持续时间来调节。

针对体力活动和膝关节负荷，研究体液中关键生物标志物水平的变化，可以提供有关膝关节无法适应给定负荷刺激的患者的重要信息。在体外实验中，发现软骨寡聚基质蛋白表达增强对小腿关节软骨外植体的长期循环压缩敏感[402]。在年轻健康成年人中，负荷诱导的s-软骨寡聚基质蛋白增加与不断增加的动态负荷量有关，表明动态负荷量与负荷诱导的s-软骨寡聚基质蛋白变化之间存在剂量反应关系[403]。在体育锻炼以及娱乐和竞技运动中，s-软骨寡聚基质蛋白水平升高与膝关节软骨变形行为的急性影响有关，这可能是由于负荷的影响[327,328,404]。此外，在膝关节内侧隔室骨性关节炎患者中，通过每天30 min步行活动的机械刺激，s-软骨寡聚基质蛋白水平升高，在5年的随访中（通过MRI可视化），显示关节软骨变薄，表明软骨寡聚基质蛋白作为机械敏感生化标志物的效用[219]。然而，我们必须认识到，相对于健康的关节软骨，骨性关节炎关节软骨的完整性受损可能是观察到的软骨变薄的原因。

根据健康膝关节软骨的局部力学需求，基质金属蛋白酶在调节软骨内稳态中发挥重要作用。作为对机械压力的反应，健康关节软骨的负荷减少了MMP-1和MMP-3的合成[405]。然而，这种稳态调节在受伤和患病的软骨中受到损害，导致滑液-MMP-1、MMP-2和IL-β增加[60,241,248]。

关节软骨变薄会增加软骨剪切应力，尤其是深层区（DZ）内的剪切应力，这与潮标推进和重叠、钙化软骨区（ZCC）增厚和软骨下骨硬化有关。这些事件与关节软骨和骨骼试图修复损伤有关。此外，拉伸应力发生在关节面和靠近软骨－骨界面的区域[406]。软骨表面的这种应力可能会引发病变关节软骨中出现的纤维性颤动和裂缝[407]。65例经放射学诊断为原发性早期膝关节骨性关节炎患者的滑液 -P II CP 水平与机械风险因素相关，即肥胖（BMI）和内翻对齐（股骨胫骨外侧角）[91]。另一项研究证实了这一发现，报告的 P II CP 评估在评估骨性关节炎的风险因素时是敏感的，包括肥胖和关节不稳定[64]。这一发现表明，肥胖和内翻引起的机械应力改变增强了 II 型胶原的软骨细胞合成。一项研究表明，行走期间的体内负荷与软骨水渗出和滑液 – 蛋白多糖浓度增加一致，与 MRI T1rho 松弛时间减少相关，这也证实了体外实验[408,409]。这些发现表明，软骨磁共振成像和滑液生化标志物相结合可以提供一种无创性工具，用于描述关节生化和生物力学环境的变化。

4.7.1 表面积分子

软骨溶解过程释放软骨寡聚基质蛋白，在 SZ 软骨中检测到。在体外实验中，成熟的牛软骨外植体在 0.5 Hz、1 MPa 和 5 MPa 的条件下循环加载 1 h、6 h 和 24 h，以评估细胞活力和细胞外基质完整性[410]。机械循环负荷导致软骨细胞死亡和蛋白多糖丢失，在 6 h 内从关节面开始，随着负荷时间的延长，软骨深度增加。加载时间超过 1 h 的软骨 SZ 中 7D4 表位（天然 CS）减少；但是，在 DZ 中，软骨细胞周围的细胞外周基质（PCM）中发现 7D4 表位增加[410]。降解 / 异常 C4S 新表位仅出现在最严重条件下（5 MPa，24 h）加载的软骨中。MMP-3 的升高与在加载 1 MPa 和 5 MPa 的外植体中的 SZ 处的碎片胶原（COL2-3/4m）共定位 24 h[410]。过度负荷导致软骨坏死后，MMP-3 水平的增加可导致机械损伤关节软骨中蛋白多糖的消耗和细胞外基质的降解。

4.7.2 跑步

经常锻炼可以预防退行性关节疾病。在一项涉及 33 名健康运动员的研究中，从滑液（Aggrecan、MMP-3、TIMP-1 和 PIICP）和血清（Aggrecan、透明质酸和硫酸角质素）在跑步前 24 h 和跑步后 30~60 min（9 名运动员在跑步机上跑步 60 min，16 名运动员在公路上跑步 80 min）或踢足球（8 名运动员比赛 90 min）测量生化标志物水平[329]。为了进行比较，滑液和血清样本取自 28 例膝关节疼痛但无关

节病理或损伤证据的对照组。从关节液样本中测得的所有生物标志物都显示出随着运动而增加的趋势。此外，与对照组相比，除 MMP-3 外的所有标志物在运动员休息时的浓度均较低。运动前跑步者的 s- 硫酸角质素浓度显著高于足球组和参考组，运动后进一步增加[329]。运动后生化标志物水平的增加似乎反映了机械负荷的影响，以及这些个体体内软骨基质的可能高周转率。

通过评估参与多阶段超马拉松跑步的志愿者队列（n=36）血清中的软骨生化标志物水平，评估关节软骨周转和负荷诱导的生化变化[36]。在 4486 km 的多阶段马拉松比赛之前和 4 个时间点（大约相等的距离）采集血样。在多阶段超级马拉松比赛中，s- 软骨寡聚基质蛋白、–MMP-9 和 –MMP-3 水平显著升高，MMP-3 水平的变化与软骨寡聚基质蛋白水平的变化呈正相关[36]。多阶段超级马拉松运动员的 s- 软骨寡聚基质蛋白水平升高表明，在极限跑步时，软骨寡聚基质蛋白会发生更替[36]。此外，s- 软骨寡聚基质蛋白升高与负荷诱导的 MMP-3 增加之间的关联表明 MMP-3 可能参与软骨寡聚基质蛋白的降解。

对 6 名健康的休闲跑步者，研究了跑步对膝关节内炎症和软骨周转循环标志物的影响[404]。每名参与者都以平衡的顺序完成了一次跑步（30 min）和对照（30 min 无负荷）活动。在每次治疗前后采集血清和滑液样本。对照组的细胞因子浓度没有改变。从运行前到运行后，IL-15 浓度呈下降趋势。在对照条件下，s- 软骨寡聚基质蛋白降低，滑液软骨寡聚基质蛋白升高，而运行状态导致 s- 软骨寡聚基质蛋白升高，滑液软骨寡聚基质蛋白降低。此外，干预前后血清和滑液软骨寡聚基质蛋白的变化呈负相关。这些结果表明，跑步降低了膝关节内促炎细胞因子的浓度，促进了软骨寡聚基质蛋白从关节间隙向血清的移动。

4.7.3 锻炼

作为软骨降解的标志物，软骨寡聚基质蛋白是负荷和体力活动反应研究中最常用的生物标志物。作为对体育锻炼的回应，已知对关节软骨变形行为的急性影响，以及软骨寡聚基质蛋白浓度的暂时剂量依赖性增加，逐渐恢复到基线水平[326,327]。对 44

名健康男性（年龄范围 21~32 岁）[327] 进行了体育锻炼以刺激关节软骨功能行为的适当量和影响的研究。记录他们的身体健康水平，并在以自选配速进行 30 min 步行运动之前、之后以及 30 min 后采集血清样本。然后，每个参与者被分配到以下活动组中的 1 个，为期 12 周：跑步、骑自行车、游泳或控制。测试前的测量结果显示，步行活动 30 min 后，所有组的 s- 软骨寡聚基质蛋白水平均显著升高 5%~10%，除跑步外，所有测试后组的 s- 软骨寡聚基质蛋白水平均升高，这表明跑步降低了步行活动的变形效应[327]。这一发现得到了另一项研究的证实，该研究旨在确定 18 名健康志愿者（年龄范围 21~25 岁）[411] 的行走和跑步力学与行走引起的 s- 软骨寡聚基质蛋白急性变化有关。研究设计包括在 3 个独立的日子里使用装有仪器的跑步机，每天对应不同的步行速度：慢（首选步行速度）、中等（慢的 50%）和快（慢的 100%）。在行走前、行走后、行走后 30 min 和行走后 60 min 采集血清样本。在快、中、慢疗程中，行走后血清软骨寡聚基质蛋立即增加 29%、18% 和 5%，表明 s- 软骨寡聚基质蛋白浓度升高与行走速度增加相关。s- 软骨寡聚基质蛋白水平升高对应于负荷增加[330,412]。在没有调整体重的跑步机上自行选择行走会导致软骨寡聚基质蛋白增加 10%，而在同样的行走任务中，穿着加重背心的软骨寡聚基质蛋白浓度会增加 22%[412]。与在水平表面行走相比，在斜坡上行走等强度的增加显著提高了软骨寡聚基质蛋白浓度水平。为了研究倾斜上坡行走（负重活动）对血清生物标志物水平的影响，健康参与者（$n=82$）被分为实验组（$n=58$）和对照组（$n=24$）[330]。对照组参与者在水平路径上行走 14 km，实验组参与者在倾斜（5.97°）路径上行走相同距离。在行走前、行走后立即和行走后 24 h 收集血清。步行后，实验组的 s- 软骨寡聚基质蛋白水平显著高于对照组，表明关节软骨上的额外负荷与软骨寡聚基质蛋白水平升高有关[330]。

4.7.4 体育：娱乐和竞技

健康的关节软骨和关节对保持运动成绩和一般活动至关重要。在成熟的运动员中，影响膝关节机械功能的因素很多，包括软骨细胞存活和代谢、结构组成、关节内稳态的年龄相关变化、重复性膝关节损伤，以及控制关节软骨、滑膜和其他关节组织的遗传 / 表观遗传因素。由于关节软骨生物学、形态学和生理学不可避免的年龄相关变化，这些成熟运动员在维持健康的软骨和关节功能方面面临挑战[413]。影响运动员表现的年龄相关变化包括软骨细胞坏死及其代谢反应的下降、基质和滑膜组织成分的改变，以及内在修复反应的失调[413]。

研究了 37 名排球运动员膝关节软骨翻转生化标志物的纵向变化及其与患者 2 年评分结果的相关性[22]。18 名青少年（年龄范围 15~16 岁）参加了为期 2 年的排球强化训练计划，19 名成年人（年龄范围 41~50 岁）是休闲排球运动员。在这些青少年中，有 13 名在基线检查时骨骼发育不成熟，生长板开放，而 MRI 显示，除 1 名青少年外，所有青少年在随访时都有闭合的生长板。在基线检查和 2 年随访时采集血液和血清样本。受试者在基线检查时完成 IKDC 主观膝关节表和 36 项健康调查简表（SF-36）。基线检查时，所有青少年的软骨降解生物标志物、45- 聚体 II 型胶原胶原酶肽（C2C-HUSA ELISA 试剂盒）和 CTX- II 水平均高于成年人。基线开放青少年的 C2C-HUSA、P II CP（胶原合成标志物）和 CTX- II 降低，而成人的软骨中间层蛋白 2（CILP-2）和 C2C-HUSA 增加。在青少年中，IKDC 分数与 P II CP 变化相关，而在成年人中，SF-36 身体成分分数与软骨寡聚基质蛋白变化相关。与成人相比，青少年中 C2C-HUSA 和 CTX- II 的水平升高可能反映了随着膝关节负荷的增加，软骨更新增加。此外，P II CP 和软骨寡聚基质蛋白与患者的主观预后呈正相关，表明使用这些标志物评估机械负荷引起的软骨变化、相关症状和运动员骨性关节炎风险的益处[22]。

一项研究调查了强磁场的纵向效应，在研究阶段，在春季足球赛季期间，29 名全国大学生体育协会足球运动员（18 名男性，11 名女性；年龄范围 18~21 岁）在 s- 软骨寡聚基质蛋白水平和患者报告的结果（PRO）值上持续进行体力活动，且无严重膝关节损伤史[328]。运动员参加了季前、季中和季后数据收集会议，并在每次会议的血清收集之前完成了 PRO（Lysholm 和 IKDC 分数）。与赛前相比，在赛季中和赛后，软骨寡聚基质蛋白水平显著升高，因为运动员报告（PRO）功能水平随着时间的推移而提高。在一项可比较的结果研究中，在春季足球赛季期间和赛季结束后的两周内，每周对一组 6 名女大学生足球运动员的 s- 软骨寡聚基质蛋白水平进行测量[414]。在不同的场合采集 11 份血清样本：季节开始前 1 周（基线），在 8 周的季节中每周采集一次，在季节结束后 2 周内每周采集一次。在每周的所有春季足球活动之后，记录参与会议的记录。当运动员参与足球相关活动的程度较高时，s- 软骨寡聚基质蛋白水平较高。这表明软骨更新增加与体力活动增加之间存在关联。

跑马拉松会导致剧烈的关节负荷。在为期 10 周的马拉松训练计划中，在 10 周的马拉松训练计划之前和之后，以及每次马拉松比赛之前、之后立即和之后 24 h，从 45 名不同体重指数和跑步经验的跑步者身上采集血样[331]。测量血清生物标志物浓度（软骨寡聚基质蛋白、TNF-α、IL-6 和高敏 CRP）、BMI 和马拉松结束时间。BMI 不影响生化标志物浓度的变化，马拉松结束时间的差异解释了马拉松比赛后 24 h 恢复期间 s- 软骨寡聚基质蛋白和 -hsCRP 变化的可变性。因此，在马拉松比赛后，较慢的马拉松结束时间（而非较高的 BMI）可调节促炎症标志物或软骨标志物的增加。

在 46 名男性马拉松运动员中研究了马拉松（平均时间 3 h）对脂肪因子水平和软骨代谢生物标志物指数的影响[415]。在马拉松前后采集血样，测量 MMP-3、软骨寡聚基质蛋白和 YKL-40 的水平以及促炎性脂肪因子（即脂联素、瘦素和抵抗素）的血浆浓度。跑马拉松使 MMP-3 水平增加了 1 倍多，YKL-40 水平增加了 56%，但对软骨寡聚基质蛋白有不同的影响，并且与马拉松时间呈负相关。马拉松跑得越快，MMP-3 水平的增加越大。此外，抵抗素和脂联素水平升高，而瘦素水平保持不变。马拉松诱导的抵抗素水平变化与 MMP-3 和 YKL-40 的变化呈正相关，马拉松前抵抗素水平与马拉松诱导的 YKL-40 的变化呈正相关[415]。这些结果显示了用于研究马拉松对软骨代谢和降解影响的生物标志物的效用。

在另一项研究中，60 名大学生运动员正在接受不同类型有氧运动（团体、越野跑和游泳）的高强度训练，16 名非运动员本科生对照参加了一项横断面研究，以调查骨骼应力对参与有氧运动的运动员软骨和骨代谢的影响培训[416]。收集尿液样本，检测交联 N- 端肽（NTX）（骨吸收标志物）和 CTX- Ⅱ（软骨降解标志物）。在另一项研究中，60 名大学生运动员正在接受不同类型有氧运动（团体、越野跑和游泳）的高强度训练，16 名非运动员本科生对照参加了一项横断面研究，以调查骨骼应力对参与有氧运动的运动员软骨和骨代谢的影响培训[416]。收集尿液样本，检测交联 N- 端肽（NTX）（骨吸收标志物）和 CTX- Ⅱ（软骨降解标志物）。

关节软骨机械性破坏涉及多个因素，包括运动或意外创伤导致的软骨结构直接损伤、肥胖、软骨过度重复负荷和 / 或关节固定。虽然在没有创伤性损伤的情况下，运动活动似乎不是正常关节软骨退化的风险因素，但这种活动可能会对异常关节产生长期不良后果，因为它可能最终导致甚至加速关节软骨的退化。关节软骨钝性损伤通常由意外事故或运动性膝关节损伤引起，与局部炎症反应有关，是发生创伤后骨性关节炎的主要风险因素[333,385,417]。创伤后不久，在滑液中发现了几种炎症和软骨生化标志物[43,59,157,216]。

4.8 结论

生化标志物有助于评估膝关节软骨的状态，如稳态、损伤和疾病导致的退化；然而，它们的使用和解释需要谨慎，而且往往远非直截了当。虽然血液、尿液和滑液分析物作为关节软骨功能的替代生化标志物目前临床应用有限，但对这些标志物的需求继续推动着大量的研究活动。在影响软骨生物标志物水平的众多变量中，个体的生物动力负荷史是其中之一。改善软骨生化标志物临床应用的几种途径包括更精确地定义软骨疾病，例如，骨性关节炎表型，更好地理解分析物代谢，主动负荷条件下的生化标志物评估，以及结合生物动力负荷考虑的算法。

第三部分

膝关节软骨损伤的评估和诊断

第 5 章　膝关节急性和慢性创伤性软骨损伤

Henry B. Ellis Jr

李海峰　王　彬　唐冬梅 / 译

5.1　概述

在骨科医生治疗的损伤中，任何关节的关节软骨损伤都需要特别注意。关节软骨是一种神圣的结构，受到运动医学卫生专业人员的高度尊重。从 Salter 博士的早期工作[1]到软骨细胞植入，修复、恢复或再生关节软骨的努力仍在继续。

创伤性软骨损伤有 4 种不同的模式。第 1 种，骨软骨（OC）骨折或急性骨软骨分离是由于软骨和软骨下骨因与早期渗出或关节炎相关的剪切力而发生的单一创伤所致。第 2 种，关节软骨缺损或软骨缺损是一个用于定义关节面和软骨下骨损伤的广泛术语。软骨缺损可能有症状，也可能没有症状。第 3 种，软骨损伤是骨撞击伤，有时称为骨挫伤。这是关节软骨的撞击性损伤，在高级影像学上表现为软骨下水肿。骨挫伤也可能伴随相关的软骨缺损。第 4 种，反复的膝关节超生理负荷会对关节软骨造成慢性创伤性损伤，这与原发性特发性骨性关节炎（OA）有关，且常被混淆。

无论损伤的原因或病变的程度如何，防止关节软骨进行性退变都是一个共同的目标。许多损伤是关节损伤的常见线索，并且关节软骨的治疗常常被更明显、更容易治疗的损伤所掩盖。

本章将重点介绍与急性和慢性创伤性关节软骨损伤相关的膝关节损伤的自然史、分类和发病率。我们还将回顾各种运动中软骨损伤的模式。这些损伤的处理超出了本章的范围，其将在第 11 章、第 12 章中进行讨论。

5.2　自然史

孤立的全层软骨缺损的自然史尚未完全阐明。退行性病变进展的预测因素仍然是个谜，因为一些软骨病变在继续进展，而另一些软骨病变具有治愈以及填补缺损的天然能力[2-4]。大部分发生在成人的全层关节软骨缺损是不能自发修复的，这是由于血运不佳和随之产生的祖细胞修复细胞匮乏[4,5]。病变的大小（> 1 cm^2）可能是病变进展，从而导致骨性关节炎的危险因素[4,6,7]。软骨深部的病变往往会引起更多的功能丧失和更高的退行性关节炎进展率[8]。此外，从长期来看，外侧髁软骨损伤往往比内侧缺损引起更严重的主观症状[9]。

生物力学数据显示，无论是在关节还是非关节中，局部缺损周围的区域，所承受的接触压力都会增加[10]。膝关节软骨的局灶性缺损（由损伤、老化或疾病所致）以及位置相关软骨力学改变了受影响软骨和对侧软骨的关节运动学和形变。据报道，与健康软骨相比，较小和平均大小的局部缺损的最大压缩应变分别增加约 50% 和 100%。股骨缺损会影响关节面形变的空间分布，也会影响相应的健康胫骨软骨的形变[11]。局部缺损对侧组织的剪切应变也增加了 10 倍[12]。动物研究表明，局灶性软骨缺损不仅在受影响的节段引起软骨的组织学改变，而且在整个关节也引起软骨的组织学改变[13]。

尽管有上述发现，临床数据还未能显示出局灶性软骨缺损后骨性关节炎的包容性进展。对未经治疗的病变患者进行 15 年随访显示，仅有 39% 的患者有骨性关节炎的影像学表现[14]。髌股关节软骨缺损的患者往往更有可能发展为骨性关节炎。无论采用何种治疗方式，5~8 年的结果显示膝关节功能改善，并且没有退行性关节炎的表现[15]。

长期数据表明，任何严重的膝关节损伤都会增加将来患骨性关节炎的风险[16]。前交叉韧带（ACL）损伤与骨性关节炎的关系已被广泛认可；然而，关于它们的长期关系尚存在争议[17-19]。在一项自然史研究中，Shelbourne 报告了在关节镜下进行前交叉韧带重建时发现的未经治疗的软骨缺损[9]。在这项研究中，有软骨缺损的患者在 6 年时的主观评分比没有软骨缺损的患者差。Widuchowski 对 36 例前交叉韧带重建患者进行了 15 年随访，结果显示，有和无全层软骨缺损患者的国际膝关节文献委员会（IKDC）主观评分量表、Tegner 活动指数（TAS）或 Lysholm 膝关节评分无差异[20]。在这两项研究中，两组骨性关节炎患者的影像学表现没有差异[9,20]。其他人通过回归分析发现，内侧隔室软骨缺损是前交叉韧带损伤后骨性关节炎的有力预测因素[21]。

骨挫伤的自然史是有争议的，并且仍然是学术界感兴趣的话题。据覆盖软骨下水肿的关节软骨上获取的组织学样本，显示软骨细胞的变性或坏死以及蛋白多糖的丢失[22]。大多数骨挫伤在 6 个月内愈合；然而，在某些情况下，在最初的事件发生数年后仍然有骨挫伤表现[23,24]。骨挫伤缓解延迟的原因可能是持续的软骨下应力、潜在水肿没有消退或前交叉韧带重建期间发生的创伤[24]。一些早期证据表明，在以前的骨挫伤区域，特别是在软骨表面有损伤的情况下，将来可能会发生软骨变薄或者软骨退变[22,25,26]。

当受到压力时，膝关节表面的反复载荷可能会妨碍周围软骨细胞的充分修复。超过一定阈值的长期活动可能会导致关节软骨变薄和糖胺聚糖浓度降低[27]。关节表面反复的超生理负荷最终导致降解酶的释放和软骨细胞的凋亡[28]。如果关节软骨无法恢复，则会出现软骨减少反应，并进一步恶化为骨性关节炎[5]。

总的来说，未经治疗的软骨病变的自然史在临床上尚未完全阐明。生物力学和基础科学数据表明，需要处理这些损伤，以防止周围关节软骨进一步恶化。在未来几年中，采用新的管理技术和算法的长期数据将进一步加深我们对软骨损伤自然史和治疗需求的理解。

5.3 分类系统

为了准确评估、记录和交流关节软骨病变，外科医生需要考虑损伤的大小、深度和解剖位置以及患者的年龄和活动水平。与任何分类一样，描述必须提供预后信息或辅助治疗决策。即使有许多现存的分类系统，经验丰富的关节镜外科医生也认为关节软骨的分类需要改进[29]。软骨损伤的关节镜分类系统见附录 A。

从历史上看，Outerbridge 这个名字与软骨缺损的分类同义。1961 年，Outerbridge 描述了在进行开放式半月板手术时髌骨下表面的宏观变化[30]。髌骨软骨软化症的原始描述后来被改编并推广用于膝关节内任何部位的软骨软化症和软骨损伤。Outerbridge 分类也适用于评估其他大关节的关节软骨损伤，包括髋关节、踝关节、肩关节和肘关节。0 级，表示软骨完整正常；1 级，描述软骨软化、肿胀或起疱；在 2 级中，直径小于等于半英寸的区域存在碎片和裂缝；3 级，也有碎裂和裂缝，但是，该区域的直径大于 0.5 in（1 in=2.54 cm）；4 级时，侵蚀至骨，可见软骨下骨。在 2009 年报告的一项调查中，超过 80% 的有经验的关节镜外科医生继续使用 Outerbridge 分类法[29]。该分类的后续修改使用裂缝深度作为 2 级和 3 级之间的区分，而不是软骨缺损的大小（表 5.1）[31]。

外科医生认为，Outerbridge 分类在观察者内和观察者间测试中具有中等准确性[32,33]。观察者之间的可靠性很高，Cohen 的 kappa 指数为 0.663~0.800[33]。髌骨病变在外科医生之间最为准确，准确率为 94%。正如所料，越是经验丰富的外科医生往往越准确[33]。低级别病变的准确性低于高级别病变。然而，2 级

表 5.1 关节软骨缺损改良 Outerbridge 分类

0 级：正常完整关节软骨
1 级：软骨软化或起疱的完整关节软骨
2 级：浅表溃疡、纤维性颤动或涉及小于 50% 关节软骨深度的裂隙
3 级：深度溃疡、纤维性颤动、裂隙，或涉及 50% 或以上关节软骨深度的软骨瓣，而不暴露软骨下骨
4 级：全厚度软骨磨损，暴露底层软骨下骨

和 3 级病变之间仍有 81% 和 94% 的一致性[32]。正如 Marx 所报告的，胫骨平台损伤降低了观察者之间的可靠性[32]。

最初的 Outerbridge 分类的评估者关注 2 级和 3 级之间关节软骨深度的重叠，因为软骨损伤的不同深度可能会对治疗产生影响。拟议的额外分类系统[34-39] 未能普及，部分原因是其与原始 Outerbridge 分类相似或更加复杂，同时也由于缺乏确实的可靠性。此外，到目前为止，这些分类还没有证明能够提供确切的结果或治疗数据。

Insall[38] 和 Casscell[40] 使用的分类与 Outerbridge 分类的修改版本非常相似，因此难以区分。Fita 和 Hungerford[39] 提出了基于轴位平片的分类；然而，在平片上对软骨缺损进行分类既困难又不准确。Bentley[37] 认为，软骨裂隙的大小应指导症状性髌骨软骨软化症的治疗，并进一步按大小对裂隙软骨进行分类。然而，对于正常或完整的病变没有分级，对于全层病变也没有分级。法国关节镜学会（SFA）提出了一个分类系统，以解决关节软骨缺损的大小、深度和位置[36]。该系统使用视觉模拟量表（VAS）量化软骨下骨的缺损深度。经过适当的培训后，该分类的观察者间的可靠性有了实质性的提高[41]。

Noyes 分类侧重于 4 个相关变量[35]。它们包括关节面的外观、受累深度、病变直径的大小以及病变的位置。在对软骨缺损评分后，该系统指定一个百分比作为节段评分，该分数可进一步平均，以获得整体膝关节评分（100% 表示正常关节或节段）。该分类系统的一个限制是对病变大小的加权，因为 15 mm 大小的病变是 10 mm 病变的 2 倍。与 24 mm 病变相比，该比率也适用于 10 mm 病变。

国际软骨修复学会（ICRS）进一步扩展了关节软骨缺损的分类，并将其与 IKDC 评估部分一起纳入 ICRS 软骨损伤评估（图 5.1）[42]。0~4 级与前面提到的修改的 Outerbridge 分类相似。ICRS 分类包括在等级 1、3 和 4 内设置的附加子集。1a 级仅表示软压痕，而 1b 级具有表面裂缝和裂纹。ICRS 3 级有 4 个附加分组。在 3a 级中，裂隙深度仅包括大于 50% 的软骨深度，而 3b 级裂隙向下延伸至钙化软骨层，软骨下骨的裂隙为 3c 级，深裂隙和周围起疱为 3d 级。4a 级和 4b 级由穿过软骨下骨的缺损的大小和深度决定（称为骨软骨缺损）。ICRS 软骨损伤评估还包括

软骨缺损大小和位置的详细描述，作为研究工具非常有用。当使用 ICRS 分类比较开放式和关节镜分级时，有 80.9% 的一致性[43]。然而，关节镜检查期间，观察者之间的可靠性较差，Cohen 的 kappa 指数范围为 0.052~0.308，具体取决于腔室[44]。在一项研究中，经验丰富的外科医生在术中使用 ICRS 分类法时只有 20% 的一致性[44]。

在关节镜分类与开放性软骨损伤评估的比较中，与开放性测量相比，关节镜下缺陷的平均大小被高估（分别为 5.69 cm² 和 4.54 cm²）[43]。然而，在一般关节镜检查中，较小的病变往往被高估，而较大的病变往往被低估。

关节镜检查已成为关节软骨缺损分类的金标准。Potter 证明，与关节镜检查相比，磁共振成像（MRI）也可以根据改良的 Outerbridge 分类准确评估和适当分类软骨损伤[31]。MRI 检测软骨病变的敏感性为 87%，特异性为 94%，准确性为 92%，阳性预测值为 85%，阴性预测值为 95%[31]。MRI 的使用还可以帮助外科医生在关节镜下区分急性软骨病变和退行性病变[45]。

采用 MRI 的骨挫伤分类系统发展有限。Costa-Paz 及其同事根据骨挫伤的 MRI 表现制定了描述性分类[46]。1 型骨挫伤是一种弥漫性 MR 信号，伴有髓质成分的改变。通常，这是网状的，远离下关节面。2 型被定义为与下关节面接触的局部 MR 信号。正常软骨表面的破坏或凹陷为 3 型。在这一领域需要更多的研究来量化骨挫伤，如果存在骨挫伤的话，在必要时开始预测是否需要治疗。

5.4 发生率

膝关节创伤性软骨损伤的总体发生率目前是未知的，因为其中许多病例在临床上可能无症状且从未被发现。在关节镜检查中发现的孤立性软骨骨折和软骨损伤之间也存在总体差异。反复性或慢性损伤经常与原发性骨性关节炎混淆，这也使其难以量化。表 5.2 列出了这些伤害发生率的简要总结。

在需要关节镜治疗的所有膝关节损伤中，约有 1%~4% 发生孤立性软骨骨折[47,48]。44%~85% 的孤立性软骨骨折来自股骨内侧髁[48,49]。有趣的是，无论是

ICRS 0 级——正常

ICRS 1 级——接近正常
浅表病变。软压痕（A）和 / 或表面裂缝和裂纹（B）

ICRS 2 级——异常
病变延伸至 < 50% 的软骨深度

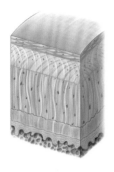
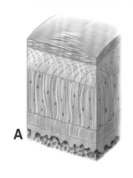
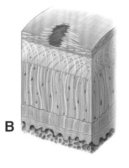
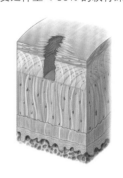

ICRS 3 级——严重异常
软骨缺损向下延伸至 > 50% 的软骨深度（A）和钙化层（B），但不穿过软骨下骨（C）。泡状包括在该等级（D）中

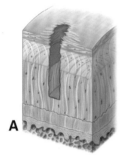
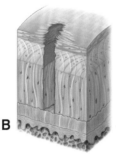
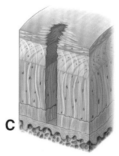
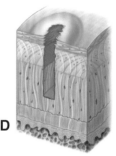

ICRS 4 级——严重异常

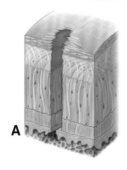
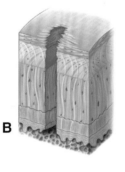

图 5.1　经国际软骨修复学会许可的国际软骨修复学会分类

表 5.2　急性和慢性创伤性关节软骨损伤［前交叉韧带（ACL）］的患病率汇总

- 1%~4% 的膝关节损伤是骨软骨骨折
- 60%~66% 的膝关节镜检查有软骨损伤
- 大多数软骨损伤和骨软骨骨折发生在内侧间室
- 11% 的关节镜检查发现的软骨损伤可以固定
- 多达 60% 的前交叉韧带撕裂有急性软骨损伤
- 慢性前交叉韧带损伤、男性和老年患者有较高的软骨损伤发生率并伴有前交叉韧带撕裂
- 80%~100% 的前交叉韧带损伤在 MRI 上可见骨挫伤
- 57%~71% 的髌骨脱位可能有软骨损伤
- 50% 的软骨损伤可能在初次检查和平片上遗漏

在哪一个间室，胫骨平台保留了不到 5% 的缺损[49]。这些损伤在临床上不是无症状的，需要骨科医生的紧急处理。

5 项大型研究报告了连续膝关节镜检查中软骨损伤的患病率，总体患病率为 60%~66%（图 5.2）[48,50–53]。虽然在不同的研究中，病变的总体位置各不相同，但股骨内侧髁的软骨缺损最多，约占 1/3。髌骨损伤是软骨缺损的第二常见部位。这些有价值的研究提供了膝关节软骨损伤的横断面分析或图像。在接受膝关节镜检查之前，对软骨病变的患病率有一个明确的了解，这有助于外科医生的预判病情。关节镜检查中发现的 11% 的病变可能需要固定[50]。由于关节软骨修复技术的许多术后协议与典型膝关节镜检查的协议大不相同，修复软骨缺损的可能性在时间范围上可能有所不同，这取决于外科医生对患者的术前问诊。

Aroen 等报告了其在 3 家合作医院进行的 6 个月内连续 993 次膝关节镜检查，患者平均年龄为 35 岁[50]。总的来说，66% 的膝关节镜检查显示存在软骨损伤。其中 44% 为局限性部分病变，47% 为局限性全层病变，20% 的缺损周围没有退行性改变的证据。股骨内侧髁不仅病变最多，而且往往是最严重的病变。59% 的软骨病变被认为是创伤性的，运动（尤其是足球）是最常见的机制。大多数局限性病变发生在 30 岁以下的年龄组，只有 27% 的局限性病变发生在 45 岁以上的患者中。

在另一项针对老年人（平均年龄 45 岁）的综合研究中，Curl 的研究显示，31 156 例连续膝关节镜检查中 63% 患者存在软骨损伤[48]。软骨病变患者平均每膝有 2.7 处病变。在本研究中，男女比例约为 2∶1。采用改良的 Outerbridge 分类法，10% 的病变为 1 级病变。2 级和 3 级病变分别占 28% 和 41%。软骨下骨病变（4 级）出现在不到 20% 的膝关节中。

3 级病变最常见的部位是髌骨或股骨内侧髁。42% 的 4 级病变发生在 40 岁以上的患者中，而所有关节镜检查中只有 5% 发生在 40 岁以下的患者中。4 级软骨病变患者的 1/3 没有相关半月板或韧带损伤。此外，超过 80% 的患者没有全层病变。

在 1000 例连续关节镜检查的研究中，Hjelle 等报告了 61% 的患者存在软骨或骨软骨缺损，其中 19% 为局灶性缺损[52]。其中 61% 的损伤平均大小为 2.1 cm²，并且与创伤性损伤有关。正如 Curl 等[48] 的研究报告所述，Hjelle 还发现 4 级病变在 40 岁以下的患者中很少见。

Widuchowski 等回顾性地研究了在 15 年内进行的 25 124 例膝关节镜检查[51]。60% 的膝关节有软骨损伤的证据，男女比例为 2∶1。67% 的患者中可以看到局灶性骨软骨或软骨病变，只有 30% 的患者是孤立性病变。大多数病变起源于创伤，并与体育活动有关。据报道，足球和滑雪是这些急性损伤中最常见的体育活动。这项研究还量化了病变的大小，因为 39% 的病变 < 0.5 cm²。研究显示 0.5~1 cm² 和 1~2 cm² 的损伤分别存在于 25% 和 29% 的患者中。只有 7% 的病变 > 2 cm²。根据 Outerbridge 分类，25% 的软骨损伤为 3 级，12% 为 4 级损伤。

图 5.2 （A）连续膝关节镜手术中发现的软骨缺损的患病率和位置[48,50-53]。MFC，股骨内侧髁；LFC，股骨外侧髁；TG，滑车沟；MTP，胫骨内侧平台；LTP，胫骨外侧平台；Pat，髌骨

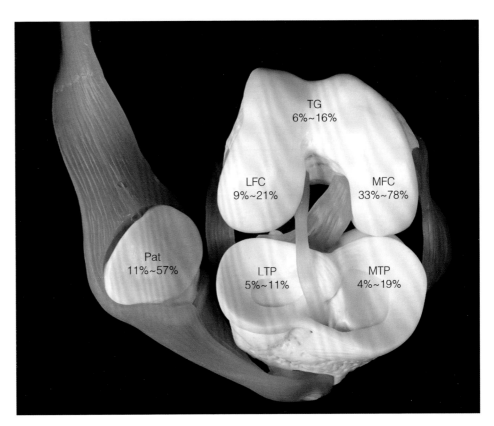

Zamber 等[53]前瞻性地对 192 例患者的 200 次连续膝关节镜检查进行了研究。软骨缺损的总体患病率与以前的研究相似，为 61%。内侧间室缺损更常见。不稳定的半月板撕裂与同一间室内的软骨缺损有关。此外，75% 的慢性前交叉韧带损伤的膝关节有软骨损伤。

5.5　临床表现

根据软骨损伤部位的不同，关节软骨缺损、骨软骨骨折或骨挫伤可表现为多种损伤机制。Sanders 描述了 5 种损伤机制及其相关的骨髓挫伤[54]。当静态成像仅显示骨水肿（即髌骨内侧骨挫伤疑为髌骨脱位）时，这 5 种模式有助于识别特定损伤。事实上，这些损伤不仅与骨髓挫伤有关，还与全层软骨损伤有关。

第一种机制是轴移位损伤，发生于屈曲的膝关节和外翻负荷，股骨在外旋的胫骨上发生内旋，造成胫骨外侧平台后部和股骨外侧髁的撞击。轴移位损伤与前交叉韧带的撕裂有关。轴移位损伤的骨挫伤模式是前交叉韧带撕裂的特征（图 5.3）。仪表板损伤指发生在驾驶时屈曲的膝关节发生正面碰撞，导致后交叉韧带（PCL）撕裂和胫骨前部骨挫伤。当踢球或下落时，膝关节过度伸展，会发生过度伸展损伤，导致股骨前部撞击胫骨。该机制与后外侧角的损伤有关（图 5.4）。夹伤是一种外侧撞击，造成膝关节外翻，与内侧副韧带撕裂有关，有时存在前交叉韧带撕裂。股骨撞击胫骨发生在外侧间室。髌骨外侧脱位发生在各种机制中，然而，几乎总是在屈膝上施加非接触力。嵌塞发生在股骨外侧髁的外侧面和髌骨内侧面（图 5.5）。除仪表板损伤外，所有描述的模式都对关节软骨有影响。在询问病史和体格检查期间，必须对膝关节进行全面的检查，因为许多创伤性软骨损伤与其他的膝关节损伤有关。

患者可能回忆不起导致其创伤性软骨损伤的特定事件，因此，出现的症状是可变的[49,55]。与对侧膝关节相比，多达 60% 的患者会主诉受伤膝关节的功能降低[50]。病变的大小可能会对其症状产生影响，因为较小的病变往往无症状[56]。许多孤立性骨软骨骨折的患者回忆起他们的膝关节扭伤，伴随渗出。

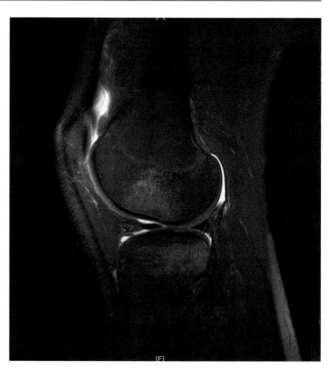

图 5.3　前交叉韧带撕裂的典型骨挫伤。在旋转机制中，股骨外侧髁和外侧胫骨平台后部发生撞击损伤。尽管大多数骨挫伤发生在外侧间室，但在前交叉韧带重建过程中发现的大多数软骨缺损位于内侧间室

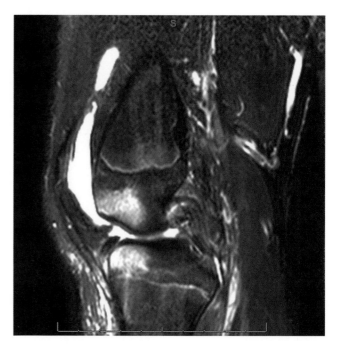

图 5.4　与后外侧角伴随损伤相关的过度伸展损伤中看到的前方骨挫伤

这些损伤通常是骨软骨复合体的剪切性损伤。大多数（70%~95%）存在软骨损伤的运动员主诉为疼痛或反复肿胀或渗出[49,55]。患者会有类似半月板症状

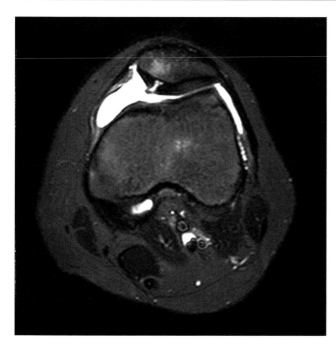

图 5.5　髌骨脱位的磁共振成像（MRI）中骨挫伤（箭头）常见于髌骨内侧关节面与股骨外侧髁。注意由这种机制引起的全层软骨损伤

生骨软骨骨折[60-62]。这可能是由于其潜在的韧带松弛。Flachsmann 在一个牛模型中对此提出了解释，在该模型中，成熟过程中骨软骨连接的锚定区域发生了结构变化[63]。另一种理论是亚临床剥脱性骨软骨炎，它会削弱下面的软骨下骨，直到剪切力将碎片移位成骨软骨骨折。

存在创伤性关节血肿时应高度注意骨软骨的损伤，尤其是儿童[64]。多达 3/4 的儿童急性创伤性关节炎存在软骨损伤的证据[65-67]。在成年人中，高达 40% 的软骨损伤表现为关节血肿[51]。临床医生在面对急性创伤性关节炎患者时，应更注重进行 MRI 检查。及时诊断和治疗这些软骨骨折可有助于愈合。许多孤立性的软骨骨折应在受伤后 7~10 天内进行处理。

慢性创伤性病变可能没有症状。在平片、MRI 的慢性病变或骨髓水肿和临床症状之间没有相关性[68]。与慢性创伤性关节损伤相关的症状可能要到病变晚期才会出现，并与原发性骨性关节炎相似，伴有关节疼痛、僵硬和肿胀。

5.6　膝关节相关组织损伤

5.6.1　前交叉韧带

有多种前交叉韧带损伤的机制，常见的轴移位机制通常与股骨外侧髁和胫骨后外侧平台的骨挫伤有关[54]。当膝关节承受股骨内旋的外翻应力时，就会发生损伤。当前交叉韧带发生爆裂和撕裂时，胫骨平台的后部撞击股骨外侧髁（图 5.3）。股骨外侧髁损伤的位置取决于膝关节的屈曲角度。屈曲越大，软骨损伤的位置越靠后。股骨外侧髁的损伤，称为股骨外侧切口征，在平片上常见（图 5.6）[69]。股骨切迹征也可表示骨软骨骨折，不要与终沟混淆[70]。胫骨后外侧平台在与前交叉韧带损伤相同的旋转机制下可与骨软骨骨折相关[71,72]。

骨挫伤、急性或慢性软骨损伤的存在与前交叉韧带损伤密切相关。前交叉韧带损伤到治疗的时间是一个重要的区别点。有人认为，前交叉韧带损伤和治疗之间的时间越长，软骨损伤的总发生率就越高[73-75]。影响与前交叉韧带损伤相关软骨损伤的发

的主诉，只有 18% 的患者会主诉存在膝关节绞索症状[55]。关节线压痛通常见于约 1/3 的患者[49]。

软骨缺损的位置也决定了其症状。大多数髌骨或滑车损伤会出现膝关节前方疼痛[57]。患者也可能会主诉在跳跃、减速或踢腿的伸展阶段出现疼痛。髌突前部的软骨损伤可能在伸展末端或踢腿伸展阶段出现疼痛，而髌突中部的损伤可能在旋转过程的侧向运动中产生疼痛。后髌病变会在膝关节屈曲或过度屈曲时出现症状[49]。

Outerbridge 最初描述他的关节软骨分类时，认为髌骨软骨软化症是无症状的[30]。然而，在随后的几年中，膝关节前方疼痛已成为一种常见的主诉，髌骨关节软骨损伤的发生率很高[38,57-59]。Joensen 进一步证实，与无前方膝关节疼痛的对照组相比，有前方膝关节疼痛的运动员存在髌股关节软骨损伤（24 例中有 17 例）。

骨软骨骨折在 30 岁以下人群中的患病率较高[55]。在 40 岁患者的膝关节中，类似的机制可能产生软骨瓣或软骨分离，而不是软骨下骨的破坏。这其中的潜在原因尚未完全阐明；然而，有人提出青少年和年轻人的软骨下骨存在薄弱点。较年轻的患者更有可能产生更高的剪切力，从而在膝关节扭转期间发

生率和位置的其他因素有性别、年龄、活动水平和损伤或运动机制。与前交叉韧带损伤相关的明显关节软骨损伤的总发生率为 16%~60%[73,74,76-80]。在连续的关节镜检查中，26%~36% 的软骨损伤与前交叉韧带撕裂有关[51,52]。

1985 年，Indelicato 和 Bittar 指出，慢性松弛前交叉韧带膝关节的软骨病变从 23% 增加到 54%[81]。发生损伤和治疗软骨损伤之间的时间越长，总体患病率越高，而且对于那些因前交叉韧带损伤等待治疗时间越长的患者，全层软骨缺损的发生率也越高[73]。相较于立即接受治疗，受伤后 1 年接受治疗，全层软骨损伤的概率增加 2.5 倍，而受伤后 5 年以上接受治疗的概率增加 4.7 倍[74]。Joseph 研究显示，如果受伤时间超过 3 年，运动员和非运动员的软骨损伤发生率都超过 50%，而如果治疗时间少于 3 个月，则低于 20%[79]。

儿童和青少年年龄组的最新数据也表明，如果前

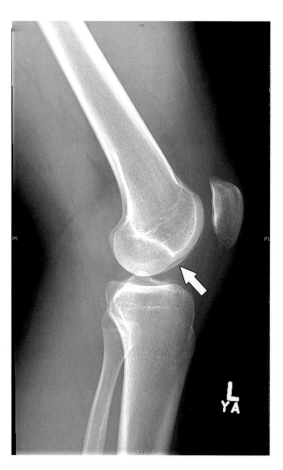

图 5.6 侧位片上的 "股骨外侧切口征"。这见于旋转损伤后股骨外侧髁撞击伤。股骨外侧切口征（箭头）表现为前交叉韧带急性撕裂

交叉韧带重建延迟，软骨损伤的发生率会增加[82-85]。使用逻辑回归分析，Lawrence 发现 14 岁或以下患者前交叉韧带重建延迟 12 周与内侧和外侧间室软骨损伤相关[82]。这些软骨损伤往往是严重的软骨损伤。当单独观察软骨病变的发生率时，有一个强有力的证据来注重早期前交叉韧带重建而非不稳定症状。在一项回顾性研究中，Anderson 证实了上述发现，即延迟前交叉韧带重建增加了儿童患者继发性软骨损伤的风险，他们在 2000—2012 年进行了 135 次前交叉韧带重建，包括 130 例儿童患者（< 17 岁；中位年龄为 14 岁）[84]。使用 ICRS 标准记录软骨损伤的位置和等级，关节镜评估显示 17 例患者有 23 处软骨损伤。软骨损伤的危险因素包括手术时间延长和任何不稳定事件。此外，随着软骨损伤等级的增加，危险因素是手术时间（$P \leqslant 0.001$）以及任何不稳定事件（$P=0.003$）。在另一项研究中，后交叉韧带（PCL）多韧带损伤或至少 3 条韧带断裂的患者（$n=121$；膝关节 =122；93 例男性和 28 例女性；年龄范围为 15~62 岁；手术平均年龄为 31 岁）也经常发生半月板撕裂（67 膝；55%）和软骨损伤（52 膝；48%）[85]。关节软骨损伤的发生率较高，尤其是在多个间室，与从损伤到手术重建的时间间隔较长有关。

一般来说，女性非接触性前交叉韧带损伤的可能性是男性的 4 倍[86]。与前交叉韧带损伤相关的软骨损伤在男性中发生的概率是女性的 2 倍[20]。与女性相比，非接触性前交叉韧带损伤的男性篮球运动员股骨内侧髁软骨缺损的可能性是女性的 3 倍[87]。在同时发生前交叉韧带损伤的情况下，男性也比女性更容易发生外侧间室关节软骨损伤。此外，老年患者往往比年轻患者有更多的全层软骨损伤[74]。

此外，与休闲业余足球运动员相比，竞技高中足球运动员发生前交叉韧带损伤伴随的软骨损伤更多[87]。当比较运动员和非运动员的软骨损伤发生率时，总体发生率没有差异；然而，如果在受伤后不到 1 年内处理，非运动员往往有更多的软骨损伤。这其中的原因尚未阐明[79]。

正如预期的那样，与内侧间室相比，由于外侧间室的应力，滑雪运动员存在股骨外侧髁损伤的倾向。业余滑雪运动员软骨损伤的总体发生率低于篮球和足球运动员。

前交叉韧带损伤时骨挫伤的临床意义尚待确

定。与前交叉韧带撕裂相关的骨挫伤发生率为80%~98%，大多数损伤位于外侧间室[78,88]。多中心矫形外科结果网络（MOON）前交叉韧带重建（ACLR）队列研究发现，骨挫伤通常发生在年轻患者中，并且通常出现在不涉及跳跃和下落的机制中[89]。在关节镜检查中，75% 的外侧间室软骨软化症与骨挫伤有关。与骨挫伤相关的大部分骨水肿在前 6 个月内得到缓解；然而，有些可能在 1 年后仍然存在，特别是前交叉韧带重建术后[90]。

在前交叉韧带撕裂的情况下，半月板和内侧副韧带的损伤可增加骨挫伤的发生[91]。在 Frobell 的一项研究中，骨挫伤的存在和位置与半月板撕裂无关[88]。然而，Nishimori 发现91% 的外侧间室骨挫伤与外侧半月板撕裂有关[92]。相比之下，在没有骨挫伤的患者中，只有 25% 的患者存在外侧半月板撕裂。

目前，尚不清楚是否存在伴随前交叉韧带损伤和软骨损伤的长期影响。迄今为止的数据是基于关节镜检查中的大体外观，并且存在争议[9,20,21,93,94]。在早期的研究中，关节镜检查中未发现的软骨下骨损伤或骨挫伤可能是存在争议的原因。在关节镜检查中无法观察到的前交叉韧带损伤的伴随骨挫伤可能会导致软骨进一步变薄，尤其是股骨外侧髁[25]。随着我们对骨挫伤认识的不断扩大和 MRI 技术的改进[23,95]，未来的研究应该评估伴有前交叉韧带撕裂的软骨损伤对MRI 的影响及其与骨性关节炎进展中的长期关系。

5.6.2　髌骨脱位

超过 1/4 的髌骨脱位合并可修复的骨软骨骨折[96]。在接受关节镜检查的患者中，57%~71% 的髌骨脱位患者可见任何类型的关节软骨损伤[50,97]。如前所述，在对髌骨不稳定患者进行保守治疗之前，确定其软骨损伤的重要性通常是困难且必要的。Stanitski 和 Paletta 评估了 48 例急性非接触性髌骨脱位患者（24 名男孩和24 例女孩，平均年龄 14 岁）的关节软骨损伤。他们发现只有 23% 的患者在最初的影像学诊断中怀疑有软骨损伤；然而，71% 的患者在关节镜检查时有关节损伤的证据[98]。大约一半的软骨损伤、骨软骨骨折或游离体在常规 X 线片上会被遗漏[98,99]。

在第一次髌骨脱位后，临床医生应具有较低的MRI 阈值，一些临床医生可能会选择对所有第一次髌骨脱位进行 MRI 检查。髌骨脱位后，60%~100% 的患者会在髌骨或股骨外侧髁上发生骨挫伤[97,99]。受伤后立即出现机械症状（如膝关节绞索）、髌股关节骨裂或关节病的任何证据都应进行 MRI 检查[100]。MRI 在评估与髌骨脱位相关的膝关节损伤和识别慢性髌骨不稳定的风险因素方面是可靠的，因此可以为个体化治疗提供有价值的参考[99]。

大部分关节软骨损伤发生在髌骨上，高达 26% 的软骨缺损可合并骨软骨骨折[96]。髌骨和股骨外侧髁损伤的发生率是可变的[96,98]。然而，一般来说，大多数损伤发生在髌骨内侧面和股骨外侧髁上（图5.5）。骨软骨骨折可以发生在两个表面[101]，其机制相似，没有真正的髌骨脱位[102]。

髌骨或游离体的孤立病变应在 7~10 天内通过手术处理；然而，这些损伤在损伤后 3 个月内仍可修复[99,103,104]。尤其是与其他损伤相比，这些损伤通常发生在较年轻的患者（平均年龄 13~23 岁）身上，其固定效果非常好[97,103]。髌骨的局部缺损如果不解决，将会持续进展[105]。

5.6.3　半月板撕裂

大约 36%~40% 的急性软骨缺损与半月板损伤有关[51,52]。伴随前交叉韧带损伤，3/4 的软骨损伤也伴有半月板撕裂[73]。桶柄状半月板撕裂与内侧间室的高等级软骨损伤高度相关。

慢性半月板撕裂或半月板切除术（部分或完全）与未来的软骨损伤高度相关[106-108]。这种形式的关节损伤更符合关节面上的慢性反复应力，导致关节逐渐磨损。自 Fairbank[109] 的报告以来，半月板切除术后关节表面和关节软骨损伤的变化已得到充分证实。半月板切除术后的影像学改变，或 Fairbank 改变，包括嵴形成、关节间隙变窄和股骨髁变平[109]。尽量减少半月板清创和切除是现在常见的做法[110]。甚至与没有半月板病理学的软骨损伤患者相比，半月板切除术后有进一步关节炎变性的证据[111]。

5.6.4　其他相关损伤

后交叉韧带和膝关节后外侧角损伤也存在骨挫伤。Geeslin 连续性回顾了后外侧角损伤患者的

MRI，发现 81% 的患者有骨挫伤[112]。这些损伤中的大多数（67%）位于股骨前内侧髁（图 5.5）。当后外侧角损伤合并前交叉韧带损伤时，前内侧骨挫伤比股骨外侧髁挫伤更常见。

Miller 等发现 45% 的内侧副韧带损伤患者有骨小梁微骨折或骨挫伤的证据[113]。几乎所有这些病变都发生在外侧间室，在 4 个月时完全消失。

5.7 重复性创伤

1996 年，Dye 提出了膝关节功能界限理论[114]。该理论基于这样一个原理，即膝关节作为力的生物传递源，受到施加荷载和该荷载频率的限制。当以特定频率向膝关节施加超生理负荷时，可导致膝关节的生物学或结构，尤其是关节软骨和软骨下骨的细胞外基质发生病变。例如，一名篮球运动员在上篮时落地，膝关节的结构承载力可能在范围内；然而，在 1h 内 100 次在上篮时落地可能超出膝关节在不造成任何结构损伤的情况下传递载荷的能力。虽然是作为一种理论提出的，但最近的数据支持这一理论。

膝关节软骨慢性创伤性损伤的预防危险因素包括完全或部分半月板切除术、异常髌下皱襞和紊乱。如前所述，关节镜检查期间尽量减少半月板切除是目前常见的做法[110]。老年患者膝关节镜检查后的骨坏死可能是由于细微的软骨下骨折[115]。这可能是由于软骨下骨承受超生理负荷所致。在这种情况下，膝关节镜检查后去限制负重可能是必要的。异常增厚的髌下皱襞增加髌股关节软骨损伤的风险[116]。切除后可减轻潜在的膝关节前方疼痛和进一步的软骨损伤[117]。

跑步过程中，健康的膝关节产生生理负荷，而不会造成结构损伤。然而，当相同的负荷以高频率重复施加时，如在马拉松比赛中，这可能会对软骨造成慢性结构性损伤。马拉松跑前和跑后的核磁共振成像显示有压力的迹象，可看到渗出液[118-120]。长跑已经证实了会产生骨水肿和早期的生化改变，特别是在膝关节内侧间室和髌股关节[118,121,122]。然而，这种反复创伤的长期影响仍然存在争议。据报道，长跑运动员骨性关节炎的患病率比普通人群高

14%[123]。然而，Krampla 证明，在 10 年的随访中，7 例长跑运动员并没有因为关节软骨上的重复负荷，而导致患骨性关节炎的风险增加[119]。

最近的 3-Tesla（3T）MRI 技术使我们能够可视化观察关节软骨的生化成分。这些技术的发展是为了量化常规 MRI 技术无法识别的关节软骨变化。T1ρ 是一种检测软骨胶原 – 蛋白多糖基质损伤的技术，这种损伤通常先于软骨损伤。即使在马拉松跑了 3 个月后，T1ρ 也会升高，这表明关节软骨的细胞外基质发生损伤，从而造成了膝关节软骨的超生理负荷[121]。更好地理解重复性创伤的生物学变化，将为治疗或者预防膝关节重复性创伤的后遗症提供有益的帮助。

5.8 运动员和关节软骨

无论是业余运动员还是职业运动员，在每次比赛甚至练习时都会使自己暴露在与运动相关的伤害中。竞技体育活动的全面增加导致了膝关节损伤的增加，包括关节软骨损伤[86,124-129]。目前不仅关注这些膝关节损伤的识别和治疗，还推动了田径运动中的损伤预防[130]。尽管急性软骨损伤的发生率更为高，但运动员对膝关节施加的整体慢性重复性负荷也导致其骨性关节炎的发生率居高不下[123,131,132]。孤立性软骨缺损的运动员长期膝关节功能良好[132]。然而，由于其职业性质，大多数竞技运动员处于早期膝关节骨性关节炎的高危风险中[16,123,133,135]。运动员骨性关节炎的患病率随着年龄的增长而升高[16]；此外，高体重指数（BMI）也可能是一个风险因素[123]。参与高旋转需求运动的运动员骨性关节炎的发展速度增加了 4~5 倍[5]。

一半的足球运动员因伤退役，其中大部分是膝关节伤病[133]。足球运动中软骨损伤的总体发生率尚未阐明。这可能是因为足球相关报告中，大多数损伤要么是韧带损伤，要么是半月板撕裂，而软骨损伤通常是次要的。Levy 报告了 15 例足球运动员23 处孤立的软骨损伤，其中只有 1/3 在 MRI 上被确认[19]。据报道，所有病变均为全层病变，并经关节镜清理术治疗。平均 10.8 周后重返赛场，1/4 的球员出现了反复的软骨损伤，需要反复的手术治疗。从

长期来看，足球运动员的骨性关节炎发病率高于正常人群[123,133,134]。

篮球运动员的急性或症状性软骨缺损相对少见。然而，44%~48%的无症状职业篮球运动员和大学生篮球运动员在MRI上有关节软骨损伤或骨髓水肿[136,137]。在跳跃和非跳跃膝关节的髌骨和滑车上都可识别到Outerbridge 3级变化的倾向[136]。

膝关节损伤在足球运动中极为常见[138]。在足球比赛中发生的许多膝关节损伤中，国家足球联盟筛查显示，1/5的球员有无症状的全层软骨损伤[139]。边后卫和BMI较高的球员更有可能发生膝关节软骨损伤[139]。

至少在短期内，马拉松运动员可能特别容易受到重复性或慢性膝关节软骨损伤的影响。2006年，对长跑运动员进行马拉松前后的MRI评估并没有发现明显的急性关节损伤或骨髓水肿[140,142]。然而，最近的3T MRI技术已经能够识别到以前无法识别的软骨生物化学成分的改变。长期影响仍在研究中。

与软骨损伤相关的其他活动包括拍球运动[142,143]、铁人三项[144]、舞蹈，甚至是视频游戏[62]。在网球、壁球、羽毛球或壁球的运动员中，大多数人因扭伤而就医。超过20%的患者有症状性髌骨软骨软化症或其他软骨病变[143]。

不管关节软骨修复技术如何，大多数高水平运动员都能够恢复到受伤前的水平[145,146]。影响恢复运动的风险因素包括年龄较大、症状持续时间较长、病变较大、既往手术次数较多、技能水平较低以及同时进行伴随损伤的手术[145]。

随着关节软骨缺损的诊断和治疗技术的不断进步，尤其是运动员，这种损伤的整体骨性关节炎发病率有望减少。与许多医疗领域一样，最有效的治疗方法是预防。预防不仅对竞技运动员很重要，而且鼓励青少年积极活动，除其他优势外，还会在他们发育过程中增加软骨的厚度[147,148]。

5.9 结论

创伤性关节软骨损伤可发生在膝关节的各个间室，最常见于内侧间室。特定的损伤和机制与常见的软骨损伤模式有关。重复性冲击运动，如竞技运动，与软骨损伤有关。

第 6 章　膝关节软骨损伤的影像学诊断

Gaurav K. Thawait, Gustav Andreisek, Avneesh B. Chhabra

高甲科　于腾波 / 译

6.1　概述

　　膝关节软骨异常是常见的疼痛来源，临床检查或平片很难诊断。关节软骨损伤可能与急性或慢性创伤、炎症（炎性关节炎，IA）或退行性（骨性关节炎，OA）关节疾病有关。由于成人关节软骨是无血管的，没有固有的再生能力，其损伤可导致进行性膝骨性关节炎，这是发病的主要原因[1,2]。这给医生带来了严峻的考验，在任何不可逆转的形态学损伤发生之前，找到可靠的软骨损伤评估手段。近年来，磁共振成像（MRI）因其能直接显示软骨形态而成为软骨成像和评价的主流。随着高场磁共振扫描

仪（1.5T、3T 和 7T）的使用越来越多，人们经常获得更高的空间分辨率和对比度图像[3-7]。这些可以对关节软骨进行彻底的形态学评估，并为天然软骨、损伤软骨和修复软骨开发标准化的 MRI 评估系统。从功能上讲，膝关节由两个关节组成：胫股关节和髌股关节。股骨髁与相应的胫骨平台连接，髌骨通过髌骨后表面的内、外侧小关节与股骨滑车沟连接。膝关节的稳定性取决于静态因素（膝关节囊、韧带和骨骼）和动态因素（肌肉 – 肌肉力量和关节应力）。软结缔组织结构包括滑膜、软骨、半月板和韧带（十字韧带、内侧韧带和侧支韧带）（图 6.1）。

　　膝关节有两种类型的软骨：覆盖骨端之间的纤

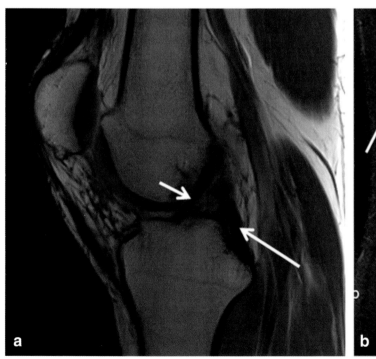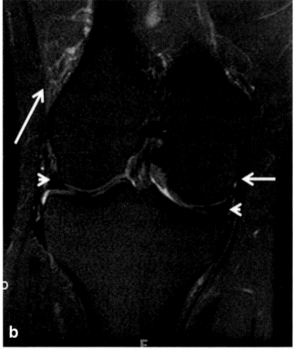

图 6.1　16 岁男孩的矢状面质子密度加权（PDW）（a）和冠状面脂肪抑制（fs）PDW（b）MRI 图像显示膝关节结构正常。（a）显示内侧和外侧半月板（箭头）、内侧副韧带（小箭头）和髂胫束（b 中的大箭头）

维软骨和半月板的透明关节软骨组成。髌骨关节软骨是身体中最厚的软骨，在年轻的健康成年人中约为4~6 mm，众所周知，随着年龄的增长，髌骨关节软骨会减少[8,9]。

要了解正常和受损关节软骨的MRI表现，需要了解其组织学和生化组成。透明软骨细胞很少约占软骨细胞的4%。其他主要成分包括70%的水、20%的胶原蛋白和5%~10%的蛋白多糖。成人软骨通过潮位区附近的多个小血管分支获得一半的氧气和葡萄糖，另一半则通过滑液的直接扩散获得。

组织学上，透明软骨在细胞形态、蛋白多糖浓度、胶原纤维大小和方向上呈现片状（带状）变化。关节软骨的结构和生化成分从浅层区（SZ，朝向滑液）到深层区（朝向软骨下骨）各不相同。此外，软骨的区域差异也存在，例如，由于更经常的压力，股骨－胫骨关节的承重部分显示出较厚的放射状深层区（DZ）和较薄的过渡中间区（MZ）。另一方面，在节点的周边部分，由于该区域更经常的剪应力，过渡区占据了更多的空间。潮标将软骨固定在下面的骨骼上（图6.2）。想要对膝关节软骨的结构和功能有深入的了解请参阅第1章。

随着高场扫描仪硬件和软件技术的进步，关节软骨的形态学和生化检测都可以可靠地完成。广泛的磁共振技术已被用于关节软骨的评估。本章综述了各种软骨形态学和生化磁共振成像技术的优、缺点，详细描述了各种关节软骨病变的MRI特征。

6.2　关节软骨特异性磁共振成像

理想情况下，MR脉冲序列应以最佳对比度和空间分辨率显示称为"板层"的各种软骨区，以及软骨下骨板、骨髓水肿、囊肿和肉芽组织的改变。使用适当的高分辨率磁共振成像技术，经常可以看到关节软骨的类似层状解剖结构。在质子磁共振成像中，胶原纤维特有的哥特式拱形结构是由于软骨厚度上T2信号强度的改变而导致的层状MRI表现[10]。关节软骨的最小T2弛豫时间约为10 ms，这意味着即使在T1加权和质子密度加权图像上，组织对比度也取决于T2值。体外和活体脉冲序列显示了3个不同的椎板：一个低信号的浅层，一个高信号的中间层，以及一个不均匀的深层，它由垂直于软骨下骨的交替的高信号和低信号带组成[11,12]。然而，由于软骨大分子的角度和方向不同，影响了胶原纤维的内部水流动性和偶极－偶极相互作用，导致各层之间的界线不清，因此可能不能一致地识别不同的板层，这是因为软骨大分子的角度和方向不同，从而影响了胶原纤维的内部水流动性和偶极－偶极相互作用。膝关节软骨和其他关节组织的MRI缺陷包括局部解剖变异、截断伪影、部分体积效应、化学位移、幻角效应和磁化率效应。虽然早期软骨损伤或疾病仍难以发现，但磁共振成像可以显示中、晚期病变。

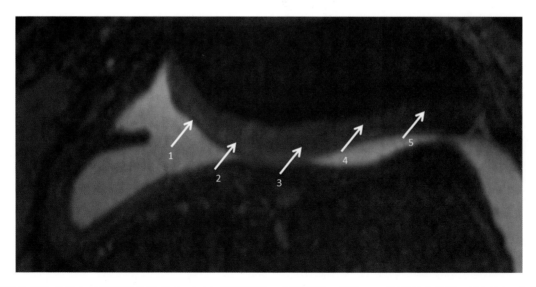

图6.2　髌股关节软骨轴向三维双激发稳态（DESS）序列显示5个解剖层，箭头1~5分别对应光板、浅层区、中间区、深层区和潮标

6.2.1　形态学关节软骨磁共振成像（定性）

准确评估急、慢性损伤或关节疾病患者的关节软骨具有重要的临床意义。识别软骨损伤或丢失（局灶性或弥漫性）可以解释有症状的患者关节疼痛的原因。软骨病变的早期诊断和适当治疗可以减少伴随的疼痛和残疾。根据所使用的成像技术、患者群体和读者的经验，MRI 检测到的软骨病变的敏感性和特异性与关节镜直接检查的参考标准相关，为60%~95%。通常，从快速自旋回波（FSE）和双激发稳态（DESS）技术获得最佳结果，然而诊断性能在较厚的关节面和较大 / 更深的病变上最高，这是由于成人软骨变薄和老化及其复杂的几何形状所致。

软骨大分子结构的评估有助于提供组织大体功能完整性的概述[13]。下面描述的各种可用的形态学MRI 技术很容易在常规图像存档和通信系统（PACS）上应用和解释。在常规的使用脂肪抑制（fs）质子密度加权（PDW）成像的关节成像方案中，关节软骨对关节液表现为略低信号，而在非 fs PDW 图像和三维（3D）DESS 图像上，软骨被视为中等信号强度（图6.3）。形态学和解剖学成像的理想组合是同一平面fs 序列和非 fs 序列的组合（图 6.3）。脂肪抑制技术

被用来增加对比度的动态范围，特别是在软骨下骨关节界面，并减少化学位移伪影，通常以最小的信噪比损失为代价。目前，MRI 关节造影是一种常用的方法，可以突出关节软骨表面完整性和连续性的早期破坏。MRI 关节造影可以提供不同关节结构之间的良好对比，具有出色的显示软骨表面纤颤的早期迹象以及修复组织与天然软骨结合的位置[14,15]。

最常用的脂肪抑制技术包括：

（1）化学选择性脂肪抑制脉冲。

（2）空间光谱脉冲（水激发）。

（3）短反转时间（TI）反转恢复（STIR）成像。

（4）具有回波不对称和最小二乘估计的水和脂肪的迭代分解（IDEAL）[16]。

然而，STIR 成像提供了最均匀的脂肪抑制，但代价是较差的信噪比。因此，除非区域内有较大的对象或金属存在，否则其他方法比搅拌成像效果更好。

6.2.1.1　二维磁共振成像

关节软骨成像采用二维（2D）FSE、PDW 和 T2 加权序列。PDW 序列提供了较高的 SNR，但与回波时间较长的 T2 加权图像相比，更容易出现幻角伪影[17]。PDW 图像与周围滑液的对比度也经常不足。虽然

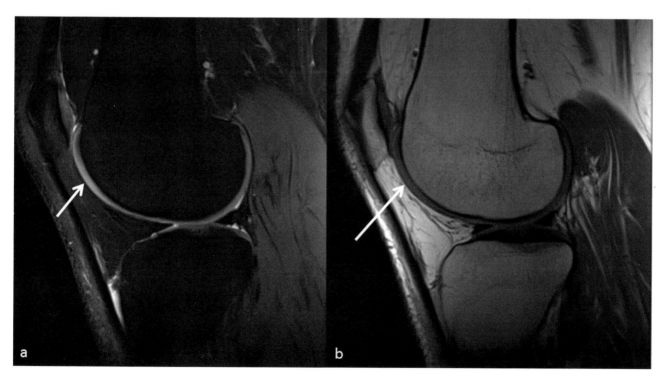

图 6.3　膝关节矢状位 fs PDW（a）和矢状位 PDW（b）MRI 图像。软骨在 fs PDW 像上呈高信号（小箭头，a），但在 fs PDW 像上略低于关节液，在 PDW 像上呈中等信号（大箭头，b）

fs PDW 图像产生足够的对比度，但该序列可能容易更加模糊和低信噪比。因此，将回声时间保持在 35~50 ms 可以提供可接受的 SNR 和高质量的图像（图 6.4）。此外，2D 成像可能会由于部分体积伪影和仅在固定平面进行成像而导致对小软骨病变的误诊。

6.2.1.2 三维磁共振成像

常见的三维（3D）FSE 序列包括快速自旋回波立方体（FSE-CUBE，General Electric Healthcare）、使用不同翻转角度进化的应用优化对比度的完美采样（SPACE，Siemens Medical Systems）（图 6.5），以及体积各向同性 T2 加权采集（Vista，Philips Healthcare）。这些序列使用可变翻转角度调制来限制 T2 衰减，用于产生具有明亮滑膜液体的中等加权图像的扩展回声序列[18]。主要优点是这些图像是各向同性获取的，并且可以在任何所需的平面上重建，从而减少了部分体积伪影。这些图像也可以同时用于评估内部错乱的发现。此外，由于避免了相邻切片之间的磁化传递效应相关的串扰，与 3D 扫描仪上的 2D 成像相比，更薄的高分辨率切片成为可能。然而，这项技术也有一些局限性。关节软骨与滑液的对比度低于 2D FSE 序列，髌面和四肢屈曲处脂肪抑

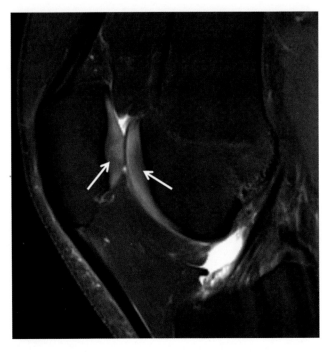

图 6.4 一位 40 岁男性的矢状位 fs PDW 图像显示正常的髌股关节软骨 3 层外观。三层的形态对应于浅层区和深层区的信号强度较高，而中间区的信号强度较低

制较差，骨髓水肿较 2D fs FSE 序列不明显，成像时间几乎是 2D FSE 序列的 2~3 倍。此外，如果患者由于某种原因移动或成像失败，需要再次重复整个过程。最后，需要读者的经验才能欣赏到这些图像上早期软骨异常的细微发现。

三维梯度回波（3D GE）图像数据集包括具有各向同性体素的膝关节的体积采集。3D GE 成像是第一次用于软骨的 3D 成像。这些序列产生了高空间分辨率的多平面图像，显示了明亮的滑膜液体和良好的软骨-液体分化。3D GE 序列包括在稳态（GRASS，General Electric Healthcare）采集的 T2* 加权梯度回波（GRASS，General Electric Healthcare）、梯度回波（GRE，Siemens Medical Systems）和 T2 快速场回波（T2-FFE，Philips Healthcare）。这些图像的获取速度比 3D FSE 图像更快；但是，它们很容易被来自局部金属/空气的易感性伪影退化，并且对邻近的软骨下骨提供次优的评估，这在创伤性和退行性软骨病变的情况下是至关重要的[17,19,20]。

3D DESS 序列包括由重聚焦脉冲分隔的两个或更多个梯度。来自这些回波的数据导致较高的 T2*（梯度回波）加权，从而导致软骨和滑液中的高信号强度。增加翻转角可以增加软骨和滑液之间的清晰度[21]。3D DESS 序列通常用于临床成像和骨性关节炎主动试验，因为它显示了软骨的形态，更高的 SNR（软骨看起来比 FSE 序列更厚），更好的组织对比度，更短的采集时间，以及更少的运动伪影。然而，软骨信号强度的内部变化可能很难判断，骨髓水肿不那么明显，对于内部排列紊乱的发现，它提供的信噪比低于 FSE 序列（图 6.6）[22]。

3D 稳态自由进动（SSFP）序列使用对称（平衡）梯度从不同方向探测，以产生高信号强度（明亮）的图像（包括脂肪、液体、脂肪、液体和出血）；因此，要获得理想的软骨和滑液对比度，需要良好的脂肪饱和度。这些序列包括使用稳态采集的快速成像（Fiesta，General Electric Healthcare）、使用稳态进动的真快速成像（True FISP，Siemens Medical Systems）（图 6.7）、平衡 FFE 成像（平衡 FFE，Philips Healthcare）以及它们的变体，如波动平衡 MR（FEMR）和极欠采样各向同性投影稳态自由进动（VIPR-SSFP）[23,24]。这些序列是有希望的；然而，带状伪影可能经常发生，软骨与滑液的对比以及四

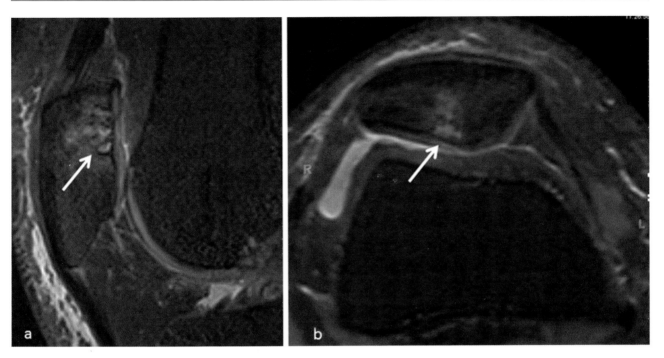

图 6.5　矢状位（a）和轴位（b）各向同性重建显示髌骨外侧小关节高度软骨缺损，伴有软骨下水肿和囊性改变（箭头）

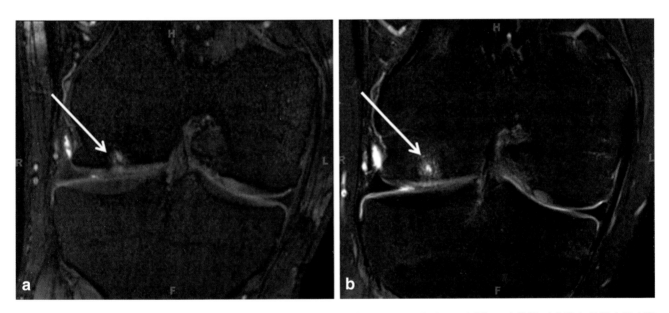

图 6.6　16 岁男孩膝关节股骨外侧髁的冠状位 3D DESS（a）和相应的 fs PDW（b）MRI 图像显示软骨下囊肿和骨髓水肿（箭头），与覆盖的软骨异常有关。在 fs PDW 图像上，骨髓水肿和清晰的半月板轮廓更为明显

肢屈曲周围的脂肪抑制通常是有限的。此外，类似于 GRE 技术，内部错乱的发现没有得到最佳评估。

6.2.2　生化关节软骨磁共振成像（定量）

关节软骨的生化特性受细胞外基质中胶原和蛋白多糖的含量和结构的影响。定量磁共振成像技术已经被用来表征软骨大分子的结构和组成。在正常关节软骨中，蛋白多糖的糖胺多糖链的固定电荷密度随着软骨表面深度的增加而增加[25]。此外，蛋白多糖耗竭已被证明是损伤和病变软骨中最早的发现[26,27]。对软骨蛋白多糖含量 / 耗竭敏感的 MRI 技术包括：

（1）非对比增强技术（如钠磁共振成像或 T1 Rho 成像）[28-31]。

（2）对比增强技术（如延迟 Gd 增强 MRI、dGEMRIC

和 Gd-DTPA（2）增强 T1 加权像）[32-35]。

（3）测定糖胺聚糖浓度的 MRI 技术（如化学交换依赖性饱和转移、gagCEST 成像）[31,36]。

指示胶原含量、完整性和取向以及水分含量和流动性的 MRI 技术也可以通过以下方式测量：

（1）T2 弛豫时间图 [4,37,38]。

（2）超短回波时间（UTE）成像 [39,40]。

（3）扩散加权成像（DWI），如扩散张量成像（DTI）[41,42]。

（4）磁化传递对比度（MTC）[12]。

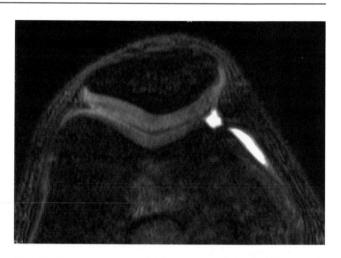

图 6.7 经 fs TruFISP 序列轴位重建显示正常髌股关节软骨。滑液均匀明亮，提供了良好的软骨对液体的对比度。注意关节软骨的 3 层形态

6.3 关节软骨损伤的磁共振成像

膝关节软骨损伤是临床常见问题，常与半月板或韧带损伤相混淆。软骨损伤可能包括关节内或骨软骨损伤。骨软骨损伤是指软骨和软骨下骨的联合损伤。它可由创伤、剥脱性骨软骨炎（OCD）或不全性骨折引起（图 6.8）。虽然骨软骨病变可以在平片上发现，但关节内病变最好在 MRI 上进行评估。透明软骨的功能是抵抗压缩和剪切力，以及分散和 / 或将负载力分散和 / 或分布到承重区域的更大区域 [43]。当缓慢施加加载力时，蛋白多糖结合的水被挤压到基质的未压缩区域，以分配加载力。解除负荷后，渗透压和溶解的电解质将软骨中的水分子拉回并恢复平衡。当发生严重创伤时，负荷力过高或施加过快，会导致水分子的不均匀再分布，导致关节软骨骨架的破坏。同样，在重复的轻微创伤中，软骨和软骨下骨的深层也会受到损伤，但软骨表面没有任何明显的变化。关节软骨损伤和 / 或丢失的其他易感因素包括膝关节排列不正 / 跟踪不良、半月板损伤 / 挤压、交叉韧带或副韧带损伤（图 6.9）、不稳定、炎性关节病，最后是骨软骨体，这可能导致血液流动和生长导致摩擦性软骨丢失。

6.3.1 关节软骨损伤分类

多年来，已经提出了几种对关节软骨损伤进行分类的方法 [44]。关节镜分期标准，Oterbridge 分类及其修改版本已在第 2 章中概述。而软骨损伤和骨性关节炎的组织病理学评分系统在第 1 章中进行了讨

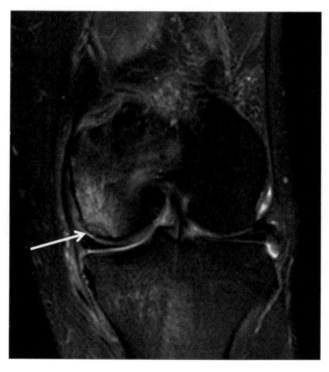

图 6.8 一名 44 岁男性急性膝关节内侧疼痛的冠状位 fs PDW 影像。股骨内侧髁骨软骨骨折（箭头），伴有广泛的骨髓水肿

论。在 CHAPS 中深入介绍了软骨损伤和修复的 MRI 分类标准。一些常用的软骨病变 MRI 评分系统包括整体器官磁共振成像评分（WORMS）[45]、Boston-Leeds 骨性关节炎膝关节评分系统（BLOKS）[46] 和膝关节损伤和骨性关节炎评分系统（KOSS）[47]。为了对软骨损伤进行可重复性的评估，WORMS 已被广泛使用 [45]。膝关节软骨按解剖标志分为 15 个区域：髌

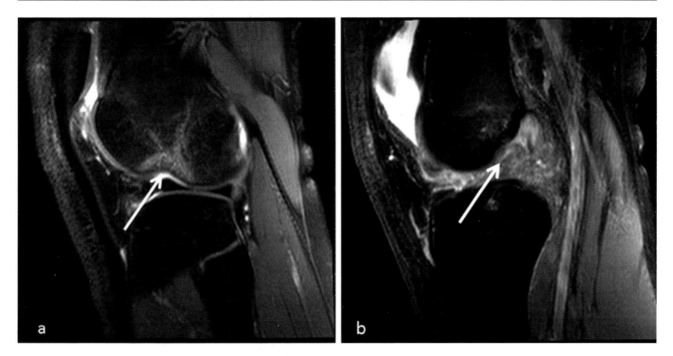

图 6.9　一名 25 岁女性近期剪切伤的膝部矢状面 fs PDW 图像（a、b）。注意最近平移事件造成的终沟骨软骨嵌入性骨折（a，箭头）和前交叉韧带完全断裂（b，箭头）

骨内侧和外侧小关节、股骨内侧和外侧髁（前 / 中 / 后）、胫骨内侧和外侧平台（前 / 中 / 后）和胫骨棘下。这是一个令人望而生畏的任务，对于放射科医生和转诊医生来说，记住和纳入这些不断变化的评分系统在他们的实践中。此外，随着磁共振成像的广泛应用，很明显没有一种评分系统可以适用于所有的软骨病变。常见的软骨损伤形态多种多样。此外，关节的同一间隔可能有不同的损伤。因此，最好是在结构化的放射学报告中描述病变的形态、大小和范围，而不是试图在特定的评分系统中匹配病变。下面的讨论将讨论和简化关节软骨损伤的常用术语及其各自的含义，并举例说明。

6.3.2　关节内软骨病变

膝关节软骨损伤可分为三大类：急性软骨或骨软骨损伤、反复撞击引起的慢性损伤，以及关节紊乱引起的损伤，如剥脱性骨软骨炎、骨性关节炎和关节炎。每个类别有不同的特征，急性病变常发生在膝关节的负重区。它的特点是边缘锐利，垂直于骨表面，并表现为软骨下骨髓水肿。有时损伤包括骨折的软骨或软骨和骨（骨软骨），它们可能会断裂成"疏松"的碎片。一般来说，软骨损伤的愈合

能力有限，而且往往会随着时间的推移而恶化。在 MRI 上对这些病变进行可视化和特征化，特别是在不可逆转损伤之前的早期阶段，这是势在必行的，因为这对手术有影响。

6.3.2.1　软骨症

软骨软化发生在无软骨表面缺损的软骨损伤的最早阶段。它通常涉及深层软骨板由于液体吸收而软化或起泡，这在关节镜检查中是相对较软的"软化"。然而，软骨症是一种非特异性的发现，可见于无症状的受试者。MRI 表现为软骨起泡或软化，病灶区域深层软骨板 T2 信号增强或板层分化消失，关节内弥漫性信号增强。这可能与关节软骨局限性或弥漫性肿胀有关（图 6.10）。T2 图对于早期识别上述发现是有用的，因为它在解剖成像上可能不明显（图 6.11）。

6.3.2.2　软骨修复反应

退变、纤维软骨和软骨钙质沉着症是关节软骨损伤或微磨损后的修复反应。虽然会发生自发的软骨修复，但往往会导致生物上无效的软骨样纤维组织的形成。磁共振成像显示关节软骨内有局限性或弥漫性的低信号（信号不均匀），特别是浅层区和中间区软骨板。通常很难区分这 3 种实体；然而，软骨钙质沉着症在

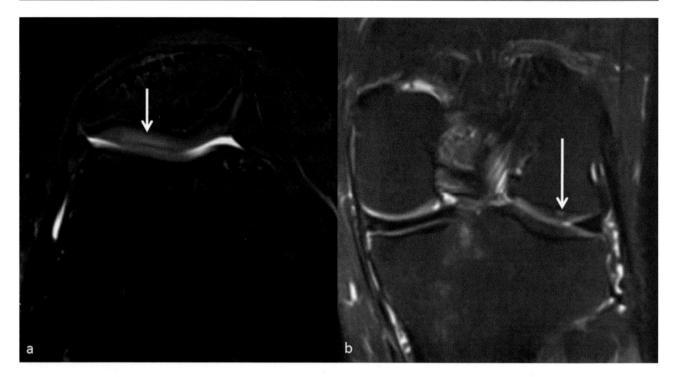

图 6.10　软骨病。轴位（a）和冠状位（b）fs PDW 图像显示关节内病灶区域 T2 信号增强，分层分化消失（a，小箭头）。有时可见水疱 / 局灶性软化并伴有受累软骨增厚（b，大箭头）

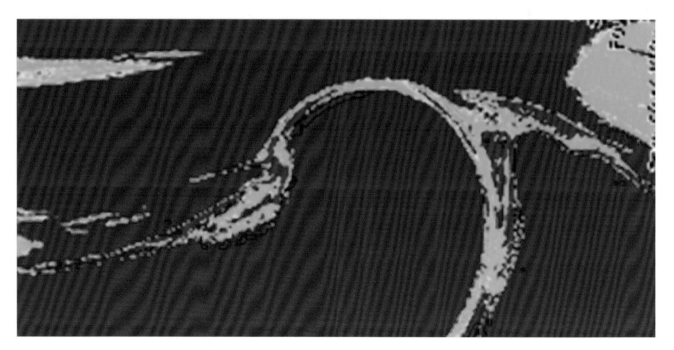

图 6.11　膝关节软骨矢状面 T2 图。注意软骨软化区（a，箭头）与（b）正常软骨的比较

GE 影像上可能有很好的特征性表现（图 6.12）。

6.3.2.3　软骨纤颤或糜烂

　　纤维组织是软骨细胞群之间的垂直裂隙，导致"指状"突起进入关节间隙。纤颤是软骨软化后软骨表面完整性丧失的一种早期阶段，也可能是孤立性发现，适当地称为轻度软骨病。在 MRI 上，关节软骨的厚度接近正常，但关节表面（光板）连续性不均匀 / 不规则（图 6.13）。常见于摩擦区，如髌骨室外侧小关节上方和股骨胫骨室承重区。

6.3.2.4　软骨裂或软骨瓣

裂隙或皮瓣经常是由重复和长期的超负荷或关节软骨的创伤性损伤引起的。它们可以是低级别的（＜50%的软骨厚度）或高级别的（＞50%的软骨厚度），也可以是单发或多灶性的。在MRI上，裂隙呈线形T2高信号，横径＜2 mm，与骨关节面

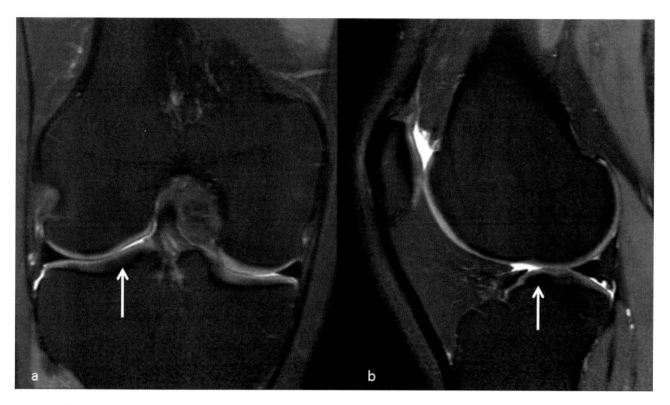

图6.12　软骨退变／纤维软骨／软骨钙质沉着病。冠状位（a）和矢状位（b）fs PDW MRI显示关节软骨内有病灶的低信号区域（箭头）

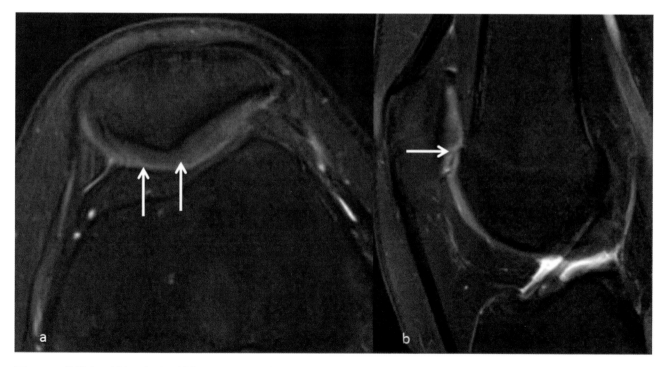

图6.13　软骨表面纤颤／侵蚀。轴位（a）和矢状位（b）fs PDW MRI显示正常厚度的软骨，但关节表面不平整（箭头）

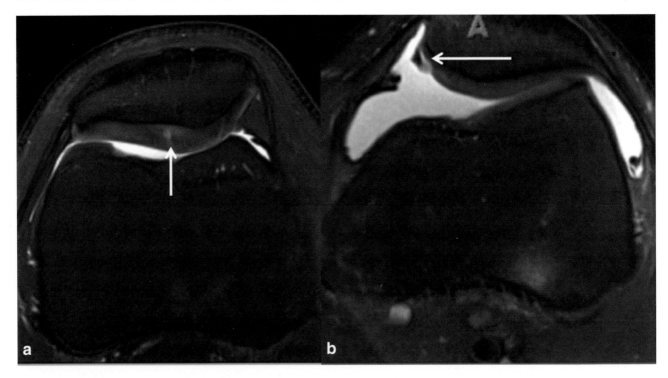

图 6.14　软骨裂 / 瓣。轴向 fs PDW 磁共振图像。（a）显示一条裂隙，呈线性（＜ 2 mm）T2 高信号，呈垂直 / 略微倾斜方向，破坏关节面（小箭头）。（b）显示由倾斜方向的裂缝形成的襟翼，浅层区半分离部分抬高（大箭头）

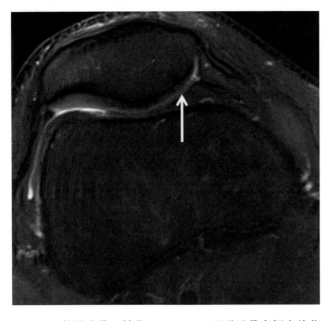

图 6.15　软骨变薄。轴位 fs PDW MRI 显示髌骨内侧小关节关节软骨弥漫性变薄（箭头）

呈垂直至最小倾斜方向。皮瓣是由倾斜的裂隙形成的，裂隙使关节软骨的浅层区（＜ 50%）或深层区（＞ 50%）半分离部分隆起（图 6.14）。

6.3.3　关节软骨厚度

软骨变薄或萎缩常常与慢性或复发性软骨损伤有关（图 6.15 和图 6.16）。使用上述标准也应将其归类为低等级或高等级。MRI 显示关节软骨弥漫性变薄，伴或不伴局灶性缺损（图 6.17）。与正常的膝关节软骨相比，经常可以用来做出这种诊断。

病变部位软骨的相对厚度增加或肥大在少数情况下可见，如液体吸入性软骨病、骨软骨病和继发生长板异常引起的剥脱性骨软骨炎，以及自体软骨细胞植入后的并发症。关节软骨增厚可导致膝关节锁定，关节活动度降低，软骨一步受损。如上所述，MRI 显示关节软骨增厚，并分别发现潜在的病变或软骨置换手术后的改变。

6.3.4　关节软骨缺损

软骨缺损是指软骨内横径＞ 2 mm 的明显缺损。这些缺损的大小和形状各不相同，涉及关节软骨的部分或全部丧失。根据累的厚度，可将其分为类似于裂隙和皮瓣的低等级和高等级。这些缺陷可以是单灶性的，也可以是多灶性的。磁共振成像显示

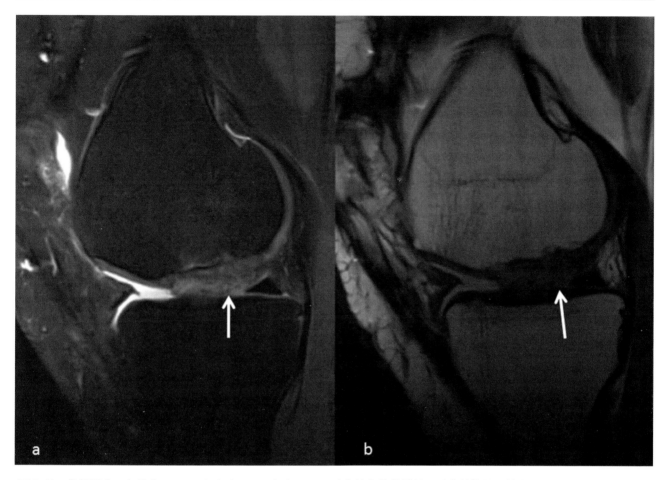

图 6.16　软骨肥大。矢状位 fs PDW（a）和 PDW（b）MRI 显示先前自体软骨植入处关节软骨（箭头）增厚

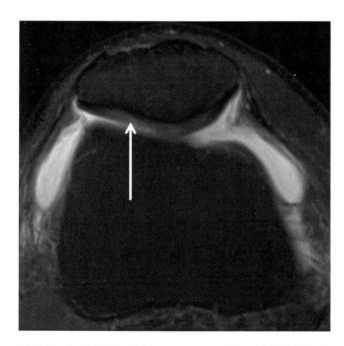

图 6.17　软骨缺损。轴位 fs PDW MRI 显示一充满液体的高信号病变（＞2 mm），其厚度超过软骨厚度的 50%，与高级别缺损一致（箭头）

直径＞2 mm 的充液高信号病变。在与关节炎相关的病变中，这些缺损表现为边缘钝化的不规则病变，而在创伤病例中，可以看到肩部良好的缺损，这是高级别的或是与骨髓改变相关的。后者最好的治疗方法可能是手术，以防止未来的进展。全层软骨缺损是关节软骨完全丧失导致软骨下骨外露的结果。在 MRI 上，全层缺损通常伴有骨髓水肿、囊肿和硬化；随着病情的进一步发展，可见关节表面下的不规则性、凹陷或骨赘形成（图 6.18 和图 6.19）。

6.3.4.1　软骨分层

软骨分层是指关节软骨在潮位区与软骨下骨分离（脱粘），是最严重的软骨损伤之一。MRI 显示软骨和骨之间有高（液体）信号强度分离，有或没有分层软骨的屈曲（图 6.20）。

6.3.4.2　软骨剥脱

软骨剥脱是由于大面积骨中软骨的慢性进行性

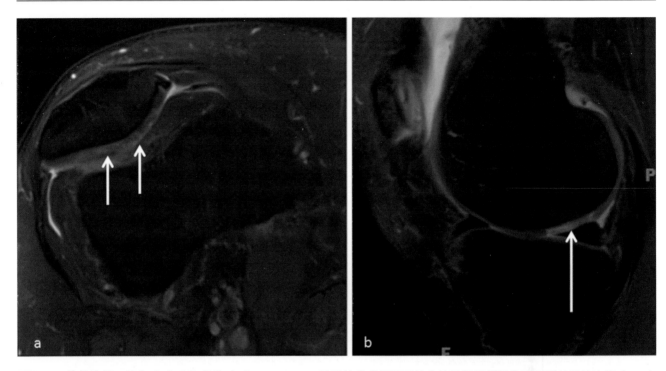

图 6.18　软骨缺损。轴位（a）和矢状位（b）fs PDW MRI 显示关节炎背景下的多灶性软骨缺损为不规则的钝性边缘（a，小箭头），而外伤造成的软骨缺损为肩部良好的缺损（b，大箭头）

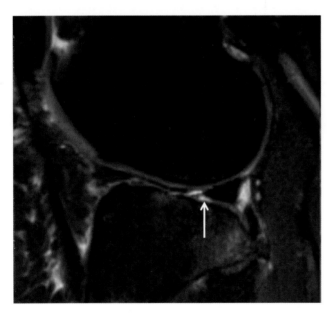

图 6.19　全层软骨缺损。矢状面 fs PDW MRI 显示胫骨后外侧平台软骨下骨（箭头）裸露，可能与骨髓反应性改变有关

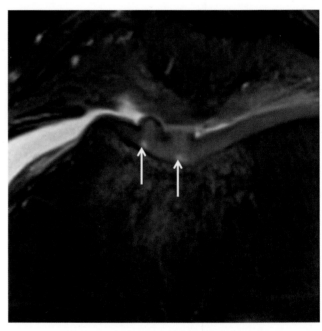

图 6.20　软骨分层。轴位 fs PDW MRI 显示软骨和软骨下骨（箭头）之间的高信号液体，上面脱骨的软骨发生屈曲

完全丧失所致。这种病变，如果出现在两个相对的关节表面，如严重关节炎所见，则表现为由于骨对骨而产生的骨髓反应性改变而引起疼痛。MRI 显示关节表面软骨完全缺失。当骨骼暴露在滑液中时，轴位图像上可以看到水坑征。反应性骨髓水肿、硬化、囊肿、畸形和 / 或骨赘形成几乎总是存在（图 6.21）。

6.3.5　骨软骨病变

这是一种创伤性损伤，可导致嵌顿处关节软骨的侵蚀 / 挫伤，并伴有或不伴有软骨下骨折。在 MRI 上，急性期可以看到覆盖的软骨病变（变薄、裂隙、纤颤、缺损）、潜在的反应性骨髓水肿或软骨下骨折（水肿云中的黑线）（图6.22）。在亚急性期和慢性期，水肿演变为软骨下囊肿和硬化，有或没有关节表面凹陷/游离体形成。

6.4　关节疾病中的关节软骨病变

影响膝关节软骨的常见关节疾病有剥脱性骨软

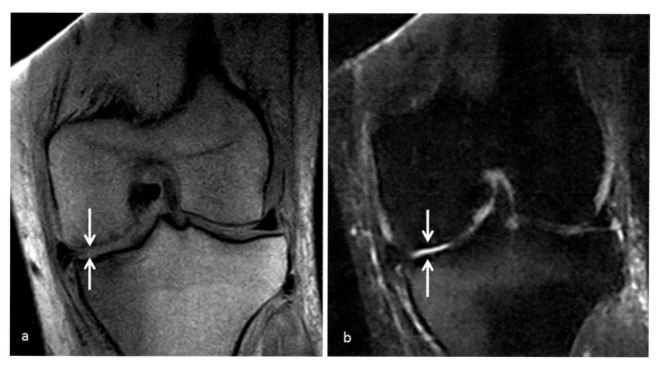

图6.21　软骨剥落。冠状位PDW（a）和T2加权（b）MRI显示关节软骨面（a，箭头）在内侧间隙完全缺失，伴有完全剥落和反应性骨髓改变（b，箭头）

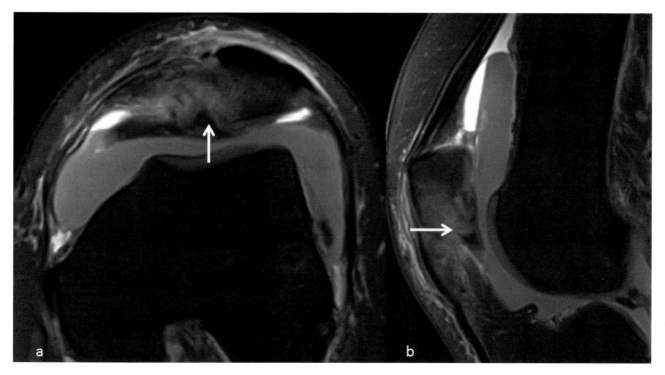

图6.22　（a、b）骨软骨骨折。轴位（a）和矢状位（b）fs PDW MRI图像显示嵌顿伤处关节软骨被侵蚀，并伴有软骨下骨折（箭头）

骨炎和关节炎（炎性关节炎和骨性关节炎）。使用适当的脉冲序列，MRI 在识别与这些疾病相关的软骨和骨损伤的早期迹象方面显示出很大的希望。

6.4.1　剥脱性骨软骨炎

剥脱性骨软骨炎是一种关节紊乱，关节软骨和下面的软骨下骨出现裂缝。最终，软骨和骨骼都会发生碎裂，称为骨软骨碎片，在关节间隙内释放出来。虽然罕见（每年受影响的总人口为 10 万人中有15~30 人），但它是经常运动的青少年关节疼痛的一个重要原因[48,49]。剥脱性骨软骨炎反映继发性骨骺紊乱（关节软骨下），几乎 50% 的病例有潜在的外伤史。在 MRI 上，它可以被视为半月形病变，通常位于骨的非负重表面，并可能产生如上所述的与创伤相关的骨软骨病变的继发性骨质改变（图 6.22）。某些部位的病变具有特征性，如膝关节股骨外侧髁内侧、距骨圆顶和小头。覆盖的关节软骨可能与剩余的软骨齐平，或者很多时候是不足的，这取决于损伤的程度。MRI 在确定剥脱性骨软骨炎缺陷的稳定性方面起着重要作用。MRI 显示的稳定病变通常具有良好的临床预后，而 MRI 检测到的不稳定病变则预示着较差的临床结果。不稳定的征象包括全层软骨撕裂、囊性变渗入深板、骨软骨缺损伴液体充盈腔、和 / 或骨软骨碎片呈高（液体）信号（图 6.23）。有关 OCD 的深入讨论，请参阅第 10 章。

6.4.2　炎症性关节炎

炎症性关节炎是一组以关节和其他组织发炎为特征的疾病，其中许多是自身免疫的结果。MRI 对炎性关节炎患者的初始疾病检测和预测以及对疾病进展和治疗反应的监测都是有效的。软骨下骨髓水肿是 MRI 可发现的炎性关节炎的关键影像学表现，可能是软骨侵蚀的先兆，其弥漫性更强，分布更均匀。其他 MRI 表现包括滑膜增厚、滑膜炎、关节积液和软骨钙质沉着，但局灶性病变并不常见。

6.4.3　骨性关节炎

骨性关节炎是一种退行性关节疾病，由关节软骨和底层软骨下骨的异常引起。骨性关节炎被认为

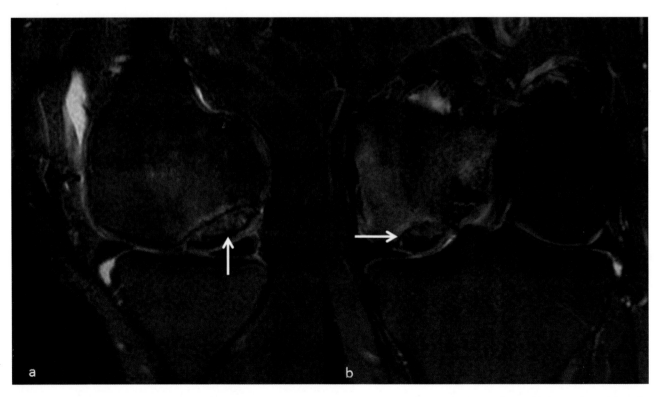

图 6.23　剥离性骨软骨炎。矢状位（a）和冠状位（b）fs PDW MRI 显示股骨内侧髁外侧半月形病变（箭头），与天然软骨相比略显优秀。注意病变内的骨髓水肿和伴有早期囊肿形成的股骨髁下

是由关节上的机械压力引起的，其他原因包括既往关节损伤、关节或肢体发育异常以及遗传因素；此外，超重的人患膝骨性关节炎的风险更大。在骨性关节炎的发展过程中，软骨和软骨下骨成分的变化是值得注意的。尤其是骨髓水肿样病变、软骨下囊肿和软骨下骨异常是疾病进展的显著特征。使用适当的MRI技术，软骨肥大所对应的骨性关节炎（蛋白多糖丢失和组织液增加）的早期表现为MRI信号增强。MRI还可以检测软骨表面病变（裂隙）、关节内病变和局灶性或弥漫性软骨丢失的早期迹象，关节间隙变窄和软骨下骨面、软骨下囊肿和早期骨赘的变化，并提供有助于预测骨性关节炎患者4~7年后发生全膝关节置换术的个体风险，以及患者由于继发于糖尿病等其他疾病的进行性膝关节软骨退变而发展成骨性关节炎的风险 [50,51]。

6.5　结论

综上所述，关节软骨结构复杂，分辨率高、高对比度磁共振成像是解决解剖结构及其病变的关键。阅读技巧和对软骨解剖和病理学的深入了解对于未经治疗和治疗的病变的准确诊断和随访非常重要。

第 7 章　膝关节软骨损伤的评估：基于关节镜的评估与分类

Tim Dwyer, John S. Theodoropoulos

张　益　李海峰　于腾波 / 译

7.1　概述

1975 年，DeHaven 和 Collins 将关节镜检查作为膝关节内病理研究的金标准[1]，一直沿用至今，而如今的磁共振成像（MRI）技术无法保证完全呈现关节内存在的全部损伤。随着目前 MRI 技术的进步和磁场强度的提高，检测和评估软骨损伤的灵敏度也将会得到一定程度的提高[2,3]。关节镜检查作为一种有创的检查方法，仍是关节腔病变协助诊断最具价值的工具。另外，关节镜技术的另一优势在于诊断的同时可以治疗膝关节内的软骨及相关病变（如半月板撕裂、韧带撕裂），并可以在麻醉下操作（EUA）。麻醉下操作是关节镜检查的重要组成部分，因为同时存在的膝关节病变（前交叉韧带损伤、韧带松弛、生物力学紊乱）会对软骨再生和修复手术产生不利影响[4]。

目前发现在接受膝关节镜检查的患者中有高达 63% 存在软骨病变[5-9]，大多数软骨损伤是弥漫性的，不适合目前的修复技术，而可治疗的局灶性和孤立性软骨损伤的发生率各不相同。在一项纳入 1000 例的膝关节镜检查的前瞻性研究中，Hjelle 等发现 19% 的患者存在局灶的软骨或骨软骨（OC）损伤，然而在其他研究人员报告中发现，40 岁以下的接受膝关节镜检查的患者中有 4%~10% 的患者有一个或多个明确的国际软骨修复学会（ICRS，自 2018 年起更名为国际软骨再生和关节保护学会）评分或 Outerbridge 分级 3 或 4 级病变[5-7]（见附录 A）。

关节镜准确测量关节软骨病变的程度已被证明与外科医生的关节镜经验直接相关[10]。软骨缺损只要确定损伤的位置、大小、深度、形态和封闭程度，对于评价软骨损伤分级的依据并指导临床治疗原则

非常重要[11,12]。另外外科医生使用的测量工具可能会影响关节镜下对软骨损伤尺寸的估计[13]。损伤位置和尺寸（对吻伤 vs 非对吻伤和多处损伤 vs 单处损伤）等损伤因素已被证实影响症状和膝关节功能[8]。但有证据表明膝关节镜检查可能不是关节软骨缺损分级的金标准，一些证据显示行膝关节切开术并直接测量损伤的尺寸和深度是更加准确的[10]。目前，大多数的外科医生使用关节镜而不是关节切开术来对软骨病变进行分级。

软骨损伤的发生率、大小和严重程度已被证明随受伤后时间和患者年龄的增加而增加[3,14-16]。在 ACL 撕裂的儿科患者中，那些损伤后＞ 150 天接受初次关节镜下 ACL 重建的患者比那些在损伤后＜ 150 天接受 ACL 重建的患者具有更高的半月板撕裂率[16]。软骨损伤与膝关节同一间室存在半月板撕裂显著相关。

年龄和体重的增加与内侧半月板撕裂（MMT）的高发生率独立相关。前交叉韧带撕裂并伴有内侧半月板或外侧半月板撕裂的患者比没有半月板撕裂的患者更有可能在该特定间室发生软骨损伤。其影响是双重的，首先这些患者更可能需要手术干预来解决软骨损伤，软骨损伤的大小和深度都可能增加。其次，疾病累及对侧关节面的患者数量将增加，可能妨碍生物治疗方案的选择[17]。

为了避免遗漏重要的关节组织损伤，仔细和系统的检查膝关节至关重要。由于小区域的软骨退变也可能会影响术后疗效，有必要在术中仔细探查整个关节表面[17]。常见的遗漏区域包括股骨后髁和滑车。此外，认识到特定损伤所经常具有的软骨损伤模式（如 ACL 撕裂和髌骨脱位），可使外科医生能够特别注意这些区域。

本章将重点介绍关节镜下软骨损伤的分类，详

细评估这些损伤的位置、大小和深度，并讨论关节软骨损伤模式与常见膝关节病理和创伤的关系。

7.2　软骨损伤的分类系统

目前学术界已经设计了分类和评分系统来量化软骨损伤的严重程度，并通过其制订治疗方案及评估临床结果。由于未准确报告软骨损伤，所以对于适当的治疗模式的研究有限。本章将仅讨论多个分类系统中的两个，而其他关节镜分类系统（Noyes 分类和 Oswestry 关节镜评分）在附录 A 中进行了概述。由于历史原因，我们对 Outerbridge 分类进行了描述，而 ICRS 分类被提及是因为它已经被大多数现代文献和软骨再生领域的研究人员所采用。

7.2.1　Outerbridge 分类

Outerbridge 分类在 1961 年首次被提出用于评估开放式内侧半月板切除术时对髌骨软骨软化程度[18]。总共分为 4 级，其主要的局限性是 2 级与 3 级病变之间的区别取决于直径而不是深度[19]（表 7.1，还可参考附录 A 中的改良版）。

Brismar 等在轻度至中度膝关节骨性关节炎（OA）患者中，通过对 19 例患者进行膝关节镜检查并录像的方式考察了 Outerbridge 分类的可靠性[20]，并由 4 名骨科医生进行了数据的分析。结果发现，观察者组内 κ 值判断的可靠性仅为中等至良好，正常软骨（0 级）和软骨晚期改变（4 级）的 κ 值可靠性最佳。然而，观察者间可靠性 / 总体一致性百分比仅为 61%，这可能是由于 OA 是处于不断进展而造成的影响。其他研究报告了使用关节镜 Outerbridge 分类软骨病变的观察者内和观察者间具有中度的重现性和

表 7.1　软骨损伤的 Outerbridge 分级

等级	病变描述
I	软骨软化、肿胀
II	出现软骨损伤和撕裂，损伤直径小于半英寸（in，1 in=2.54 cm）或更小
III	出现软骨损伤和撕裂，损伤直径超过半英寸
IV	软骨损伤范围累及软骨下骨

准确性[21-23]。Trisolino 等在 57 例半月板撕裂行关节镜手术治疗的患者中评估了录像带评分系统的可靠性。使用 Outerbridge 分类系统，对 6 个部位关节软骨病变进行评估，观察者间和观察者内的可靠性较高，与外科医生提供的术中评分有中度一致性[21]。

7.2.2　国际软骨修复学会分类

国际软骨修复学会分类在 1998 年首次提出，2003 年进行了修改[19,24]。此分级系统类似于 Outerbridge 分类，但根据软骨缺损的深度区分了 2 级和 3 级病变。ICRS 2 级软骨病变（异常）累及软骨深度 < 50%，ICRS 3 级病变（严重异常）累及的病变区域深度超过 50%（图 7.1，表 7.2，附录 A）。ICRS 对关节镜下软骨修复评估的验证已被发现具有统计上的可靠性和可重复性，且观察者内和观察者间的可靠性良好[25,26]。此外，关节镜下 ICRS 对尸体软骨病变的分级与病变深度的组织学分级具有良好的相关性[26]。

7.3　关节软骨缺损的评估

关节镜评价软骨损伤的主要目标是对病变进行适当分类，并指导临床治疗。镜下务必识别出每个软骨缺损部位，并仔细评价病变的位置、大小、深度和抑制情况。

表 7.2　国际软骨修复协会（ICRS）软骨损伤分级

等级	病变描述
0	正常
1A	浅表纤维化或软化
1B	浅表裂缝和撕裂
2	缺损小于 50% 的深度
3A	缺损超过 50%，但未达到钙化层
3B	缺损超过 50%，累及钙化层
3C	缺损达到软骨下骨但未累及软骨下骨
3D	缺损超过 50% 并出现骨髓水肿
4A	缺损累及软骨下骨表面
4B	缺损深入软骨下骨

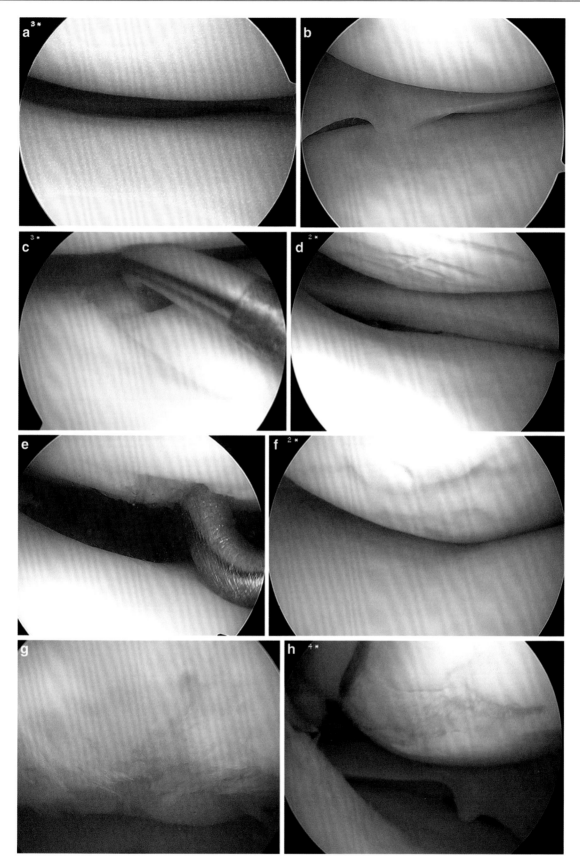

图 7.1 根据国际软骨修复协会（ICRS）分级系统，膝关节软骨损伤的关节镜照片。（a）正常，0级。（b）1A级，软骨软化。（c）1B级，浅表撕裂。（d）2级，小于软骨深度的50%。（e）3A级，延伸至未钙化软骨深度的50%以上。（f）3B级，延伸至钙化软骨。（g）3C级，损伤延伸至软骨下骨。（h）3D级，缺损超过50%以上并骨髓水肿。（i）4A级，缺损延伸至软骨下骨板。（j）4B级，缺损延伸至软骨下骨深层

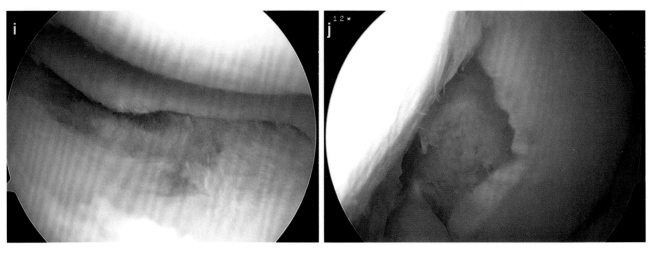

图 7.1　（续）

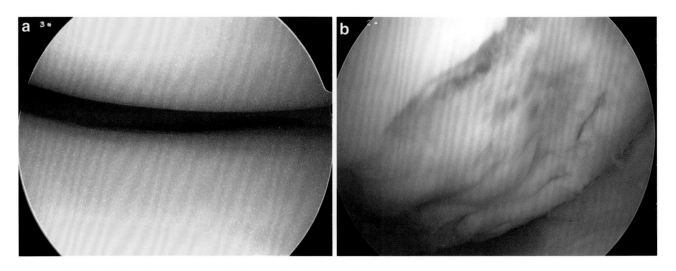

图 7.2　关节镜下照片显示：（a）正常透明软骨。（b）纤维软骨修复组织

7.3.1　关节软骨外观

能够准确区分透明软骨和纤维软骨是非常重要的（图 7.2）。正常的透明软骨具有光泽、呈蓝白色，并且分布均匀；纤维软骨由不同比例的软骨和纤维成分组成，在经过修复手段（如一次成功的微骨折手术，MFX）或 ICRS-4 级损伤修复过程中最可能出现。纤维软骨在生物力学上不适合作为负重的关节软骨，其 I 型胶原的比例高于 II 胶原，旨在抵抗张力而不是抵抗压缩负荷[27]。

7.3.2　软骨损伤位置

由于膝关节不同区域的软骨病变治疗方案不同，并且可能造成不同的预后，因此明确软骨病变的位置至关重要。此外，病变的准确描述对于临床结局的解释也很重要。当然，膝关节的一些区域，如内侧股骨髁或内侧胫股偏心距的膝关节，更容易发生软骨损伤[14,28]。

目前已有文献报告软骨缺损位置的评价系统。最常用和简单的方法是将膝关节分为 6 个区域：髌骨（内侧和外侧）、滑车、内侧股骨髁、外侧股骨髁、内侧胫骨平台和外侧胫骨平台。Hunt 等提出了一种通过关节镜[29]评估膝关节软骨病变的系统（共

853 例患者，$n=1553$）。这种复杂的软骨分区工具旨在提高评估的准确性，并提供关节软骨损伤模式的有意义的分析。该分区工具将髌骨分为 6 个区域，胫骨分为 10 个区域，股骨分为 10 个区域。该系统考虑了胫骨病变相对于半月板的位置，以及股骨病变在伸展或屈曲时是否负重。ICRS 软骨损伤评估采用了类似的软骨损伤定位系统，使用胫骨和股骨的网格系统，如图 7.3 所示。

在膝关节镜下检查软骨病变位置的研究表明，内侧股骨髁始终是最常见的局灶性软骨病变部位，其次是髌骨和外侧股骨髁，而内侧胫骨平台最不常受累 [3,5,7]（表 7.3）。Curl 等研究了 1277 例患者的孤立性 4 级病变，发现并证实了内侧股骨髁是最容易产生病变的区域，外侧股骨髁和髌骨次之 [6]。

7.3.3　软骨损伤大小和直径

测量局灶性软骨损伤区域的大小是治疗的重要方面，一般使用片状的、钩状的关节镜器械或 5 mm 探钩进行测量。临床上我们在假设软骨缺损区域基本呈矩形的情况下测量病变部位的长和宽，大小以平方厘米（cm^2）为单位 [19]（图 7.4）。

但准确测量软骨缺损的大小也较为困难，测量的准确性和外科医生的关节镜手术治疗经验密切相关。在一项对 400 多例软骨损伤患者的研究中，在关节镜下测量软骨损伤病变范围，并切开关节进行自体软骨细胞移植（ACI）[9]，结果显示，不同经验水平的外科医生均在镜下明显高估了缺损的大小，镜下评估面积平均超过实际缺损面积 1 cm^2，< 4 cm^2 的小缺损最容易被高估。无论是做过 100 例膝关节镜检查的外科医生还是做过 1000 例膝关节镜检查的外科医生，有经验的外科医生都能提高测量的准确性。有趣的是，基于膝关节内软骨病变的位置方面，并没有统计学意义上的差异。

7.3.4　软骨损伤深度

软骨损伤的深度是 ICRS 分类的一个关键组成部分，3 级和 4 级病变一般需要手术治疗。单纯清创治疗对 ICRS 2 级病变的患者预后较为良好 [30,31]。有一些证据表明，在兔子中部分厚度的软骨损伤（1 级和

2 级），可能由于干细胞从邻近的滑膜 [30] 中迁移而进行自我修复。

广义上来讲，外科医生的目标是区分表浅损伤（< 50%）和深度损伤（> 50%），我们根据 ICRS 分类，使用刻度探针来估计软骨损伤的深度（图 7.5f）。重点要探查单个软骨裂缝，从而确保裂缝不会延伸到软骨下骨，以及对可能隐藏 3 级或 4 级软骨损伤的软骨瓣进行清创（图 7.5a、b）。由于软骨可能已经自软骨下骨剥脱，缺损周围的软骨也必须仔细评估（图 7.5c、d）。此外，确定软骨病变的绝对深度很重要，因为深度 < 8 mm 的病变可以通过自体软骨细胞移植愈合，而深度超过 10 mm 的缺损需要进行骨移植结合 ACI 或自体骨软骨移植（OATS）等手术 [32]（图 7.5e）。

Niemeyer 等比较了同一软骨损伤在关节镜下和开放技术 [9] 的 ICRS 分级（407 例患者中的 450 个局灶性病变），对 ICRS 软骨损伤分级的准确性进行了研究。使用开放手术作为金标准，他们发现 80.9% 的病变在关节镜检查下能够正确分级。有趣的是，不同经验水平的外科医生在分级准确性方面没有统计学差异。

7.3.5　包容性 / 非包容性软骨缺损

包容性软骨缺损是预测关节镜下骨髓刺激技术预后的重要因素之一。一般包容性软骨缺损的组织周围有稳定的、功能性的、天然的关节软骨，而非包容性软骨缺损在整个缺损周围没有明显的软骨边缘（图 7.6b）。非包容性软骨缺损更可能发生于股骨髁外侧边缘、股骨髁后侧、胫骨平台后表面和任何延伸至髁间窝 [4] 的软骨病变。

非包容性软骨缺损的治疗问题涉及 MFX 和软骨细胞移植。在 MFX 技术中，最初在血肿或血凝块形成纤维蛋白凝块，间充质干细胞从骨髓腔迁移以填充纤维蛋白凝块 [33]。在没有健康的软骨边缘的情况下，固定血凝块较为困难；此外，粗糙组织表面允许纤维组织 [34] 的附着，在 ACI 和基质素诱导的自体软骨细胞移植技术中，都需要软骨边缘与骨膜移植物或包含 / 缝合膜进行缝合 [4]。在没有完整的软骨边缘的情况下，这些技术要么禁忌，要么是必须使用自体骨软骨移植（OATS）或同种异体移植等技术来

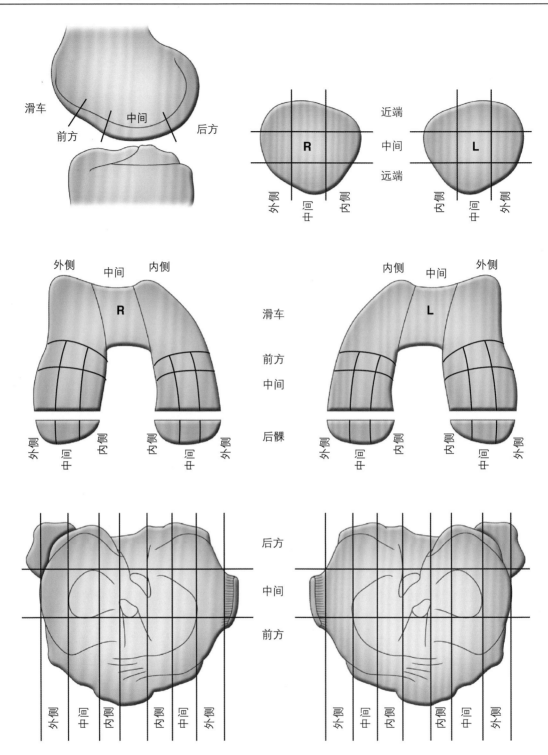

图 7.3　国际软骨修复学会（ICRS）膝关节软骨损伤定位系统

表 7.3　膝关节镜下软骨病变的位置

参考文献	病例数	MFC	LFC	MTP	LTP	髌骨	滑车
Widuchowski et al.（2006）	10 574	34%	9%	6%	7%	36%	8%
Figueroa et al.（2007）	82	32.2%	14.8%	2.6%	7.8%	33%	9.6%
Hjelle et al.（2002）	193	58%	9%	5%	11%	11%	6%

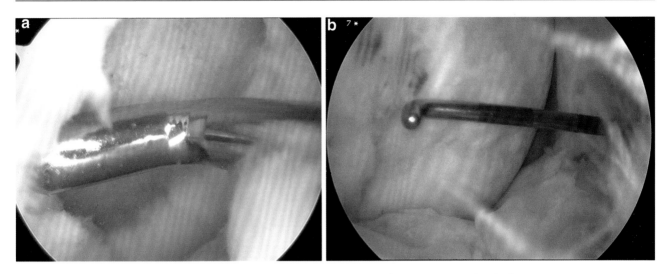

图 7.4 关节镜照片显示使用探钩测量软骨损伤大小。（a）7 mm 宽的损伤。（b）15 mm 宽的损伤

创建一个可供组织附着生长的边缘。

7.4 合并的膝关节损伤

　　准确判断软骨损伤合并的膝关节损伤并予以治疗，如膝关节游离体、半月板撕裂和前交叉韧带损伤，是行膝关节镜检查的一个重要方面。关节软骨损伤很少孤立存在，软骨修复技术要求解决下肢力线不良、半月板缺损和交叉韧带损伤等问题以改善患者的预后[4,17,24]。本节将讨论软骨损伤的常见病理，软骨损伤的常见形式和治疗方法。

7.4.1 游离体

　　关节软骨的全层或部分缺损可能与游离体有关，损伤软骨在紧急情况下可进行修复，否则必须予以清除游离体以防止膝关节机械症状，如绞锁等，避免后续潜在的灾难性软骨损伤。仔细评估术前影像学检查（X 线检查、CT、MRI）有助于在关节镜检查前诊断和定位游离体，并对整个膝关节进行完整和系统的关节镜检查。外科医生检查膝关节后关节囊的能力是定位游离体的一项重要技能，为了清除软骨和损伤碎片，可能需要建立后内侧和后外侧入路进行清理（图 7.7）。

7.4.2 半月板撕裂

　　内侧半月板撕裂（MMT），特别是桶柄样撕裂，增加了 MFC 软骨损伤的发生率，特别是在膝关节负重时[35]。有研究显示，半月板缺损与膝关节软骨损伤或缺失[36] 高度相关（3 倍正相关）。此外，外侧半月板撕裂（LMT）与 LFC 和 LTP 损伤也具有相关性。半月板后角和外侧半月板前角撕裂常见于晚期软骨损伤[37]。已有证据表明，后方 MMT 及相关软骨损伤在女性[38] 中占主导地位。一项针对在关节镜检查下诊断为盘状 LMT 的 252 例患者的调查显示，26.6%（n=67）的患者也存在关节软骨病变，最常见于 LTP 上[38]。在另一项纳入 378 例患者（年龄范围 16~50 岁）的研究中，ACL 撕裂合并半月板撕裂并接受膝关节镜检查的患者较没有半月板撕裂的患者有更大程度的关节软骨损伤，而内侧桶柄样撕裂比其他类型的半月板撕裂出现更大程度的膝关节退行性变[14]（图 7.8a）。

　　因为已经证实软骨退行性变和骨关节炎[19,39-42]（图 7.8b）的高度相关性，接受半月板全部切除术或次全切除术的患者可能需要进行半月板移植。Eichinger 记录了 14 例患者［9 例男性和 5 例女性；平均年龄（48±12）岁］在进行内侧半月板部分切除术后，胫骨内侧平台[43] 软骨病变的严重程度呈现显著增加的趋势。此外，股骨髁和髌骨[43] 的软骨病变的程度明显增加。传统的半月板异体移植（MAT）

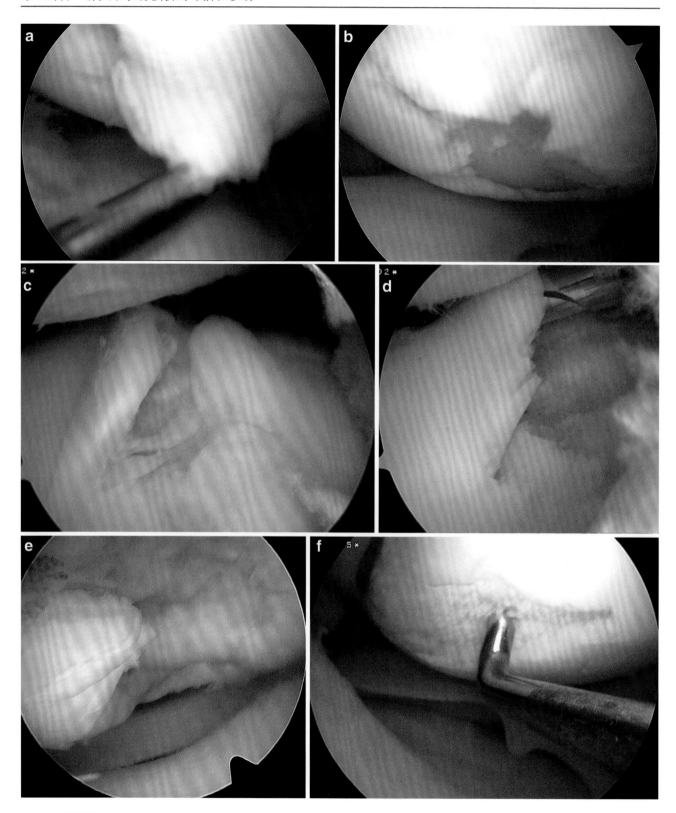

图 7.5　关节镜下照片显示：（a）软骨瓣样损伤。（b）软骨瓣样损伤清创后出现 ICRS 4 级缺损。（c）滑车软骨瓣样损伤。（d）滑车软骨已与软骨下骨脱离。（e）骨软骨损伤。（f）ICRS 3 级损伤深度的测量

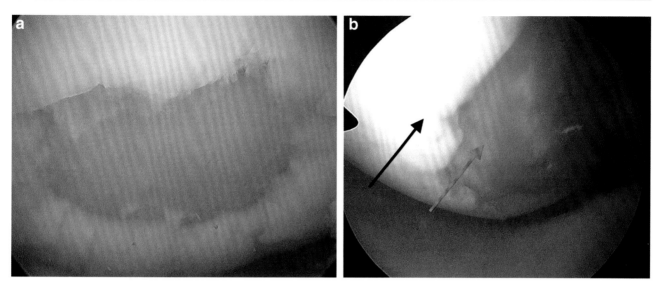

图7.6　关节镜下照片显示：（a）包容性软骨缺损，软骨边缘包围整个缺损区。（b）右侧 MFC 非包容性软骨缺损已延伸至髁间窝，黑色箭头指示正常软骨，红色箭头指示软骨缺损已延伸至髁间窝

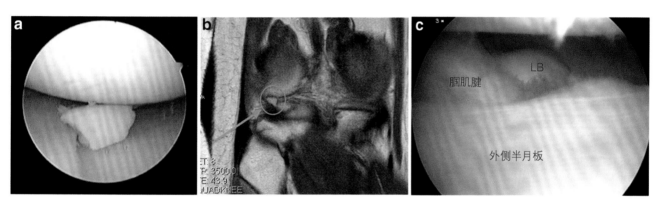

图7.7　照片显示：（a）软骨游离体（箭头）。（b）冠状面 MRI 显示后外侧间室有一个游离体（灰色箭头）。（c）关节镜检查膝关节后外侧间室游离体（LB）

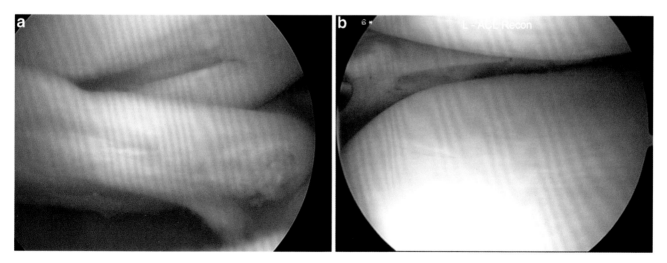

图7.8　关节镜下照片显示：（a）桶柄样半月板撕裂导致 ICRS 4 级股骨内侧髁（MFC）软骨损伤。（b）内侧半月板次全切除术后

的适应证已包括 Outerbridge 分级 2 级或以下级别的关节软骨损伤，以及轻症的的半月板切除术后的患者。然而，在膝关节内侧和外侧间室联合接受 MAT 和 ACI/ 异体骨软骨移植（OCA）的患者已有统计学意义上的改善。这些改善在至少 2 年的所有标准化结果评分中都可以看到结果 [44,45]。通常此类手术需要与其他手术联合进行，如前交叉韧带重建、胫骨高位截骨和胫骨结节截骨术等 [46]。

7.4.3　前交叉韧带撕裂

一项对急性前交叉韧带撕裂（＜损伤后 3 个月）的系统回顾研究发现，关节软骨损伤的发生率为 16%~46%。在一项回顾性研究中，487 例（350 例非运动员和 137 例运动员）需要前交叉韧带重建（ACLR）的患者，损伤 3 个月时，有 16% 的患者出现 3 级或 4 级软骨损伤 [49]。在另一项包含 15 例通过关节镜检查确诊 ACL 损伤患者中，但没有半月板和任何其他韧带损伤 [50] 的情况下，对伴有 3 级或 4 级（Outerbridge 分级）关节软骨损伤（直径高达 2 cm），通过微骨折钻孔或 MFX 技术进行了 ACLR 和软骨成形术。每例患者在 6 个月和 12 个月时的 Lysholm 膝关节评分均显示了良好结果，患者满意度和生活质量（QoL）得到改善。

前交叉韧带损伤合并软骨损伤的形式 [14,51,52] 可能会因患者是否早期进行膝关节镜检查而有所不同（表 7.4）。在一项对损伤后 3 个月内接受 ACLR 治疗的患者进行的前瞻性研究中，最常见的病变是 LFC[51]。部分病变为 LFC 嵌塞性骨折，与 MRI 上急性前交叉韧带损伤膝关节常见的骨挫伤区域相对应（图 7.9c）。

在一项观察急性和慢性前交叉韧带损伤的系列研究中，软骨损伤最常见的位置出现在 MFC 上，特别是在负重区 [14]。2001 年，Hunt 等分析了 145 例前交叉韧带撕裂和软骨损伤的患者，发现软骨损伤常见于膝关节外侧间室。然而，作者没有区分急性和慢性损伤，也没有提供病变位置 [29] 的具体信息。需要进一步的研究来确定急性和慢性 ACL 撕裂的软骨损伤方式是否不同。

随着前交叉韧带损伤与膝关节镜检查之间的时间的延长，严重软骨病变 [14,15] 的发生率也在增加。在一项对 764 例前交叉韧带撕裂患者进行关节镜检查的研究中，前交叉韧带损伤后 1 年出现 ICRS 3 级和 ICRS 4 级软骨损伤的发生率为 6.1%，损伤后 2~5 年出现 ICRS 3 级和 ICRS 4 级软骨损伤的发生率为 14.8%，损伤后 5 年以上 [15] 出现 ICRS 3 级和 ICRS 4 级软骨损伤的发生率为 44.8%。

根据 Shelbourne 和 Gray 等学者的报道，关节软

表 7.4　合并前交叉韧带损伤的膝关节关节镜下软骨病变的位置

参考文献	研究类型	n	MFC	LFC	MTP	LTP
Spindler 等（1993）	3 个月内的急性 ACL 损伤	25	11	15	3	7
Drongowski 等（1994）	急性损伤	32	4	19	2	7
Maffulli 等（2003）	急性 + 慢性损伤	163	77	16	8	21

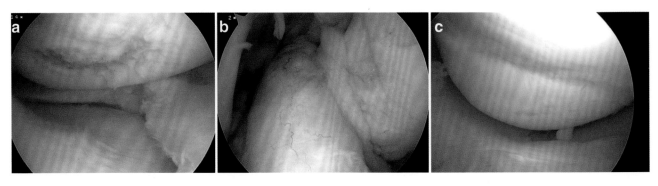

图 7.9　关节镜下照片显示：（a）股骨内侧髁（MFC）软骨损伤伴前交叉韧带（ACL）撕裂。（b）前交叉韧带撕裂。（c）前交叉韧带撕裂后出现股骨外侧髁（LFC）软骨损伤

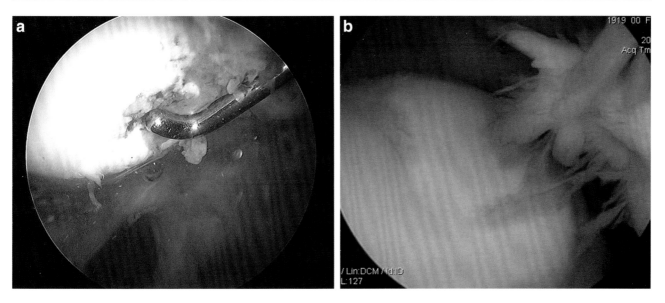

图 7.10 关节镜下照片显示：（a）髌骨脱位后髌骨内侧关节面软骨损伤。（b）股骨内侧髁（MFC）软骨损伤伴病理性内侧皱襞

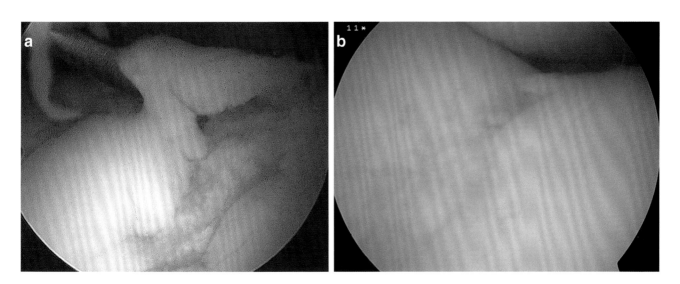

图 7.11 关节镜下照片显示股骨滑车软骨损伤。（a）ICRS 4 级软骨损伤。（b）ICRS 3 级软骨损伤

骨损伤是前交叉韧带重建[53]预后不良的最重要的预测因素。1993 年首次报道了联合治疗软骨损伤和前交叉韧带撕裂[54]。目前普遍认为，软骨修复流程如ACI 或自体骨软骨移植应与 ACL 重建[54-56]相结合。据报道，该手术有良好的预后。然而到目前为止，还缺乏专门针对 MFX 和 ACL 联合重建[47]结果的相关研究。

7.4.4 后交叉韧带撕裂

　　Geissler 等回顾了 88 例有症状的[57]患者中已证

实的、孤立的、后交叉韧带（PCL）撕裂患者的关节镜表现，在急性损伤（损伤后＜ 3 周）的患者中，12% 的患者出现软骨缺损，同时影响 LFC 和髌骨；在慢性损伤（损伤后＞ 1 个月）的患者中，49% 的患者出现软骨缺损，最常见的是 MFC 和髌股关节（PFJ）。总的来说，49% 的 PCL 损伤患者有关节软骨缺损；其中近一半的关节软骨缺损来自髌股关节。在一项涉及慢性 PCL 不稳患者的研究中，48%的患者有中度至重度 MFC 软骨损伤，只有 31% 的患者在影像学上表现出来[58]。与 ACL 撕裂相似，软骨损伤的发生率随着损伤到 PCL 重建的时间的增加而增加。

7.4.5 髌骨外侧脱位

软骨损伤在急性髌骨脱位后非常常见，特别是对于关节积血的患者，临床上需要高度警惕[59]。一项研究使用关节镜检查了连续 39 例 3 周内的髌骨外侧脱位的膝关节，有 95% 的关节软骨出现损伤改变。在这些病变中，72% 为骨软骨骨折。大部分损伤发生在髌骨内侧关节面，1/4 的患者出现了 LFC[60] 的关节软骨损伤（图 7.10a）。

Stanitski 和 Paletta 等学者回顾了[61]48 名青少年［24 名男孩和 24 名女孩（平均年龄 14 岁）］的髌骨脱位情况，发现有 34 例 /48 例（71%）的患者有关节镜下的软骨损伤证据，大多数（94%）为骨软骨损伤，髌骨和 LFC 的损伤发生率大致相等。值得关注的是，只有 1/3 的患者在 X 线检查中有骨软骨骨折的证据。这一发现促使一些作者提出，对于儿童髌骨脱位和膝关节血肿有必要使用关节镜进行检查[59]。当然在这种情况下，必须进一步进行放射学检查如 CT 或 MRI。最新研究发现，在膝关节疼痛[62,63]的儿童中，MRI 对其膝关节内紊乱的诊断性高达91%，敏感性达到良好到非常好的程度。

7.4.6 内侧皱襞

髌骨内侧皱襞是滑膜腔的胚胎学残余，起源于膝关节内侧，并连接于髌下脂肪垫。髌骨内侧皱襞存在于 19%~70% 的膝关节[64] 中。虽然在大多数人群中并无症状，但内侧皱襞可出现病理改变，并引起关节疼痛和软骨损伤等症状[65]。病理性髌骨内侧皱襞的特征是组织增厚、炎症性的纤维化的滑膜组织；通常它们与 MFC[29,66] 负重表面前半部分的软骨损伤有关（图 7.10b）。

7.5 治疗综述

在进行膝关节镜检查时，对外科医生最重要的是需要优先考虑一个最佳的治疗方案，本节中只进行简要叙述，更详细的介绍详见本书第 11 章。并

不是所有的治疗方式都能够在所有治疗中心或每个外科医生的技能范围内实现；然而，每个外科医生需要具备必要时进行适当的初步治疗和转诊的知识。

损伤主要有两种类型：各种未钙化关节软骨厚度的软骨缺损和已延伸到软骨下骨的骨软骨缺损。如前所述，ICRS 2 级软骨病变，当将任何潜在的不稳定软骨碎片清创至稳定的基底时，[31] 预后良好。3级和 4 级病变，特别是出现症状[19]时通常需要进一步治疗。

广义上来说，全层软骨缺损的治疗主要分为两大类。第一类包括关节软骨再生技术，在打磨、钻孔或 MFX 之后进行骨髓刺激，关节镜检查非常适合这些骨髓刺激技术。第二类涉及关节软骨重建，利用 ACI、镶嵌成形术或骨软骨异体移植[67]。

Niemeyer 等提出了一个关于全层软骨缺损（ICRS 3级和 ICRS 4 级）[10]治疗方案的基本指南。病变 $< 4 \text{ cm}^2$，用 MFX 治疗；而病变 $> 4 \text{ cm}^2$，或任何病变 $> 2 \text{ cm}^2$的失败的 MFX，用 ACI 治疗。在他们的治疗方案中，骨软骨缺损的治疗采用自体骨软骨移植或 ACI 辅以骨移植手术。

在 2009 年发表的一篇综述文章中，Cole 等使用了一种局灶性软骨病变的治疗算法，该算法取决于患者活动水平和病变位置（PFJ 和股骨髁）[17]。$< 2 \text{~} 3 \text{ cm}^2$ 的股骨髁病变用 MFX 或 OATS 治疗，而 $> 2 \text{~} 3 \text{ cm}^2$ 的病变用 OCA 或 ACI 治疗。对于 PFJ 的病变，在低需求患者中使用 MFX 治疗，在高需求患者中使用 ACI/OATS/OCA 治疗，通常联合前内侧切开（AMZ）手术[17,68]（图 7.11）。

7.6 结论

关节镜检查是软骨损伤的诊断、评估和治疗的重要工具。为了识别和正确分类关节软骨病变，需要知识、技能和经验，这是实现最佳治疗的第一步。

7.7 致谢

经 www.boneschool.com 许可使用的关节镜图像。

第四部分

膝关节软骨损伤的非手术治疗

第 8 章　膝关节软骨损伤和疾病的物理与康复治疗

Joseph B. Houpt, Harpal K. Gahunia, Kenneth P. H. Pritzker

付海涛　李海峰　于腾波 / 译

8.1　概述

膝关节由专门的结缔组织组成，这些结缔组织协同作用，以应对一生中遇到的机械载荷[1-3]。关节软骨的完整性及其减震性能对于正常的关节营养至关重要。膝关节软骨的体积、关节间隙和膝关节骨性关节炎（OA）的发病机制与个体的基因构成有关[4-12]。此外，在个体间软骨结构差异中起作用的是软骨对生物力学应力的功能适应[13]。

关节软骨通过改变其形态、结构（特别是其厚度）和成分［蛋白多糖（PG）、胶原和间质含水量］来适应机械刺激。

软骨基质的每一种成分都有助于软骨的强度、寿命和弹性。在执行站立、行走和跑步等各种任务时，膝关节经常会遇到与几倍于体重（BW）相关的力[14-16]。在成年人中，运动导致的负荷增加似乎与软骨厚度增加无关，而在儿童和青少年中，这种负荷已被证明会增加软骨厚度[17]。一旦骨骼在青春期成熟，例如关节骺板的闭合和关节–骨骺软骨复合体（AECC）的成熟，成熟关节软骨对机械刺激所引起的软骨容量增加的能力有限。膝关节软骨在负荷减少或非负重期间出现萎缩（变薄）变化，这可能伴随着细胞外基质（ECM）成分的变化[18-22]。随着年龄的增长，膝关节软骨变薄和降解与多年来的负荷压力有关，这导致软骨细胞的水合作用减少，合成 PG 的能力降低[23]。

在儿童时期，跑步、跳跃和其他高强度活动通过增加生长骨骼的大小和强度有益于骨骼健康。在生长过程中，运动对骨骼大小和强度的益处会持续终生。然而，在精英运动员和业余运动员中，由于与过度冲击力相关的严重急性和慢性关节应力，故经常可以观察到膝关节软骨损伤[24-36]。在精英足球运动员中，与业余运动员相比，磁共振成像（MRI）T2 弛豫时间显著增加，主要在关节软骨的浅层区（SZ）[37]。这种增加表明软骨胶原结构和结构中的液体含量增加和降解变化。

关节软骨在生理负荷条件下会发生变形，在日常生活活动中，这些机械信号传递给软骨基质和软骨细胞的幅度会发生变化。软骨变形的程度在膝关节的不同部位有所不同，载荷在膝关节中的分布方式决定了哪些组织承受机械应力。髌骨关节软骨变形在负荷更大的区域更大，而在胫股关节软骨中，除了在高冲击活动期间，变形相对较小[38]。当跑步者增加下肢负重的持续时间和频率时，可能会出现膝关节疼痛。在青少年运动员中，由于髌股关节不稳定，膝关节前疼痛是运动医学诊所的常见症状。这可能是运动相关半脱位导致髌股软骨损伤所致。在生命后期，再加上先前的损伤，这种软骨会因磨损而持续退化。关节软骨损伤最终可能导致慢性关节改变和功能残疾。由于运动活动的高强度要求，运动员关节软骨损伤的治疗是一个治疗挑战，而骨骼成熟度通常可以决定什么手术可以安全尝试[39-43]。

静态和动态下肢力学、鞋类和地板表面可能会影响关节和关节周围软组织的膝关节症状。在正常活动期间，成人软骨变形很小，并在加载后 90 min 内从变形中恢复[44]。虽然体育锻炼似乎不会影响软骨变形，但随着年龄的增长，软骨变形似乎会减少。这可能是因为胶原蛋白和非胶原蛋白的积累，以及老化过程中 PG 和软骨水合作用的减少。软骨变形能力的差异可能解释了髌股关节骨性关节炎的高发生率，并且在有早期膝关节骨性关节炎症状的个体中，骨性关节炎更可能发生在髌股关节[45,46]。

虽然运动对软骨的治疗价值现已为人所知，但运动或创伤（直接打击）可能会导致膝关节和邻近软组织的急性损伤，或随着时间的推移，由于较小但持续的撞击而逐渐发生损伤，例如，在硬地面上慢跑[47]，其特点是软骨结构和功能逐渐丧失。这一过程始于水肿、急性损伤或反复急性损伤导致的软骨软化，然后发展为碎片。随着关节软骨的丢失，下面的软骨下骨（对正常力的保护较少）最初表现出应力和微骨折的迹象，然后导致骨性关节炎。导致这一过程的生物力学因素包括扭转损伤、半月板断裂和导致关节不稳定的副韧带改变。骨性关节炎相关软骨损伤的症状可能包括膝关节疼痛和肿胀、闭锁、卡滞或不稳定。

由于损伤或疾病导致的软骨损伤的非手术、非药物治疗包括减肥、有针对性的体力活动和克服创伤相关疼痛的康复治疗方式。有关关节软骨结构和功能随年龄的变化请参阅第3章。减轻膝关节疼痛和修复受损软骨的药理学方法请参阅第9章。

8.2　生活方式的改变

目前，人类平均预期寿命为83岁，而1979年这一寿命为69岁[48]。改变生活方式以控制关节疼痛和炎症可能使患者能够控制受伤或老化的膝关节，同时保持相对活跃的生活方式。这些改变，如饮食减肥、体力活动和常规锻炼，可以是全面的健康促进活动，可能在维持膝关节软骨健康方面发挥作用。此外，当膝关节软骨因损伤、疾病或老年而受损时，生活方式的改变以及治疗性运动、理疗和康复作为早期治疗策略，可防止进一步的软骨损伤。

8.2.1　减肥

超重会增加下肢关节的负荷和应力，从而进一步加速膝关节软骨的退化。减肥可以减少膝关节问题[49,50]。减肥已被证明可以减少膝关节疼痛和炎症，增加活动能力，改善生活质量（QoL）[49-54]。减肥应该通过减少热量摄入的饮食和增加日常活动水平来尝试，如散步、骑自行车（包括固定自行车）、游泳和定期锻炼。

减肥也可能有助于减缓膝关节骨性关节炎的进

展。已经注意到，体重增加的不利影响在因膝关节骨性关节炎而进行膝关节置换术的患者的后代中更为严重。在膝关节骨性关节炎的发病机制中，已观察到体重指数（BMI）为 $25{\sim}30\ kg/m^2$ 的超重和 $BMI > 30\ kg/m^2$ 的肥胖的遗传－环境相互作用[55]。一项为期18个月的研究回顾了142名久坐、超重和肥胖成年人的减肥计划[52]。到研究结束时，参与者的体重平均下降了2%，体重指数下降了3%。确定每减轻1 lb（1 lb ≈ 0.454 kg）体重，每一步施加在膝关节上的负荷就会减少4 lb。体重减轻1 lb，膝关节负荷的累计减少量将超过每英里（mi，1 mi ≈ 1.609 km）4800 lb[52]。对于体重减轻10 lb的人来说，每走1 mi，膝关节承受的压缩负荷将减少48 000 lb。这项研究的局限性在于，他们的发现（体重/体重指数和膝关节负荷降低）与患者的膝关节症状之间缺乏相关性。虽然没有纵向研究表明人类体重减轻会减缓膝关节骨性关节炎的进展，但体重减轻通常与临床相关[54,56]。需要进一步的研究来调查减肥对减缓甚至预防膝关节骨性关节炎进展的潜力。在另一项为期18个月的单盲、随机对照试验中，对316例超重和肥胖的老年人（年龄 > 60岁）患有症状性膝关节骨性关节炎[56,57]进行了饮食减肥和运动对健康相关生活质量的影响研究。成人队列（BMI ≥ $28\ kg/m^2$）被随机分为4组：饮食减肥组、运动组、饮食减肥和运动组或健康生活方式对照组。在试验期间，参与者完成了爬楼梯时间和6 min步行距离的测量，完成每项移动任务的自我效能，以及基线、6个月和18个月时自我报告的疼痛。结果表明，与健康生活方式对照组相比，饮食减肥干预加上锻炼在与运动相关的自我效能、爬楼梯和6 min步行表现以及疼痛减轻方面有更大的改善[57]。此外，结果表明，使用36项健康调查简表（SF-36）（详情请参阅附录B）以及对身体功能和表现的满意度进行测量[56]，饮食和运动联合干预对健康相关的生活质量具有持续的积极影响。这些和其他研究的结果证实了饮食减肥与定期运动相结合的显著治疗效果[49,58]。在另一项为期4年的研究中，患有膝关节骨性关节炎或有膝关节骨性关节炎风险的成年参与者根据肥胖（正常或高BMI）和腰围（小/中和大）[59]进行分类。与BMI健康、腰围小/中等的人相比，肥胖和腰围过大的参与者发展为无法行走400 m的风险是他们的2.4倍。这项研究表明，腰围可能是患膝关节骨性关节炎或有膝关节骨性关节炎风险的成年人出现快走或跑步时膝关节症状的一个指标。

8.2.2 体育活动和锻炼

"体力活动"一词包括所有形式的活动，包括消耗卡路里和增加心率。体育活动包括日常活动（日常室内外散步、家务、园艺、娱乐或与工作相关的活动）、积极娱乐（休闲散步、骑自行车、跳舞）、运动（非正式或有组织的竞技）和锻炼。儿童时期的体力活动已被证明与随机选择的健康儿童（无膝关节疼痛或损伤）的软骨生长和发育呈正相关[60]。在年轻人（年龄范围 31~41 岁）中，体力活动与胫骨软骨体积增加和软骨缺损减少有关[61]。在参与更频繁职业性体育活动的成年人（年龄范围 51~81 岁）中，基线软骨量高的个体可降低膝关节骨性关节炎的风险；然而，基线软骨体积较低的个体与相对不活跃的个体相比，内侧软骨体积损失更大[62]。

关节损伤可加速关节和关节周围组织的老化。由于关节疼痛，保持积极的生活和参加运动可能是一项挑战。关节不活动或微重力与组织萎缩有关，而体育锻炼可增加关节组织的血液循环，有助于减少炎症[63-65]。后者在一项研究中得到证实，该研究表明跑步会降低膝关节内促炎细胞因子的浓度[66]。

高冲击性运动（如跑步和跳跃）和负重运动（如力量训练、慢跑、网球、跑步和举重）都会对骨骼造成"压力"[67]。例如，跑步中涉及的颠簸运动可能会造成每一步是跑步者体重 5 倍的冲击。为了应对这种"压力"，成骨细胞构建新的致密骨并维持骨量[68]。另一方面，像瑜伽、自行车或游泳这样的低强度运动对骨骼的压力较小。适度的体力活动，包括有规律的步行，与较低的骨髓损伤发生率相关。关于运动对软骨影响的研究表明，在没有规律负荷的情况下，软骨有减弱的趋势，类似于肌肉、骨骼、韧带和肌腱[69-71]。个体之间软骨厚度存在差异，但尚不清楚的是，体力活动或某些运动是否是这一发现的重要因素。

在健康个体中，有规律的活动促进软骨内细胞外基质循环，软骨细胞维持软骨内稳态。日常有规律的活动和锻炼足以维持足够的膝关节软骨润滑和通过软骨的营养扩散。除了加强关节组织（肌肉、骨骼、关节软骨、韧带和肌腱）外，适度的活动还可以加强关节软骨的润滑。维持关节润滑的滑液的产生随着运动而增加。滑膜产生的过量滑液是对剧烈运动的短期或急性反应[72]。然而，运动太少或不动最终会损害软骨的润滑性能。如果长时间不动，关节可能会变得僵硬，失去一些运动范围。膝关节活动性训练，如膝关节屈曲，可促进正常滑液的稳定供应。这表明关节需要一定量的运动来保持润滑、营养和健康。

一些研究表明，体力活动会引发膝关节骨性关节炎，而另一些研究则认为体力活动实际上可以保护膝关节免受疾病的影响[62]。关于体力活动对膝关节软骨影响的相互矛盾的研究可能是由于受检人群的异质性，尤其是研究人群中膝关节的潜在健康。研究了业余和职业体育活动对软骨体积损失的影响[62]。在这项研究中，基线软骨体积较小的个体在承受繁重的职业或业余工作负荷或两者兼而有之的情况下，更容易发生结构性膝关节损伤，而基线软骨量高、参与更频繁职业体育活动的个体有利于改善膝关节骨性关节炎的风险[62]。在另一项研究中，研究了不同强度、频率和持续时间的体力活动对膝关节的影响[73]。该研究队列共有 257 名健康成年人（年龄范围 50~79 岁），无膝关节损伤或骨性关节炎病史。MRI 用于评估胫股关节软骨缺损和骨髓损伤，以及测量软骨体积，这是软骨健康和强度的指标。参与者回答了关于他们的运动和步行习惯以及家庭和工作中的日常活动的具体问题，以确定他们在研究前 6 个月和 7 天的体力活动水平。为了为每个受试者建立一个基线，从之前 4 年期间完成的问卷中获取过去关于体重、身高、BMI 和体力活动的信息。结果表明，负重剧烈活动增加了胫骨软骨体积，与软骨缺损呈负相关。此外，有规律的步行与降低骨髓损伤的风险有关。

虽然体力活动的强度和持续时间对软骨都有显著的积极影响，但关节健康的理想体力活动量仍不清楚。最近的一项研究表明，在家、工作或健身房进行高强度体力活动的中年男女可能会导致膝关节损伤，从而增加患骨性关节炎的风险[74]。这项研究涉及 136 名女性和 100 名男性，年龄 45~55 岁，体重在健康范围内（BMI 为 19~27 kg/m²），没有膝关节疼痛或其他症状。根据参与者的体力活动水平，将他们分为低、中、高活动组。活动水平被归类为高的人通常每周可能会进行几个小时的步行、运动或其他类型的锻炼。MRI 显示，膝关节损伤，包括软骨和韧带损伤以及骨髓水肿，在那些从事高强度体力活动的人中更常见，也更严重，负重活动，如跑步和跳跃，随着时间的推移可能会带来更大的受伤风险。相反，低强度的活动，如游泳和骑自行车，可以保护患病软骨，防止健康软骨发展成疾病。例如，高活动组 93% 的人遭受软骨损伤，而低活动组为 60%。高活度组软骨损伤的严重程度是低活动组的 3 倍。参与者的年龄或性别不影响膝关节受伤的风险 [74]。

所有年龄段的人都能从轻度到中度的运动中获益，这有助于软骨愈合并降低受伤风险。然而，过度运动可能与软骨损伤有关，最终导致退行性改变。在优秀运动员中，剧烈的体力活动可能会对膝关节施加持续的压力，从而导致关节软骨微损伤和退化。过度参与高冲击运动的运动员，其膝关节暴露于长时间、高强度和高频率的体育训练、急性重复性冲击和扭转负荷 [3,29,75]，患骨性关节炎的风险增加。这些结果证实了对兔膝关节模型的研究，即生理强度但过度强度（慢性负荷）的运动导致软骨退变和软骨细胞坏死 [76]。

MRI 检查显示，在所有运动水平中，轻度锻炼者的膝关节软骨最健康，而接受最小强度训练的患者的软骨比未接受强度训练或经常进行强度训练的患者更健康 [77]。在进行任何强度训练的女性中，中等强度到剧烈运动的结果与膝关节中更高的液体含量和更退化的胶原结构有关。这一结果表明，中度至剧烈运动可能加速软骨退变，因此使这些妇女患骨性关节炎的风险更大。此外，频繁的膝关节屈曲活动，如每天至少爬 10 层楼梯，举起重量超过 25 lb 的物体，蹲下，跪下，或每天深屈膝至少 30 min，与较高的液体含量和软骨异常有关 [77]。这项研究表明，轻度运动，特别是频繁步行，是维持软骨健康的安全选择 [77]。

8.3　伤后膝关节康复

休息、理疗和锻炼通常是膝关节疼痛和关节组织损伤患者的一线治疗。物理疗法可以帮助恢复关节功能和愈合受伤的软骨。应针对每位患者的具体情况设计个性化的训练计划，包括力量和柔韧性训练。膝关节受伤后，重建支撑和稳定膝关节的股四头肌、腘绳肌和小腿肌肉至关重要。尽早开始指导练习对关节愈合过程和恢复正常日常功能极为有益。这些练习是用双腿缓慢而稳定的运动来维持平衡和本体感觉。然而，在有监督的物理治疗下，某些患者可能需要使用特殊设备。

各种实验和临床研究表明，持续被动运动（CPM）可增强关节组织的代谢活性，促进愈合，通过刺激多潜能细胞分化为软骨母细胞和软骨细胞来促进关节软骨的再生，并对关节软骨和关节周围组织具有显著的刺激作用 [78-86]。持续被动运动机器已用于缓解关节僵硬、肿胀和疼痛，并通过不断屈曲和矫直关节来增强功能能力 [87,88]。几项研究还表明，持续被动运动在损伤和手术后的最初几天和几周内有利于增加运动范围和瘢痕组织的形成。然而，最近的临床数据表明，持续被动运动缺乏长期益处（膝关节或前交叉韧带手术后 6~8 周），其恢复膝关节活动范围的有效性有限 [89-92]。肥胖可能会对持续被动运动的有益效果产生负面影响 [93]。

8.3.1　抬腿、冰敷和热敷

膝关节受伤后，腿部抬高和早期冷敷可能有助于通过控制出血、肿胀和不适来缓解疼痛。一天几次，连续几天，大约 45 min，冷敷是有效的。随后对受伤的膝关节进行热敷可以改善循环，促进肌肉放松，缓解关节疼痛和僵硬，并允许进行早期范围的关节运动训练。在使用各种形式的热疗时，应注意皮肤保护。这些包括干热或湿热疗法、透热疗法和超声波疗法。对于干热，也可使用治疗性红外线加热灯、热水袋或电热垫。可以通过热水浴缸或在受伤的膝关节上使用温暖的毛巾来热敷。漩涡浴也很有效。

8.3.2　拐杖和手杖

在一些中度膝关节软骨损伤的病例中，早期使用拐杖可以通过保持体重（全部或部分）远离膝关节来促进愈合。有时，患者可以用拐杖承受重量，可以踮起脚尖或用脚跟行走。拐杖的使用提供了一种工具，可以应用持续被动运动的概念来改善循环，加快软骨愈合过程[80,85]。即使患者仍然拄着拐杖，不能完全负重，也应鼓励患者尽快谨慎行走。

走路时用对侧手握住拐杖可能有用[94]。在实践中，当症状腿向前迈出时，手杖也被放在另一只手上。这导致总体重的一半由拐杖支撑，只有另一半由症状膝关节支撑。对侧使用拐杖已被证明能显著降低内侧膝关节负荷[95]。

8.3.3　夹板或护具

夹板（或护具）是另一种改善膝关节功能和帮助愈合软骨损伤的工具。关节排列不良是疾病严重程度和 / 或进展的标志[96]。护具可以改善膝关节的对齐，从而减少疼痛。护具还将为膝关节提供一些额外的稳定性，并防止膝关节在活动过程中变形。有几种类型的护膝可以在站立或运动时提供支撑。对于轻度不稳定的症状性膝关节，简单的带外侧和内侧支撑杆的护具可提供稳定性。使用膝关节护具和另一只手握住的拐杖可能非常有用。

8.3.4　步行

膝关节受伤后，步行有助于恢复膝关节的活动范围。步行、使用低速跑步机或骑静态运动自行车锻炼都有助于增强膝关节各部位的力量。虽然健康人通常能很好地忍受下坡行走，但过度使用或其他畸形可能会导致髌骨下软骨损伤。脚跟滑动练习可以增强运动范围，减少膝关节疼痛。在游泳池里散步可以缓解受伤的膝关节软骨。池水为膝关节提供阻力，有助于恢复运动范围。在地面或水上行走必须舒适且不会引起明显疼痛。鞋子应是半软厚底，应提供良好的足弓支撑。

8.3.5　治疗练习

个体化方法对于确定哪种治疗方案最适合患者治疗损伤后膝关节疼痛和关节软骨愈合以及症状性膝关节炎非常重要。当与其他膝后损伤管理策略结合使用时，使用非药物、非手术、物理治疗是最有效的。

治疗性膝关节锻炼有多种原因：增强力量和稳定性，治疗损伤，缓解关节炎症状。物理治疗师仔细地调整和实施这些练习，以帮助改善疼痛抑制的膝关节运动和肌肉功能，并帮助患者确保将安全的重量放在受伤的腿上。最初的重点放在膝关节的轻度运动，以增强循环，减少炎症，加强关节周围软组织。随着项目的进展，更多的重点是通过更具挑战性的练习来增强膝关节的力量和功能。

在膝关节损伤后的膝关节康复过程中，训练强度通常取决于康复的重点区域。重要的是要开始有控制的强化训练，以尽快增强力量。专注于增强力量的训练应该在阻力足够轻的情况下进行，以进行多次重复，而作为膝关节康复的一部分进行的伸展训练通常侧重于股四头肌和腘绳肌。腘绳肌和股四头肌的伸展对于确保膝关节周围肌肉的灵活性非常重要。运动前后伸展腿部和膝关节有助于防止髌骨半脱位。当加强和拉伸膝关节周围的肌肉时，重要的是进行活动范围练习以提高膝关节力量。有益的膝关节锻炼是指对关节前后进行同等锻炼，使人能够平衡膝关节力量。

除了治疗性锻炼外，物理治疗师还使用有氧训练、冰按摩、深部加热和神经刺激来帮助患者缓解疼痛、活动范围和力量。疼痛可能是炎症或过度活动的信号。休息、抬腿以及止痛药有助于缓解不适。伤后恢复时间因患者而异，取决于关节损伤程度、患者愈合能力和康复类型。

膝关节的整体健康状况决定了软骨结构和功能的健康状况。适度运动可能有助于改善关节症状和功能，也有助于提高膝关节骨性关节炎高危患者的关节软骨糖胺聚糖（GAG）含量[47]。在一项由过去 3~5 年内接受半月板修复的患者组成的研究中，受试者（29 名男性和 16 名女性；年龄范围 35~50 岁）被随机分配到对照组或运动组[47]。运动组被纳入有氧和负重运动的监督计划，每次 1 h，每周 3 次，为期 4 个月。在研究开始和随访时，两组受试者均接受了 MRI 扫描，以评估膝关节软骨糖胺聚糖含量。此外，他们还回答了一系列与膝关节疼痛和僵硬以及一般活动水平有关的问题。在最初的 45 例受试者中，只有 30 例（运动组 16 例、对照组 14 例）完成了试验和所有试验后评估。在运动组，与对照组相比，许多受试者在体力活动和功能表现测试方面有所提高。对糖胺聚糖含量的 MRI 测量结果显示，定期参加中等强度、有监督的运动的受试者的体育锻炼量增加了，这两者之间存在着很强的相关性。然而，运动对骨性关节炎风险受试者成年关节软骨的长期影响尚不清楚。

8.3.6　游泳或水上有氧运动

游泳和水上有氧运动是不负重的运动，不受陆上运动的影响。有强有力的证据表明，水上运动可以减轻关节疼痛，改善主观的和客观的关节功能[97-105]。水上运动包括有氧运动、散步、慢跑或游泳。游泳时，膝关节由水支撑，从而降低了膝关节软骨的负荷。对轻度骨性关节炎绝经后妇女胫股关节软骨大分子成分的水阻力训练效果的研究表明，软骨胶原－间质水环境的完整性得到改善，如低 T2 值所反映[106]。这种反映可归因于水阻力训练期间膝关节软骨受到的低剪切力和压缩力。一项关于游泳对软骨形成影响的动物研究结果表明，这种活动可能导致全身激素和／或代谢变化，从而促进软骨形成[107]。

8.3.7　骑自行车

自行车运动是一种低冲击的运动方式，可考虑用于关节损伤后的膝关节康复以及膝关节骨性关节炎的治疗[108]。自行车运动是一种优秀的膝关节康复工具，它涉及一种非负重、可控的循环运动，具有可变阻力，有助于增加或恢复膝关节的运动范围，提高膝关节的灵活性和稳定性，减少或消除疼痛，并防止膝关节损伤的再次发生[109]。重要的是，自行车通过滋养关节软骨刺激膝关节内的软骨修复。

8.3.8　激光治疗

目前处于实验阶段的激光辅助治疗已经在几种软骨损伤和骨性关节炎动物模型中进行了测试[110-114]。这些研究报告了软骨损伤部位透明样修复组织的发生。此外，用于实验性骨性关节炎治疗的低功率氦氖激光显示，来自不同软骨区的软骨细胞产生糖胺聚糖的能力存在区域差异[115]。在急性关节炎的实验模型中，低能量激光疗法也被证明能有效地减少关节炎症，抑制明胶酶等蛋白酶的激活，并刺激胶原蛋

白的生成[111,112,114]。此外，一项体外研究表明，低脉冲激光能够刺激关节软骨细胞增殖和基质分泌[114]。只有少数研究调查了激光治疗对人类膝关节软骨的促修复和抗炎作用[116-118]。短期研究显示，运动范围或功能得到改善，表明激光治疗具有抗炎和消肿作用。长期研究表明，软骨再生可显著缓解疼痛并改善功能。然而，激光治疗修复膝关节软骨的效用和有效性需要在膝关节损伤和骨性关节炎患者的随机对照试验中进一步研究。使用低脉冲激光治疗在年轻患者的轻度或早期中度软骨病变的治疗中可能是有希望的[116]。

除了用于辅助关节软骨修复外，激光磨损技术还用于切除膝关节损伤后的疏松软骨。它利用热量诱导细胞外基质发生改变，从而导致软骨形态改变。改进该疗法，使其在空间上更具选择性，可以避免过度的组织损伤，如气泡形成、组织坏死、反应性滑膜炎、软骨溶解以及随后加速关节软骨退变。

8.3.9　脉冲电磁场疗法

在过去 40 年中，脉冲电磁场（PEMF）治疗关节疼痛的方案已经开始使用，没有任何已知的副作用。通过放置在关节表面的垫子进行脉冲电磁场的传递。最近关于脉冲电磁场在关节损伤后应用的动物研究表明，脉冲电磁场具有修复软骨和延迟骨性关节炎的能力[119]。在 Hartley 豚鼠研究中，与对照组相比，脉冲电磁场保留了实验组关节软骨的形态并减缓了骨性关节炎病变的发展[120]。该研究得出结论，在该动物模型中，脉冲电磁场具有疾病修饰作用。最近对人类软骨细胞的体外研究表明，暴露于脉冲电磁场后，细胞增殖增加[121]。该研究指出，电场和电磁场增加了生长因子的基因表达和合成，这可能通过自分泌和旁分泌信号放大场效应。一项涉及脉冲电磁场治疗对人类股骨头坏死进行生物物理刺激的研究表明，这种治疗在早期通过减轻或缓解疼痛而获益[122]。在牛关节软骨外植体中，体外关节软骨上的脉冲电磁场暴露通过促进合成代谢活动和蛋白多糖合成证明了软骨保护作用[123-125]。虽然还不清楚，但人们认为脉冲电磁场刺激的短期效应可以保护关节软骨免受炎症和软骨下骨髓水肿的分解代谢作用，而脉冲电磁场刺激的长期效应可以促进骨坏死区的

成骨活性，防止小梁骨折和软骨下骨塌陷。

8.4 膝关节疾病软骨损伤的保守治疗

对于偶然发现软骨损伤的无症状膝关节的适当治疗是有问题的。然而，如果不治疗，无症状的病变可能恶化为永久性膝关节损伤。症状性膝关节软骨病变的保守治疗取决于患者年龄、日常和运动活动、病因、病变质量和疾病分期等因素。保守治疗通常是治疗膝关节退行性变的首选方法，其目的是减轻症状，尤其是在疾病的早期阶段。

8.4.1 剥脱性骨软骨炎的治疗

剥脱性骨软骨炎（OCD）是一种常见于儿童、青少年和年轻人的关节疾病。剥脱性骨软骨炎最常影响的关节是膝关节、踝关节和肘关节，尽管也可能发生在其他关节。通常，剥脱性骨软骨炎只影响一个关节；然而，一些儿童可能多个关节受到影响。剥脱性骨软骨炎的病因很可能是由于关节的一个区域受到损伤，该区域的血液供应相当脆弱，在那里，骨软骨炎碎片与正常的血管骨床分离。由于软骨下骨中的血液剥夺和血流丧失，一小段骨开始从其周围区域分离，在关节软骨中形成裂缝和碎裂，可能延伸至下面的软骨下骨。剥脱性骨软骨炎最常见的初始症状是受影响关节的疼痛和炎症，这些症状逐渐发展，通常在运动、体力活动或锻炼期间更加明显。剥脱性骨软骨炎的晚期病例可能会导致关节卡滞、锁定、爆裂噪音和 / 或在运动过程中屈曲，从而限制运动范围。关于剥脱性骨软骨炎的深入描述、病理生理学和当前治疗策略，请参阅第 10 章。

在许多剥脱性骨软骨炎病例中，儿童骨骼和关节软骨发育不成熟，病变相对较小、完整且无松动体，软骨和骨骼自行愈合。非手术和非药物治疗通常包括活动调整、限制负重（部分或非负重）6~8 周以及关节固定，以促进软骨愈合并防止潜在的软骨下骨折和塌陷。休息、调整活动和避免剧烈运动直到症状消失通常可以缓解疼痛和肿胀。由于未成熟软骨具有一定程度的修复能力，90% 以上的剥脱性骨软骨炎膝关节病变通常在 3~6 个月内愈合[126]。如果症状在一段合理的时间后仍未消退，那么使用拐杖、夹板或护具短期固定受影响的关节通常有助于软骨和骨骼的愈合过程。一般来说，经过 2~4 个月的休息和非手术治疗，大多数儿童开始感觉更好。随着症状的改善，他们通常会恢复所有活动。大多数剥脱性骨软骨炎患者表现良好，没有长期后遗症。

在最近的一项系统性综述中，包括 27 项共 908 个膝关节的研究，在膝剥脱性骨软骨炎病变的不同非手术保守治疗方案中，限制运动和剧烈活动似乎是一种有利的方法，可能与物理运动疗法相结合[127]。大面积剥脱性骨软骨炎患者，病情严重，年龄较大，骨骼成熟，临床表现为肿胀或闭锁，预后不良。

然而，一旦成年儿童和年轻成人的骨骼成熟，剥脱性骨软骨炎可能会产生更严重的影响，剥脱性骨软骨炎病变的发生率较高，与周围的骨骼和软骨分离，在关节间隙内分离和漂浮。对于保守治疗失败的患者和接近骨骼成熟或年龄较大的患者，建议进行手术干预。手术的候选对象包括那些与周围骨骼和软骨分离的严重剥脱性骨软骨炎病变患者，以及那些直径 > 1 cm 的巨大病变患者。

8.4.2 骨性关节炎的治疗

骨性关节炎是成年人致残的主要原因。骨性关节炎疼痛已被证明与滑膜肥大、滑膜积液、关节不稳定症状以及各种运动范围的疼痛有关。在膝关节骨性关节炎和半月板撕裂患者中，广泛渗出性滑膜炎的存在与 18 个月后关节软骨损伤的进展相关[128]。软骨下骨髓水肿和关节板微骨折可通过软骨特异性成像研究发现[129]。关节炎教育和系统化的陆上运动（有无饮食体重管理）构成膝关节骨性关节炎的非手术核心治疗。基于对高质量荟萃分析数据的客观回顾，Bannuru 等在 OARSI 指南的基础上进行了扩展，开发了一种以患者为中心的综合治疗方案，以促进膝关节骨性关节炎治疗的个体化非手术治疗决策的制定[130]。热疗法或冷疗法可用于骨性关节炎的治疗，以缓解症状[131]。旨在减轻疼痛的治疗性运动在骨性关节炎患者的物理治疗计划中具有重要意义[132]。在髌股关节骨性关节炎患者中使用髌骨护具缓解症状已被证明改变了髌骨承重区域，并增加了髌骨和股骨滑车之间的接触面积[133]。

对骨性关节炎患者进行了力量训练和其他训练方式的效果研究。通过加强髋关节和膝关节周围的肌肉可以增加稳定性。力量训练以及低冲击运动，如自行车、太极和游泳，也可以减轻骨性关节炎引起的膝关节疼痛[134-137]。Cochrane的一份报告得出结论，对于膝关节骨性关节炎患者来说，运动至少在短期内有助于减轻膝关节疼痛和改善身体功能。治疗效果的大小很小，研究时间很短，但声称的效果与非甾体类抗炎药的效果相当[138]。有很好的证据表明，关节软骨在负荷减少的情况下会发生萎缩，如术后固定和截瘫[139,140]。另一方面，成人软骨在负荷增加后不会变厚，如高强度跑步和类似运动[44]。训练和运动对受损软骨形态的影响程度（如有）尚不清楚[85]。

患有骨性关节炎风险的人可以通过简单地改变他们的体力活动来延缓疾病的发作，甚至可以预防疾病的发生[77]。频繁的膝关节运动，包括轻度到中度的负重运动，如行走或跑步，可以缓解骨性关节炎的症状。适度运动已被证明可以减轻膝关节和髋关节骨性关节炎患者的疼痛并改善其功能[47]。对45名受试者（平均年龄46岁；BMI 26.6 kg/m^2）进行了适度运动对膝关节软骨的影响研究，这些受试者在3~5年前接受了内侧半月板部分切除术，并具有发生骨性关节炎的高风险[47]。这项研究表明，随着运动量的增加，成人膝关节软骨的成分发生了变化。这些变化表明，人体软骨对生理负荷的反应与肌肉和骨骼的反应类似，运动对骨性关节炎患者的积极症状效应可能通过改善膝关节软骨的质量而发生。

美国国立卫生研究院（NIH）骨性关节炎研究所研究了适度运动作为减轻膝关节骨性关节炎患者疼痛和改善功能的有效方法。入组的128名无症状参与者存在膝关节骨性关节炎风险，以及33名年龄和BMI匹配的对照组[77]。根据对老年人体力活动量表（PASE）问卷的回答，将BMI为18~27 kg/m^{2}的研究参与者（99名女性和66名男性；年龄范围45~55岁）分为3个锻炼和力量训练水平。运动水平包括久坐

的个体、轻度运动者和中度至剧烈运动者。力量训练组包括无强化、轻微强化和频繁强化膝关节。自我报告的屈膝活动也进行了分析。使用全器官磁共振成像评分（WORM），对右膝关节软骨进行分级，并确定每个软骨节段的节段特异性T2值。在有膝关节骨性关节炎危险因素的受试者中，与久坐和中度/剧烈运动者相比，轻度运动者的T2值较低。与久坐和轻度运动者相比，中度/剧烈运动者的T2值较高（组织液较多）。在没有膝关节骨性关节炎危险因素的受试者中，T2值没有显示出基于运动水平的显著差异。然而，在有骨性关节炎危险因素和无骨性关节炎危险因素的参与者中，频繁的屈膝活动与较高的T2值相关，在有骨性关节炎危险因素的组中，有更严重的软骨损伤。因此，进行轻度运动和避免频繁的屈膝活动可以预防疾病的发生。然而，高强度的活动，如跑步，每天超过1 h，每周至少3次，似乎与更退化的软骨和可能更高的骨性关节炎发病风险有关。

在绝经后早期轻度膝关节骨性关节炎患者中，逐步实施为期1年的高强度运动对髌骨软骨产生了有利影响[141]。来自骨性关节炎研究所的病例队列研究的无症状中年个体已被证明具有较高的软骨病变患病率和高水平的体力活动[74]。在短时间内，高冲击运动可能对软骨有有益的影响；然而，还需要进一步研究，以确定高冲击运动的长期（数年）效应是否会损害膝关节软骨。

8.5 结论

康复计划的最终目标是长期恢复患者的膝关节功能。如本章所述，在膝关节受伤或患病后，有许多方式可以帮助康复。然而，临床进展的主要指标仍然粗糙：疼痛、伸展能力和运动耐力。这些参数中没有一个是特定的，康复模式可用于最佳加速愈合和功能恢复。

第 9 章　膝关节软骨损伤和疾病的药物治疗

Joseph B. Houpt, Kenneth P.H. Pritzker, Harpal K. Gahunia

姜弘元　李海峰　于腾波 / 译

9.1　概述

人们已经意识到膝关节损伤降低患者的生活质量（QoL），也意识到关节疾病给社会卫生系统造成沉重负担[1-3]。关节软骨损伤可由意外事故、体育活动或基础疾病，如骨性关节炎（OA）或炎性关节炎（IA）造成的创伤导致。原发性软骨损伤直接影响关节软骨，而继发性软骨损伤则由关节其他组织破坏所导致，如韧带、肌腱、半月板或软骨下骨，从而造成软骨结构的破坏。关节对线异常、某些先天性疾病以及肥胖都是膝关节软骨破坏的因素。膝关节疾病的社会影响主要为治疗费用和收入损失相关的巨大代价[1,2,4]。当前软骨相关研究的方向为软骨和骨软骨（OC）损伤的预防、诊断和治疗，这些努力为软骨结构破坏的早期阶段提供一些干预选择，旨在促进软骨再生、恢复其正常功能，以及通过中止或延迟软骨退化过程从而抑制其退行性机制。

对于儿童和青少年，膝关节的正常使用，例如跑、蹲、跳等，对关节软骨的发育有利[5]，然而对于中年和老年人，这些运动的安全阈值则可能因人而异，取决于运动的具体情况（频率、强度和时程）和遗传结构[6-10]。成人软骨和骨软骨局灶性的缺损自我愈合能力较差，并可导致退行性改变的关节症状。伴有膝关节症状的软骨损伤的非手术治疗的目的是缓解疼痛、恢复关节功能、预防或延缓退行性关节炎的发生。治疗方式的选择需因人而异，并考虑患者的年龄、活动量和具体需求，如缓解疼痛和功能恢复等。治疗方式的选择也需考虑病变范围（病变大小：长度、宽度、深度）和位置（关节负重区或非负重区）。

膝关节软骨损伤处理应首先考虑保守治疗，尤其是创伤性软骨损伤和骨性关节炎早期的软骨损伤。

一系列保守治疗措施可供选择，包括非药物治疗（参见第 8 章）、饮食疗法、传统医学的止疼治疗、药物治疗以及微创干预，如旨在维持软骨稳态和缓解症状的多种软骨保护类药物的关节腔注射[3,11]。目前有多种药物可供选择，但其长期疗效、最佳剂量和给药模式仍需进一步阐明。

"保健类食品"一词（常见于市场但并无规范定义）包括以饮食补剂形式的食品和食品成分提取物，可能有潜在的医学或健康效用[12]。常见的食物类，如橄榄油、鱼油、姜、鳄梨 / 大豆非皂化物、饱和脂肪酸和 $\Omega-6$ 不饱和脂肪酸等，均被指有对软骨代谢稳态具有调控功能[13-17]，然而，由于科学证据缺乏或有限，以及对其质量、安全性、效用、潜在的副作用和与其他药物的反应等不确定性，"保健类食品"的使用并非没有风险。有临床研究显示某些饮食补剂的使用可保护软骨功能并缓解关节疼痛和僵硬，如氨糖、硫酸软骨素（CS）、水解胶原蛋白、维生素 C、维生素 D，以及透明质酸（HA）和富血小板血浆（PRP）的黏弹性补剂[18-21]。

只有当所有保守治疗无效时，才应考虑膝关节软骨修复或膝关节置换的手术治疗。关节软骨愈合和修复的生物学方法促进了旨在缓解疼痛和治疗软骨损伤的药物和注射的发展。本章节旨在回顾治疗软骨损伤和愈合的非手术药物治疗，修复软骨的手术治疗将在第 11 和第 12 章深入介绍，而细胞和非细胞种植基质内植物将在第 16、第 17、第 18 章具体讨论。

9.2　儿童软骨损伤的保守治疗

与成人软骨相比，少年儿童未发育成熟的软骨具有更多代谢活性的软骨细胞，自我修复的内在潜能也更好。这些特点与儿童处于软骨生长期、血管形成的不同程度和大量的多能干细胞相关。如第2章所述，在软骨内骨化过程中，除了长骨的生长和延长，骺板也为软骨生长提供细胞来源。另外，血管形成过程中提供给成长中的未成熟的软骨的营养，也同时增强受损伤关节软骨的再生能力。因此，对于同样大小的软骨和骨软骨病变，儿童的愈合潜力更好。

"急性膝关节损伤"一词指突然性创伤导致的膝关节损伤，常见于儿童和骨骼未发育成熟的少年[22,23]。儿童膝关节损伤的最常见原因为竞技性或休闲性体育运动，以及不慎跌落或摔倒。儿童体育性膝关节损伤最好发于足球、橄榄球、篮球和曲棍球运动。骑行、蹦床和滑板时的不慎跌落或摔倒也是膝关节损伤的风险因素。急性或亚急性膝关节损伤后疼痛通常于6周内缓解。急性膝关节损伤所致疼痛通常使患者无法完成各种活动。急性膝关节损伤的常见并发症包括关节腔出血、软组织肿胀、和/或关节渗出。过劳关节在剧烈活动后也可伴随急性疼痛。

慢性膝关节损伤可由未合适愈合的急性损伤发展而来（如前十字韧带撕裂而未完全复健者），发生隐痛而无过度活动相关的具体损伤或软骨下骨重复性微损伤（如足球或赛跑运动员的髂胫束综合征），或发生与某些基础疾病（如IA、血友病、骨髓炎或化脓性关节炎）相关的疼痛[24-31]。慢性膝关节疼痛病程多超过6周，6周的时间节点也许有些武断，但有一定实际作用，因为许多自限性急性损伤（如挫伤）在充分休息的情况下会在6周内痊愈。

在膝关节损伤中，关节软骨病变可为原发性或继发于其他结构的损伤，如韧带撕裂、关节扭伤、半月板损伤、骨折或髌骨脱位[32-41]。骨软骨骨折可能是骨折片进入滑膜间隙，引发绞索、嵌顿等机械性症状。如果未予治疗，骨折片可能进展为骨软骨缺损，并最终导致骨性关节炎。典型的骨软骨损伤患者常诉膝关节疼痛和肿胀，并可能引起机械性不适、关节紧张和活动下降。患者静息状态下可能并无疼痛，但活动时常主诉关节疼痛及活动度受限。

当软骨或骨软骨缺损较小（≤1 cm²）且骨软骨单位仍然完整（就像剥脱性骨软骨炎等疾病早期时

的表现）时，保守治疗作为儿童患者的首选。此期患者静息时通常无症状，但活动中活动后许多患者常诉疼痛或不适。如软骨损伤由运动所致，患者停止或减少为期6~15周的体育活动十分关键，如果病情需要，还需患肢不负重2~3个月后进行理疗或力量训练直至逐渐恢复正常活动。

儿童过劳性膝关节损伤常见于高强度体育活动或某些重复性冲击膝关节的体育活动，尤其是竞技性体育或舞蹈[42,43]。膝关节疼痛在进行这些活动的正常儿童中并不常见，一旦出现则提示膝关节过劳。膝关节过劳的警示表现提示可能需要改变或减少从事这些活动，若出现重度持续性疼痛，则需要中止该活动。保守治疗对儿童和骨骼发育未成熟的少年患者疗效很好，通常可获得积极效果，然而伴随重度软骨病变的严重损伤则需要手术干预[41]。

9.3　成人软骨损伤的药物治疗

目前成人局灶性软骨病变的自然病程仍了解甚少。在出现临床症状时，处理关节对线异常、韧带功能不全和炎症通常有助于症状缓解。半月板撕裂可表现为急性疼痛和肿胀的骨性关节炎急性病程，需要保守治疗。由感染、痛风（尿酸盐结晶）或假性痛风（焦磷酸钙结晶）所致的急性滑膜炎也可表现为骨性关节炎病程，可能需要关节腔抽吸、滑膜液培养及结晶定性。

当成人透明软骨损伤由意外事故或体育相关创伤所致，或因过度活动、职业或年龄相关的慢性磨损撕裂所致时，患者可出现重度关节疼痛和关节活动度受限，治疗选择有非甾体类抗炎药（NSAIDs）、包括对乙酰氨基酚在内的非阿片类镇痛药、审慎使用类固醇关节腔注射、外用NSAIDs软膏以及口服注射软骨保护类药物。

9.3.1　疼痛处理和全身用药

成人关节软骨损伤可原发于单一事件，继发于其他关节组织（如韧带、半月板、肌腱等）损伤，也可与其他膝关节损伤同时发生。关节软骨的体育相关性损伤可由扭转应力或对膝关节直接冲击所致。

关节软骨的急性损伤经常引起关节炎症和疼痛。轻度关节软骨损伤的保守处理包括休息数周，部分负重或不负重后辅以适度力量训练的康复治疗。口服NSAIDs 可用于处理疼痛和肿胀，并可同时进行冰敷及抬高患肢以减少肿胀的非药物保守治疗（详见第8章）。若软骨损伤不严重，非手术保守治疗可促进软骨损伤的愈合。

慢性软骨损伤的疼痛可口服长效 NSAIDs、强效镇痛药、审慎使用类固醇关节腔注射，必要时可行手术治疗。NSAIDs 对关节疾病有卓越疗效，但同时也伴有显著的并发症。急性胃肠道（GI）出血、慢性上胃肠道和下胃肠道症候群、高血压和液体潴留、心肌缺血和心肌梗死发生率上升等，都是使用该类药物可能出现的不良反应[44-46]。由于潜在的成瘾性，不推荐使用强效阿片类镇痛药。频繁的类固醇关节腔注射也不推荐使用，因为其与血管坏死的发生相关[47,48]，另外该类药物的重复使用也与全身性骨质疏松、脊柱压缩性骨折及感染相关；在动物实验中也发现与关节软骨钙化有关[49-51]。此外，慢性肌腱病疼痛患者长期重复注射类固醇的疗效也欠佳[52]。关节腔内类固醇药物经吸收后，会降低内源性肾上腺类固醇合成，这与口服类固醇的作用相似；此时若患者处于应激状态时，如麻醉时或需要额外口服类固醇类药物时应分外注意[53-55]。

9.3.2　局部用药

关于非处方类外用止疼药的疗效仍有意见分歧。虽然有人认为该类药物可助缓解疼痛，科学研究仅发现其适度效用。有建议称，外用 NSAIDs 软膏和凝胶与口服 NSAIDs 具有同等疗效。对于不能承受口服NSAIDs 不良反应的患者，外用 NSAIDs 可作为选择之一。

9.4　软骨保护剂

软骨保护剂是一类抑制软骨下和滑膜内血管软骨分解和纤维蛋白形成的化合物。该类药物通过调控细胞外基质（ECM）代谢、促进软骨细胞内胶原蛋白和蛋白多糖合成而发挥作用。此类制剂包括关

节软骨的内源性分子，如透明质酸、氨糖、硫酸软骨素及富血小板血浆。

9.4.1　氨糖

氨糖是一种人体关节软骨天然合成的化合物。研究发现在使用氨糖的运动员（自行车和足球运动员）中，氨糖会促进软骨细胞合成 II 型胶原并抑制其分解[56-58]。市面所售氨糖类产品获取于加壳类动物外骨骼，其硫酸盐和盐酸盐在分子形式、制药工艺及给药剂量存在巨大差异[59]。尽管两种形式在长期使用时均显示有轻度抗炎活性和止疼效果，一项最近的研究发现在骨性关节炎患者中硫酸氨糖结晶相比其他形式可改善治疗选择性、促进治疗依从性并优化临床疗效[59-61]。在短期的临床试验中，氨糖可有效缓解部分患者的膝关节疼痛[62-64]。尽管许多临床试验并未发现阳性结果，临床和影像学分期更晚的患者亚组似乎从该类药物中显著受益[63,65]。尽管一项安慰剂对照双盲试验未能从影像学发现关节间隙变宽显著收益，但研究者认为受试者 Kellgren-Lawrence（K/L）分级 2 级亚组相比安慰剂组会有部分收益。一系列关于氨糖缓解疼痛的随机双盲、安慰剂对照试验的结果也不尽相同，说明不同试验间关于氨糖疗效的异质性和不一致[64]。

9.4.2　硫酸软骨素

硫酸软骨素是关节软骨中存在最多的一类糖胺聚糖（GAG），为关节软骨中重要的结构成分，尤其是其与胶原纤维的结合作用。作为一种软骨保护剂，硫酸软骨素也具有代谢效用：它能够竞争性抑制骨性关节炎中分解软骨基质和滑膜液的分解酶的活性。然而，一篇基于 20 项试验（3846 例受试者）的荟萃分析文献显示不同试验间存在高度差异性，并且软骨素本身缓解症状的效果十分微小甚至不存在。该文作者认为常规单独使用软骨素并无治疗效果[66]。

9.4.3　氨糖与软骨素联合应用

氨糖和硫酸软骨素均为机体天然合成的物质，但可通过非处方胶囊的形式外源性补充。氨糖促进

关节软骨的合成和修复，而硫酸软骨素抑制其他机体酶类分解关节软骨的组分。很多人认为氨糖和硫酸软骨素具有抗炎功效以缓解骨性关节炎疼痛，且相比 NSAIDs 具有更小的副作用。它们能否确实地延缓炎性关节地退行性病程或修复损伤软骨目前仍无定论。

当氨糖和硫酸软骨素联合应用时，两者似可共同促进软骨和滑膜细胞代谢、抑制分解酶，并减少关节周围微血管的纤维蛋白栓子。美国兽医系的大量关于马的动物实验结果支持该结论并确定两者的协同效应 [67,68]。然而，一项加拿大国立卫生研究院（NIH）的大规模双盲研究结果却给这两种制剂对人体的有效性带来了窘境：该研究分别对联合和不联合应用硫酸软骨素时硫酸氨糖与强效 NSAIDs 药物塞来昔布进行了比较，却得出了阴性结果。尽管如此，该试验在重度膝关节骨性关节炎受试者亚组中发现了阳性结果 [64,65]。

9.5 黏弹性补剂治疗

黏弹性补剂是一类旨在保护软骨的治疗方法，通过关节腔内注射高纯度黏弹性玻璃酸钠溶液以达到保持组织基质液体属性的作用。当其他治疗未能缓解患者疼痛时可考虑此方法。

透明质酸是滑膜液的生理成分，具有黏弹性，可缓冲膝关节冲击和润滑关节。在亚洲和欧洲骨科领域广泛使用的提取自鸡冠的透明质酸关节腔内注射，用于控制骨性关节炎所致关节疼痛和活动受限 [69]。关节腔内透明质酸注射被指具有关节软骨保护作用，并恢复关节稳态。另外据报道，透明质酸治疗可通过一系列不同通路，包括抑制促炎细胞因子和趋化因子，起到抗炎缓解症状的作用 [70]。其他治疗未能缓解患者疼痛时可考虑黏弹性补剂治疗。因透明质酸无明显毒性和极小的副作用，患者通常对其耐受性较好。透明质酸可能药理机制包括为滑膜提供额外润滑、调控滑膜通透性，由此减少渗出并直接抗炎。但是其作用的具体机制、关节软骨的具体变化、长期和短期使用结果仍未明确。尽管部分研究结果提示透明质酸制备过程中的分子量对临床结果具有重要意义，但其他研究并未发现其分子量和疗效之

间的关系 [71-72]。由于黏弹性补剂被认为通过物理变化而非化学反应起到治疗作用，美国食品与药品监督管理局（FDA）将其归类为器械而非药品。

9.6 富血小板血浆治疗

生长因子在软骨形成和预防关节退变中起重要作用。血小板在软骨愈合过程中的潜在生物学作用得益于其生物活性蛋白和大量的生长因子，包括血小板衍生生长因子、胰岛素样生长因子（IGF）、转化生长因子（TGF）、上皮生长因子（EGF）、成纤维细胞生长因子（FGF）和血管内皮生长因子（VEGF）[73,74]。

富血小板血浆最初由 Ferrari 等于心脏开放手术中提出 [75]，其包含包括肝细胞生长因子（HGF）在内的多种抗炎成分 [76,77,] 这使富血小板血浆具有促进软骨再生、减少软骨分解因子的潜能 [73,78]。之后，一些研究尝试探究富血小板血浆的生物学效应及其在软骨修复再生治疗中的潜能 [18,74,76,79-81]。由于富血小板血浆的多功能性、生物兼容性和低成本，其在临床实践中的治疗性应用逐渐普及，并在治疗和处理包括膝关节软骨疾病在内的一些肌骨系统疾病中展示出良好疗效 [73,82]。体外实验发现富血小板血浆促进间充质细胞黏附、迁移和增生，并促进软骨细胞增生和成软骨分化 [83,84]。富血小板血浆也显示出刺激浅表层蛋白和增强软骨润滑的能力 [85]。另外，富血小板血浆也能维持软骨细胞表型，增强黏蛋白合成和提高 II 型胶原水平 [79,84,86]。自体富血小板血浆同时具有促进软骨细胞增生和胶原合成的功效 [87]。

富血小板血浆的给药途经可在门诊进行关节腔内注射。作为一种自体血液制品，富血小板血浆十分安全。对于患有较轻程度关节软骨退变的年轻患者，血小板富集液已被用于缓解膝关节疼痛、促进膝关节功能和生活质量 [88]。在较年轻（< 50 岁）和体能活动更多的轻度软骨退变患者中，富血小板血浆可以达到关节功能的康复和症状的缓解，然而在关节退变程度较严重和老年患者，富血小板血浆的效果却不甚理想，这应该引起注意 [88]。富血小板血浆对症状的缓解及对关节功能和生活质量的恢复具有很好的短期疗效 [80,89-91]，然而多次注射富血小板血

浆后局部不良反应风险升高、治疗效果因人而异，这些也应引起注意[89,92]。

研究发现富血小板血浆注射与透明质酸治疗相比同样甚至有时更加有效，强调富血小板血浆注射可能成为治疗膝关节软骨损伤的选择之一[74,93-95]。然而，比较透明质酸和富血小板血浆注射的研究结果并无完全一致。一项关于职业晚期足球运动员的研究中，受试者接受3次关节腔注射：高分子量透明质酸（24例）或富血小板血浆（23例）。在第3个月和第6个月随访时，接受透明质酸注射的受试者比接受富血小板血浆注射的受试者的临床恢复更加显著，然而该显著性差异在第12个月随访时却并未发现[96]。

9.7　膝关节骨性关节炎的保守治疗

骨性关节炎是一种多因素导致的退行性病变，是导致残障的最重要原因之一。我们对引起成人膝关节骨性关节炎发生的遗传性和解剖性因素仍缺乏了解。另外，骨性关节炎在不同个体的进展速度并不相同，即便在同一个体的不同关节进展速度也不相同。疼痛缓解、功能保留和延缓膝关节置换手术通常可通过体育锻炼实现，如静态自行车运动[99]。这些锻炼可以增强膝关节周围肌肉的力量，促进代谢物在该区域的流动，并可能部分修复关节损伤的骨和软骨。

软骨生物化学和骨性关节炎发病机制的研究聚焦于延缓退变进展和促进软骨再生。药物干预能否改变软骨退变进展的自然病程仍不明确。非创伤性骨性关节炎早期的亚临床改变可不伴随任何临床症状。随时间推移，膝关节骨性关节炎的病程可逐渐出现软骨下骨坏死、骨赘、囊肿和关节渗出液等。这些变化进一步损伤关节软骨，导致不同程度的关节僵硬、肿胀、疼痛和活动度下降。

骨性关节炎患者治疗模式的评估已被证明是十分困难的，这与多种因素有关，包括骨性关节炎的自然病程、患者自行服用镇痛药导致的变量效应、体重下降的影响、气压变化引起的症状效应、手杖的助行工具的使用、"健康食品"产业的客户评价等[64]。多种评价方法可用于评估肌骨系统疾病治疗模式的有效性（详见附录B）。

骨性关节炎的处理包括保守治疗（非药物治疗和药物治疗）和手术治疗，治疗策略应个性化，综合考虑患者骨性关节炎的严重程度、活动水平、功能和预期、体育活动、其他需求和爱好、职业、是否合并其他疾病等。常规骨性关节炎药物治疗的目标着重于疼痛和炎症症状的缓解、尽可能避免残障发生、促进生活质量和恢复正常功能。非药物保守治疗的详情请参阅第8章。出现症状的膝骨性关节炎患者的药物治疗包括口服或关节腔注射药物、应用包括对乙酰氨基酚和NSAIDs在内的止疼药、黏弹性补剂的关节腔注射或应用软骨调节类药物。重度骨性关节炎患者不用常规使用麻醉类药物以缓解疼痛。外用NSAIDs类制剂在膝关节骨性关节炎镇痛管理中的作用也十分微小。

骨性关节炎患者的膝关节滑膜液黏弹性比健康人要差[100]。多项研究发现透明质酸对轻中度膝关节骨性关节炎患者的疼痛缓解和功能恢复有效，评估指标包括WOMAC评分、Lequesne指数（LI）、活动度（ROM）、主观整体评价及NSAIDs的使用量[69,96,101-104]。当骨性关节炎患者膝关节疼痛经其他保守治疗无效时应考虑透明质酸注射，通常在数周内经患肢膝关节腔内注射数次，通常于数周内见效并可维持6~12个月。患者对该治疗耐受良好，仅于出现短暂的不适。一项荟萃分析证明黏弹性补剂比安慰剂有显著效果，一些研究者断定其疗效与NSAIDs和关节腔内注射皮质醇类药物具有可比性[105,106]。黏弹性补剂对部分患者的疼痛缓解效用可维持数月时间，轻中度骨性关节炎患者也报告了症状改善。黏弹性补剂是否对局灶性软骨缺损有效仍不明确。

关于膝关节骨性关节炎关节腔富血小板血浆注射的临床试验发现其可缓解疼痛和促进功能恢复。自体富血小板血浆注射首先报道于Mei-Dan等进行的一项包含30例距骨骨性关节炎患者（18~60岁）的前瞻性随机研究，该研究调查了富血小板血浆和透明质酸的短期疗效和安全性[107]，每位患者接受了连续3周每周1次的关节腔注射，在28周的随访中接受疼痛、僵硬度和功能评估，结果发现他们的疼痛缓解、残障程度减轻、关节功能改善，并且仅有轻微不良反应。其他研究进一步证实，富血小板血浆比透明质酸治疗在缓解症状方面疗效更好[93,94]。

一项关于伴随症状的膝关节骨性关节炎患者的研究中，150例受试者接受了3次（每周1次）的关节腔富血小板血浆注射，并于第2个月和第6个月时接受随访[94]，结果发现富血小板血浆组患者相比接受低分子量或高分子量透明质酸注射患者的症状改善更好，维持时间也更长。最近一项包含14个随机对照试验（RCT）、1423例患者的系统回顾和荟萃分析旨在研究富血小板血浆治疗膝关节骨性关节炎的有效性[108]。合并后的对照组包括注射生理盐水安慰剂、透明质酸、臭氧和类固醇的患者。结果显示富血小板血浆注射组在第3个月、第6个月和第12个月随访时的WOMAC疼痛和体能评分相较对照组具有显著改善。该研究也证明了关节腔注射富血小板血浆疗效比透明质酸注射要好。然而，其他一些研究则报道了不同结果：膝关节骨性关节炎注射透明质酸比注射富血小板血浆在26周的随访中对疼痛和功能症状的改善疗效更好[97,98,101]。最近，一项研究报道了单次关节腔内注射骨髓来源单核细胞可轻微改善膝关节骨性关节炎（Ⅱ/Ⅲ期）的临床症状[109]。尽管应用胎盘组织（羊膜、绒毛膜、羊水及脐带）进行骨性关节炎关节腔内治疗已经在缓解膝关节疼痛和炎症方面取得了令人振奋的结果，但未来的基础和临床研究应进一步了解羊膜组织的抗炎和软骨再生作用[110]。单次关节腔注射骨髓来源间充质间质细胞治疗重度膝关节骨性关节炎患者可改善滑膜炎症和关节疼痛[111]。

健康食品业界已经开始推广保健食品和膳食化合物用于骨性关节炎的处理[13,18,112,113]，虽然并没有完全令人信服，但业界仍认为该类食品对软骨代谢稳态具有一定作用[13]。

9.8 结论

膝关节软骨损伤和骨性关节炎的多种非手术治疗模式的评估具有挑战性。本章节引用的各项研究在各种治疗模式的有效性方面结果并不一致，可能反映了研究设计间的异质性、药物制剂间的差异性、膝关节损伤或关节炎程度的差异性以及对治疗反应的差异性。疗效评价结果的不一致也可能与包括业界资助在内的受试者和研究者偏倚有关，也可能与骨性关节炎多因素相关的自然病程有关，如最初的无症状期、残障程度以及治疗时程。在这种关于有效性结果存在差异的情况下，对于伴有慢性关节疼痛的患者，药物制剂包括保健食品的应用需持有谨慎态度，以客观地观察症状改善。

第五部分
膝关节软骨损伤的手术治疗

第 10 章　膝关节剥脱性骨软骨炎：病理生理学和治疗

Charles A. Popkin

赵　夏　吴相桥　于腾波 / 译

10.1　概述

剥脱性骨软骨炎（OCD）是一种未被很好理解的局限性病理过程，涉及软骨下骨的损伤，可进展为覆盖其上的关节软骨不稳定[1,2]。目前这种疾病的发生率在增加，可能是由于参加竞技运动的年轻运动员迅速增加和磁共振成像（MRI）的使用增加有关[3]。经 X 线检查诊断，剥脱性骨软骨炎的发生率为 0.02%~0.03%，而关节镜检查结果显示其发病率达 1.2%[4,5]。在欧洲和北美洲人群中，该病的发病率为 0.01%~0.06%[6]。文献显示，这种情况对男性的影响比女性更常见，男女比例高达 2 ： 1[7,8]。一项基于人群中 302 例诊断为膝关节剥脱性骨软骨炎病变的病例研究显示，男性和女性的发病率最高的年龄段为 11~15 岁[9]。在 122 例共 124 处病变的成人患者中，男性的膝关节剥脱性骨软骨炎发生率是女性的 3.6 倍[10]。存在髌骨病变和不稳定病变的女性患者有持续性膝关节疼痛的风险[11]。在 15%~30% 的病例中，剥脱性骨软骨炎会累及双侧膝关节，因此对侧膝关节的检查成为临床评估的重要部分[7]。在 Aichroth 的经典论文中，剥脱性骨软骨炎病变最常见的位置是股骨内侧髁（MFC）的后外侧（69%）[12]。15% 的概率会累及股骨外侧髁（LFC），5% 的概率会累及髌骨。随后一项欧洲的大规模研究报告了 509 例膝关节剥脱性骨软骨炎（318 例青少年患者、191 例成人患者）的病变位置，发现剥脱性骨软骨炎病变位置与之前的研究略有不同[7]。发生在股骨内侧髁外侧的典型位置仍然是最常见的；但是，它只累及了 51% 的患者，而发生在股骨外侧髁为 16.5%，发生在髌骨为 6.5%。

1558 年 Ambroise Pare 在患者膝关节发现游离体

后首次描述了软骨下骨坏死导致的剥脱性骨软骨炎。Paget 于 1870 年描述 2 例膝关节疼痛患者时，将该病理过程命名为"沉默的坏死"[13,14]。骨软骨炎是指发生在骨软骨关节表面的炎症。在拉丁语中"Dissecans"是指分离。从 1887—1888 年，König 的理论认为游离体是由下方坏死病变和作用于其上的创伤共同导致的，这一点得到了认可。"剥脱性骨软骨炎"一词最早是在 19 世纪 80 年代末由 König 提出的[15]。自 König 发表文章以来，剥脱性骨软骨炎的后续研究尚未证实炎症是导致剥脱性骨软骨炎的一种原因[16]。尽管如此，文献中一直在使用"剥脱性骨软骨炎"这一不恰当名词。

在智利北部发现了 1 具距今 4000 年的女性木乃伊，在这具木乃伊上观察到了累及双膝的剥脱性骨软骨炎病变[17]（图 10.1）。尽管膝关节被剥脱性骨软骨炎折磨了数千年，并在近 120 多年的医学文献中都被公认为一种疾病，但关于剥脱性骨软骨炎的

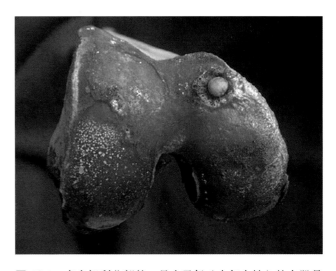

图 10.1　来自智利北部的一具木乃伊（中年女性）的右股骨剥脱性骨软骨炎病变

病因学仍存在相当大的争议，尚未达成明确的共识。目前有许多病因学的理论，大致可分为遗传性、血管性和创伤性病因[18,19]。这些理论均未被普遍接受，且迄今为止均不能完全解释所有剥脱性骨软骨炎病变[20]。

文献中明确了许多剥脱性骨软骨炎的易感因素，最近一项基于 PubMed 和 Cochrane 数据库的对膝关节剥脱性骨软骨炎进行的系统综述（纳入 86 项研究）表明，剥脱性骨软骨炎的病因可能是生物或机械原因[21]。生物学假说（40 篇文章）包括遗传原因、骨化中心缺陷和内分泌紊乱；而机械假说（52 篇文章）包括损伤 / 过度使用、胫骨髁间嵴撞击、盘状半月板和生物力学改变，这些是剥脱性骨软骨炎发作的原因。这些生物学和力学因素可导致软骨下骨重塑改变，在膝关节剥脱性骨软骨炎的发生和进展中独立或更可能是协同作用。

与多发性骨骺发育不良相关的亚组最早于 1955 年被报道[22]。另外两项研究证实了与身材矮小和早期骨性关节炎（OA）相关的剥脱性骨软骨炎家族模型[23,24]。一项针对接受治疗的剥脱性骨软骨炎患者队列（n=103）进行的回顾性研究显示，有剥脱性骨软骨炎阳性家族史的患者比例为 14%[25]。然而，Petrie 对 34 例有膝关节剥脱性骨软骨炎影像学证据的患者进行的一项研究显示，在 86 例一级亲属的临床和影像学检查中，只有 1 例患者确诊为剥脱性骨软骨炎[26]。尽管 Petrie 进行了研究，但随后的研究发现剥脱性骨软骨炎与各种疾病有关，包括身材矮小[27]、Stickler 综合征[28,29]、Osgood–Schlatter 病[7]、幼年特发性关节炎[30] 和胫骨内翻[2]。

也有一些证据表明，副股骨骨化中心可能在剥脱性骨软骨炎的病因学中起作用。Caffey 等发现 66% 的男孩和 41% 的女孩股骨远端骨化异常[31]。他们推测，异常骨化发生在股骨远端快速生长时期，此时软骨增生和暂时性钙化的过程是不耦合的。这些病变通常不是病理性的，可消退，无任何后遗症。然而，其他作者主张这些异常区域可能是前期病变，并脱离骨骺[22,26]。

血管因素也被假定为剥脱性骨软骨炎的病因。骨科的几个突出历史人物支持剥脱性骨软骨炎病变的缺血性原因，包括 Ficat 和 Paget[2,21]。Enneking 和 Dunham 将剥脱性骨软骨炎的形成归功于软骨下骨的末梢动脉血供不足，周围血管的吻合作用较弱[32]。血管理论的支持者参考了一项来自亚特兰大的尸体研究，该研究确定了股骨内侧髁骨内和骨外血供减少的潜在分水岭区域[33]。此外，一些作者试图使用组织学研究证明血管原因。不幸的是，许多使用组织学的研究受到一些显著局限性的阻碍。小的样本量[34]、未报告剥脱性骨软骨炎病变内样本的位置[35]、仅报告松散碎片而未报告下层（基底）侧的组织学[36]以及样本骨骺状态的实质性变化等可能有助于解释有较大差异的组织学结果，例如，一份研究证明在完全分离的病变中不存在坏死的组织病理学证据[37]。相反，Linden 和 Telhag 对 14 例剥脱性骨软骨炎成人患者进行了组织学研究，在所有样本中均发现了散在缺血性坏死的证据，剥脱性骨软骨炎分离侧受累多于基底部[38]。Uozomi 等在其组织学研究中通过自体骨软骨移植（OATS，Arthrex™，Naples，FL）采集的 11 个典型剥脱性骨软骨炎病变标本，发现只有 2 个出现缺血性软骨下坏死[34]。从目前的文献来看，尚不清楚缺血是剥脱性骨软骨炎的原因还是愈合和重塑过程的结果。

最近，Kessler 等在 269 例儿童和青少年的基于人群的研究队列中，研究了儿童肥胖与膝关节剥脱性骨软骨炎的相关性[39]。根据不同年龄段的体重指数（BMI），将队列中的每例患者分为 5 个体重类别（低体重、正常体重、超重、中度肥胖和极度肥胖）。结果显示，极度肥胖与总体剥脱性骨软骨炎风险增加密切相关（膝关节、肘关节和踝关节），与正常体重儿童相比，中度肥胖患者发生膝关节剥脱性骨软骨炎的风险增加 1.8 倍。研究发现，与非剥脱性骨软骨炎患者相比，剥脱性骨软骨炎患者的平均体重指数显著更高。

据报道，在诊断为剥脱性骨软骨炎的患者中，创伤性损伤的发生率高达 40%[2]。许多作者认为，重复性微创伤造成的剪切力可能是许多剥脱性骨软骨炎病变中观察到的底层骨应激反应的原因[19]。Fairbank 提出了一种内旋时胫骨髁间嵴撞击股骨内侧髁外侧造成的重复性微创伤模型[40]。这一观点得到了一项生物力学研究的支持，该研究显示，当膝关节屈曲、内旋和负重时，股骨内侧髁的外侧会受到大量剪切力[41]。虽然这可能解释了在最常见位置（股骨内侧髁的外侧）观察到的剥脱性骨软骨炎病变，但并不能用来解释在膝关节其他部位观察到的剥脱性骨软骨炎病变。然而，另一项研究强调了机械轴与膝关节剥脱性骨软骨炎位置之间的关系[6]。膝关节内翻时可见内侧病变，外翻时可见外侧病变。这表明力线异常可能是剥脱性骨软骨炎病变发生的一个因素，并可能有助于解释非典型外侧髁位置（膝关节外翻）的病变。

自 Fairbank 的文章以来，一些研究强调了运动与膝关节剥脱性骨软骨炎病变发展之间的关系。Aichroth 的研究表明，超过 60% 的剥脱性骨软骨炎病变发生在参加高水平运动的患者中[12]。来自欧洲的一项多中心研究表明，接近 55% 的剥脱性骨软骨炎患者热爱运动或参加剧烈的体育活动[7]。虽然没有明确的答案，但越来越多的人认为，重复的微创伤在这种疾病的病理生理变化中起着重要的作用。

10.2　临床表现

剥脱性骨软骨炎病变的最初临床表现，通常为非特异性膝关节疼痛，活动时常常加重。如果剥脱性骨软骨炎为不稳定型，通常能观察到机械症状、打软腿和复发性积液。患者可以外旋步态行走。体格检查时，受累股骨髁可能有水肿和固定点的压痛。经典的体格检查方法是 Wilson 试验，目的是使胫骨髁间嵴与位于股骨内侧髁外侧经典位置的剥脱性骨软骨炎病变发生碰撞[42]。这是通过使受累膝关节内旋进行的，同时将膝关节从 90° 屈曲逐渐伸展。膝关节外旋时进行相同的膝关节活动时疼痛缓解。虽然该体征对诊断有帮助，但缺乏足够的敏感性和特异性，其对剥脱性骨软骨炎的诊断没有显著价值。然而，一些作者仍然建议使用 Wilson 试验监测剥脱性骨软骨炎对治疗的临床反应[43]。

10.3　分类和影像诊断

在骨科中疾病的分类系统有 3 个基本目的[44]。首先是描述病变或损伤，使其可分为各种不同的组。一旦建立了各种分组，一个优秀的分类系统将利用这些不同的分组来指导临床选择治疗方法。最后，

也是最重要的是，一个优秀的分类系统将帮助临床医生预测临床治疗效果。这可以允许骨科医生在发现病变时就预测结局并向患者提供咨询。多年来，人们花费了大量的时间和精力来尝试对剥脱性骨软骨炎病变进行分类。关于剥脱性骨软骨炎结局的骨科文献中确定了两个显著的预后因素：患者的骨骼成熟度和病变稳定性。此外，病灶大小也被确定为一个重要预后因素[45,46]。Smillie 描述了第一个分类系统，区分了两种主要类型：幼年型和成年型[47]。自该分类发表以来，其他作者增加了青少年型为亚型[48,49]。增加这一点是因为骺板闭合的青少年患者的结果不如年龄更小的儿童好，但优于骺板闭合的成人患者。对患者骨骺状态进行更准确的评估可显著改善预后结果。

传统 X 线检查可确定病变的位置和大小，以及评估患者的骨骼成熟度。疑似剥脱性骨软骨炎患者的影像学评估，应包括前后位（AP）片、侧位片、隧道位片和 Merchant 位片的评估。隧道位片可改善股骨后髁的可视度，因为随着膝关节屈曲角度的增加股骨后髁会逐渐进入图像中。Merchant 视图提供了股骨滑车的图像，这是剥脱性骨软骨炎病变的一个不常见但可能存在问题的位置。

Smillie 的剥脱性骨软骨炎分类系统基于 X 线片，并由 Cahill 和 Berg 于 1983 年提出[50]。在这个分类系统中，根据字母数字分配，使用 15 个不同的区域对剥脱性骨软骨炎病变进行定位（图 10.2）。在前后位 X 线片上，膝关节由内向外被编码为 1~5（图 10.2a）。在侧位 X 线片上，Blumensaat 线和后皮质线用于将膝关节分为 3 个区域，分别为字母 A~C：A 为前方病变，B 为中央部病变，C 为后方病变（图 10.2b）。膝关节的典型病变为 2B 型。该分类主要用于研究工作，尚未发现在临床工作中常规使用。

病灶周围硬化已被确定为 X 线片上评价剥脱性骨软骨炎病变的预后指标[51]。在本研究中，剥脱性骨软骨炎病变分期如下：0 期，正位或侧位 X 线片上均无病灶周围硬化征象；Ⅰ 期，正位或侧位 X 线片上均有硬化的边缘；Ⅱ 期，正位或侧位 X 线片上均在剥脱性骨软骨炎病变周围发现了硬化的病灶周围环。一些作者们按年龄（岁）对患者进行分组：< 12 岁（儿童）、12~15 岁（青少年）和 > 15 岁。他们发现所有无病灶周围硬化的剥脱性骨软骨炎病变均能愈合。

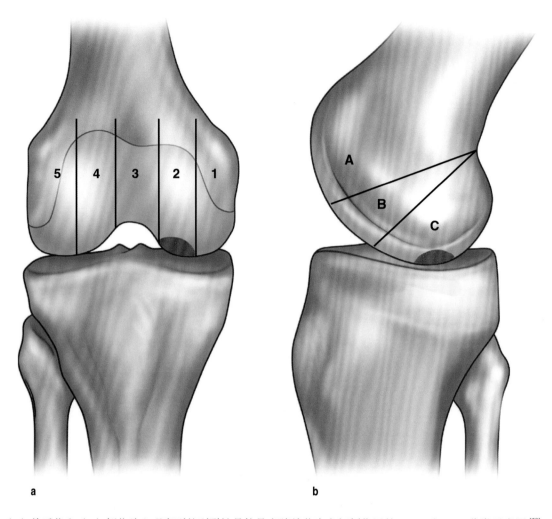

图 10.2 （a）前后位和（b）侧位片上观察到的剥脱性骨软骨炎膝关节病变解剖位置的 Cahill 和 Berg 分类示意图 [50]

与接受保守治疗的 I 期和 II 期病变相比，接受钻孔治疗的 I 期和 II 期病变愈合更可靠。最后，12 岁以下的儿童比 15 岁或以上的患者治疗效果更好。X 线片能提供重要信息，包括剥脱性骨软骨炎病变部位、大小及有无硬化等。然而，对于选择治疗方案来说，有必要进行额外的更高级的影像学检查，以对病变预后做出更明智的决定 [4]。尽管超声技术的最新进展使其有资格作为筛查和监测剥脱性骨软骨炎 II ~ IV 期病变的适当工具，但超声检查在评估剥脱性骨软骨炎 I 期病变时存在局限性；因此，超声检查不适合评估早期剥脱性骨软骨炎 [52]。

许多作者最初将骨扫描广泛应用于剥脱性骨软骨炎病变的诊断和制订适当的治疗方案 [50,53]。然而，骨扫描不能提供关于覆盖其上的关节软骨的信息。此外，稳定和不稳定病变的明显重叠使得常规骨扫描在指导临床决策方面不可靠。

磁共振成像现在是一种先进的成像方式，用于确认剥脱性骨软骨炎病变的存在和评估其稳定性。患者人口统计学资料、临床表现和创伤对于骨软骨（OC）缺损的鉴别诊断至关重要，骨软骨缺损可能由急性创伤性损伤发展而来，也可能是几种慢性疾病的最终结果。骨软骨缺损的 MRI 特征包括骨髓水肿的位置和范围、存在的骨折线、软骨下骨畸形和软骨下骨下方的低信号区域 [18,54]。剥脱性骨软骨炎病灶的软骨下区与周围骨骼分界的典型 MRI 特征显示分界处有分层或"双线征"，这是缺血性坏死的典型表现或不稳定表现，在质子密度或 T2 加权图像上经常观察到软骨下骨囊肿样病灶和骨髓水肿 [54,55]。如上所述，稳定性是确定剥脱性骨软骨炎病变可能通过非手术治疗愈合的重要预后因素 [3,46,56]。在 T2 加权图像上，De Smet 和他的同事描述了与关节镜检查中发现的不稳定病变相关的 4 个标准 [57,58]。这些磁共振诊断标准包括剥脱性骨软骨炎病变周围的高信号边缘、延伸穿过关节软骨的高信号骨折线以及关节软骨的缺损和软骨下囊肿。

尽管在确定剥脱性骨软骨炎病变稳定性时继续使用 De Smet 标准，但关于定义剥脱性骨软骨炎不稳定的最恰当磁共振诊断标准，文献中尚未达成明显共识。进一步，小儿膝关节剥脱性骨软骨炎不稳定病变的磁共振成像诊断标准并不总是与手术的必要性相关[59-61]。文献中关于最恰当的剥脱性骨软骨炎不稳定病变的磁共振成像诊断标准存在普遍分歧，这可能与 De Smet 等的研究中没有将成人、青少年和儿童剥脱性骨软骨炎区别开研究有关。在他们的初始研究中，大多数患者为成人。

一些作者报告称，最初的 De Smet 标准可能不适用于青少年患者。O'Connor 等报告称，高信号 T2 线（4 个 De Smet 标准之一）仅在伴随软骨断裂（可在 T1 加权图像中检测到）时才是青少年病变不稳定的预测因素[62]。使用这种改良的标准，MRI 预测关节镜验证的不稳定病变的能力从 45% 跃升到 85%。Samora 等还发现，在儿童期患者中，MRI 经常过度诊断未经关节镜证实的不稳定病变[63]。同样，Yoshida 等发现尽管存在高信号 T2 线，但经保守治疗的剥脱性骨软骨炎病变的愈合率仍非常高[64]。

为了提高预测青少年剥脱性骨软骨炎患者不稳定病变的准确性，制定了修订的标准。Kijowski 等在一项包含 32 例骨骼发育不成熟患者（25 例男孩和 7 例女孩，平均年龄 14 岁）的研究中使用关节镜作为参考标准，发现在剥脱性骨软骨炎病变周围存在的 T2 信号强度的边缘或囊肿可能仅是成人患者不稳定病变的迹象[65]。在他们的研究中，只有当剥脱性骨软骨炎病灶的高 T2 信号强度边缘与相邻关节液信号强度相同，或被低 T2 信号强度的第二外边缘包围，或伴有软骨下骨板多次断裂时，该病变才表明不稳定。幼年剥脱性骨软骨炎病变周围的囊肿只有在多发或较大（> 5 mm）时才提示不稳定。在青少年剥脱性骨软骨炎中使用这些修订的二级标准，检测不稳定的敏感性和特异性显著增加。

尽管 De Smet 标准和 Kijowski 的修订标准很受欢迎，但关于定义剥脱性骨软骨炎不稳定病变的最恰当的磁共振成像诊断标准，文献中没有明显的共识。广泛的意见分歧可能与幼年型和成年期剥脱性骨软骨炎之间缺乏区别有关，并且由于幼年型和成年型剥脱性骨软骨炎病变之间观察到的稳定性 / 不稳定性的影像学特征可能不同。使用 3.0T MRI 可以提高分辨率，并可能提高诊断准确性。此外，T2 映射和软骨延迟钆增强磁共振成像（dGEMRIC）的使用有望评估剥脱性骨软骨炎病变的不稳定性，以及记录这些病变的愈合情况。目前，3.0T MRI 或软骨延迟钆增强磁共振成像在评价剥脱性骨软骨炎病变中的应用尚不明确。

关节镜检查仍然是直接可视化确认剥脱性骨软骨炎病变不稳定的金标准。Guhl 分类不仅与病变稳定性相关，还与关节软骨的完整性相关[66]。文献中也使用了类似的关节镜分类系统：Ewing 和 Voto 分类[67]。两种分类系统均分为 4 个阶段（表 10.1）。应该注意的是，关节镜评估不应仅限于这些分类系统中的任何一个，应记录剥脱性骨软骨炎病变的大小和位置、游离体的数量、游离片段深层的骨保留情况、病变的可修复性、供区情况和周围非剥脱性骨软骨炎病变软骨的总体情况。

10.4　剥脱性骨软骨炎的自然史

现在，我们对剥脱性骨软骨炎的自然病史知之甚少。而且，目前尚无关于膝关节的剥脱性骨软骨炎非手术治疗与手术治疗的随机对照研究。迄今为

表 10.1　膝关节剥脱性骨软骨炎病变的关节镜分类系统：（a）Guhl 分类和（b）Ewing 和 Voto 分类

分期	剥脱性骨软骨炎病变的关节镜下表现
Guhl 分类系统[66]	
Ⅰ 型	关节软骨软化，无软骨表面破坏
Ⅱ 型	软骨有破坏，但软骨是稳定的
Ⅲ 型	软骨呈瓣样损伤
Ⅳ 型	游离体
Ewing 和 Voto 分类[67]	
Ⅰ 期	关节软骨完整
Ⅱ 期	早期软骨分离
Ⅲ 期	部分附着病变
Ⅴ 期	火山口病变——游离体

止，唯一一项涉及膝关节剥脱性骨软骨炎治疗方面的随机对照试验在立陶宛进行，并于2009年报道[68]。该研究比较了微骨折（MFX）与马赛克样骨软骨移植术（Mosaic-Type OAT）治疗18岁以下患者股骨髁的剥脱性骨软骨炎病变。使用国际软骨修复学会（ICRS）评分、重返赛场（RTP）和MRI检查进行研究，作者得出结论：异体骨软骨移植术的结果更优。还有一些学者在2005年进行了一项随机对照试验，但这项研究纳入的是40岁以下患者的骨软骨缺损和剥脱性骨软骨炎病变[69]。不幸的是，迄今为止，剥脱性骨软骨炎病变的手术干预在很大程度上是基于许多IV级证据的回顾性研究、病例研究和案例报道的结果。使结果解释变得复杂的是，许多研究没有区分青少年和成人，提出的手术适应证范围过大。目前在回顾现有的高质量文献时，几个关键事实仍然比较清晰：骨骺未闭的年轻患者接受治疗后预后最佳。骨骺闭合、不稳定病变或大病变（$\geq$ 2~3 cm^2）的患者均为不良预后因素，可能需要手术干预[7,45]。

欧洲儿科骨科学会（EPOS）的一项大型、多中心综述报告了509个膝关节的结果，并得出了一些值得注意的结果：如果初诊时没有不稳定的证据，结局会更好；疼痛和肿胀不是不稳定的良好预测因素；结果取决于病变位置；股骨内侧髁外侧经典位置的病变结局最好；非运动员患者的结局优于运动员患者；> 2 cm 的病灶预后更差[7]。

美国骨科医师学会（AAOS）于2011年在美国《矫形外科学会杂志》（JAAOS）上发表了剥脱性骨软骨炎病变治疗指南[70]。不足为奇的是，这篇关于剥脱性骨软骨炎病变诊断和治疗的文献系统综述不能产生一个获得很强等级的建议。事实上，根据现有文献，该小组只能就审查的16项建议中的4项达成共识。他们同意以下内容：有症状的骨骼成熟和未成熟的可挽救的不稳定和/或移位病变患者应接受手术治疗；术后应推荐物理治疗以治疗剥脱性骨软骨炎病变；最后，他们一致认为在缺乏可靠证据的情况下，剥脱性骨软骨炎病变治疗后仍有症状的患者应接受病史、体格检查、X线和/或MRI检查以评估愈合情况。

10.5 剥脱性骨软骨炎的治疗

必须注意分析影像学资料以明确剥脱性骨软骨炎病灶大小、位置和稳定性[1]。此外，骨骺的状态对于剥脱性骨软骨炎患者的初始治疗决策至关重要。对于骨骺未闭的幼年或青少年，非手术治疗（重点是调整运动方式）是稳定病变的适当初始治疗方式[71]。是否采取制动，以及制动时间，都存在相当大的争议。关于非手术治疗有两种思路。那些有利于保护软骨下骨的人认为，病变应该像骨折一样治疗并制动，可以用长腿或管形石膏[45]。但经仔细文献复习，制动的时间和负重状态尚不能肯定。另一个思路是接受Salter的连续运动概念来保存关节软骨，他们倾向于一种旨在维持运动和软骨健康的治疗方案。目前，文献中尚未达成共识，非手术治疗方案和建议各不相同，从石膏固定到标准膝关节固定器再到定制的可拆卸膝关节支具，或仅仅限制参加运动[3]。这种治疗方法的实质性差异使得文献中的结果解读变得困难。

尽管剥脱性骨软骨炎是一种公认的疾病已有100多年的历史，但目前尚无自然病程研究来验证青少年患者保守治疗的正确时间段[72]。人们普遍认为，对于剥脱性骨软骨炎病变的青少年患者，6个月是一个合理的保守治疗试验期。剥脱性骨软骨炎病变的症状和愈合的影像学证据完全消退可能需要数月。由于患者接近骨骼成熟，临床医生应警惕长时间制动。应该注意的是，在成人剥脱性骨软骨炎病变患者中，非手术治疗的作用有限[73,74]。与骨骺开放的儿童和青少年相比，成人在骨骺闭合后不具有相同的愈合潜力。因此，成人最有可能需要手术干预以保持关节完整性。

稳定的青少年剥脱性骨软骨炎病变非手术治疗的成功率为50%~66%[45,75,76]。剥脱性骨软骨炎病变非手术治疗后的关节炎是一个具有挑战性的问题。在一项包含86例（平均年龄21岁）接受非手术治疗的膝关节剥脱性骨软骨炎病变患者的研究中，在剥脱性骨软骨炎诊断后35年时报告的关节炎累积发生率估计为30%[77]。除非手术治疗失败外，其他手术适应证包括6个月内即将发生的骨骺闭合病变、不稳定/铰链病变、分离病变（游离体）和通过MRI检查识别的关节软骨全层缺损。在计划手术干预时，治疗医生应关注剥脱性骨软骨炎的 3 个基本因素：患者的骨骺状态；病变稳定性；病变大小。如果病灶无法挽救，病灶大小将有助于确定可用的治疗选择。从这些因素中，推导出以下接近外科剥脱性骨软骨炎病变的治疗规则（图 10.3）。

虽然寻找剥脱性骨软骨炎病因的研究正在进行中，但自 170 多年前 Paré 首次描述游离体取出以来，剥脱性骨软骨炎病变的手术治疗发生了实质性的演变[78]。使用骨软骨移植和同种异体骨软骨移植对关节软骨表面进行重塑、微骨折以及自体软骨细胞移植（ACI）是目前可用的治疗选择[3,19,79,80]。仿生纳米结构骨软骨支架和"一步法"骨髓来源的细胞移植技术的结果也已发表[81-84]。尽管取得了这些进展，但目前的治疗在解决具有挑战性的剥脱性骨软骨炎病变方面成功的结果并不一致，新的治疗方案正在开发中。手术的目标有两个：重点是尽可能保留天然关节软骨；当不可能保留且关节软骨无法挽救时，使用软骨修复手术。

文献[85]充分支持对非手术治疗失败的稳定病变进行关节镜钻孔。在对这些病变进行钻孔时有两种选择：经关节钻孔和关节逆行钻孔。两种技术各有优缺点。经关节钻孔方法简单、可视化良好、准确，但需要破坏关节面。关节逆行钻孔技术需要进行 X 线透视，技术要求高，钻孔不充分的风险更高，但保留了覆盖的关节软骨。钻孔的目的是创建血管通道以刺激血运重建并促进病变愈合[86]。Donaldson 和 Wotjys 报道了 12 例患者中 11 例关节逆行钻孔后结果极佳[87]。在日本的一项研究中也发现了类似的结果，该研究检查了 20 例骨骼发育不成熟的膝关节剥脱性骨软骨炎［10 例男孩和 2 例女孩；平均年龄 12 岁（年龄范围 9~15 岁）］，非手术治疗失败后 6 个月。术后发现 Lysholm 评分明显改善（72.3~95.8 分），20 例手术治疗病灶中仅 1 例逆行钻孔后未愈合[88]。

Kocher 等研究了 23 例骨骼发育不成熟患者［平均年龄 12 岁（年龄范围 8~16 岁）］的 30 个膝关节的经关节钻孔，发现所有膝关节在平均 4.4 个月时出现影像学愈合证据[89]。Kawasaki 等描述了一种涉及髁间裸露区域的钻孔技术，从而消除了经关节技术的主要缺点之一，即关节软骨损伤。他们在所有 16 例病例中均实现了愈合，并发现 Lysholm 膝关节评分增加（70.4~97.8 分）[86]。目前，采用经关节和关节逆

逆行技术，应根据外科医生偏好做出决定[90]。这些技术之间的比较是膝关节剥脱性骨软骨炎研究的一个热点关注领域。

对于不稳定的剥脱性骨软骨炎病变，应清创位于软骨下骨和软骨之间的纤维组织。如病变有骨丢失，内固定前应以自体骨植骨填塞病变。对于 Guhl Ⅱ~Ⅳ型病变，初始治疗包括内固定、刮除任何纤维组织和必要时对软骨下骨丢失的病变进行骨移植。这可以在关节镜下完成，或者在必要时使用关节切开术获得必要的病变入路。可使用金属或生物可吸收植入物固定病变。"典型"和仅软骨剥脱性骨软骨炎病变的内固定已被证明在处理具有挑战性的病例方面具有很好的结果[91]。

10.5.1　用金属螺钉固定病变

金属植入物在骨科实现加压和稳定方面有着长期的记录。使用金属螺钉有两个明显的缺点。首先，它们可能磨损相对的关节表面软骨，其次，它们可能需要二次手术取出螺钉。尽管存在这些缺点，但文献中使用金属螺钉治疗剥脱性骨软骨炎病变的回顾性研究结果良好。Johnson 等报告了 35 例剥脱性骨软骨炎病变使用有头加压螺钉的结果[92]。在二次关节镜检查取出螺钉时，94% 的病变有愈合证据，并在随后的 X 线片中证实。4 个病例中观察到碎片松动，需要额外手术。该组在至少 2 年随访时报告了 88% 的良好至优秀结果。Magnussen 等报告了 12 例 Guhl Ⅳ型病变患者使用有头加压螺钉的结果[93]。在二次关节镜下取出螺钉时，12 例中的 11 例有愈合迹象。12 例患者中的 2 例有相邻胫骨平台软骨磨损的证据。在 9 年随访时，与年龄匹配的对照组相比，这些患者的膝关节损伤和骨性关节炎结果评分（KOOS）较低、日常生活活动（ADL）较低或运动功能较低。Gomoll 等在一项使用各种加压螺钉（8 枚无头加压螺钉、4 枚 AO 3.5 mm 加压螺钉）的研究中，青少年和年轻成人患者（平均年龄 16 岁；范围 12~19 岁）的所有剥脱性骨软骨炎病变（n=12）均愈合[94]。

也提倡使用无头加压螺钉，因为这可以最大限度地减少相对关节面的损伤，在某些情况下，可能不需要有计划的二次手术取出（图 10.4）。Makino 等研究了 15 例膝关节（年龄范围 12~35 岁）使用钛

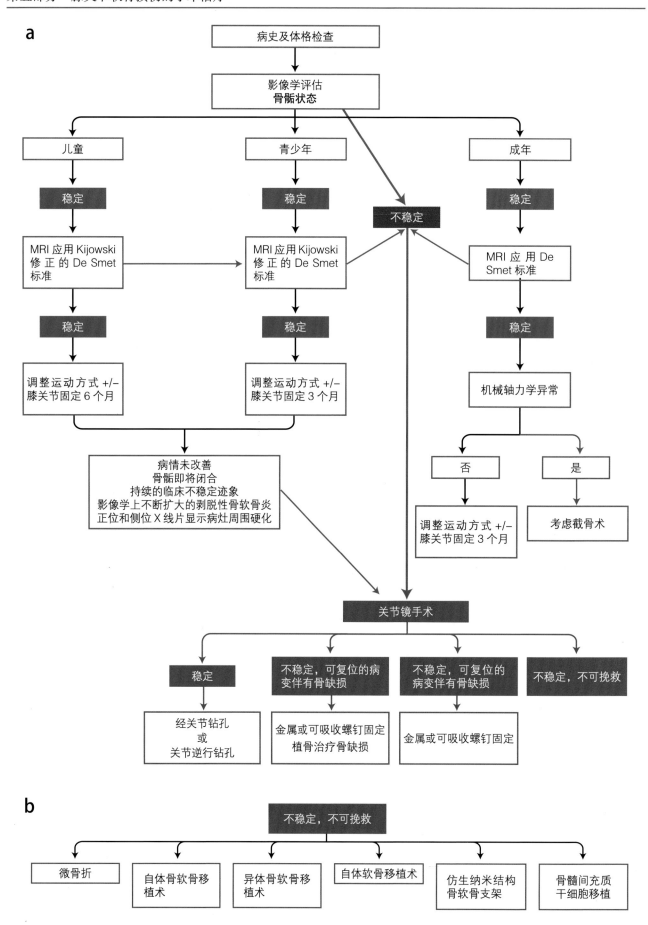

图 10.3　膝关节剥脱性骨软骨炎的治疗策略

Herbert 螺钉固定的剥脱性骨软骨炎病变[95]。他们在二次关节镜检查时证实愈合并取出螺钉，随访 MRI 显示 15 例膝关节中有 14 例愈合。最终随访时，15 例患者中的 13 例 Lysholm 评分从 79 分增加到 97 分。使用无头螺钉固定的其他研究记录了相似的结果，成功结局和愈合率范围为 82%~90%[96,97]。

10.5.2　用生物可吸收螺钉固定病灶

与金属固定相比，生物可吸收螺钉具有一些吸引人的优势。生物可吸收螺钉预期会随时间推移被吸收，不会干扰随后的膝关节成像，并且不需要有计划的二次手术取出。生物可吸收植入物的缺点是存在囊肿形成、诱发关节滑膜炎、断裂、无菌性脓肿和固定丧失的风险[93]。

在一项包含 12 例保守治疗失败的稳定剥脱性骨软骨炎病变的青少年患者（平均年龄 15 岁）研究中，剥脱性骨软骨炎病变采用生物可吸收髓内钉治疗关节镜下 Guhl Ⅰ 型和 Ⅱ 型病变[94]。作者平均每例使用 4 枚髓内钉。术后，使用几种功能测试和评分系统对患者进行了评价，包括 Lysholm 膝关节评分、国际膝关节文献委员会（IKDC）主观评分量表和 KOOS。在平均 32 个月的 MRI 随访时，所有病变均愈合。1 例患者发生滑膜炎，通过非甾体类抗炎药（NSAIDs）

治疗消退。然而，应该注意的是，这些患者在关节镜检查前仅接受 6 周非手术治疗并失败，与文献中的其他类似研究相比，这是相当短的时间。

Tabaddor 等报告了他们在使用类似的生物可吸收固定 96L/4D 丙交酯共聚物髓内钉治疗 24 例膝关节的研究发现[98]。本研究对象的平均年龄为 14 岁，平均随访时间为 40 个月。Tabbador 等在平均随访 22 个月时，17 例患者能够获得 MRI 检查结果，其中 16 例患者显示了愈合的证据。他们报告的 24 个膝关节中有 22 个膝关节结果为良好和优秀。Kubota 等报告了使用生物可吸收髓内钉进行剥脱性骨软骨炎固定后的良好中期和长期结果（12 年）[99]。值得注意的是，其中 1 例失效为 Ewing 和 Voto Ⅳ 型病变（主体完全分离）。在他们的结论性意见中，作者警告不要在 Ⅳ 型病变中使用生物可吸收髓内钉固定。

在一项关于剥脱性骨软骨炎治疗的更大规模回顾性研究中，Kocher 等研究了 26 例患者使用各种金属和生物可吸收植入物固定的不稳定剥脱性骨软骨炎病变。采用 Ewing 和 Voto 分类系统，9 例患者评分为 Ⅱ 期，11 例患者评分为 Ⅲ 期，6 例患者评分为 Ⅳ 期。他们发现总体愈合率为 84%，不同分期组之间无统计学差异[100]。虽然在病变可挽救时使用内固定的回顾性研究中有令人鼓舞的结果，但该手术并非没有困难。无论是否使用金属或生物可吸收螺钉，

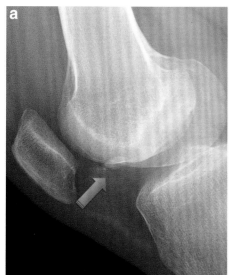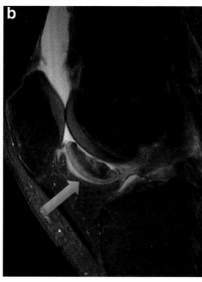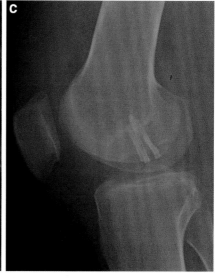

图 10.4　右膝大的部分未骨化骨软骨碎片。（a）侧位 X 线片和（b）矢状快速自旋回波 T2 加权 MRI，显示位于股骨滑车前方的大块部分未骨化移位骨软骨碎片存在显著差异（箭头）。还注意到股骨外侧髁处有较大的骨软骨缺损。（c）用多根固定针刚性固定移位的骨软骨碎片后的术后侧位 X 线片

松动、内固定器械无法保持压缩、内固定器械断裂、相对软骨表面磨损、游离体和关节积血都是内固定手术的并发症。

10.5.3　不可挽救的病灶

外科医生遇到无法挽救的分离或松散碎片并不少见。这可能伴随着显著的破碎病变、长时间的脱离和不充分的骨支撑（< 2 mm）而发生[3]。在这些情况下，可能需要将骨软骨碎片切除。如果可能，应避免这种情况，因为多项研究已证实，切除大型剥脱性骨软骨炎病变可能与结局较差和发生骨性关节炎相关[101-104]。在这种情况下，外科医生可用的选择包括微骨折、骨软骨移植（自体移植物 / 同种异体移植物）和自体软骨细胞移植。最近还讨论了一些随访数据非常少或有长期随访数据的新技术，包括仿生纳米结构骨软骨支架和"一步法"骨髓源性细胞移植技术以及基质辅助自体软骨细胞移植技术与自体骨移植[84,105,106]。结合这些手术技术，使用富血小板血浆或生物支架显示了有前景的长期随访结果[107-109]。

微骨折被认为是一种有用的治疗选择，因为它促进了多能干细胞填充缺损，从而导致纤维软骨形成[111]。该技术可用于较小、包裹良好的病变。但剥脱性骨软骨炎病变与创伤性软骨病变有一些显著的区别。这里有必要提到微骨折治疗的疗效：首先，创伤性软骨病变往往具有完整的软骨下骨，而在剥脱性骨软骨炎病变中软骨下骨被认为是其主要病理变化的一部分而且被严重累及。其次，清创后，剥脱性骨软骨炎病灶可存在大量骨缺损，导致微骨折能否充分恢复对患处的支撑作用[112]。

在一项随机对照试验中，Gudas 等比较了关节镜下镶嵌型骨软骨移植和微骨折手术治疗 50 例平均年龄为 14 岁（年龄范围 12~18 岁）剥脱性骨软骨炎病变儿童的结果[68]。他们的入选标准包括以下内容：ICRS 评分为 3 分或 4 分，缺损尺寸为 2~4 cm²，患者年龄为 18 岁或以下。尽管进行了随机化，但与微骨折组相比，骨软骨移植组多了 4 例（5 vs 1）大型病变（3~4 cm²）。对于骨软骨移植技术，使用了直径为 5 mm 和 6 mm 的骨软骨塞，平均每例使用 4~5 个骨软骨塞。虽然两组在 1 年随访时均显示出显著的初始改善；但在 4.2 年随访时，骨软骨移植组有 83%

的患者具有良好或优秀的结果，而微骨折组仅有 63%。最终随访时，骨软骨移植组的患者均未出现临床失败。研究表明，对于 < 4 cm² 的病变，骨软骨移植术提供了比微骨折术更可靠的临床结果。其他作者已经证明骨软骨移植是治疗无法挽救的剥脱性骨软骨炎病变的一种可行且有意义的选择。骨软骨移植涉及将软骨从关节的非承重部分转移到病变区域。通常，骨软骨塞取自内侧或外侧滑车和髁间窝。一些作者在回顾性研究和病例研究中报告了良好的结果[112,113]。有一系列推荐的骨软骨塞尺寸，由于生物力学强度不足，对直径< 3.5 mm 的骨软骨塞表示担忧。同样，直径> 6.5 mm 的螺塞可能存在填充问题，并可能加速髌股关节磨损。

几项研究调查了使用直径范围为 2.7~10 mm 的骨软骨塞的治疗不稳定剥脱性骨软骨炎病变的结果[113-115]。在一项包含 20 例膝关节不稳定剥脱性骨软骨炎病变患者（平均年龄 14 岁）的研究中，Miniaci 等在关节镜下评估剥脱性骨软骨炎病变，然后通过放置多个 4.5 mm 骨软骨塞（平均每个病例 4 个）进行原位固定[114]。使用 IKDC 评分进行评估，膝关节评分在术后均恢复正常，作者报告没有与供区相关的并发症。Fonseca 等在他们对 20 例患有不稳定 ICRS Ⅲ 期和Ⅳ期剥脱性骨软骨炎病变的膝关节（平均年龄 27 岁）进行的研究中，使用了直径为 2.7~3.5 mm 间的较小骨软骨塞[113]。Miura 等在一项马赛克成形术研究中，对 12 例膝关节剥脱性骨软骨炎患者（平均年龄 16 岁）使用了直径范围 5~10 mm（平均 7 mm）的骨软骨塞（1 例患者的评估为 ICRS Ⅱ 期，8 例患者的评估为 ICRS Ⅲ 期，3 例患者的评估为 ICRS Ⅳ 期）[115]。作者获得了所有患者 3 个月内愈合的 MRI 证据，Hughston 量表评分为 8 分（优秀）、3 分（良好）和 1 分（一般），他们还报告无供区并发症。

已经成功使用新鲜同种异体移植物进行了软骨的次级重建，并符合> 3 cm² 的大的、无法挽救的剥脱性骨软骨炎病变的治疗规则。该手术无供区并发症；然而，我们担心软骨细胞活力、移植物可用性和疾病传播。迄今为止，文献中专门针对剥脱性骨软骨炎患者的新鲜同种异体移植物的最大一项研究包括包括 66 例（平均年龄 28 岁）股骨远端剥脱性骨软骨炎病变患者[116]。所有患者在接受同种异体移植物手术前平均接受了 1.7 次手术。本研究中使用的同种异体移植物的平均尺寸为 7.5 cm²。作者报告新鲜同种异体移植物重建后 70% 结果为良好和优秀。新鲜同种异体移植手术可作为较大病变的一种有价值的挽救性手术。

自体软骨细胞移植技术最早于 20 世纪 80 年代末在瑞典开始。Brittberg 等 1994 年在《新英格兰医学杂志》上发表了他们的初步试验结果[117]。自体软骨细胞移植是一种两阶段手术，该技术尝试用存活的软骨细胞替代受损的关节面。在第一阶段，行初次膝关节镜检查，并从髁间窝或内侧滑车的非承重表面采集软骨细胞。然后将样品送去进行处理和扩增。第二阶段手术将原始样本中扩增的自体软骨细胞植入缺损处，并用骨膜补片覆盖。

目前，在不同的研究中，自体软骨细胞移植术在尺寸为 2~10 cm² 的剥脱性骨软骨炎病变的治疗中发挥作用，成功率范围为 80%~91%。Peterson 对 58 例剥脱性骨软骨炎患者（平均病变尺寸为 5.7 cm²）使用 ACI 治疗的研究证实了超过 90% 的良好或优秀结果[118]。他们的研究有 2 例患者早期失败，导致移植物分层，作者将其归因于患者早期恢复高强度运动。在波士顿的一项研究中，Mithöfer 等检查了自体软骨细胞移植术治疗 23 例青少年运动员全层软骨病变（平均尺寸 6.4 cm²）的情况[119]，其中 14 例为剥脱性骨软骨炎病变。在 ACI 植入前，患者平均进行了 2.5 次手术。值得注意的是，作者报告的结果与 Peterson 类似；其中 96% 的患者恢复高强度运动。Krishnan 等报告了 37 例患者（28 例青少年、9 例成人）ACI 治疗膝关节剥脱性骨软骨炎的 2~7 年随访结果，平均病变尺寸为 5.9 cm²[120]。他们报告的临床结果略差于之前的两组作者（82%），结果为良好和优秀。然而，1 年后进行第二次关节镜检查时，87.5% 的接受自体软骨移植治疗的患者 ICRS 评分为 1 级或 2 级。此外，在 23 例患者软骨活检中，47.5% 显示透明软骨或透明软骨和纤维软骨的混合组织。上述研究表明，自体软骨细胞移植可能在其他先前提到的治疗方案难以治愈的剥脱性骨软骨炎病例中发挥作用。

有一些较新的技术来治疗无法挽救的剥脱性骨软骨炎病变，并且有初步研究支持其应用[121]。在一项小型研究中，仿生纳米结构骨软骨支架和骨髓源性细胞移植治疗剥脱性骨软骨炎的结果优于自体软骨细胞治疗，其优势是仅需要一次手术[84,105]。在明确推荐使用这些新技术之前，还需要更多的研究。

10.6　重返赛场和剥脱性骨软骨炎

对于许多剥脱性骨软骨炎患者来说，恢复以前的活动和运动是术后的优先要考虑的问题。根据手术干预的类型，文献中报道了剥脱性骨软骨炎患者术后重返运动的时间。Edmonds 等报告了 59 例保守治疗失败的患者，采用关节逆行钻孔治疗[122]。他们研究中的平均年龄为 13 岁，平均病变尺寸为 3.2 cm²。患者平均在 2.1 个月（范围 1.3~13 个月）时恢复全部活动。Donaldson 和 Wotjys 报告使用关节逆行钻孔，患者（平均年龄 12 岁）的平均重返运动时间为 8.5 个月（范围 5~14 个月）[87]，但该研究未纳入关于病变尺寸的信息。对于经关节钻孔，Yonetani 等报告所有 19 例治疗的患者在 6 个月时恢复运动[123]。

Kramer 等评估了共 26 例儿童患者（9 例女孩和 17 例男孩；平均年龄 14 岁；范围 9~18 岁）髌骨和滑车剥脱性骨软骨炎病变手术治疗的功能结果及其恢复运动的能力[124]。共确定了 29 例骨软骨病变（3 例为双侧病变），其中 21 例病变膝关节（72%）为开放骨骺，中位随访时间为 3.8 年（范围 1~9 年）。其中 22 例病变（76%）接受了经关节钻孔（14 例）或钻孔加内固定手术（8 例），而 7 例接受了切除和骨髓刺激手术。末次随访时，48%（14 个膝关节）无疼痛，48% 有轻度残余疼痛，85%（22 例）恢复了运动。经关节钻孔和手术切除联合骨髓刺激治疗儿童和青少年髌股关节剥脱性骨软骨炎具有较高的满意率并且有较高的概率重返运动。

Din 等报告称，接受生物可吸收植入物治疗的所有 12 例稳定剥脱性骨软骨炎病变患者在术后 8 个月时恢复运动[101]。在波士顿的一项研究中，Kocher 等发现使用金属和生物可吸收固定治疗不稳定的剥脱性骨软骨炎病变，患者在术后平均 8.3 个月恢复运动[100]。

对于无法挽救的病变，术后恢复运动时间往往更长。在目前唯一一项关于剥脱性骨软骨炎病变的随机对照试验中，Gudas 等报道了接受微骨折和自体软骨细胞移植手术的患者平均重返运动的时间[68]。微骨折手术治疗的 22 例患者中仅 7 例恢复运动。他们的平均返回运动时间为术后 14.1 个月（范围

10~16 个月）。在 4 年随访时，22 例接受微骨折治疗的患者中仅 3 例重返运动。对于接受骨软骨移植手术治疗的患者，25 例患者中的 21 例在平均 11.7 个月（范围 9~14 个月）时重返运动。21 例接受骨软骨移植的患者中有 17 例在 4 年随访时继续从事运动。在一项大型综述中证实，与微骨折相比，骨软骨移植手术后恢复运动和活动的比例更高 [125]。

对于自体软骨细胞移植后的重返运动时间，在 Mithoöfer 等的研究中（创伤性软骨病变和剥脱性骨软骨炎的混合病例），96% 的运动员恢复了高强度运动，60% 的运动员恢复到等于或高于受伤前的运动水平 [119]。他们允许患者在术后 12 个月重返运动。值得注意的是，作者发现，术前症状少于 12 个月的患者均能恢复运动，而症状超过 1 年的患者恢复运动的比例仅为 33%。高等级运动员接受自体软骨细胞移植治疗后，重返运动的情况并不乐观。在来自希腊的一项研究中，19 例运动员中只有 6 例能够恢复之前的活动水平。虽然并非所有这些病变均为剥脱性骨软骨炎（也包括创伤性软骨病变），但这表明年轻的从事高强度运动的患者恢复其术前运动水平的可能性可能不像其他研究所报道的那样大。应该注意的是，高水平运动员术后重返运动概率可能不像以前的研究报道的那么高。

Mithoöfer 等 2009 年发表了一篇关于关节软骨手术后重返运动的综述 [125]。本综述中包括所有类型的软骨病变，而不仅仅是剥脱性骨软骨炎病变。这项研究的主要结果值得重复。年龄较小是恢复运动的积极预后因素，与手术技术无关。如果术前症状持续不到 12 个月，微骨折术后重返运动的概率为 66%，自体软骨细胞移植术后为 67%。如果症状持续 1 年以上，重返运动概率分别降至 14% 和 15%。在接受自体软骨移植治疗的患者中，职业运动员重返运动的时间比业余运动员在统计学上快得多（14 个月 vs 22 个月）。关节软骨手术后的总体重返运动率为 73%，骨软骨移植手术的重返运动率最高（骨软骨移植手术：91%；自体软骨细胞移植：67%；微骨折：66%）。

10.7　结论

自 1888 年 König 首次描述以来，剥脱性骨软骨炎仍然是一个具有挑战性和难以回避的临床问题。它不是膝关节的良性疾病，即使在骨骼不成熟的情况下也是如此。剥脱性骨软骨炎可能演变为关节炎和关节退变是我们主要关注的问题。在这篇综述之后，显然还有大量的工作要做，以阐明剥脱性骨软骨炎的原因以及优化其治疗方案。迄今为止，大多数当前研究为病例研究、专家共识和回顾性综述。尽管存在这些局限性，但在治疗剥脱性骨软骨炎病变患者时应记住以下几点：与良好治疗效果相关的因素包括骨骺未闭、稳定病变和相对小的病变；骨骺闭合、不稳定病变和较大的病变都更有可能需要手术治疗；虽然剥脱性骨软骨炎病变的治疗已经从简单的切除逐渐发展到修复性手术，但目前可用的治疗仍然缺乏统一的标准；未来的研究目的应明确这些病变的自然史，开发标准化非手术治疗方案，并比较不同手术治疗方法的效果，以保持无法挽救的剥脱性骨软骨炎病变的关节完整性。

关键观点

剥脱性骨软骨炎是一种软骨下骨疾病，可发展为覆盖其上的关节软骨受累的继发性病变。不应与骨软骨缺损混淆。

目前尚不清楚剥脱性骨软骨炎的病因，可能是多因素的。越来越多的共识是微创伤在剥脱性骨软骨炎的病理生理学中起着根本性作用。

剥脱性骨软骨炎病变的自然史目前尚不明确。

在 MRI 上，单独的高信号 T2 边缘并不表示青少年患者是不稳定病变，除非它伴有在 T1 加权图像上观察到的关节软骨断裂，在软骨下骨中观察到多发性骨折，和 / 或在骨中观察到低信号 T2 边缘。

虽然剥脱性骨软骨炎的治疗受许多因素的支配，但骨骺状态、病变稳定性和病变大小是最重要的。

在骨骺未闭合的年轻患者中，强调调整运动方式的保守治疗是治疗稳定剥脱性骨软骨炎病变的适当方法；然而，保守治疗对成人患者的剥脱性骨软骨炎病变作用极小。

对于尺寸为 2~4 cm^2 的剥脱性骨软骨炎病变，自体骨软骨移植术提供了比微骨折更持久的结果。对于 > 4 cm^2 的较大缺损，应考虑自体软骨细胞移植术和同种异体骨软骨移植术。

第 11 章　关节软骨修复的手术方法

Jaskarndip Chahal, Benedict A. Rogers, Allan E. Gross

刘文广　肖士鹏 / 译

11.1　概述

膝关节软骨缺损是住院患者疼痛和 / 或功能丧失的常见原因，通常与半月板和 / 或前交叉韧带损伤有关[1]。在一系列超过 31 000 次关节镜手术的病例中，63% 的膝关节有症状的患者发现一处或多处软骨病变[2]。该研究报告发现约 41% 为 Outerbridge 3 级软骨损伤，19.2% 为 Outerbridge 4 级软骨损伤，估计有 3%~4% 的患者存在超过 2 cm² 的孤立性软骨病变。

尽管软骨损伤很常见，但有必要强调的是软骨病变也可能是偶然发生的，其治疗方式应取决于患者的症状。此外，膝关节疼痛患者有多个同时存在的病理解剖学表现。因此，综合考虑下肢整体功能、患者的机械力线、膝关节韧带不稳定以及软骨和半月板结构的状态是非常重要的。最后，对于症状与影像学及磁共振成像（MRI）结果相符合且其活动或生活质量受到影响的患者，应进行软骨修复。

软骨损伤可以分为急性或慢性损伤两类，其可以由创伤、剥脱性骨软骨炎（OCD）和 / 或骨坏死（ON）引起。就发病机制而言，完全位于透明软骨内且未穿透到软骨下骨的软骨损伤被称为软骨缺损。在成人中，因为缺乏可以参与修复过程的细胞，这种类型的缺损不会再生。相比之下，骨软骨（OC）缺损累及有血运的软骨下骨，随着间充质软骨祖细胞进入缺损区并形成软骨，会发生一些自发修复。在后一种情况下，全层缺损修复只是暂时的，形成的新的软骨组织并不具有天然透明软骨的功能特性[3]。最后，有可能出现的一种临床情况是软骨损伤可伴有相关的软骨下骨髓水肿，而没有明显侵犯软骨下骨板。这些病变作为骨和软骨联合病变而不是部分厚度的软骨病变，治疗选择应反映这种区别[4-6]。

目前，存在许多临床指南指导外科医生为不同的患者亚群选择最佳的软骨修复程序[4,7-9]。一般而言，手术选择受缺损特定因素和患者特定因素的影响[4]。根据这些原则，治疗方案应包括渐进式手术计划。首先进行缓解症状和恢复关节功能所需的侵入性最小的治疗方案。如果治疗失败和相关的症状持续存在，未来的治疗不应受到既往措施的影响[4,6,7]。

11.2　特定患者和特定缺损的注意事项

治疗选择应考虑患者特定和缺损特定因素，以及膝关节和下肢整体的结构和功能[4]。关于相关的患者特定因素，可提供的治疗方式受患者期望值、先前手术的数量和类型、体重指数（BMI）和活动水平的影响。必须考虑的缺损特定因素包括缺损病因（如创伤、剥脱性骨软骨炎和骨坏死等）、大小、位置、缺损数量以及是否合并软骨下骨的改变。在这些因素中，骨科医生最常使用缺损大小来指导治疗。需要注意的是，MRI 不应只用于预测病变大小[4]。Gomoll 等在一项回顾性研究中证实：根据缺损位置不同，术中缺损测量值比 MRI 预测值要大 47%~377%，表明 MRI 不是良好的关于缺损大小的预测方法[10]。这表明虽然 MRI 可以有效地测量全层软骨损失的区域，但大多数缺损都被较难量化的退化或裂隙软骨区域包围。鉴于大多数软骨修复治疗都有尺寸上限，超过这个上限就不太成功，准确量化缺损尺寸的重要性再怎么强调也不为过。在未来的研究中，使用计算机断层扫描（CT）关节造影和定量 MRI 技术，如延迟钆增强软骨 MRI（dGEMRIC），可能会被证明是更好的预测缺损大小的方法。先进行关节镜检查是准确测量缺损大小的另一种方法[4]。另一个必须考虑的缺损特定因素是术前 MRI 上出现的软骨下骨改变和水肿。出现软骨下骨改变意味着这是骨和软骨的病理过程，而没有则主要为软骨损伤。在前一种情况下，首选针对软骨和软骨下骨成分（如骨软骨同种异体移植）的治疗方案。对于后者，诸如微骨折、DeNovo 天然组织（NT）（Zimmer–Biomet, Warsaw, IN）和自体软骨细胞移植（ACI）等表面处理更有可能有效[4]。

在有多种病变的膝关节中，每一种病变都必须单独考虑其对膝关节整体状况的影响。需要仔细考虑的膝关节和下肢整体的因素包括：是否存在内翻或外翻（＞5°）的韧带不稳定，以及此前半月板切除的程度。在存在多种合并症的临床情况下，越来越多的人支持在一次手术中解决所有病理畸形的问题。Harris 等进行的系统综述分析了接受半月板异体移植与软骨修复或重建的患者的临床结果[11]。在纳入的 6 项研究中，发现 110 例患者接受了半月板异体移植和自体软骨细胞移植（n=73）、骨软骨移植（n=20）、自体骨软骨移植（OAT：n=17），或微骨折（MXF：n=3）。值得注意的是，33% 的患者（36/110）接受了其他合并手术，包括胫骨或股骨远端截骨术、韧带重建和 / 或切除。作者注意到，在 6 项研究中，有 4 项研究的联合手术比单独手术的结果要好。总的来说，12% 的患者经历了联合手术的失败，需要进行翻修手术，其中 85% 的失败被指出与软骨手术有关[11]。这些结果强调了对膝关节和下肢进行全面评估的重要性。在没有全面评估所有相关临床因素的情况下，避免线性思维，将患者的损伤和活动限制全部归咎于病灶缺陷，可能会影响治疗效果，影响患者康复[4,6]。

11.3　患者评估

11.3.1　病史

患者通常表现为同侧关节压痛、积液和运动极限处的疼痛，最初的鉴别诊断是半月板撕裂。可能有具体的创伤事件，但更常见的是隐性发病，因行军、跑步或其他重复性撞击而加重。患者通常以前

有过多次手术，Peterson 等表明，患者在接受软骨修复之前平均有过 2.1 次治疗[12]。患有软骨缺损的患者通常还伴有功能上的限制。应与所有患者进行充分讨论，以确保他们理解并愿意接受长期的康复治疗，并对结果有现实的期望。其他相关的病史包括：疼痛的位置（内侧、外侧、髌骨后），是否存在侧向不稳定（交叉韧带损伤），线性不稳定（股四头肌无力），机械症状，以及症状的持续时间等。最后，有这种复杂的、多发的膝关节病变（如半月板缺损、软骨病变、力线不良三联征）的患者，通常会抱怨单侧、单室的膝关节疼痛。通常，他们的症状是慢性的，因为这些孤立的损伤中的任何一个都需要时间来对另一个产生叠加效应[6]。

11.3.2　体格检查

膝关节和下肢的完整标准化体格检查包括。
- 视诊。
  - 矢状面、冠状面和横切面力线。
  - 肌肉体积。
  - 先前的切口。
- 触诊。
  - 捻发音。
  - 渗出物。
  - 关节线触痛。
- 主动和被动活动度（ROM）。
  - 髋关节、膝关节和踝关节。
- 力量。
  - 核心肌群。
  - 腘绳肌。
  - 股四头肌。
- 腘绳肌柔韧性和髂胫带（IT）评估（Ober 试验）。
- 髌骨检查。
  - 倾斜度。
  - 恐惧试验。
  - 轨迹。
  - J 形征。
  - Q 角。
- 稳定性测试。
- 韧带稳定性。
  - 轴移试验、Lachman 征和前抽屉试验。

－后抽屉试验。

　　－外翻 / 内翻应力（0° 和 30°）。

　　－拨号征。

• 半月板测试。

　　－McMurray 征和研磨试验。

• 神经血管检查。

11.3.3　影像学诊断

　　对软骨缺损、其他相关膝关节组织以及软骨修复后的诊断成像分类和评估仍然是常规护理和随访的重要组成部分。患者合适的影像学诊断包括 X 线、MRI 检查，以及在某些情况下的膝关节 CT 扫描。我们的首选成像方案如下。

（a）普通 X 线片。

• 非负重 X 线片。

　　－前后位（AP）。

　　－30° 屈曲侧位。

　　－切线位视图。

• 负重 X 线片。

　　－45° 屈曲后前位（PA）。

　　－1m 站立双侧前后位。

• 半月板移植和同种异体异体骨软骨移植时拍摄 X 线片方式（图 11.1）[6]。

　　－双侧膝关节站立位在前后方向上屈曲 45°，X 线球管向尾侧倾斜 10°。10 cm 的标记应放在患膝外侧的关节间隙水平上。

　　－外侧非负重膝关节。10 cm 标记应放置在膝关节关节间隙水平的旁边。

（b）磁共振成像（MRI）。

　　一般来说，MRI 对评估膝关节软骨损伤、软骨下骨的受累以及膝关节韧带和半月板的结构完整性很有用。至少需要 1.5T 的 MRI 才能有足够的分辨率来观察软骨的异常情况。与需要修复的软骨缺损有关的 MRI 特征包括。

• 深度。

　　－全部或部分软骨厚度。

　　－牵涉到的标记。

• 大小。

• 在膝关节内的位置。

　　－股骨：髁、滑车。

　　－胫骨。

　　－髌骨。

　　－单个或多个病变。

　　－负重或不负重。

　　－界定的轮廓边缘。

• 包含性的。

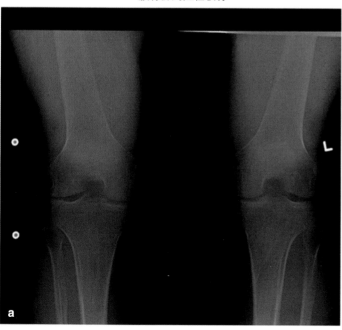

股骨髁局灶性软骨

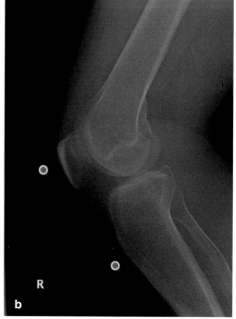

骨软骨缺损

图 11.1　测定放射线图。（a）双膝 45° 屈曲站立位后前位 X 线片。（b）非负重侧位 X 线片

- 非包含性的。

（c）计算机断层扫描（CT）。

在某些情况下，CT 可以提供软骨缺陷的详细形态和测量，如下所示：

- 如果怀疑有髌骨或滑车软骨缺损，也可以进行 CT 扫描，在 0°、15° 和 30° 的屈曲状态下观察髌股关节，以评估髌股关节的排列。按照 Fulkerson[13] 的描述，计算髌骨倾斜和半脱位的情况。
- 评估胫骨结节 - 股骨滑车沟（TT-TG）距离。> 20 mm 的值被认为是不正常的，可以用 Fulkerson 所描述的胫骨结节前内侧移位来纠正。
- 评估以前的前交叉韧带（ACL）重建的骨隧道。

11.3.4　关节镜评估和分型

目前有各种关节镜分类系统。最常用的临床分级系统是 Outerbridge 分级，而用于研究目的的首选分级是由国际软骨修复学会（ICRS）提出的。关于软骨病变的关节镜评估和分类的细节，请参阅第 7 章和附录 A。

11.4　术前决策

如上所述，骨软骨缺损患者的治疗计划应以缺损和患者的具体因素为指导。在对各种关节软骨修复手术的系统回顾中，病变大小、活动水平和年龄是手术后的影响因素[14-19]。> 2.5 cm² 的病变用自体软骨细胞移植或自体骨软骨移植治疗效果更好，而对于较小的病变，建议将微骨折作为首选治疗方法[19]。此外，与微骨折术相比，活跃的患者使用自体软骨细胞移植或自体骨软骨移植的效果更好。Bekkers 等还证明，年轻患者（< 30 岁）似乎比老年患者更能从任何软骨修复手术中获益[19]。Harris 等进行了一项系统回顾，其中包括 I 级和 II 级临床研究，以比较自体软骨细胞移植与其他治疗方法的疗效[20]。当自体软骨细胞移植与自体骨软骨移植或微骨折术相比，缺陷大小 > 4 cm² 是唯一能预测更好结果的因素。上述研究

中没有一项将异体骨软骨移植作为研究组。Chahalet 等最近对 19 项临床研究的系统回顾表明，平均随访约 5 年（644 个膝关节，平均缺陷大小为 6.3 cm²），总体满意率为 86%[21]。报告的短期并发症发生率为 2.4%，总体长期失败率为 18%。

患者的活动水平是围手术期决策过程中的另一个重要考虑因素。Mithoefer 等进行了一项系统回顾，以评估关节软骨手术后的运动参与情况[22]。作者认为，总的运动恢复率为 73%，其中自体骨软骨移植后恢复率最高。65% 恢复到受伤前的运动水平。参与运动的最佳持久性是在自体软骨细胞移植的患者中。在后者的综述中，没有评估新鲜异体骨软骨移植后的结果的研究被纳入。因此，Krych 等评估了运动员在异体骨软骨移植后恢复运动的情况[23]。他们发现，恢复运动的比例为 88%，恢复到以前的运动水平为 79%（根据辛辛那提运动量表达到受伤前的水平来定义）。在这些人中，恢复运动的时间为 9.6 个月（范围 7~13 个月）。在恢复到以前水平的运动员中，术后国际膝关节文献委员会（IKDC）主观评分量表、日常生活活动（ADL）和 Marx 活动水平量表的分数都明显高于那些没有恢复运动的运动员。关于 IKDC 和 Marx 活动水平量表的细节，请参阅附录 B。

患者的依从性、动机、期望和目标以及患者的整体健康状况也应考虑在内。此外，基础研究和临床结果已经证明吸烟对关节软骨手术后有全面的有害影响[24]。

图 11.2 和图 11.3 中的治疗算法是基于现有的最佳证据以及资深作者的经验。对于使用所列软骨修复技术手术失败的患者，图 11.4 中介绍了 Chahal 和 Cole 研发的方法[4]。在西奈山医院（加拿大安大略省多伦多市），对于大的软骨缺损（> 3 cm²）和以前软骨手术失败的患者，使用新鲜的软骨移植是首选治疗方法。对于较小的缺损（< 3 cm²），微骨折被认为是可接受的一线的初始软骨修复手术技术。

最后，关键是要排除是否存在力线不良、先前的半月板切除和韧带不稳定。在内翻和外翻力线不良的情况下，我们倾向于分别用内侧开放楔形胫骨高位截骨术（MOW HTO）和股骨远端内翻（内侧闭合楔形）截骨术（DFVO）来治疗。同侧半月板次全切除术后的患者可同时进行半月板移植，而膝关节不稳定的患者可考虑进行交叉韧带重建（在髌股关

图 11.2 局灶性股骨髁软骨和骨软骨（OC）缺损的治疗选择和决策。对于较大的缺损，如果有相关的畸形，则应考虑进行截骨矫形术。切开复位内固定术（ORIF）、同种异体骨软骨移植、自体骨软骨移植、自体软骨细胞移植（ACI）和 DeNovo NT 移植

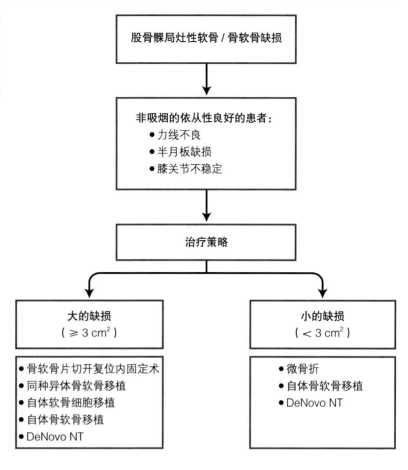

图 11.3 髌股关节软骨和骨软骨（OC）缺损的治疗选择和决策。切开复位内固定术（ORIF）、同种异体骨软骨移植、自体骨软骨移植、自体软骨细胞移植（ACI）和 DeNovo NT 移植

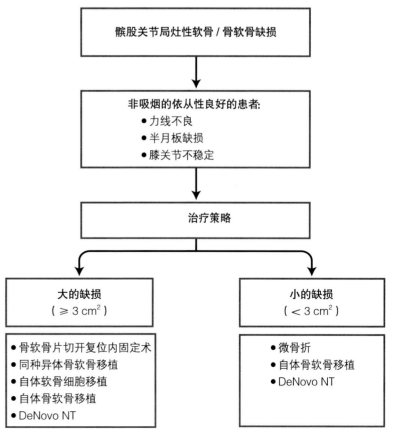

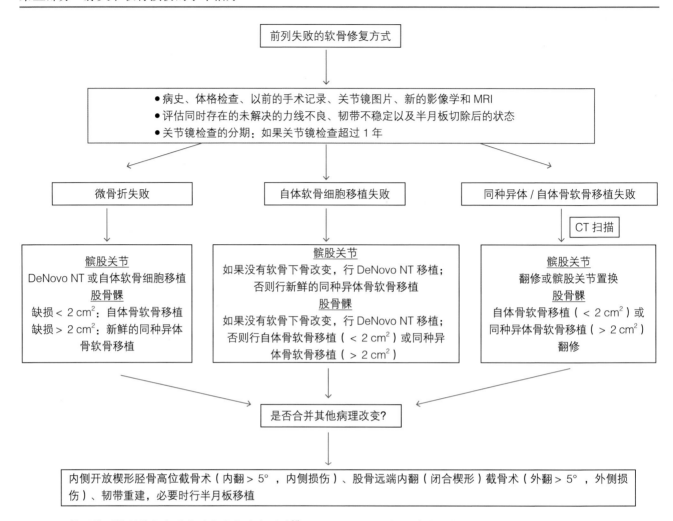

图 11.4 使用前列软骨修复方式失败患者的治疗原则[4]。DeNovo NT，DeNovo 自然组织

节不稳定的情况下，可行内侧髌股韧带重建 +/– 胫骨结节前内移位手术）。

11.5 骨软骨损伤的治疗方式选择

在进行图 11.2~ 图 11.4 中强调的软骨修复方式之前，重要的是要认识到什么时候可以在原位固定骨软骨碎片，或者什么时候可以对移位的碎片进行固定而不是切除。表 11.1 强调了骨软骨碎片固定的适应证。

11.6 骨软骨损伤的固定

外伤性骨软骨损伤内固定时对于碎片的复位和

固定都是富有挑战性的。碎片可能在轴位、矢状位或冠状位平移或旋转，可能被拴在软骨表面或夹在关节内的任何地方。骨软骨骨折常见于青壮年患者的股骨远端，最常见的损伤机制是急性髌骨脱位，导致髌骨或股骨外侧髁缺损[25-28]。如果有相当一部分软骨下骨仍然附着在松动的碎片上，则主张随后对骨软骨碎片进行复位和固定[29]。然而，有大量的历史证据支持切除这种骨软骨碎片[28-33]。文献描述有多种技术和器械能够成功复位和固定股骨外侧髁移位的骨软骨碎片。在年轻的患者中，为了获得骨软骨碎片的初始固定，每一次努力都是值得的。

11.6.1 螺钉固定

关节内埋头螺钉

股骨外侧髁的骨软骨骨折并不常见，而且常常

表 11.1　骨软骨（OC）碎片固定的适应证

可修复的骨软骨碎片	不可修复的骨软骨碎片
单个骨软骨碎片	多个碎片
骨软骨碎片附着的软骨下骨完整	骨软骨碎片上没有 / 很少软骨下骨附着
急性损伤（< 2~3 周）[a]	慢性损伤（> 3~4 周）[a]
非吸烟者	吸烟者
依从性好的患者	依从性差的患者

a：相对适应证或禁忌证

被误诊。Taitsman 等报告了在 2 例病例中使用埋头皮质螺钉（2 mm 或 2.4 mm，Synthes 公司）固定大的骨软骨碎片 [34]。这 2 例患者遭受了膝关节旋转损伤和髌骨脱位，骨软骨碎片来自股骨外侧髁。利用股二头肌肌腱和腓总神经之间的间隔，使用外侧入路对膝关节进行了直接的开放手术。在复位和临时克氏针固定后，用两颗螺钉固定了骨软骨碎片。作者主张术前使用计算机断层扫描（CT）来确诊并明确移位骨软骨碎片的位置。

微型松质骨螺钉

Binnet 等报告在 13 例成人髁间嵴骨折中使用 40 mm 长的微型松质骨螺钉进行关节镜下复位和固定治疗，这些螺钉是按照骨科协会 / 内固定研究协会（AO/ASIF）小组开发的内固定技术和原则设计的 [35]。所有患者证实在平均 8.3 周达到影像学愈合。在骨折达到完全愈合后，所有的螺钉都通过第二次关节镜手术取出。然而，在同一小组的后续研究中，评估了松质骨螺钉和 Herbert 螺钉（见下文）固定的组织学愈合情况，发现在临床结果和组织学结果之间没有相关性 [36]。也就是说，治疗后在交界区（即邻近的软骨和固定的骨软骨碎片之间）没有观察到正常关节软骨的再生。作者主张在骨软骨骨折的早期进行运动康复。早期被动活动可以刺激关节软骨的细胞外基质（ECM），特别是硫酸软骨素的分泌 [37–39]。

Herbert 螺钉

Herbert 螺钉的可变间距设计已被证明可提供与 AO 皮质螺钉相似的抗压力和抗剪切力 [40]。它是为肩胛骨骨折的内固定而设计的，对此有大量的支持证据 [41,42]。Lewis 和 Foster 报告了 8 例病例，利用

Herbert 的可变间距设计获得的拉力实现了对髌骨脱位继发的髌骨或股骨髁骨软骨骨折的固定 [43]。该研究报告说，术后 6 个月，膝关节功能恢复正常，并且没有再发生髌骨脱位。Mbubaegbu 和 Percy 报告了一名 16 岁青少年的非接触性武术受伤后，使用口腔科螺钉和 Herbert 螺钉固定股骨外侧髁的大片骨软骨骨折 [44]，由于钉尾突出于软骨表面，需要择期关节镜下取出。虽然不像髌骨内侧面和股骨外侧髁前外侧部分的骨软骨损伤那样常见，但股骨外侧髁中部负重区的骨软骨损伤确实会与髌骨脱位一起发生 [45]。发现髌骨脱位的外科医生在治疗时要加强对这种罕见病变的认识，如果出现这种情况，应高度怀疑髌骨脱位，从而确保其得到全面探查和适当治疗。

生物可吸收螺钉

生物可吸收螺钉是由聚 – α – 羟基酸制成的，例如聚乙醇酸或聚左 / 右旋乳酸 [46,47]。由于生物力学性能和降解速率存在差异，因此聚合物生物可吸收螺钉的开发旨在最大限度地提高机械强度，同时减少这些生物可吸收螺钉引起的炎症反应 [48–50]。其中一个例子是 SmartNail 螺钉（ConMed Linvatec，Largo，FL），由聚 96L/4D– 丙交酯共聚物制成。Tabaddoret 等报告了一系列使用聚 96L/4D– 丙交酯共聚物植入物治疗 24 例不稳定剥脱性骨软骨炎损伤的病例 [51]，结果报告功能评分良好（Lysholm 评分和 Tegner 活动评分，TAS），24 例中有 22 例结果优良。Larsen 等报告了一个病例系列和合成骨的生物力学数据，以描述聚合物螺钉固定的机械强度和体外吸收特性 [47]。7 例剥脱性骨软骨炎中的 6 例在临床和影像学上痊愈，没有不良炎症反应的证据。体外测试表明，平均拉力和剪切力分别为 20.1 kg 和 22.3 kg。

11.6.2　生物可吸收钉

生物可吸收钉其设计为嵌入骨软骨碎片中，以实现与下层软骨下骨床的固定 [52–54]。半月板箭（Bionx Implants，Tampere，Finland）已被用于治疗半月板血管区的撕裂。它们由聚乳酸聚合物制成，直径比最小的生物可吸收螺钉（2.0 mm）或钉子（1.5 mm）要小（1.1 mm），因此便于关节镜下的植入。Wouter 等

利用半月板箭进行了体外生物力学测试的研究，证明了这些生物可吸收针作为内固定装置具有足够的强度，并进一步提供了临床证据支持其用于骨软骨碎片的固定[54,55]。其所述的使用生物可吸收针的优点包括易于插入，无须取出，没有局部过敏反应，并且不会导致 MRI 或 CT 扫描产生散射，不会干扰放射治疗[55]。

11.6.3 氰基丙烯酸酯胶

氰基丙烯酸酯胶由 Ardis 于 1949 年发明，1959 年由 Coover 首次用于外科手术[56]。无组织毒性的 N- 丁基 -2- 氰基丙烯酸酯，由于其强大的组织结合特性，经常被用于颅面手术的固定[57]。动物研究支持使用氰基丙烯酸酯作为骨黏合剂[58]。N- 丁基 -2- 氰基丙烯酸酯的骨科用途最初包括固定距骨和膝关节的骨软骨骨折[59,60]。纤维蛋白胶（Tissucol©）已被用作其他固定骨软骨碎片方式的辅助材料[55]。

11.6.4 缝合桥

Bowers 和 Huffman 报告了一种"缝合桥"技术，该技术最初应用于固定颅骨的剪切性骨折[61]。据报道该技术在解剖复位的情况下，有足够的旋转稳定性和对软骨下骨的压应力，允许即刻被动运动从而刺激骨折愈合。该技术被应用于两例股骨髁的骨软骨损伤（2 cm×3 cm 和 2 cm×2 cm）[61]。使用 1.5 mm 的钻头钻出 4 个逆行骨隧道，以便将两个 1 号染色编织可吸收缝合线（Ethicon Vicryl 缝合线，Johnson &Johnson,Piscataway,NJ）以十字形结构穿过骨软骨碎片。复位骨软骨碎片后，拉紧缝线，通过全范围的膝关节运动来评估骨软骨碎片的完整性和稳定性，此外，在缺损的边缘使用纤维蛋白胶来修复。该技术的一个重要优势是使用了可降解的缝线，这使得随后可以使用 MRI 评估。两个报告的病例都有良好的临床和 MRI 结果，作者的结论是这是一种可行的替代技术，可以替代其他公认的治疗膝关节创伤性骨软骨骨折的固定方法[61]。

11.7 关节软骨的清创、修复和重建

11.7.1 清创

对软骨病变进行清创的好处仍有争议，大多数结果是作为半月板撕裂治疗的一部分报告的[62]。软骨损伤与缺损周围的软骨中基质金属蛋白酶（MMP）活性增加有关，这被认为是机械负荷增加的结果[63,64]。基质金属蛋白酶活性的增加对对立的软骨表面和周围的软骨都是有害的（关于关节软骨的蛋白酶降解，请参阅第 4 章）。Magnusson 等首次报道了对不稳定的软骨瓣进行清创，此外，还要对任何炎症组织进行冲洗和彻底清创[65]。据报道，通过手术切除受损的软骨，可使症状改善长达 5 年之久[66]。Hubbard 等选择了对 76 例有压痛症状和相关的软骨病变的患者进行手术清创，目的是去除任何不稳定的软骨，并对软骨下骨质进行充分打磨，从而在损伤的基底部刺激新组织形成[66]。在这项研究中，对照组是对孤立的股骨髁内侧病变进行简单的关节镜灌洗。与灌洗组相比，那些做了内固定的患者在使用 Lysholm 和 Gillquist 评分时有了明显的改善[67]。因此，证明清创本身有益的证据是多种多样的。尽管清洗过程可能有助于减轻症状，但是，效果是暂时的。如果软骨表面不稳定，无法固定或修复，清创和灌洗的结果是令人满意的[68]。

相反，对于非局灶性软骨病变，特别是骨性关节炎（OA），清创的结果并不确定[69,70]。据报道，52% 的患者在关节镜下进行关节冲洗后，有良好或出色的短期效果，当联合清创时，症状改善的持久性明显提高[66,71,72]。然而，在一个 1 级随机试验中，Kirkley 等证明了在骨性关节炎患者中，关节镜和清创术与物理治疗和医疗健康管理相比没有益处[73]。

11.7.2 磨削关节成形术

磨削关节成形术是一种外科手术，在软骨变性的区域用打磨头或刨刀进行粗糙化处理，以刺激关节面的修复。其被认为是治疗伴有全层软骨缺失、骨质硬化和骨质增生的膝关节骨性关节炎的一种合适的方法。本质上，其通过广泛地组织清创来治疗

不愿意行全膝关节置换术的患者。

最早在 1959 年的一项研究报告中，Pridie 等用开放性手术治疗严重膝关节炎患者的软骨损伤病灶[74]。然而，用这种手术方式治疗的患者在 2~3 年后症状会复发，功能结果的成功率只有 50% 左右[75,76]。磨削需达到能使软骨下出血的深度，从而在治疗区域形成连续覆盖的血块[77-80]。由于这种手术通常要进行多种组织清创，包括半月板清创和不同程度的滑膜切除术，因此，磨削关节成形术的确切受益量还没有被量化。没有进行过明确的前瞻性随机临床研究；此外，外科医生之间在适应证、技术和术后康复方面存在很大的差异。最后，研究表明，磨削部位形成的是纤维软骨，而不是透明软骨，这将产生较差的生物力学特性[81]。

Johnson 认为磨削关节成形术对有休息或夜间疼痛且膝关节冠状位力线（即股胫角）无明显变化的患者是有益的[82]，且放射学和组织学结果有客观改善。然而，Rand 等通过比较关节镜下半月板部分切除术加有限的清创术与磨削关节成形术的临床结果，结果质疑这种治疗方式的有效性[83]。

Bert 和 Maschka 回顾性分析了关节镜下诊断为 Outerbridge 4 级的 126 例单间室骨性关节炎的患者，分别接受了磨削关节成形术与关节镜清创术或单独关节镜清创术治疗。使用纽约特殊外科医院（HSS）的膝关节评分系统，结果显示：在接受磨削关节成形术治疗的组别中，有 51% 的人取得了良好至优秀的效果，而在接受关节镜清创术治疗的组别中，这一比例为 66%。而且关节修复的程度与临床结果并不相关[84,85]。

11.7.3 软骨下骨微骨折术

微骨折手术是一种骨髓刺激的形式，通过利用人体自身的愈合潜力来增强软骨的修复（图 11.5）[86]。在关节镜下通过其中一个关节镜切口插入一个尖锐的锥子，用一个木槌将锥子敲入软骨下骨，引起软骨下骨出血。在整个软骨缺损区域间隔一定距离规律打孔。这些穿过软骨下骨的小孔为间充质干细胞和生长因子提供了从骨髓到骨软骨缺损的通道；从而最终在软骨缺损区域形成纤维软骨组织覆盖[87]。由骨髓刺激技术形成的纤维软骨是由不同数量的 I 型、II 型和 III 型胶原组成的，与邻近的原始透明软骨相比，其生物力学性能较差[88,89]。Steadman 等报道，在局部骨软骨损伤的患者中，术后平均随访 11 年，患者自我感觉结果良好至优秀[90]。Hurst 等认为：这种手术干预的成功与手术技术有内在的联系，也与术后采用的严格的康复方案有关[86]。建议早期关节持续被动运动，减轻负重，从而为促进血凝块成熟提供合适的环境。

在对微骨折疗效的循证系统分析中，确定了影响功能预后的几个因素，积极的预后因素包括年轻（< 30~45 岁）、症状持续时间 < 12 个月、较低的体重指数、较高的术前活动水平（TAS > 4）、病变 < 2~4 cm²，以及将微骨折作为一线手术。Mithoefer 等的结论是，虽然微骨折术能在短期内有效改善膝关节功能，但关于其长期效果的数据不足[91]。该技术的其他缺点包括：有限的透明软骨修复组织，修复软骨量不同，以及随着时间推移可能出现的功能退化[91]。

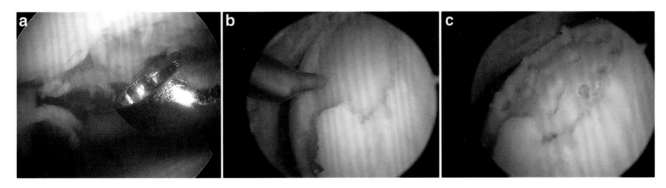

图 11.5 Steadman[90] 所描述的微骨折技术。（a）剥离不稳定的软骨瓣，并去除钙化层。（b）用微骨折锥打孔，间隔 2~3 mm，深度为 1~2 mm。锥子以 90° 的角度穿透软骨下骨。（c）形成微骨折修复区域，每平方厘米应有 3~4 个孔

微骨折术比钻孔术的理论优势包括：减少对软骨下骨的热损伤，创造一个摩擦系数更大的软骨表面，从而使修复组织更容易黏附。据我们所知，目前没有已发表的研究对微骨折和钻孔进行比较。在钻孔和使用锥子进行微骨折的情况下，有证据表明，在动物模型中使用较小直径的钻头和锥子可以分别提高关节软骨的修复质量[92,93]。支持软骨下钻孔而不是使用锥子的一个论点是，穿透软骨下骨的深层会使软骨修复组织的质量和体积得到改善[94,95]。

11.7.4　自体骨软骨移植

使用自体软骨移植来重建膝关节软骨缺损是由 Yamashita 等[96]首次描述的，并由 Bobic 和 Hangody 等[97,98]进一步完善和独立推广。自体骨软骨移植包括使用一个圆柱形切割装置，从供体部位收获由全厚的关节软骨和软骨下骨组成的骨软骨塞[99,100]。然后这些骨软骨塞被填充于同一患者的骨软骨缺损处（图 11.6）。

骨软骨塞通常取自髌股关节水平的两个股骨髁的周边，并以马赛克的方式置入以填补缺损。为了最大限度地填补缺损，可以使用不同大小和数量的骨软骨塞。生物力学和形态学研究表明，内侧和外侧滑车是股骨髁的良好供体部位，髁间切迹是中心滑车的良好供体部位[101,102]。Morelli 等报告，当移植物的直径 < 5 mm 时，不会出现退行性改变[103]。

虽然可以在关节镜下进行自体骨软骨移植，但它通常是作为单独的开放手术来进行[104]。自体骨软

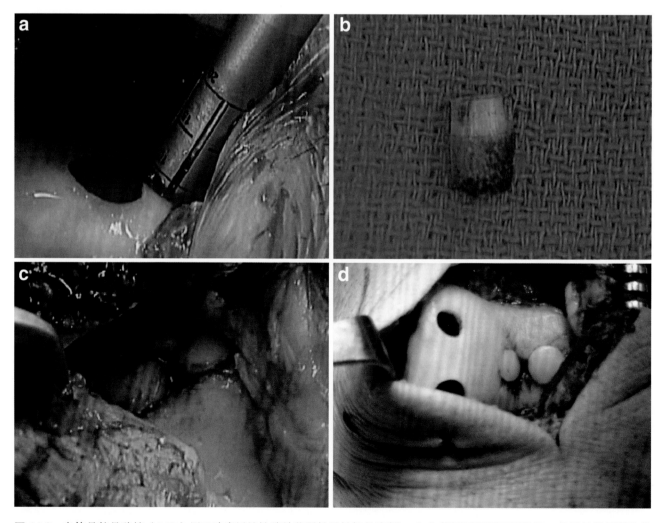

图 11.6　自体骨软骨移植（OAT）用于治疗局灶性膝关节髁软骨缺损的病例。（a）使用圆柱形切割装置，从股骨外侧髁的非负重部分获取供体骨软骨塞。（b）获取的骨软骨塞。（c）自体骨软骨塞植入膝关节局部软骨缺损区。（d）单张图像显示自体骨软骨移植手术后的供区和受区部位

骨移植的优点包括可以立即用原生透明关节软骨填充缺陷，也可以用同样的方法处理软骨和骨软骨缺损。然而，供区的发病率是一个需要关注的问题。Hangody 等建议将治疗区域限制在 1~4 cm²[105]。在恢复骨和软骨的光滑、凸起的关节表面方面也有技术困难。供体软骨的厚度可能与要治疗的部位不同，而且重要的是软骨下骨可能不会与周围愈合[104]。这种技术需要用圆柱形切割器垂直接触软骨表面，这使得它很难治疗胫骨平台的缺损。Hangody 和 Fules 记录了迄今为止最大的、单一系列的马赛克成形术[106]。他们报告了 597 例股骨髁、76 例胫骨平台和 118 例髌骨股骨表面的手术结果，并在术后随访 10 年[106]，在接受股骨髁、胫骨平台和髌股关节马赛克成形术的患者中，分别有 92%、87% 和 79% 的患者取得了良好或优秀的效果。Gudas 等在 60 例患者中进行了一项随机对照试验，比较了自体骨软骨移植和微骨折[107]，在平均 10 年的随访中，自体骨软骨移植组患者的 ICRS 评分明显更好，临床失败率更低（14% vs 38%）。此外，与微骨折对照组相比，使用自体骨软骨移植治疗的患者在 10 年后更有可能保持受伤前的活动水平。Solheim 等还对随机接受马赛克成形术或微骨折治疗的 40 例患者进行了至少 15 年的长期随访，与接受微骨折治疗的患者相比，接受骨软骨移植手术治疗的患者的 Lysholm 膝关节评分更高[108-111]。

11.7.5　自体软骨细胞移植

成人关节软骨是无血管的，缺乏间质干细胞的来源，因此，它的修复和再生能力有限。因此，将具有软骨基因潜力的细胞或组织移植到软骨缺损处被认为是一种有效的方法[112-121]。其中一项技术是自体软骨细胞移植。Carticel 是第一个经美国食品和药品监督管理局（FDA）批准的采用自体培养的软骨细胞进行细胞治疗的产品。最近，第三代自体软骨细胞移植被称为基质诱导的自体软骨细胞移植（MACI，Verticel Corporation，Cambridge，MA），也获得了 FDA 的批准。基质诱导的自体软骨细胞移植由患者的自体软骨细胞组成，这些软骨细胞经过培养（扩大），放在猪胶原蛋白膜上，然后植入软骨病变部位。符合自体软骨细胞移植条件的患者包括那些临床症状明显、由急性或重复性创伤引起的股骨髁、股骨

滑车或髌骨的症状性软骨缺损的患者，这些患者没有早期及时进行关节镜或其他外科软骨修复手术。自体软骨细胞移植适用于各种尺寸的缺损和对吻性缺损，以及一些翻修的情况（可能之前的微骨折手术效果较差）。不符合条件的患者包括那些有骨性关节炎和有广泛骨质丢失的患者。这些患者通常有关节疼痛、肿胀或磨损。

手术技术

自体软骨细胞移植术分为两个阶段，包括第一阶段关节镜部分和第二阶段开放性手术部分（图 11.7 和图 11.8）。第一阶段是根据上述标准，确认软骨病变确实适合做自体软骨细胞移植手术。随后对髁间切迹（非承重区）的软骨边缘进行活检。使用关节镜下的凿子或环形刮刀，获得 2~3 个全厚的软骨样本，每个 5 mm × 10 mm（Tictac 的大小）[122]。在这一初始阶段，也要用外科医生推荐的关节镜分类法对缺损进行分级。在自体软骨细胞移植手术的第二阶段，使用一个标准的内侧或外侧髌骨切口行关节切除术来暴露膝关节。对于髌骨股骨缺损，可以使用中线切口，然后进行内侧关节切开术，允许髌骨翻转和暴露。在清理缺损的过程中，使用锐利的 15 号手术刀片将所有受损和钙化的软骨完全去除。切除裂开的边缘，从而获得健康、牢固、垂直的边缘[122]。必须使用浸泡过肾上腺素的垫子和 / 或纤维蛋白胶水来控制缺损底部的出血。最初的自体软骨细胞移植技术包括对软骨缺损进行清创，然后在缺损周围缝合薄膜，再将培养的软骨细胞悬浮液注入薄膜下的缺损处。最初使用的膜是一块骨膜，因为它含有多能间充质干细胞，具有软骨分化的潜力，它还能产生有助于软骨生成的生物活性因子[122-125]。体内和体外数据都表明，骨膜衍生的间充质干细胞可分化为新软骨细胞，这也是使用骨膜移植（骨膜成形术）治疗软骨缺损的基础[126-134]。当使用骨膜时，由于获取的骨膜容易收缩，金属箔模板的四周要比缺损大 1~1.5 mm[122]。目前，更常见的是使用多孔蛋白衍生的 Ⅰ 型 / Ⅲ型胶原蛋白双层膜（ACI-C）[135,136]。

在软骨缺损准备和大小测量后，将胶原蛋白双层膜按照与模板相匹配的方向排列在缺损处。用多跟 6-0 可吸收缝线将膜缝合到软骨边缘，每隔 2~3 mm 缝合 1 针[122]。在膜上打结，而不是在关节

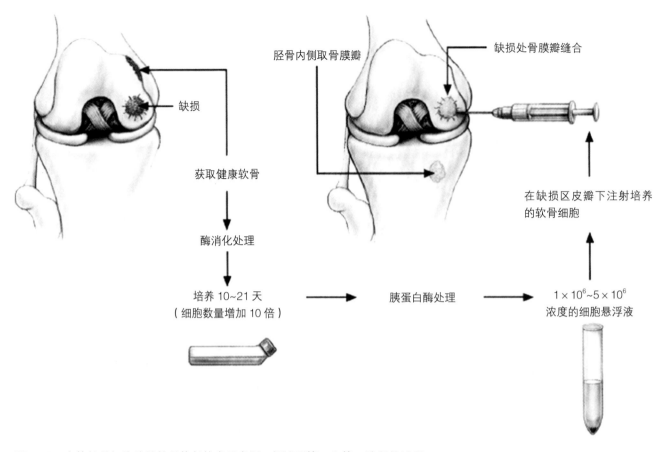

缺损处骨膜瓣缝合

胫骨内侧取骨膜瓣

缺损

获取健康软骨

在缺损区皮瓣下注射培养
的软骨细胞

酶消化处理

培养 10~21 天
（细胞数量增加 10 倍）

胰蛋白酶处理

$1 \times 10^6 \sim 5 \times 10^6$
浓度的细胞悬浮液

图 11.7　自体软骨细胞移植软骨修复技术示意图，概述了第一和第二阶段的过程

软骨上打结。接下来，使用 18 号导管测试构建物的水密性，并通过一个小的残余开口将一个充满盐水的结核菌素注射器置于膜的深处[122]。在确认水密性后，将纤维蛋白胶水涂在修复的边缘。最后从运输瓶中吸出无菌、有活力的细胞，用 18 号血管导管通过结核菌素注射器植入。注射部位用简单的可吸收缝线缝合，并用纤维蛋白胶密封[122]。

伦敦皇家国家骨科医院的研究小组对收集的 199 例患者的数据进行前瞻性分析，这些患者在接受自体软骨细胞移植手术后获得了良好的结果[137]。他们在对膝关节有症状的骨软骨缺损进行自体软骨细胞移植手术后，对患者进行了长达 4 年的随访。与统计学上的优越结果相关的因素包括：术前通过改进的辛辛那提评分进行评估功能评分较高的年轻患者，症状不超过 2 年，局灶性缺损，缺损位于股骨外侧髁或滑车，以及以前在伤侧膝关节上的手术少于 2 次。上述发现证实有症状的软骨和骨软骨损伤的青少年患者在接受自体软骨细胞移植治疗后疼痛缓解

和功能明显改善方面结果优良[138]。31 例有症状的患者（年龄范围 14~18 岁）术后随访了 12~126 个月，84% 的患者取得了优秀或良好的效果，改良的辛辛那提评分从术前的 48 分提高到术后的 92 分。Harris 等进行了一项包括 I 级和 II 级临床研究的系统综述，以比较自体软骨细胞移植和其他软骨修复疗法的有效性[20]。根据该综述，开放手术、骨膜覆盖和第一代技术的并发症较高。此外，术前症状持续时间较短、手术次数较少的年轻患者，在微骨折和自体软骨细胞移植后都有最好的结果。与自体骨软骨移植或微骨折相比，缺损面积> 4 cm^2 是自体软骨细胞移植预后更好的唯一预测因素。

J. Jungmann 等进行了一项证据等级为 III 级的回顾性队列研究，以调查患者的个人和环境风险因素，这些都是自体软骨细胞移植重复手术的预测因素[139]。与重复手术风险明显较高相关的 4 个预测因素是：女性、受影响关节以前的手术、以前的骨髓刺激和以前的骨膜缝合覆盖的自体软骨细胞移植。

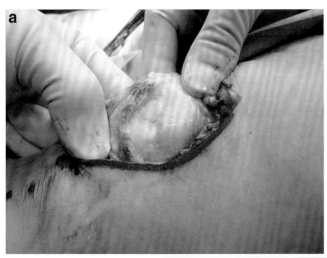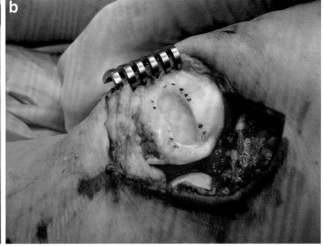

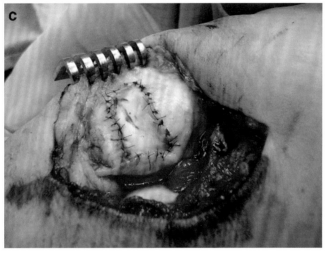

图 11.8 Carticel 手术的第二阶段，用于处理涉及髌骨的孤立性软骨缺损病灶。（a）评估软骨缺损，（b）垂直切开修整缺损边缘并确定缺损大小，（c）用 6–0 可吸收缝线将 I 型 / III 型胶原蛋白双层膜缝合在缺损处。培养的软骨细胞通过构造的开口注入悬浮液，该开口随后被关闭

其他发现包括中等（超重）BMI 组的再干预率较低（16.8%），BMI > 30（肥胖，25.0%）和 BMI 低的患者活动量增加（23.7%）与较差的结果有关。此外，作者还证明，与微骨折不同的是，缺损的大小不是自体软骨细胞移植后再次干预的预测因素。作者强调，在考虑进行自体软骨细胞移植手术时，这些事实在术前很容易获得。最后，Pestka 等最近进行的病例对照研究表明，在年龄和缺损均相匹配的患者中，与初始治疗为自体软骨细胞移植的患者相比，初始微骨折手术失败后接受自体软骨细胞移植治疗失败率梗稻，膝关节损伤和骨性关节炎功能评分（KOOS）中疼痛和日常生活功能量表评分更低[140]。在这项对 144 例患者的研究中，缺损 ≥ 3 cm² 的患者在接受基质诱导的自体软骨细胞移植治疗的组别中，膝关节

损伤和骨性关节炎功能评分得到了改善，而且安全状况相似。Mistry 等还证明，在比较自体软骨细胞移植和骨髓刺激的研究中，生存分析表明，自体软骨细胞移植的长期效果更好。此外，经济模型表明，在各种情况下，自体软骨细胞移植与微骨折术相比具有成本效益[141,142]。

11.7.6 新鲜同种异体骨软骨移植

Gross 等在 20 世纪 70 年代中期推广了软骨移植的概念[143]。从那时起，这种软骨修复技术在治疗膝关节局灶性和弥漫性软骨缺损的患者方面得到了越来越多的关注[144]。新鲜的软骨同种异体移植适用于有大的、深的和广泛的软骨或骨软骨病变、创伤后

的缺损、骨坏死、骨质丢失或相关的软骨下骨髓水肿的患者，以及先前软骨修复手术失败的患者。使用异体移植的主要优势在于其固有的分层结构，包括具有活力软骨细胞的全厚透明软骨和软骨下骨；虽然关节软骨部分在植入时已完全发育，但软骨下骨需要相当长的时间来进行爬行替代[23]。决定同种异体骨软骨移植选择的原则是软骨细胞的活力。以前，24h内植入获取的移植物，但对疾病传播的担忧导致在移植前至少需要 14 天进行有氧、厌氧、芽孢形成的细菌和病毒测试[23]。此外，无菌处理的长期在 4℃保存的新鲜移植物是最常用的，而不是冷冻或低温保存的移植物[145]。遗憾的是，众所周知，移植物中的软骨细胞的活力在储存超过 14 天会下降，一般应在 24 天之内植入[146,147]。冷冻的异体移植物与新鲜的异体移植物相比，具有较差的生物学和生物力学特性[149]。

关节软骨是无血运和免疫原性的；因此，任何异体骨软骨移植物的失败都不是对供体软骨免疫反应的结果。最常见的失败方式是植入的移植物与相应的宿主组织的软骨和 / 或骨结合失败[150-153]。在一篇包括 19 项回顾性临床研究的综述中，Chahal 等研究发现：术后平均随访 5 年，临床结果良好，满意度高（86%），短期并发症率低（2.4%）。此外，本综述中包含的两项研究预测术后 15 年，异体骨软骨移植的存活率为 75%[21,154,155]。

在大面积非包容性骨软骨缺损方面，Gross 等认为，同时接受截骨术和异体骨软骨移植的患者比之前或延迟进行截骨术的患者表现更好[155-157]。此外，同时进行半月板移植与改善大块胫骨同种异体骨软骨移植的长期存活率有关；而有严重退变性骨性关节炎的患者的结果较差。Ghazavi 等使用同一组患者的数据，指出与失败有关的因素包括 50 岁以上、双侧对吻性缺损（股骨和胫骨）、膝关节内外翻畸形以及工伤赔偿患者[158]。关于放射学检查结果，移植物塌陷＞ 3 mm 或关节间隙狭窄＞ 50% 可能与移植失败有关。

Krych 等调查了局灶性骨软骨缺损的运动员在接受同种异体骨软骨移植后运动状态的恢复情况。他们使用多因素回归模型来分析失败的风险因素，研究认为 25 岁以上和术前症状超过 12 个月的患者不太可能恢复完全的体育活动。

手术技术

同种异体骨软骨移植是一种开放性手术，应根据病变的位置和范围，来确定关节手术切口[159]。对于较大的缺损，可从髌骨近端到胫骨结节做一个前正中切口。对于较小的局灶性缺损，可做髌骨内侧或外侧的切口切开关节。另一种选择是使用股肌下方入路，以便术后促进股四头肌的康复。随后，将 Z 形拉钩放置在缺损处将髌骨拉开[159]。

对于局灶性缺损，采用压配技术，如图 11.9 所示[159]。膝关节显露后，定位软骨缺损。对于更靠后的软骨病变，可能需要过度屈曲膝关节。在缺损处放置一个圆柱形的尺寸指南，以确定异体移植栓的最佳直径。之后，在缺损中心置入一个垂直于表面的导针，深度为 2~3 cm[159]。然后使用反孔铰刀制作深度为 6~8 mm 的受区，然后从 12 点钟方向的位置开始分 4 个象限测量受区的深度。同时，在后台准备供区的移植物。这需要使用适当的异体移植准备系统仔细匹配供体和受体部位的大小和表面轮廓。使用轻度压迫力以防止软骨细胞损伤和死亡，然后将移植物与受体部位压配固定。使用一个更大的夯实器将移植物与周围的原生软骨保持平齐，要认识到最好是使移植物略凹陷而不是使其凸起。在必要时，可以用可吸收的针线进行额外的固定[159]。

对于大面积的非包容性的骨软骨缺损，新鲜异体骨软骨移植需要两个手术小组：一个负责移植准备，另一个负责受体手术（图 11.10）。如果可能的话，通过正中入路切开受体膝关节。然后通过髌骨内侧或外侧的关节切开术暴露膝关节，这取决于要处理的是哪侧股骨髁。通过切除股骨髁缺损区域最少的骨量来制作健康的渗血的骨床，然后对缺损和切除的碎片进行测量[160]。

在一个单独的手术台上，获取的膝关节现在已被移除所有的软组织。如果需要进行移植，要注意保留半月板[160]。使用一个摆动锯，切取一个与切除的片段大小相同的骨软骨片段。将它修剪成与受者的胫骨平台缺损完全吻合。根据术前计划，进行相应的胫骨近端外翻截骨术或股骨远端内翻截骨术。

Gross 等对 69 例因创伤后局部缺损接受新鲜同种异体骨软骨移植后进行翻修手术的患者进行了长期随访[161]。移植物的存活时间为 1~25 年。与同种异体移植长期存活相关的组织学特征包括存活的软

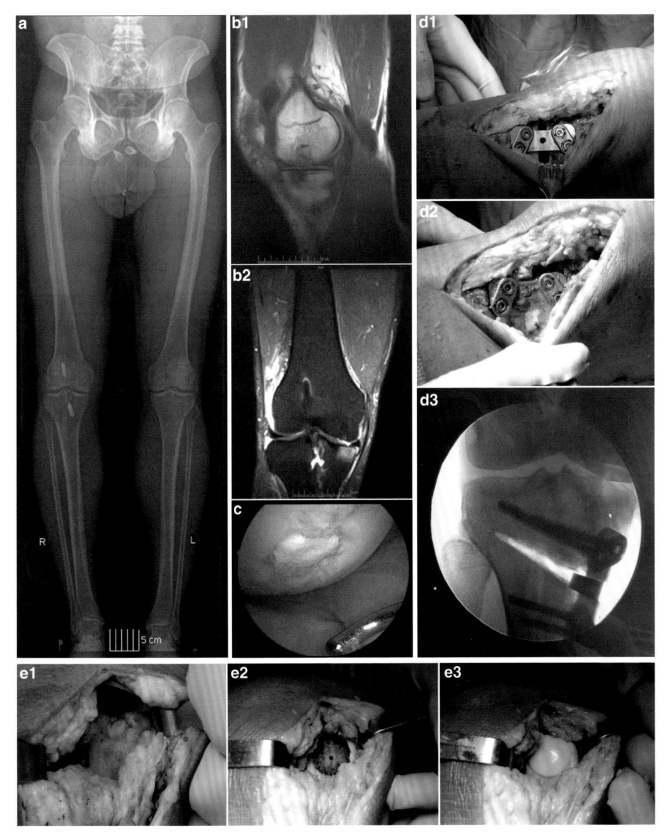

图 11.9　一个 47 岁的男性病例，过去有自体骨软骨移植的手术史，膝关节内侧疼痛和肿胀。（a）X 线片显示膝关节内翻。（b）矢状面和冠状面 MRI 显示股骨内侧髁的软骨下骨水肿。（c）关节镜检查显示软骨病变。（d）最终治疗包括行内侧开放楔形胫骨高位截骨术。（e）新鲜股骨内侧髁的异体骨软骨移植

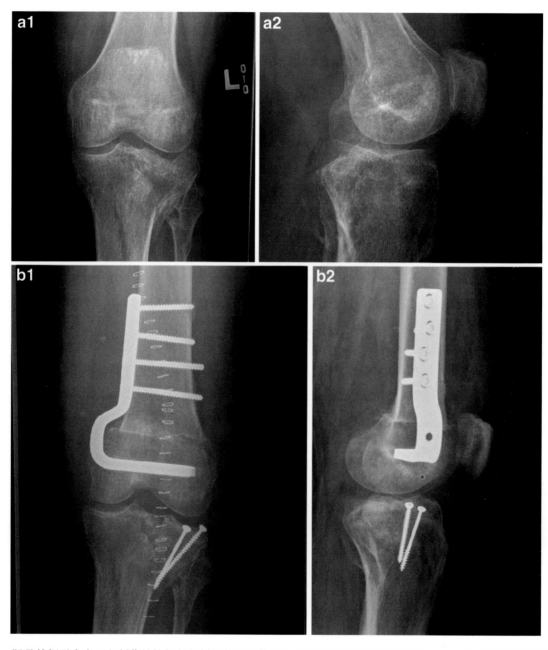

图 11.10 胫骨外侧平台大面积创伤性缺损行新鲜骨软骨异体骨软骨移植治疗后的长期随访。（a）先前胫骨外侧平台骨折后骨不连，前后位和矢状位 X 线片显示胫骨外侧平台中央缺损。（b）胫骨外侧平台异体骨软骨移植联合股骨远端内侧闭合楔形截骨术治疗

骨细胞，关节软骨细胞外基质的功能保留情况，移植骨与宿主骨是否完全爬行替代。作者总结说，考虑到软骨细胞的存活率，透明软骨的长期存活率可达 25 年或更长时间，这取决于移植物的稳定性，即宿主与移植物的牢固固定（即机械稳定性）。不太稳定的宿主－移植物界面倾向于用纤维软骨取代全厚的透明软骨。因此，晚期新鲜同种异体移植失败的根本原因似乎是移植物不稳定，导致骨性和软骨

性的宿主－移植物界面的持续重塑。从技术角度看，精确地将同种异体移植物与准备好的宿主骨床相匹配和放置是确保稳定性的最重要因素[161]。

11.8 结论

治疗软骨和骨软骨缺损患者的手术方法受到多

种患者和缺损特定因素的影响，这些因素与下肢整体结构和功能有关[162-164]。并非所有的软骨病变都有症状，即使有症状，也不是所有的缺损都可以用统一的治疗方案来治疗。必须考虑到半月板缺失、韧带不稳定和力线这 3 个因素，当出现这些情况时，应通过分阶段或联合手术来解决所有的病理解剖状态。患者的选择是最重要的，决策应以基于证据的建议为依据。随着使用新的细胞来源（如碎软骨、干细胞）和支架的新疗法进入市场，对现有最佳方法应进行持续严格评估，并指导它们被纳入常规手术。

第 12 章　关节软骨修复的临床效果评估

Benedict A. Rogers, Jaskarndip Chahal, Allan E. Gross

袁　振　姜任东 / 译

12.1　概述

关节软骨修复技术的最终目的是产生透明或透明样组织替代软骨缺损，重塑正常关节完整性以及提高整体功能、改善残疾、获得健康关节[1]。然而，对膝关节软骨损伤的患者进行干预后，只能通过有限的评估量表来评价干预手段对关节软骨功能、残疾和健康的改善程度。在外科干预之后，出于对手术数据透明度和质量控制的需求，无论是临床医生还是患者报告的数据，都应使用一套可靠、有效、可响应的评价系统。

在过去的 20 年里，已经开发并整合到临床研究中的结果评价方法发生了颠覆性的转变。这些方法越来越关注患者的感受，试图从生物心理社会学的角度来评价结果。部分量表试图通过简单的评分获取膝关节的整体功能，此外设计了一些新的量表用于评估不同领域（如身体的症状、情绪和生活质量）

的结果。世界卫生组织（WHO）《国际功能、残疾和健康分类》包含一个生物心理社会学模型，在这个模型中，使用健康状况与环境和个人因素之间的动态平衡来体现膝关节功能是否正常（图 12.1）[2]。根据《国际功能、残疾和健康分类》，异常的动态平衡会导致像活动受限和限制参等相关的损伤[3]。根据这个模型，"损伤"一词是指机体功能和结构出现了明显的丧失和异常等问题。"活动受限"是指个体在执行一项任务或活动时遇到困难，而"限制参与"是指个体在参与生活情景时可能遇到问题[3]。关节软骨发生病变后，局灶性骨软骨缺损会导致疼痛和肿胀（机体损伤），从而缺乏对膝关节的信心（情绪损伤），进而无法进行跑步等膝关节的轴向运动（活动受限），最终导致无法从事特定的职业（限制参与）。通过选择包含上述 3 个概念的结果评估量表，调查者便能够真正了解关节软骨缺损对特定人群整体健康水平的影响。

图 12.1　世界卫生组织《国际功能、残疾和健康分类》

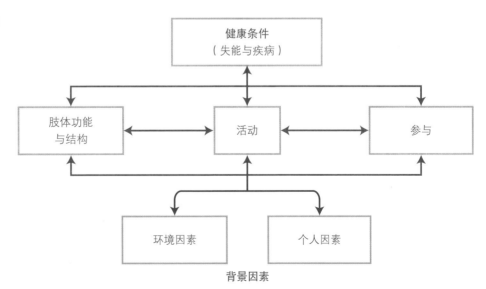

12.2 患者报告的结果评估

患者自我结果评估（PROM）是由患者本人完成的标准化的且经过验证的一系列调查问卷，以评估他们的功能状态及健康状况。它们最初设计是用于临床研究[4]。然而，关于患者自我结果评价在其广泛应用、数据收集和解释方面的争论仍然存在[5]。

12.2.1 患者自我结果评估数据的类型

总体而言，患者自我结果评价的基本类型主要有两种。第一种是患者对自身总体健康水平感知的评估（"一般"健康状况），第二种是患者对自身健康与病理相关水平感知的评估（"特定"健康状况）。患者根据每个问题评估他们的健康状态，从而完成患者自我结果评估调查问卷。通用量表涵盖广泛，能够反映不同疾病和不同人群的与健康有关的生活质量（QoL）。常用的通用量表包括36项健康调查简表（SF-36）、欧洲五维健康量表（EQ-5D）和感知问题影响量表（PIPP）。相反，特定性评估量表包括与特定疾病或器官相关的重要因素[6]，常用的特定性评估量表包括国际膝关节文献委员会（IKDC）主观评分量表、膝关节损伤和骨性关节炎结果评分（KOOS）和西安大略大学和麦克马斯特大学骨性关节炎指数（WOMAC）。在实际的临床研究中，往往同时选用通用量表和疾病特定性评估量表并将后者作为补充结果。

干预前后患者自我结果评估的改变通常代表了患者一般情况以及生活质量的变化。患者自我结果评价存在一个问题，即收集临床研究范围外的患者自我结果评估数据会影响研究的透明度和关注点，从而导致数据的误读。因此，临床医生和研究管理人员应意识到审核研究过程和结果质量的必要性（表12.1）。

为了尽量减少偏倚和系统性错误，需要建立具体机制以确保患者自我结果评估数据仅由患者做出回答。同时，应考虑患者纳入的方式。例如，如果仅纳入在门诊就诊的患者会造成选择偏倚，这是因为可能存在更大的人群有类似问题。此外，必须建立一个减少无应答者数据不完善和数据重复的机制。

表 12.1 用患者自我结果评估数据量化过程和结果的具体示例

过程
1. 沟通：患者与医护人员沟通的改善
2. 共识：患者与医护人员关于问题和解决方案达成的协议
3. 医护行为：医护人员对患者病情诊疗方案的改变
4. 患者行为：患者自我效能、依从性和行为的改变

结果
1. 患者满意度：患者对会诊、治疗和护理的总体满意度
2. 健康状况：由临床评测或患者报告的健康水平
3. 资源利用：患者对健康及其他服务的后续使用

最后，与所有受保护的患者信息一样，数据储存在保证安全的同时还应便于检索和分析。

12.2.2 患者自我结果评价数据的收集

在没有明确的研究假设或方向时，必须确定数据收集的原因和随访的时间，这点十分重要。同样的，明确纳入及排除标准也有利于提高数据收集和数据解读的标准化。此外，需要明确数据集的特异性。例如，患者特异性数据或病理特异性数据（如一名患者可能同时存在两种膝关节炎）。

在患者自我结果评估广泛应用前必须明确数据收集的程序，最好先进行预实验。本质上就是明确谁来收集数据、如何收集以及何时何地收集的问题。需要重视的是，数据收集是否取得了知情同意，是否具有书面协议以及所有相关文件是否有各种语言的版本。

12.2.3 患者自我结果评估数据的潜在优势

患者自我结果评估数据收集的恰当应用和解读具有许多潜在优势。它可以在改变患者及其医护对健康问题的看法和管理方面发挥多种作用。除了传统问诊引出的症状之外，患者自我结果评估数据还能够激发患者对当前自身问题的其他考虑。同时，在发现问题的过程中鼓励卫生专业人员不要局限于传统方式，而应与患者携手寻找解决方案。此外，当患者和卫生专业人员面临复杂、多变和多方位问题时，随着时间的推移患者自我结果评估数据能够帮助目标和优先项的确定。值得欣慰的是，迄今为止，并没有学术研究证明目前应用的患者自我结果评估数据评估量表不具有这些潜在优势。

12.2.4　患者自我结果评估数据的潜在问题

当应用不同患者自我结果评估量表时，患者自我结果评估数据对健康状况的解读可能存在不一致。无论何时，患者自我结果评估量表的选择都将影响研究的结果。为了提高医护对患者需求、首要问题和/或偏好的理解，应使用最恰当的患者自我结果评估量表以精准反映这些问题。然而，目前最常用的患者自我结果评估量表往往只关注患者健康的某个方面或者在制定时并未考虑患者本身。因此，这些评估量表事实上或许并不能准确反映患者的需求、首要问题和/或偏好[7]。举例来说，部分关于运动能力的评估量表并未包含老年患者。尽管评估量表的选择有很多（详见 MAPI 研究信托，临床结局与生存质量量表数据库，2009，http://www.proqolid.org），需要注意的是应选用最恰当的数据获取方式。

由于评估量表的标准化可能会导致该量表条目数量和关注点的限制，从而阻碍通过患者自我结果评估数据来解决患者最关注的问题。此外，应评估除医护干预行为和患者健康状况以外其他潜在因素对患者自我结果评估数据的影响。例如，医患沟通情况对其是否有影响？

12.2.5　患者自我结果评估的心理评测特征

一个结果评估量表的质量和适宜性与它的内在特性相关，这些特性包括敏感性、可靠性、有效性和反应性。首先，敏感性是指一系列特性的集合，并构成了该评估量表的常识，包括可读性、表观及内容有效性[8]。当应用于更大规模的患者时，内容有效性可以通过确定下限和上限效应来进一步评估。可靠性的概念是指评估量表的可重复性和精确程度。当反复对同一人群应用某种评估量表，同时又能够得到一致结果时，便能够证实该评估量表的可靠性。可靠性可以通过复测信度中的组内相关系数（ICC）来计算，代表了主体间变异与总体变异的比值[9]。一般来说，当组内相关系数 > 0.80 时，用于临床对照

研究的健康相关生活质量评估量表是可靠的[10,11]。对用于个人决断的量表而言，当组内相关系数 ≥ 0.90 时，则该量表是可靠的[11]。此外，内部一致性是指单个项目或问题之间的关联性及其与总体得分之间的关联性，也可以用于评估某种评估量表或其涉及领域的可靠性。总之，一个评估量表评估了它想评测的内容，那么它就是有效的[12]。如果有金标准可以相比较，那么该评估量表的有效性便一目了然（如效标效度）[8]。由于没有衡量"生活质量"的金标准，就需要证明这种评估量表相对于其他量表的"行为"，就像在预测它是否衡量生活质量一样（即结构效度）[8]。为了评估某一评估量表作为检验工具的有效性，应在某一时间点测试新评估量表与其他量表的关系，还应检验与不同疾病严重程度类别相关的假设。

12.3　目前应用的膝关节特异性结果评估量表

Tanner 等总结了针对患者膝关节症状的 11 种常用评估量表，并将其分为 5 种非疾病特异性和 6 种疾病特异性量表[13]，如下所示：

5 种常用的膝关节评估量表：

（1）美国骨科医师协会（AAOS）膝关节运动评分量表[14]。

（2）膝关节损伤和骨性关节炎功能评分（KOOS）量表[15]。

（3）2000 国际膝关节文献委员会（IKDC）标准评估量表[16]。

（4）膝关节日常生活活动能力（ADL）调查表[17]。

（5）膝关节功能障碍的主观视觉模拟量表（VAS，Hughston 运动医学基金）[18]。

6 种膝关节韧带特异性评估量表：

（1）辛辛那提膝关节韧带评估量表[19,20]。

（2）纽约特殊外科医院（HSS）膝关节韧带评估量表修正版[21]。

（3）Lysholm 膝关节评分量表改良版[22]。

（4）前交叉韧带损伤的 Mohtadi 生活质量（QoL）评估[23]。

（5）WOMAC 是针对骨性关节炎（OA）特异性的评估量表[24]。

（6）西安大略省半月板评估量表（WOMET）则专门针对半月板撕裂[8]。

由于患者关节软骨损伤的评估有许多评估量表可供选择，因此，应选择一种与目标人群最相关的评估量表。同时，还应符合目标人群的心理评估特征。

12.4 关节软骨修复术后患者报告与临床医生报告评估结果的比较

从历史上看，外科医生开发、完善结局评估量表是为了对膝关节的功能和症状进行评估，如膝关节协会评分（KSS）、HSS评分和Lysholm膝关节评分。这些量表的内容往往反映了医生想了解的方面，却忽视了患者的担忧、症状和损伤对患者的限制[6]。如前所述，患者的观点才是评估治疗结果的决定性因素。关于评测单膝或双膝损伤患者临床结果的评估工具，详细信息请参阅附录B。

根据2011年国际软骨修复学会（ICRS）的建议，IKDC膝关节主观评分和KOOS代表了两种膝关节特异性结果评估量表，同时能够满足对软骨修复患者评测的可靠性、有效性和反应性等基本要求[6]。根据世界卫生组织ICF，前一种量表提供了全球标准化的评分量表，后一种结果评测包含了5个独立的分量表，可对各个方面的不同概念进行评估[6]。这是相关的，因为随着时间的推移，不同的概念可能会因干预而以不同的方式发生变化。例如，在基于聚合物的自体软骨细胞移植术后，患者在术后3个月时的KOOS疼痛、日常生活活动能力以及生活质量量表会出现明显改善。然而，运动、休闲量表则直到术后4年才出现明显的改善[6,25]。最后，Hambly等[26]证实，KOOS和IKDC主观评分量表中的绝大多数条目对关节软骨修复术后的患者而言十分重要并且会经常遇到。这项研究证实了这两种膝关节特异性结果评估量表应用于软骨修复人群中的内容有效性，而IKDC主观评分量表在这方面表现更好。

除此之外，ICRS也建议对关节软骨修复术后的患者使用一般性的健康生活质量量表（如SF-36或EQ-5D）和活动评分（膝关节Tegner活动指数或Marx活动水平量表）（表12.2）。

12.5 目前关节软骨文献中常用的膝关节结果评估量表

针对膝关节患者的自我报告结果评估量表意在对创伤性膝关节损伤、膝关节软骨修复术、疾病进展或药理学临床试验后对患者进行跟踪，以了解患者症状和功能随时间的改变。这些评分量表是为评估患者对自身膝关节健康状况的感受而开发的，包括以下一项或多项标准：疼痛、症状、运动、日常生活能力、生活质量和身体健康值。有关临床结果评估量表的详细信息，请参阅附录B。

12.5.1 Tegner活动指数和Lysholm膝关节评分

Lysholm膝关节评分量表于1982年首次提出，并在1985年进行修订[22,27]，该评分量表针对膝关节韧带术后患者，由医生管理和评测。Lysholm膝关节评分系统包括8个项目，对疼痛（25分）、稳定性（25分）、绞索（15分）、肿胀（10分）、跛行步态（5分）、爬楼（10分）、蹲起（5分）及辅助需求度（5分）进行评估。测评结果为0~100分，分数越高恢复越好。该量表强调了对稳定性的评估，旨在评估患者自身关节功能稳定性和症状的一致性[27]。尽管许多研究表明该量表应用于软骨修复患者的可靠性、有效性和反应性[28]，然而Smith等通过Rasch分析证明了任

表12.2 膝关节软骨术后ICRS推荐的PROM评分系统

一般性量表（任选其一）
1. 36项健康调查简表（SF-36）
2. 欧洲五维健康量表（EQ-5D）
膝关节特异性量表（任选其一）
患者报告的量表
1. 膝关节损伤和骨性关节炎结果评分（KOOS）
2. 国际膝关节文献委员会（IKDC）主观评估量表
活动量表（任选其一）
1. Marx活动水平量表
2. 膝关节Tegner活动指数（TAS）

意权重系统在 Lysholm 膝关节评分量表中不适用。

Tegner 活动指数（TAS）的开发是为了对 Lysholm 膝关节量表进行补充[22]，并根据工作和运动对活动量进行分级[22]。TAS 活动水平（0~10 分）在附录 B 中有详细描述。对作者来说，测量功能和活动水平均十分重要。然而，由于恢复过程的差异，他们认为使用两个量表进行评测也是很重要的。TAS 对人的活动水平在 0~10 之间赋分，0 分代表"病假 / 残疾"，10 分代表能"够参与竞技体育，如国际、洲际足球精英赛"。只有能够参与娱乐性或竞技性体育运动时，TAS 评分才能在 6 分以上。该量表将娱乐性和竞技性体育活动分开评估，这是因为在竞技体育中受伤的风险更高。TAS 也对工作的活动水平进行了分级。各种工作的活动水平最高为 5 分（如消防员或军人）。此外，在国际损伤、残疾、缺陷分类（ICIDH）中，跑步、步行能力和参与休闲运动的能力也存在不同程度的差异。

由于其便捷性，TAS 是膝关节术后患者常用的评估量表，被誉为是针对膝关节功能障碍应用最广泛的评估量表。虽然 TAS 常常被作为患者报告的评估量表，然而其最初的开发目的是由临床医生评测患者功能的工具。TAS 对一系列膝关节疾病的心理测量参数显示出良好的复测可靠性以及上 / 下限效应[29-33]。TAS 与 IKDC 评分存在中度相关性，相关性范围为 0.22~0.54[30,32]。通过对 488 例膝关节功能正常的样本人群评测，得到标准膝关节功能 TAS 评分为 5.7 分（范围 1~10 分）。此外，TAS 与年龄呈负相关，男性的平均 TAS 评分（6.0 分）高于女性（5.4 分）[34]。

TAS 是第一批用于量化关节软骨修复手术后结果的评分量表之一，同时重返运动是每位患者选择接受软骨修复手术的主要原因之一。Mithoefer 等报道，在一项纳入各年龄段、不同性别的研究中，关节软骨修复术后的 TAS 平均为 6.1 分[35]。McNickle 等也证实了自体软骨细胞植入 4 年后的效果值为 0.67[36]。

12.5.2　西安大略大学和麦克马斯特大学骨性关节炎指数（WOMAC）

在引入 WOMAC 之前，对其心理测量参数进行了广泛的评估。此外，在使用 WOMAC 之前需要获

得版权所有者的许可[37]。WOMAC 因为易于执行被广泛应用，主要包括以下 3 个方面（参阅附录 B）：

（1）疼痛（5 个问题）。

（2）僵硬（2 个问题）。

（3）肢体功能（17 个问题）。

WOMAC 专为膝关节退行性疾病设计，对症状的改变有相当的敏感性，在评估膝关节骨性关节炎方面比大多数其他工具更有效[38,39]。虽然常用，但在评估软骨病变时应谨慎使用，因为这不是设计它的本意。此外，虽然 WOMAC 和牛津膝关节评分（OKS）是评估全膝关节置换术后最可靠和有效的工具，然而对部分关节置换和生物型关节置换的评估效能仍需进一步评估。

12.5.3　膝关节损伤和骨性关节炎结果评分（KOOS）

为了评估膝关节损伤和骨性关节炎患者的短期、长期症状和功能，KOOS 作为 WOMAC 骨性关节炎指数的扩展被设计出来。开发不同膝关节损伤病理类型的评估量表的原因是，创伤性膝关节损伤经常导致膝关节内多个结构的损伤，特别是韧带、半月板和软骨。更重要的是，这些损伤的远期结局均是膝关节骨性关节炎。

Lysholm 膝关节评分系统主要关注损伤后的短期功能，WOMAC 则主要关注晚期结局，而 KOOS 则对年轻患者的急性损伤和老年患者的慢性症状均有关注。

KOOS 由 42 个针对膝关节的独立条目构成，可划为 5 个亚组（参阅附录 B）：

（1）疼痛。

（2）其他症状。

（3）日常生活活动（ADL）。

（4）体育及娱乐活动功能。

（5）膝关节相关的生活质量（QoL）。

每一个亚组的评分由 0 分至 100 分，越高越好。由于其他针对急性膝关节损伤的评分系统将衡量不同方面的项目汇总为一个分数，这往往会使结果受到影响，使结果的解读变得困难。KOOS 的自我评估大约需要 10 min，有证据表明，不到 4% 的受试者在通过邮件进行评估时未能完成整个问卷[40,41]。KOOS

已经在几个接受过外科手术的患者群体中得到验证，包括不同的疾病、持续时间、年龄和活动水平。现有文献证实了 KOOS 在前交叉韧带[15,42]、膝关节关节镜[40,43]、半月板切除[44,45]、全膝关节置换[41,46] 和关节软骨修复[47] 术后的有效性。

文献表明，KOOS 在关节软骨修复术后的评估中具有合适的复测可靠性（5 个亚组的组内相关系数为 0.87~0.95）、结构效度和反应性[47]。自体软骨细胞移植或微骨折后 3 年的效应大小相似，在中等到大之间（效应大小跨域范围 0.70~1.32)[6,47]。使用 KOOS 对关节损伤的长期结局进行研究的一个优势是，它评估了运动和休闲功能以及与膝关节相关的生活质量，并显示了比 WOMAC 和 SF-36 等更具一般性的量表更好的反应性。

12.5.4　国际膝关节文献委员会（IKDC）主观评分量表

IKDC 主观评分量表是一种以患者为中心的量表，用于评估治疗前后膝关节的残疾和功能[16,48]。为了将膝关节术后评估量表进行标准化，美国运动医学协会（AOSSM）以及欧洲运动创伤、膝关节外科和关节镜学会（ESSKA）联合开发了能够覆盖膝关节患者各种问题的 IKDC 主观评分量表。他们担心现有的评估量表给那些实际上无法量化的参数进行了赋值，因此对非可比性参数求和后得到了不准确的结果[49]。

IKDC 主观评分量表详情可见 Irrgang 等[16] 的文献。IKDC 主观评分量表由 18 个针对膝关节（而不是针对疾病）的条目构成，用于评估患者症状、功能以及运动能力（参阅附录 B）：

（1）症状：疼痛、僵硬、肿胀、关节绞索与不稳定。

（2）功能与运动能力：跑跳能力、快速启停能力、上下楼能力、椅子前跪起的能力。

结果将通过 5 分制 Likert 量表、11 分制 Likert 量表和是 / 否二分类进行量化。对 18 项条目得分进行汇总后，以占总分百分比的形式得到最终结果。得分范围为 0~100 分，分数越高代表症状越轻、功能越好。该量表已在不同语系国家中被验证，在诊断效能方面没有年龄和性别的差异[16,50,51]。IKDC 主观评分量表显示出与 SF-36 肢体功能量表具有显著

的并行效度（r=0.44~0.66），但与 SF-36 情绪量表没有显著的并行效度（r=0.16~0.26)[52]。其他记录但不用于最终评估的信息包括：膝关节单间室病变的诊断、供侧病理、影像学诊断以及功能。

尽管 IKDC 主观评分量表的最初设计意图是评估韧带断裂的影响，然而目前 IKDC 主观评分量表也应用于对关节软骨病变和骨性关节炎的评估[53]。关节软骨修复术后，IKDC 主观评分量表重复测量可靠度＞ 0.90。IKDC 主观评分量表对各种关节软骨修复术后 12 个月的评估效度为中等（0.76）。软骨修复后 12 个月 IKDC 主观评分量表的最小临床要度差异为 16.7[53]。

12.5.5　Marx 活动水平量表（MARS）

Marx 活动水平量表通过评估患者膝关节的活动水平，判断膝关节损伤的程度或术后恢复的情况。与 TAS 不同，除了关于运动能力的条目外，Marx 活动水平量表由患者和专家共同参与完成如特殊查体等评估内容[54,55]。该量表由 4 个评价跑步、剪切、减速和旋转的条目组成（参见附录 B）。每一个条目的分值为 0~4 分，根据完成动作的频率和强度进行赋分。每个活动的参与频率从"无"到"每周 4 次或 4 次以上"，总分为 0~16 分（越高越好）。Marx 活动水平量表与 TAS 的评估结果有相当的一致性，并且在软骨修复术后显示出不错的反应性（效度值 0.76）[47]。

12.5.6　36 项健康调查简表（SF-36）

SF-36 是一组通用的、连贯的、易于实现的生活质量评测量表（参阅附录 B），由 8 个亚组（生理功能、生理职能、肢体疼痛、总体健康、活力、社会功能、情感职能、精神健康）以及两类结果（身体评估结果和情感评估结果）构成。标准结果的范围为 0~100 分，得分越高表示健康状态越好[6,56,57]。目前，SF-36 被广泛用于软骨修复临床试验的一般健康状况评估，并且该量表对变化的敏感性已得到证实（效度范围为 0.06~0.67）[53]。SF-36 分数可以映射为效用分数，而效用分数又可以转换为质量调整生命年（QALYs）进行成本效益分析。从政府和社会的角度来看，随着基于细胞的软骨修复等新型治疗方案被引入关节

软骨再生市场，成本效益研究在未来将变得越来越重要。

12.6　结论

关节软骨修复术后的结局评估，应使用那些被证实具有内容效度和恰当心理评估特性（包括可靠性、结构效度和反应性）的量表。根据 ICRS 的建议，关节软骨修复术的主要结果评估应基于 KOOS 或 IKDC 主观评分量表。次要结果应包括对活动水平以及与健康有关的一般生活质量的评估，从而可同时对一组干预措施的成本效益进行评价。这种对结局评估的生物心理社会方法，能够全面了解患者所经历的关节软骨病理过程以及他们在治疗前后对效果的反应。

第六部分

关节软骨修复的定性与定量评估

第 13 章　膝关节软骨的术前及术后影像

Avneesh B. Chhabra, Gaurav K. Thawait, Gustav Andreisek

杨久山　荆立忠 / 译

13.1　概述

成年人的关节软骨是无血管的，这导致了炎性介质及细胞到达受损区域的能力有限；创伤或者退变性软骨损伤没有自愈能力[1,2]。软骨损伤是膝关节疼痛和功能受限的常见原因，是骨科医生要面对的棘手问题，会限制患者的日常生活。对于运动员而言，软骨损伤可能会导致职业生涯结束。对于青少年而言，则意味着骨性关节炎有可能会过早出现。

软骨修复术式是一个充满活力的研究领域。过去 20 年，涌现出许多令人兴奋的、先进的手术方式来治疗局灶性的创伤或者退变性软骨损伤，也进一步产生了对修复组织进行精确无创性评估的需求。磁共振成像（MRI）由于具有出色的软组织分辨能力和准确的修复组织及关节软骨形态的评估能力，提供了一种无创的和客观的判定方法[3-13]。

过去 10 年中，MRI 技术的发展使图像质量明显改善。软骨特异性脉冲序列使得对软骨损伤和修复的定性（形态方面）和定量（生物化学 / 功能方面）能力均得以增强。更高的磁场强度优势在于大幅度提升了信噪比、空间分辨率和图像采集速度，但也存在更多的噪音、影像反差问题及对安全方面的担心。

MRI 是识别膝关节软骨损伤及疾病进展的方法之一[14-17]。为了评估不同干预措施及手术方式对软骨修复的有效性并对其进行对比，一种合适、可靠和客观的评价系统或数个不同评价系统的结合是必要的。MRI 即是能于术前诊断软骨损伤、术后评估软骨修复的可靠工具[18-22]。术后随访时，MRI 也能够评估手术成功与否或者潜在并发症。相比于关节镜，MRI 能够无创地评估修复组织的形态、宽度和深度，也能评估软骨下骨及其他膝关节内的结构紊乱。尽管各种各样的生物化学技术如 T2 图谱、强化 T1 图谱、T1rho 图谱和钠 MRI 成像技术能够评估软骨结构，但传统的解剖及形态学成像仍是术前术后评估关节软骨的主要手段（图 13.1）。

在这一章节中，我们描述了 MRI 在膝关节软骨术前诊断及术后随访中的作用。软骨修复组织特异性 MRI 及术后软骨形态学及生物化学的结果将会在第 14 章进行综述。此章节仅对常规的应用技术以及优势进行简要概括，对可供选择的治疗方法进行概述，包括适应证、技术、临床结果，并举例说明修复区域的 MRI 形态及术后并发症。此外，我们也将讨论软骨修复组织 2D 和 3D 磁共振观察（MOCART）评分系统，此项评分系统在软骨再生技术的研究中已被证实。

13.2　术前评估关节软骨损伤

关节软骨提供了关节载荷的主要成分，能够经受反复的机械力。一旦遭受异常载荷或者过高压力，就有可能导致局灶性软骨损伤。急性创伤性缺损往往是局灶性的、孤立的，呈现肩样边界（图 13.2）。认识这种缺损特别重要，在青少年中更是如此，因为关节软骨的自我修复能力非常有限。软骨丢失进一步导致软骨下骨压力的变化，造成受累关节疼痛及活动受限。最后，软骨损伤导致青少年关节退变过早发生。随着年龄增长，正常成年人软骨每年会丢失 1%~3%，骨性关节炎突然发生后进展会更明显。关节炎性软骨缺损由于反复磨损，缺损区形态不规则。

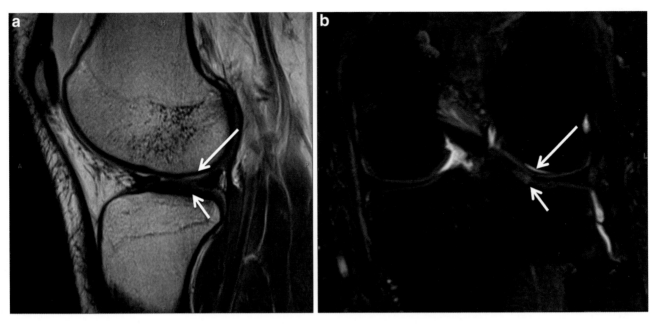

图 13.1 一名膝关节疼痛的 33 岁女性患者的矢状位质子密度（a）和冠状位脂肪饱和质子密度（b）MRI。注意股骨外侧髁可见一局灶性的软骨分层（长箭头），相应胫骨平台可见一部分厚度的软骨缺损（短箭头）

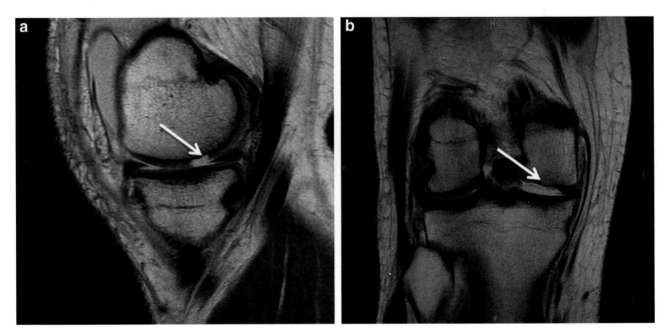

图 13.2 一名最近膝关节疼痛的 51 岁男性患者的矢状位质子密度（a）和冠状位质子密度（b）MRI。注意股骨内侧髁可见一呈现肩样边界的软骨损伤区域（箭头）

13.2.1 MRI 的作用

MRI 具有使关节软骨直接显像、多层显示的能力，同时软组织分辨率高，这使对损伤软骨的形态学评估具有精确性和可重复性。通过使用软骨敏感性 MRI 序列，毗邻的关节液及软骨下骨均能与软骨加以区分。临床中用以评估软骨状态的最常用的

MRI 技术是脂肪抑制 T2 加权像（fs T2W）或者质子密度加权序列（PDW）。这两种序列能够从关节液高信号密度中将中等信号强度的关节软骨勾勒出来（图 13.1，图 13.2），也能够对软骨缺失（低级或者高级）和全层缺损进行精准分级，同时可以发现软骨下骨骨髓水肿和囊肿的形成，其在 MRI 上表现为高信号强度[23-25]。脂肪抑制 3D 序列，快速自旋回

波（FSE）或者梯度回波（SPGR）序列、双重回波稳态序列（DESS），能够将软骨形态的数层结构出色的描绘出来，可以避免部分容积效应的产生[26-29]。应用空间分辨率优于 2D 序列的 3D 序列 MRI 显示膝关节软骨损伤[30]或者根据作者的经验显示其他小关节软骨损伤均有报道（图 13.3）。但是 3D 梯度序列易受金属假体的影响，并且对半月板、韧带的病变以及软骨下骨髓水肿不敏感。

13.2.2　关节软骨损伤的治疗

以下关节软骨损伤或者退变的患者，建议使用软骨修复和再生技术：
- 包括运动伤在内的创伤性损伤。
- 关节的反复使用。
- 影响关节正常结构的先天性畸形。
- 影响骨与关节发育的激素相关行疾病，如剥脱性骨软骨炎（OCD）。

为了确定最佳软骨修复办法，需要应用 MRI 明确软骨缺损的严重程度、大小及位置。常见手术技术可以分为修复、重建和再生技术[31]。手术程序细节请参阅第 11 章。

13.2.2.1　修复技术

对于移位的、碎片式的、无血管的或者残缺的软骨缺损，最简单的方式就是去除病损部分并予以骨床清创。主要适应证是在应用关节镜对下肢力线无明显异常的患者治疗半月板损伤时同时对软骨损伤进行清创[32]。微骨折是治疗软骨损伤的老式技术。在关节镜下应用带角度打孔器刺穿软骨下骨，在缺损区诱导出血，逐渐形成血凝块，其包含干细胞、细胞因子和生长因子在内的多种骨髓成分，这些成分进而形成修复组织。造血干细胞和间充质干细胞刺激形成由 I 型及 II 型胶原组成的纤维软骨，但与关节软骨相比，质量较差，在施加压力后不能快速回弹。微骨折适用于面积较小的（$< 2\,cm^2$）、软骨下骨板完整的病损区[33,34]。

13.2.2.2　重建技术

自体骨软骨移植（OAT）能够使移植骨柱与周围骨质很好地融合。供体来自于膝关节非负重区。移

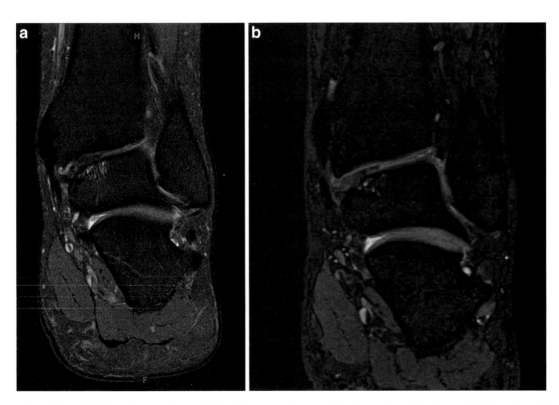

图 13.3　一名后内距骨穹隆骨软骨损伤的 25 岁女性患者的冠状位脂肪饱和质子密度（a）和冠状位双重回波稳态序列（b）MRI。注意骨髓水肿和囊性改变在脂肪饱和质子密度像上能够更好地呈现；但是由于部分容积效应，应用 2D 序列进行软骨评估具有局限性。双重回波稳态序列成像能够更好地呈现软骨界线，使胫骨和距骨关节软骨得以分离

植物嵌入缺损区并于周围软骨表面平齐，与周围健康组织获得较好的接触，这可通过垂直于软骨表面进行敲打实现。单柱自体骨软骨移植适用的缺损面积有限。如果缺损面积较大，使用多柱自体骨软骨移植的马赛克技术则可作为一种选择。

同种异体移植能够根据缺损区的形状及大小进行设计调整。此类技术风险主要是免疫反应和传染性疾病。此外，这些移植物不得不在短时间内应用，因为随着时间延长，细胞的生存能力会越来越低[35]。同种异体移植适用于软骨缺损直径 > 2.5 cm 的较为活跃的年轻患者[36]。

因为关节镜下较易操作、无血液传播疾病风险并且无须去除移植设备，生物可吸收装置已经获得流行。此外，可选择合适的维度（厚度、长度）来适应完全的软骨缺损。

13.2.2.3　再生技术

自体软骨细胞移植（ACI）分为两个阶段。首先需要从膝关节非负重区收集关节软骨。然后将收集的软骨细胞进行培养使其扩增至 200 万 ~500 万个细胞，移植入软骨缺损区后应用骨膜补片覆盖。此技术适应证为应用其他技术失败的软骨缺损面积在 1~10 cm² 的年龄低于 50 岁的患者[15,37]。进一步发展的第二代和第三代自体软骨细胞移植技术包含薄膜和生物材料，比如 I 型胶原或者软骨诱导合成的基质。但是第二代和第一代相比并无明显临床差异[38,39]。

13.3　关节软骨修复的术后评估

MRI 用以评估移植物的愈合状况、一致性，检查修复组织的特性。术后 MRI 用以确定手术治疗是否成功，评估修复组织的形态及成分。在术后前 4 周，骨软骨柱与周围骨髓信号均有所改变。12 个月后两者的信号逐渐恢复为正常的黄骨髓信号。持续的水肿如软骨下骨高信号强度及囊肿形成均提示移植失败，移植物未获得愈合。

13.3.1　关节软骨修复的形态学评估

为了成功地评估移植物的形态及愈合情况，获

得高的空间分辨率是必需的，能够通过表面线圈（1.5T 扫描仪）或者膝关节线圈（3T 扫描仪）来获得[40-42]。软骨敏感 MRI 序列包括脂肪抑制序列、T2 快速自旋回波序列和 3D 梯度回波序列（GRE），应用优秀的信噪比（SNR）和噪声比（CNR）在合理的成像时间内可得到出色的关节软骨成像[24,30,43-45]。结合这些成像序列可获得满意的软组织分辨率。

修复组织的形态学分析包括结构评估、MRI 信号强度（软骨表面、缺损填充及与周围软骨的愈合）、缺损填充程度、修复组织相对于周围正常软骨的形态（平齐、突出或者下陷）、分层（自体软骨细胞移植）、与周围软骨接触面的性质（裂隙的有无以及大小）、对侧关节表面软骨的完整情况以及软骨下骨及骨髓状况的评估[40,42,46,47]。

13.3.1.1　软骨修复组织评分的二维磁共振观察

在各种 MRI 评分系统中，由 Marlovits 等推荐的 MOCART 是一种高效的评分系统，具有极高的观察者间可重复性，并被证实有效、可靠[40,48,49]。MOCART 评分的 MRI 评估基于标准的 2D MRI 序列。基于软骨修复的解剖位置，在矢状位、轴位以及冠状位的 2D 平面进行 MRI 评估，具有高空间分辨率，层厚为 2~4 mm。2D MOCART 评估标准的具体细节请参阅附录 C。

2D MOCART 评分系统涉及下列 9 个变量的分析：

（1）缺损区修复和填充的程度。

（2）软骨修复组织和毗邻区的整合。

（3）修复组织表面结构。

（4）修复组织的立体结构。

（5）修复组织的信号强度。

（6）软骨下骨板的构造。

（7）软骨下骨的状态。

（8）可能存在的粘连。

（9）可能存在的关节水肿（图 13.4）。

13.3.1.2　软骨修复组织评分的三维磁共振观察

随着 MRI 技术、脉冲序列的改进，3D 序列的发展，Welsch 等通过用各向同性的 3D 稳态进动快速成像序列和多层面重建技术（MPR），提出了新的 3D MOCART 评分[49]。这种新的同体素 3D 序列，体素大小可低至 0.4 mm³，具有高分辨率各向同性成像的

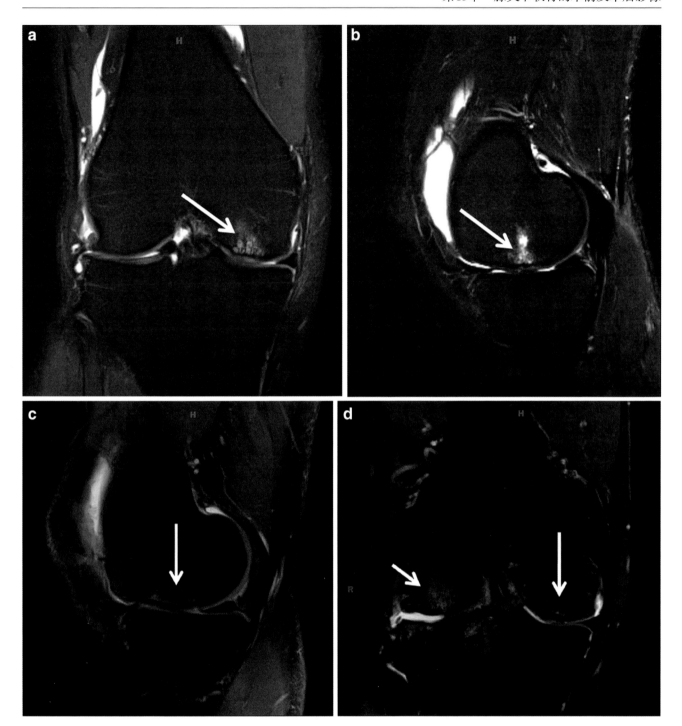

图 13.4　一名有右膝关节疼痛病史的 47 岁女性患者的冠状位（a）和矢状位（b）脂肪饱和质子密度 MRI。患者曾接受过外侧半月板切除术和内侧股骨髁微骨折术（箭头）。内侧股骨髁的 2D MOCART：（1）软骨缺损修复和填充程度，完全填充（与毗邻软骨平齐）；（2）边缘区的整合，无；（3）修复组织的表面，表面完整；（4）修复组织的结构，完全的一致性；（5）修复组织的信号强度，双 T2-快速自旋回波等信号强度；（6）软骨下骨板的构造，好；（7）软骨下骨，软骨下囊肿和骨髓水肿；（8）粘连，无；（9）关节水肿，有。2 年后，矢状位（c）和冠状位（d）脂肪饱和质子密度 MRI 呈现出股骨内侧髁骨髓水肿下降，囊性改变（长箭头）。但是冠状位显示随着骨髓水肿，外侧间室软骨丢失更加严重（短箭头）

潜能，能够在任意层面重排而没有任何空间分辨率的丢失。基于 MPR 的能力，软骨修复 3D 可视化和随后发展的 3D MOCART 评分系统是切实可行的。

3D MOCART 评分基于标准的 2D MOCART 评分，包含多种变量和子分类。3D MOCART 包含如下 11 种变量，具体细节请参阅附录 C。

（1）相对于毗邻关节软骨缺损区的填充。

（2）修复组织和毗邻关节软骨分界面。

（3）骨性分界面。

（4）修复组织表面。

（5）修复组织结构。

（6）修复组织的信号强度。

（7）软骨下骨板。

（8）软骨骨赘。

（9）骨髓水肿。

（10）软骨下骨的完整性。

（11）关节积液（图 13.5，图 13.6）。

以下为 3D MOCART 评分变量的相关讨论：

（1）缺损区填充。

缺损区填充是通过与毗邻关节软骨对比进行评估。如果厚度与毗邻软骨平齐，则被描述为 100%，完全填充；如果 < 100%，被认为不完全填充；如果 > 100%，缺损区填充部位高于周围正常软骨，则被视为肥厚，过度增殖。此变量还可以基于在负重区域的位置或者其他标准进行分类。

（2）软骨分界面。

此变量指修复组织和毗邻关节软骨的整合。取决于两者间是否存在间隙可将其描述为完全性或不完全性整合。

（3）骨性分界面。

此变量评估修复组织和软骨下骨的完整性，或者骨膜补片的完整性。可分为完全附着、部分分离和完全分离。

（4）修复组织表面。

修复软骨表面受损而呈现纤维化、皲裂或者溃疡形成，超过或者低于修复组织深度的 50%，或者完全退变。此外，损伤区域的任何粘连征象也被记录。

（5）修复组织结构。

修复的软骨结构当呈现为典型的软骨层次时被视为均质性的。如果有裂隙存在，则被视为异质性的。

（6）MRI 信号强度。

修复组织的信号强度是与毗邻正常软骨进行比较。取决于信号强度的改变，可分为基本正常或者异常。异常信号强度通过与毗邻正常软骨进行比较，可分为高信号强度或者低信号强度。

（7）软骨下骨板。

位于修复组织和骨头之间的软骨下骨板可分为完整、不规则和破损。

（8）软骨骨赘。

软骨移植区可以出现骨赘。其大小不同，根据是否超过或者低于软骨移植区的 50% 可进一步分类。

（9）骨髓水肿。

软骨下骨髓水肿面积可分为小型（直径 < 1 cm）、中（直径 < 2 cm）、大型（直径 < 4 cm）和弥漫型。

（10）软骨下骨。

此变量不包括骨髓水肿。毗邻修复组织的软骨下骨是否有肉芽组织、硬化或者囊肿。

（11）关节积液。

基于程度，可分为无、少量、中等或者大。

在软骨修复后的临床随访中，应用标准的 2D MOCART 评分系统获得的 2D 评估结果堪比仅应用一个高分辨各向同性的 3D 稳态进动快速成像序列的 3D MOCART 评分系统。但是应用 3D 稳态进动快速成像序列金属假体更加明显。

其他的 MRI 评分系统，软骨修复膝骨性关节炎评分（CROAKS）用于术后随访观察修复区域和整体关节的整合[50]。此半定量评估系统结合了软骨修复区域的评估，其用 MOCART 评分特征，并基于磁共振膝骨性关节炎评分（MOAKS）。应用 MRI 及已被认可的半定量评分系统（MOCART、MOAKS）对 20 例基质相关自体软骨细胞移植（MACT）患者进行 12 个月的随访，发现可靠性极为出色。

13.3.2　修复组织的 MRI 评估

最近，应用 MRI 新技术来评估软骨修复手术后软骨的生化组分引起了人们极大的兴趣。蛋白多糖含量 MRI 特殊序列包括软骨延迟增强磁共振成像（dGEMRIC）、T1rho 图谱和钠 MRI 成像；胶原含

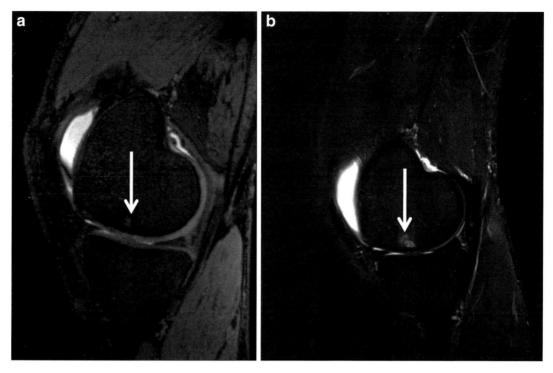

图 13.5　一名曾行内侧股骨髁微骨折手术治疗的 47 岁女性患者的矢状位 3D 双重回波稳态序列（a）和矢状位脂肪饱和质子密度（b）MRI（箭头）。注意 3D 图像可以更清晰地显示软骨。2D 图像可以更清晰地显示内侧股骨髁反应性骨髓改变

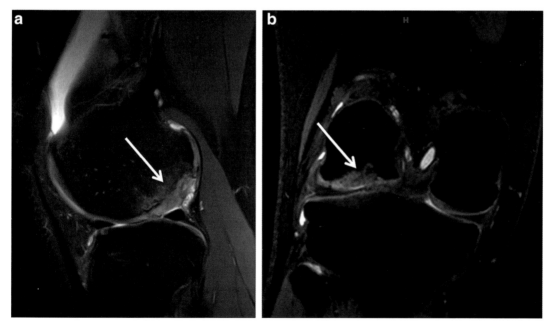

图 13.6　一名曾接受外侧股骨髁自体软骨细胞移植的 15 岁男性患者的矢状位脂肪饱和质子密度（a）和冠状位 3D 稳态进动快速成像（b）MRI（箭头）。内侧股骨髁的 3D MOCART：（1）软骨缺损修复和填充程度，完全填充、过度增殖（超过毗邻软骨厚度的 75%~100%）；（2）边缘区的整合，完全；（3）修复组织的表面，表面不规则；（4）修复组织的结构，完全的一致性；（5）修复组织的信号强度，双 T2− 快速自旋回波等信号强度，3D 稳态进动快速成像等信号强度；（6）软骨下骨板的构造，好；（7）软骨下骨板，不规则；（8）软骨骨赘，无；（9）骨髓水肿，有，中等；（10）软骨下骨，囊肿；关节水肿，有，中等

量敏感技术则包括 T2 图谱和磁化转移[51-53]。

软骨细胞的修复成分经常为包含 I 型胶原和 II 型胶原的纤维软骨，在遭受压力后不能迅速回弹。而透明软骨则主要由 II 型胶原组成。起初修复组织的 MRI 成像可能是模糊难辨的，但术后 1~2 年，修复组织应该填充缺损区，表面轮廓平滑。信号强度可能与透明软骨相似，但多数情况下由于其主要有纤维软骨构成往往会低于透明软骨[14]。术后软骨下骨髓水肿会逆转，但可能不会完全吸收。软骨表面可能存在裂隙和舌瓣（图 13.7）。

MRI 已被证实在评估修复组织缺损填充度、组织质量和与毗邻关节软骨的整合方面有极高的精确性[54]。在术后和随访期间，MRI 也能够准确评估修复组织的各种并发症，包括移植物或者骨膜的肥厚和分层、粘连、表面差异和反应性或者炎性改变，如水肿和滑膜炎。基于手术方式，修复组织的性质概述如下：

13.3.2.1　磨削成形术或者清理术

去除几毫米软骨下骨，使局部出血，纤维凝块形成，进一步形成含有 I 型胶原和 III 型胶原的纤维软骨样组织。纤维软骨抗拉能力较强而抗压能力较差，因此不能够长期替代透明软骨。虽然短期效果及症状缓解令人充满希望，但长期效果仍不令人满意[55]。

13.2.2.2　自体骨软骨移植

缺损区在股骨髁时，自体骨软骨移植的修复效果往往比较好，但胫骨平台和髌骨效果往往较差[56]。不足之处在于可能会发生与毗邻的关节软骨不能整合或者纤维软骨形成的情况。马赛克技术后的 MRI 评估涉及移植物的融合、一致性和修复组织的特性。在术后前 4 周，骨软骨柱与周围骨髓信号均有所改变。12 个月后两者的信号逐渐恢复为正常的黄骨髓信号。持续的水肿如软骨下骨高信号强度及囊肿形成均提示移植失败，移植物未获得愈合。

13.3.2.3　异体骨软骨移植

在确定移植物和正常软骨之间的表面一致性方面 MRI 非常实用[14]。通常情况下，骨柱边缘可见提示修复类型。术后 12 个月骨髓水肿仍然很显著。移植物抗宿主反应征象会持续存在，表现为移植物骨髓或者移植物宿主界面的信号异常[57]。

13.3.2.4　合成移植物、支架和骨软骨柱

合成骨柱具有射线可透性，但依据生物材料的性质，应用 MRI 能够显示不同信号强度。在最初几个月，这些骨柱在 T1W 和 T2W 上往往表现为低信号强度。1 年后，其在 T2W 上会变为高信号强度。大多数 2 年后不再显影[58]。

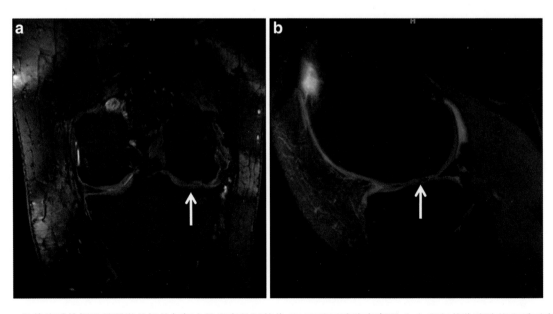

图 13.7　一名曾接受外侧股骨髁微骨折的年轻女性患者的冠状位 3D 双重回波稳态序列（a）和矢状位脂肪饱和质子密度（b）MRI（箭头）。注意 3D 图像上呈现出的较好的软骨填充、更好的软骨清晰度和最小的表面不规则性

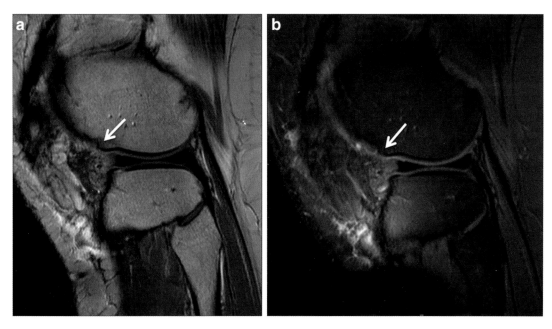

图 13.8　一位曾在 1 年前接受外侧股骨髁自体软骨细胞移植修复手术的年轻患者的矢状位质子密度（a）和矢状位脂肪饱和质子密度（b）MRI（箭头）。注意可见的软骨骨赘（长箭头）和覆盖表面软骨的剥离（短箭头）提示自体软骨细胞移植修复失败

13.3.2.5　自体软骨细胞移植

在自体软骨细胞移植术后随访期间，MRI 能够准确识别缺损填充程度，如平齐、未完全填充或者肥厚和移植物融合程度[59]。在 MRI 上常常可以看到表面不规则（图 13.6）[15]。修复组织的信号强度在术后 12 个月会下降。持续的骨髓水肿、软骨骨赘和软骨分层预示自体软骨细胞移植失败（图 13.8）。自体软骨细胞移植常见并发症是有症状的移植物过度增殖，无序的融合或者分层和纤维化，可能需要再次手术干预[60~62]。骨膜覆盖自体软骨细胞移植技术总的并发症发生率和移植物过度增殖发生率相对较高。移植物过度增殖可能发生在自体软骨细胞移植术后 3~7 个月，并且据报道发生于 10%~63% 的病例[16~18]。有症状的过度增殖被越来越多地报道在髌骨软骨缺损中发现。当移植物从骨面分离，MRI 上表现为移植物深层的线样液体高信号，即提示发生了分层。当症状明显，不管是分层还是过度增殖均有可能再次手术治疗，需要清理过度增殖的移植物或者再次行自体软骨细胞移植。

13.4　总结

软骨损伤非常常见。多种修复技术可用于治疗软骨损伤。MRI 已被证实在术前和术后评估中具有出色表现。

第 14 章 关节软骨超微结构组成在疾病和修复中的磁共振成像

Siegfried Trattnig, Götz H. Welsch, Sebastian Röhrich, Markus M. Schreiner, Martin Zalaudek

王 军 / 译

14.1 概述

关节软骨损伤在骨科临床诊疗中很常见。在对 31 510 例膝关节镜检查的回顾性研究中，软骨病变的发生率为 63%，其中发现 20% 的患者全层关节软骨病变并暴露软骨下骨，40 岁以下的Ⅳ级软骨病变患者占 5%[1]。

由于成人软骨自发修复的能力有限，创伤性损伤或退行性关节病引起的关节软骨损伤的治疗仍然是一个挑战[2]。超过临界值的膝关节软骨缺损愈合不良，通常会导致骨性关节炎（OA）。目前，为了修复关节软骨损伤，已经开发了几种手术和非手术方案。手术技术可以是关节镜或开放式手术，包括骨髓刺激技术，如钻孔和微骨折、骨软骨（OC）移植和基于细胞的技术[3]。有关用于软骨修复的关节镜和手术技术的深入信息，请参阅第 7 章、第 11 章、第 12 章和第 17 章。

膝关节软骨病变和疾病的高患病率产生了对可靠且可重复的无创诊断工具的强烈需求。同样，随着可用于解决软骨和骨软骨病变方案的多样化，需要一种成像方式，提供最灵敏、最安全、无创的方式来监测和评估修复组织及再生软骨治疗后与天然软骨的整合情况。磁共振成像（MRI）在过去几年取得了巨大进步，并提供了满足这一需求的机会。软骨敏感序列、高分辨率三维（3D）各向同性序列、基于 MRI 的半定量评分和体积评估都可提供宝贵的信息。形态学序列允许以更高的精度诊断软骨成像；并且，结合体积测量和半定量评分，它还允许对修复组织进行可重复和重复的 MRI 评估。然而，形态学 MRI 仅限于软骨结构，不能提供有关软骨分子组成的任何信息。生化 MRI 的最新发展填补了这一空白，提供了软骨的超微结构成分的信息，如水、胶原蛋白和蛋白多糖。在接下来的几页中，我们概述了形态学和生化 MRI 的基本原理以及将这些技术应用于膝关节软骨的当前最先进的临床实践。

14.2 关节软骨的形态学磁共振成像

目前有多种术后随访方案，包括评估临床症状、用关节镜直接观察移植物或用 MRI 间接观察移植物。对于这些手术的长期随访，临床评分和对照组关节镜手术中取的活体组织的形态学和生物化学评估仍然是参考的标准[4-6]。然而，考虑到关节镜手术的侵入性和相关发病率的风险，对生物软骨修复后移植区域特性的客观无创测量是非常可取的，并且有助于促进纵向修复组织的随访评估。软骨成像的目的是观察软骨表面及其基质的完整性；评估软骨厚度、体积，以及一旦进行软骨修复，修复组织与周围原始软骨和软骨下骨的结合情况。由于提供了这些信息，形态学 MRI 在术前和术后成像以及整个术后修复组织的随访评估中发挥了重要作用。因此，MRI 是目前无创评估关节软骨的标准成像方法[5,7-15]。

在临床中，随着 MRI 技术的发展，其能在合理的成像时间内为关节软骨和邻近结构提供极好的对比度。软骨修复的磁共振评估可以使用与原始软骨相同的采集技术进行。2000 年，国际软骨修复学会（ICRS）的关节软骨成像小组（ACIG）编制了一份软骨成像的 MR 采集协议，此后一直没有更新。在 1.5T、3.0T 和研究中的 7T 扫描设备上最常用的 MRI 技术是对液体敏感的序列，如二维（2D）脂肪抑制（fs）、中间和 T2 加权（T2W）快速自旋回波（FSE），以及带有脂肪抑制或水激发的三维梯度回波（GRE）技术，都与专用肢体线圈相结合[9,11-15,16-18]。发现最小的面内分辨率为 0.3 mm，对于显示关节软骨表面的浅层磨损的早期迹象是必要的，这对于检测软骨裂缝和修复组织与原生软骨的整合不足也是很重要的[19]。与 2D 相比，3D 采集在更高的对比度和信噪比方面具有优势，这也为多平面重建提供了更高的各向同性的分辨率，使 3D 可视化和体积测量成为可能[10,11,16,20]。

14.2.1 软骨特异性 MRI 序列

MRI 是检测和评估膝关节创伤性或退行性软骨病变以及监测药物和手术治疗效果的最重要方式。迄今为止，已经开发了几种软骨特异性 MRI 技术来评估膝关节软骨的形态完整性，如快速自旋回波、3D 自旋回波和梯度回波以及各向同性成像。

14.2.1.1 快速自旋回波技术

快速自旋回波成像结合了强 T2 加权、磁化转移效应和相对保留骨髓脂肪和自由水中的高信号强度（图 14.1）。在快速自旋回波技术中，关节软骨被视为低信号强度（黑暗），因此在软骨和邻近的滑液和骨髓之间产生高对比度[21,22]。中间加权的快速自旋回波序列对于检测软骨表面病变和软骨内细胞基质病变都很有用。快速自旋回波技术对磁敏感性伪影相对不敏感，这对以前接受过关节手术的患者是有利的。快速自旋回波序列通常包括在膝关节的临床标准 MRI 方案中，因为可以在相对较短的扫描时间内获得高分辨率的图像[12,13,23]。除了通常的 2D 快速自旋回波成像外，还开发了 3D 快速自旋回波序列，如果需要后续重建或半定量评估也可以使用[24]。

14.2.1.2 各向同性成像

各向同性成像需要在任何维度上对具有统一长度的体素进行三维采集。这种各向同性的数据集允许在一个平面上进行序列，例如在矢状面；随后，它可以在所有其他平面上重新格式化，甚至是斜面，而不会损失任何分辨率。许多各向同性的三维梯度回波序列，如双重回波稳态（DESS）、稳态进动快速成像（True-FISP）、快速低角度拍摄（FLASH）、

平衡快速场回波（BalancedFFE）、容积插值屏气检查（VIBE）和多回波数据图像组合（MEDIC），已经被开发出来。1.5T 的体素大小低至 0.5 cm，梯度强度高，对软骨成像有很大的潜力。

三维双重回波稳态序列已被证明对第一阶段的软骨评估很有价值[25-27]。该序列提供中等软骨信号强度，软骨 - 液体对比度高，适用于定量的体积测量[28,29]。3D 稳态进动快速成像序列提供的信噪比（SNR）和对比度 - 噪声比（CNR）大大高于 3D 快速低角度拍摄序列[30]。这种信号强度的优势允许更高的空间分辨率，因此有可能提高分割过程的准确性，特别是在关节表面[30]。通过高场 MRI，这一优势也可能被用来在最短的时间内进行各向同性的 MRI 测量（图 14.2）。使用专用的 8 通道膝关节线圈，各向同性（0.6 mm³）的 3D 稳态进动快速成像数据集可以在大约 3 min 内完成评估。3D 稳态进动快速成像诊断软骨缺陷和其他膝关节软组织畸变 [如前交叉韧带（ACL）异常和半月板撕裂] 的潜力可望高于一组标准 2D 序列[31]。

另一个令人振奋的 3D 快速自旋回波序列的发展

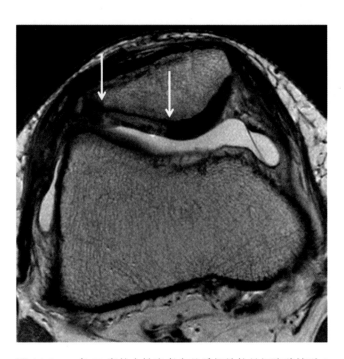

图 14.1 一名 30 岁的女性患者在基质相关软骨细胞移植后 3 个月的早期随访中的常规轴位质子密度加权（PDW）高分辨率涡轮旋回（TSE）MRI。箭头显示修复组织基质的不均匀的 MRI 信号强度（采集参数：TR: 2400 ms；TE: 28 ms；翻转角度：160°；面内分辨率：0.23 mm×0.23 mm；矩阵：512×512；切片厚度：2 mm；切片：34；TA: 6min1s）

是"应用不同翻转角度演化应用优化对比度的 3D 采样完善"序列（3D SPACE），其特点是各向同性的体素和在任何平面上连续重新格式化而不损失分辨率，以及快速自旋回波方法的优势（图 14.3）。基于稳态自由运动（SSFP）的技术提高了 3T MRI 的信噪比和对比度 – 噪声比效率[32]。稳态进动快速成像序列是一种基于稳态自由运动的序列，在 1.5T 下进行了详细研究，临床上可用于软骨的形态学评估[31,33]。与3D–快速低角度拍摄和 3D– 双重回波稳态序列相比，水激发稳态进动快速成像序列可以对软骨缺损进行术前检测，其敏感性、特异性和准确性相似；但是，基于稳态自由运动的序列显示出最高的信噪比和对比度 – 噪声比效率。

14.2.2　定量形态学磁共振成像

定量的形态学软骨参数（如软骨厚度）与定性的方法相比，能提供更具体的信息，对观察者的依赖

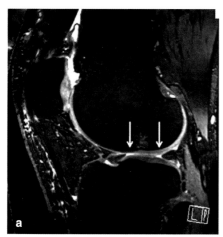
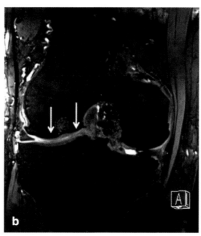
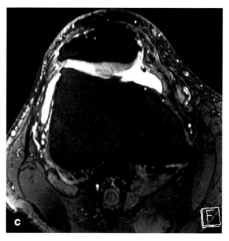

图 14.2　基质相关软骨细胞移植 24 个月后，用三维稳态进动快速成像序列获得的 48 岁男性患者的股骨外侧髁的 MRI 图像。图像采集在矢状面（a）进行，并在冠状面（b）和横断面（c）进行重建（采集参数：TR：8.9 ms；TE：3.8 ms；平面内分辨率：0.4 mm×0.4 mm；切片厚度：0.4 mm；切片：320；TA：6min46s）

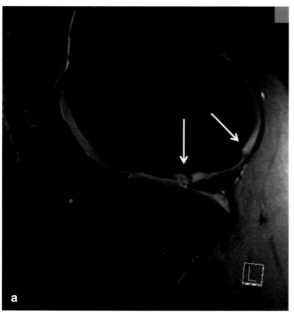
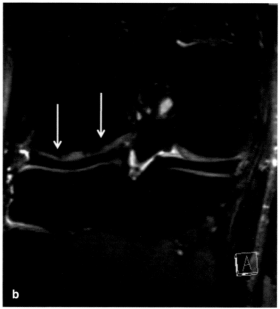

图 14.3　在微骨折治疗 36 个月后，用 3D–SPACE 获取的患者股骨髁的矢状面（a）和冠状面（b）MRI 图像，可以看到不均匀的软骨修复组织（箭头）（采集参数。TR：1500 ms；TE：34 ms；分辨率：0.5 mm×0.5 mm×0.5 mm；切片：192；TA：7min53s）

性更小。在充分完善的情况下，它们可以作为预测疾病发生、软骨变性进展或监测治疗干预的标志物。定量的形态学参数包括软骨的体积、软骨下骨的总面积和其剥落的部分、上述参数之间的比率，以及许多其他参数[34]。在纳入健康人和骨性关节炎患者的横断面和纵向研究中，已报道了 MRI 脉冲序列对软骨形态的准确和精确定量分析的临床效用[35]。研究者使用定量 MRI 技术，检查了骨性关节炎患者膝关节置换术前 4 年股骨 - 胫骨软骨厚度损失的变化轨迹（每年测量一次，纵向数据），并与年龄、性别和基线放射学阶段的匹配对照组的数据进行比较。据报道，与对照组相比，骨性关节炎患者膝关节置换术前 2 年的软骨流失速度加快[35]。其他作者研究了量化骨髓病变体积以及剥落骨面积的可能性，并显示与 Leeds Boston 骨性关节炎膝关节评分（BLOKS）有关联[36,37]。在一项 III 期临床试验中，通过对比软骨体积损失及骨髓病变程度证明了 Strontium ranelate 对有症状的骨性关节炎患者的结构改变有好处[38]。

然而，要获取一个合格的和有效的成像生化标志物，需要满足以下许多前提条件：

第一，必须确定图像采集的标准化。不同供应商的扫描仪、磁共振脉冲序列和患者的特定因素导致了数据的巨大差异，使其难以评估定量参数的微小变化。例如，一项研究发现，在平均膝关节软骨厚度为 3.8 mm 的健康人群中，1 mm 的变化已经使一个人与平均值相差两个标准差，这表明有必要采取准确的程序，以避免上述误差导致漏掉相关差异[39]。骨性关节炎倡议是提供大量标准化纵向数据的关键项目[40]。

第二，需要定义研究需要的区域或体积。半定量评分，如全器官磁共振成像评分（WORMS）[41]，表明膝关节分区和亚区是需要评估的相关特征。这一点很重要，因为膝关节的不同区域在形态上有差异[39]，而且在疾病中表现出不同的功能行为[42]和动态变化[43]。

第三，必须对所选择的研究体积进行分割。一个准确的、自动的方法是最好的；目前的共识是，尽管很耗时，但专家在分割协助下的分割要优于纯计算的变体[44]。

第四，定量 MRI 生化标志物的进一步发展可以用 3 个不同的步骤来描述[45]。分析验证导致生化标志物的可行、准确和精确测量的证明。生化标志物的鉴定是指证明其与临床结果的关联。使用涉及对临床常规的实用性的评估。这包括它的有效（即自动）提取，整合到现有的放射学信息系统，在决策中的有用性和成本效益。

14.2.3 高分辨磁共振成像

一些关于关节软骨的研究通过选择突出软骨对比度 - 噪声比的成像参数来优化 MRI 脉冲序列以评估关节软骨。然而，这些研究并没有把重点放在优化图像分辨率上。脂肪抑制的 3D 梯度回波成像提供了软骨和周围组织之间的高对比度 - 噪声比，而 3D 采集通过减少切片厚度产生了更小的体细胞。在所有序列中，必须在信噪比、体素大小和采集时间之间进行权衡。通过接受较长的扫描时间，在 3T 下可以达到 0.27~0.31 mm 的面内分辨率[42]。然而，文献中报道的标准 MRI 序列的图像分辨率不足以显示关节软骨表面的磨损，也不足以区分健康软骨的光滑表面和退行性软骨的早期表层变化[9,11,13,14,46,47]。因此，必须通过增加平面内的分辨率，以可靠地描述关节软骨表层区域的完整性变化，这在评估骨性关节炎早期软骨退变阶段是至关重要的。特别是，在基质自体软骨细胞移植（ACI）后，软骨修复形态的最佳定义得益于高分辨率的 MRI（图 14.4）。软骨的薄层分区需要高分辨率的 MRI，因此，也需要实施专门的技术设备。

最早期，带有高性能梯度系统的 1.0T 或 1.5T MRI 扫描仪和专用肢体线圈（正交 / 相控阵线圈）是最低要求。之后高信噪比和高分辨率成像的 3T 临床 MR 系统用于常规检查，后来研制出 7T 扫描仪，其分辨率远远超越 3T[48]。2003 年，美国食品和药物监督管理局（FDA）批准成人的场强低于 8T 为"非重大风险"[49]，促进了 7T 扫描仪在某些常规临床成像适应证中的使用，因此也是 MRI 实现更高分辨率的下一个重要步骤（图 14.5）。对于最新一代的 7T 扫描仪，预计其各向同性的空间分辨率为 0.2 mm。类似于从 1.5T 到 3T 的进步，定性和定量的软骨成像将继续成为 7T 磁共振在肌肉骨骼 - 金属成像中最重要的方面。这一说法得到了最近一项研究的支持，该研究比较了读者对髌骨软骨 3T 和 7T MRI 的

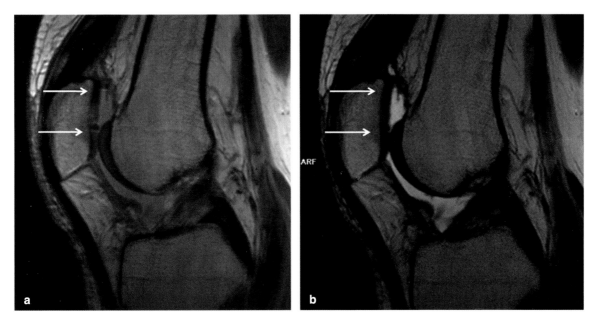

图 14.4　一位 30 岁女性患者（与图 14.1 中的患者相同）在基质相关软骨细胞移植 3 个月后的早期随访中，进行了常规高分辨率矢状位 T2 加权双快速自旋回波 MRI 检查［采集参数：TR：5120 ms；TE：9.5 ms（图像 a）和 124 ms（图像 b）；翻转角：160°；矩阵大小：448×448；FOV：18 cm；切片厚度：3 mm；切片：32；TA：6min35s］。所显示的是高强化或不均匀的软骨修复组织，甚至修复组织表面的可疑分裂状病变（箭头，a）通常在 6~12 个月后消失（b）

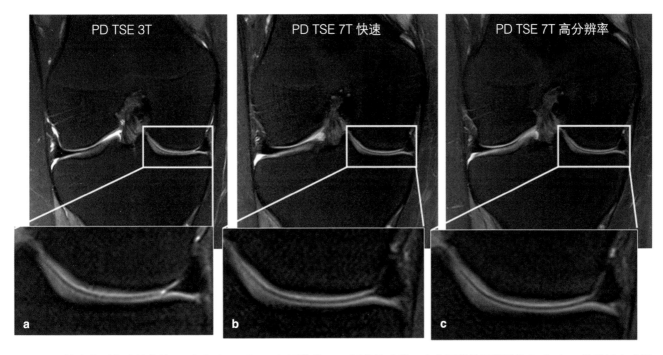

图 14.5　健康志愿者膝关节的 3T（a）和 7T（b、c）冠状位 MRI 图像的比较，这些图像是用脂肪饱和（fs）二维质子密度涡轮旋回（PD TSE）序列获得的。膝关节内侧区的放大图片细节可以更好地观察到关节软骨的图像质量。7T 的信噪比增益可以得益于更快的采集（b）或在相似的采集时间下更高的分辨率（c）

诊断信心，发现 7T 时对低级软骨病变的诊断有明显提高[50]。

　　MRI 的信噪比可以通过使用专用的肢体线圈和最佳脉冲序列来部分改善，以在一定的成像时间内提高分辨率[51]。在大多数情况下，这些线圈作为接收线圈，提供高信噪比，允许应用小视野（FOV）和大矩阵尺寸，从而提高平面内分辨率，可以在临床上可接受的扫描时间内实现。

14.2.4　修复组织的磁共振形态学成像

近20年以来，软骨修复手术领域取得了重大进展。目前有创新的手术技术可以治疗因受伤或疾病而引起局灶性软骨缺损的有临床症状的患者。这些手术技术包括微骨折、骨软骨自体或异体移植、基质相关软骨细胞移植（MACI）、幼年软骨细胞植入和非细胞播种的生物相容性基质植入。迄今为止，膝关节软骨治疗方案的选择是依据患者的年龄、目标和期望、其他关节组织损伤的关联、先前的治疗史以及软骨缺陷的尺寸（范围、大小和深度）和位置为指导。虽然不是常规操作，关节镜下的活检仍被认为是评估软骨修复组织质量的金标准。然而，由于关节镜检查的相关并发症，MRI成为评估修复组织状态应用最广泛的工具。放射科医生必须了解与这些手术相关的"正常"发现，以及可能需要短期随访或治疗干预的"异常"发现。

MRI上修复组织的形态在很大程度上取决于手术技术。因此，转诊医生提供的简明的临床信息对于全面和准确的放射学评估至关重要。一般来说，膝关节软骨修复的MRI应该用专门的肢体线圈进行。虽然临床常规检查通常在1.5T和3T系统上进行，但已经有相当多的研究在7T系统上进行了。高场和超高场MRI提供的更高的信噪比获得更快的采集或更高的空间分辨率，这在软骨成像中是至关重要的[50,51]。一般来说，0.3 mm或更小的平面分辨率有利于充分和可靠地显示软骨的磨损情况[19]。

14.2.4.1　骨髓刺激

骨髓刺激手术后，修复组织经历了一个逐渐成熟的过程，MRI形态很好地反映了这一过程。在微骨折手术后不久，软骨下骨质中产生的微小骨折导致了血块的发展，填补了缺陷区域。与相邻的健康软骨相比，这个涉及修复组织生成的初始阶段在T2W图像上出现高强化。在这个早期阶段，即使是与液体的区分也是具有挑战性的[52]，这强调了额外的临床信息对于补充放射学评估的重要性。随着多能骨髓细胞浸润到缺损部位并分化，将会巩固修复组织。通常情况下，血块需要8~15周才能被纤维状组织取代，术后大约需要4个月才能形成纤维或纤维软骨修复组织。同时，MRI信号强度不断降低，

直到与健康软骨的信号强度相似甚至更低[53,54]。修复组织的纤维成分越高，MRI信号与相邻的天然关节软骨相比越低。这种成熟过程通常应在1~2年后完成，修复组织会填补以前的缺损并形成平坦的表面。在术后早期，经常观察到骨髓水肿，但应随着时间的推移逐渐消退。然而，持续的骨髓水肿可能是治疗失败的标志[52,53]。

14.2.4.2　骨软骨自体移植和异体移植

骨软骨自体移植和异体移植是解决软骨损伤的有价值的治疗替代方法[3]。在骨软骨自体移植（OAT）中，从膝关节的低承重区采集骨软骨柱并转移到软骨病变部位。当然，可治疗缺陷的大小（通常不超过2.5 cm²）受到可用的骨软骨供体组织数量的限制[55]。相比之下，同种异体移植手术涉及从供体膝关节获得骨软骨柱，其优点是不会在患者膝关节的供体部位产生额外的骨软骨病变。因此，同种移植手术也可用于覆盖较大的软骨缺损。关于放射学随访，这两种技术的主要区别在于骨软骨自体移植后必须对供体部位进行额外的MRI评估。

MRI图像分析应包括评估骨软骨移植的数量和大小，骨和软骨界面的轮廓，以及评估移植、供体部位和邻近骨髓的MRI信号。此外，应调查对比剂增强模式和关节内的软组织异常，如关节积液和滑膜炎。骨软骨移植物通常在6~14周内显示出坚实的骨性结合。最初，手术后经常出现软骨下骨髓水肿，但随着移植物与软骨下骨质的结合，骨髓水肿预计会消退。当固体骨质结合发生时，塞子内和周围可看到正常的脂肪骨髓MRI信号。T2W图像上显示为液体样的高MRI信号强度的囊状腔和软骨下骨髓内持续的水肿样高MRI信号可能提示，移植体与相邻天然组织结合不良。

一些研究者已经详细地描述了骨软骨移植和相邻天然组织的术后MRI表现[56-58]。从这些研究中，可以得出以下正常的发现和骨软骨移植后可能出现的并发症：有超过50%的受试者在最初的12个月内，与骨软骨自体移植手术相关的正常MR发现包括移植物内和周围的骨髓水肿，[56]。少数患者的骨髓水肿持续了3年。另外值得注意的是关节积液和滑膜炎，有时会持续2年以上。经常能观察到骨-骨界面的不协调，而软骨-软骨界面的不协调少见。这些常

见的骨－骨界面的严重不协调最初可能是病理性的；然而，它们不应该被视为一种并发症。这是技术固有的副作用，因为塞子可能是在软骨厚度与植入部位不同的地方选取的。由于外科医生的目标是获得一个光滑的关节面，所以骨－骨界面可能经常不协调。

软骨移植的并发症可能包括移植物的松动或迁移、软骨－软骨界面的不协调以及软骨塞和相邻天然软骨之间的间隙。极少情况下可以见到移植物的部分或完全坏死。在 Link 等的研究中[56]，对 45 例患者进行了膝关节自体骨软骨移植系统手术，每个患者都植入了一个或多个自体骨软骨移植系统圆柱体。在 6 个自体骨软骨移植系统圆柱体中发现了与骨坏死一致的二次关节镜检查和 MRI 结果。骨坏死移植圆柱体并没有导致骨的塌陷或软骨的病理变化。有趣的是，这些病例中只有 2 例与临床异常有关。一种解释可能是，软骨的营养几乎完全来自滑膜，因此其生存能力与这种性质的变化关联性较小。

14.2.4.3　基于细胞的修复技术

与骨髓刺激技术类似，在自体软骨细胞移植和基质相关软骨细胞移植（MACT）程序后，修复组织会随着时间的推移而成熟。修复组织的成熟是通过 T2W 图像上 MRI 信号强度的降低来记录的。起初，修复组织出现高张力，但随着时间的推移，它的 MRI 信号强度与健康软骨的参考值相当[52,59,60]。在术后早期，软骨下骨髓水肿是正常现象，但应在随访期间逐渐消退。1 年后持续的骨髓水肿可能表明（待定）治疗失败[52]。同样，边界区的不完全整合，如细裂缝状的高信号，在早期阶段通常可以观察到，但最终也应该消退。在术后早期阶段，应用的不同手术方案决定哪种是有缺陷的填充物。虽然基质相关软骨细胞移植可以预计到轻微的填充不足，但自体软骨细胞移植后通常会观察到完全填充甚至过度填充。然而，两种技术都应该在 1~2 年内促进完全填充。随后的移植体肥大与骨膜瓣的使用相关，在有症状的情况下可能需要进行手术清创。与合成胶原相比，使用骨膜覆盖更常观察到分层[61]。移植物分层在 T2W 图像上表现得最为明显，其特点是在修复组织和软骨下骨之间延伸的线性高强化信号[52]。在大多数情况下，自体软骨细胞移植和基质相关软骨细胞移植手术后，软骨下椎板应保持完整。

14.2.5　基于形态学磁共振成像的软骨修复半定量评分系统

半定量评分系统在软骨修复的术后评估中发挥着重要作用，因为它们可以对确定的参数进行标准化、可重复性和客观的评估。这为比较不同软骨修复手术的结果提供了一种手段，也可以比较不同研究获得的结果。特别是软骨修复组织的磁共振观察（MOCART）评分系统，在其最初的 2D 设计和更新的 3D 版本中，自 2004 年推出以来已被广泛用于研究（参阅第 13 章和附录 C）。为了便于研究之间的比较，获得最佳的修复组织结果，应该在设定的时间间隔内获得 MOCART 评分。然而这些时间间隔可能取决于所应用的软骨修复手术技术，尤其在术后早期阶段。MOCART 评分系统已在研究中广泛使用，但尚未完全融入日常的临床工作中。但这种标准化的报告方式也可能改善日常的患者护理，所以我们非常鼓励将 MOCART 评分系统纳入。

14.2.5.1　软骨修复组织的磁共振观察

最初的 MOCART[62] 评估和评分[59] 包含 9 个不同的变量：缺损的填充、与邻相邻软骨和骨的整合、修复组织的表面、修复组织的结构、修复组织的信号特征、修复部位的软骨下层、修复部位的软骨下骨、是否存在粘连以及滑膜炎。这些变量的评估是基于用圆极化膝线圈获得的几个 2D 序列和用表面线圈获得的高分辨率矢状双快速自旋回波序列[62]。在 MOCART 中，可以达到 0~100 分，0 分代表最差，100 分代表可能的最佳放射学结果[59]。MOCART 可用于评估任何类型的软骨修复技术，在横断面和纵向研究中的广泛使用证明了其多功能性[63]。

14.2.5.2　软骨修复组织的三维磁共振观察

随后，高分辨率、各向同性的三维序列被开发出来，这使得各向同性的图像采集的体素大小可低至 0.4 mm。使用多平面重建，这些数据集可以在每个平面上进行重建而不损失分辨率。Welsch 等利用这种新的可能性建立并介绍了 3D MOCART，这是原始 MOCART 的一个变种，它是基于获取单一的、各向同性的 3D 序列[64]。为此，作者选择了 3D 稳态进动快速成像，一种基于梯度回波的序列。利用较小的切片厚度和重新格式化任何所需图像平面的可能性，作者将评分扩展到总共 11 个变量。3D MOCART 还评估了修复组织的 3D 位置及其在每个平面上与健康软骨参考的边界。此外，作者还介绍了表示某些特征的相对 3D 位置的可能性。在最初的 2D MOCART 中评估的九个变量与 3D MOCART 显示出良好的相关性[64]；然而，与 2D 序列相比，3D 稳态进动快速成像中存在较多的伪影。随后，另一个不同的 3D 序列，即基于涡轮自旋回波的 3D SPACE 用来评估 3D MOCART 的可行性[65]。在这项研究中，3D SPACE 序列与 3D 稳态进动快速成像以及 2D 序列进行了比较。作者的结论是，尽管不同的 3D 序列可用于确定 3D MOCART 得分，但 3D SPACE 的结果最准。然而，尽管创建了 3D MOCART，但基于 3D 序列的传统 MOCART 仍被广泛使用。

14.2.5.3 软骨修复骨性关节炎膝关节评分

MOCART 评分系统可以对修复组织及其周围结构进行客观和可重复的评估。但是，它没有考虑到膝关节其他结构的状况，如半月板、韧带、肌腱等。这些结构的状况可能对临床表现和结果有很大的影响。此外，他们的评估是调查是否有可能延迟或预防软骨损伤后骨性关节炎发展的前提。软骨修复骨性关节炎膝关节评分（CROAKS）[66] 将 MOCART 评估的特征与磁共振成像骨性关节炎膝关节评分（MOAKS）[67] 的特征相结合，目的是不仅评估修复部位，而且评估整个关节，以促进一个更全面的观点。CROAKS 可用于评估所有不同类型的修复程序。

14.2.6 软骨修复的磁共振形态学成像总结

快速自旋回波和梯度回波序列是膝关节 MRI 的基石。定量成像采用各向同性 3D 梯度回波序列，如 3D 快速低角度拍摄或 3D 双重回波稳态。迄今为止，用于软骨评估的形态学 MRI 侧重于定性特征，而定量方法可能产生更多的信息。为此，在图像采集（即扫描仪、序列和患者特定因素）和图像进一步处理（即兴趣量识别、分割、定义、提取和参数确认）过程中，标准化都很重要。

对于软骨修复，高分辨率 MRI 提供了准确的、无创的修复部位评估，并为使用评分系统（如 MOCART 评分）提供了基础，它可以评估软骨修复部位随时间的发展，并有利于个体间的比较。特别是在基质相关的自体软骨细胞移植后的患者中，可以观察到随着时间推移，生物软骨修复的动态过程。因此，软骨修复手术后，应对没有临床症状的患者进行两次随访 MRI 检查，第一年后进行首次 MRI 评估，第二年后进行第二次评估。一旦出现临床症状或发生新的创伤，应立即进行随访 MRI 检查。

14.3 软骨修复组织的生化 MRI 评估

为了使关节软骨和软骨修复组织的构成可视化，可以使用多种不同的方法。这些方法应该描述健康的透明关节软骨的一种或几种的不同成分组合。第 1 章从宏观和微观层面深入描述了关节软骨的结构、形态和组成。

关节软骨是一种复杂、致密、特殊的结缔组织，依靠溶质的扩散获得营养[68]。负责关节软骨生物力学特性的是细胞外基质，主要由水（约 75%）、胶原蛋白（约 20%）和蛋白多糖聚集物（约 5%）组成[68,69]。水要么在整个基质中自由移动，要么与大分子结合。胶原蛋白主要以 II 型为代表，它在整个软骨中形成一个稳定的网络。蛋白多糖由中心核心蛋白和糖胺聚糖（GAG）侧链组成，其二糖单位上最多携带两个阴离子基团，这有助于软骨基质呈负电荷。由于这些离子基团被固定在细胞外基质成分上，它们被称为固定电荷，它们在组织内的分布被描述为固定电荷密度（FCD）[70-72]。这种负的固定电荷密度吸引着正离子和水分子，有力地促进了关节软骨的独特机械性能。关节软骨的结构主要是根据 3D 网络中胶原蛋白的方向来分层的[69,73]。表层 / 切向区的特点是扁平的软骨细胞、相对较少的蛋白多糖和大量平行于关节面的胶原纤维。中间 / 过渡区有圆形的软骨细胞，高水平的蛋白多糖，以及随机排列的胶原纤维。深层 / 放射区的特点是细胞密度低，垂直于骨骼的胶原纤维较厚，以及软骨细胞柱。在"潮标"之后，下面的钙化软骨层部分矿化，作为软骨和软骨下骨的过渡区。

健康透明软骨的结构和成分构成了不同生化 MRI 方法及其在关节软骨疾病和修复评估中应用的

基础。其中许多方法已经成功应用于软骨修复的评估。根据不同的软骨修复技术，组织学研究中软骨修复组织表现为透明状软骨、透明状与纤维软骨混合、纤维软骨或纤维状。然而，这些组织学研究对这些不同的软骨修复程序显示了不同的结果[74-81]。

由于糖胺聚糖含量的变化一般发生在胶原结构发生变化之前，因此使用生化 MRI 对修复组织的超微结构进行描述，不仅对检测软骨退化的不同阶段（糖胺聚糖减少）很重要，而且对检测软骨修复的不同阶段（糖胺聚糖增加）也很重要。带负电荷的蛋白多糖由具有结合糖胺聚糖链的中央核心蛋白组成，已通过延迟钆增强软骨 MRI（dGEMRIC）[82]、钠 MRI[83,84] 和最近的化学交换饱和转移（CEST）[85,86] 所显示。迄今为止，只有 dGEMRIC 被引入临床用于软骨修复成像；然而，由于钆可以在大脑中沉积，最近线性钆造影剂已经退出市场[87]。因此，根据欧洲医疗机构的决定，现在 dGEMRIC 的临床使用受到了严格限制。

虽然也能反映含水量，但经典的生化 MRI 方法侧重于关节软骨的胶原含量和结构是横向弛豫时间（T2）测图[86,88,89]。除了关节软骨的 T2 之外，最近，已经证明 T2* 松弛可以反映胶原蛋白的结构，可以成为在更短的采集时间和更高的分辨率下更快地检测组织退化和修复组织评估的一个有前途的工具[89-95]。此外，磁化转移对比（MTC）也可能在未来软骨成像方法中发挥更重要的作用。据报道，另一种反映软骨大分子组合的 MRI 技术，即关节软骨的蛋白多糖[96]加胶原蛋白含量[97]，可能是 T1 ρ 测量法。

14.3.1　T2 弛豫时间制图

关节软骨的 T2 是评估水和胶原蛋白含量变化以及组织各向异性的敏感参数[88]。软骨 T2 反映了水和细胞外基质在分子水平上的相互作用，胶原纤维的方向决定了关节软骨的层次。胶原蛋白网络的三维组织和"哥特式"拱形曲率，受水的流动性、蛋白多糖的取向以及由此产生的 55° 的魔角（相对于静态磁场）的影响，影响了 T2 的外观[73,98]。在健康的关节软骨中，可以观察到 T2 值从深层到浅层的增加，这是基于软骨深层中垂直于皮质骨的胶原纤维的各向异性[99]。较晚的取向降低了水质子的流动性，

T2 弛豫时间连续降低。经组织学验证的动物研究表明，T2 值的这种带状增加是膝关节软骨修复手术后透明或透明样软骨的标志[100,101]。为了在体内观察这种带状变化，高空间分辨率是必不可少的，这在高场 MRI 以及临床方法中的专用多通道线圈中已经可以实现[102]（图 14.6）。此外，正如 3T 和 7T 的 T2 图谱比较所示，信噪比也得益于场强的增加[103]。因此，在适当的技术设置下，即使在软骨层较薄的关节，如踝关节，也可以对软骨进行分区评估[102]，还可以对不同解剖区域（如踝关节和膝关节）的软骨 T2 值差异进行量化[104]。

最近，有人观察到 T2 图谱可以提供关于骨性关节炎发展和演变的宝贵信息[105-108]。在一项关于骨性关节炎倡议数据的研究中，作者发现与没有进展的对照组相比，膝关节的 T2 值增加，在 4 年内从 Kellgren–Lawrence（KL）评分为 0 发展到 KL 为 2[109]。另一项研究发现，软骨的 ICRS 等级与缺陷旁边的 T2 值增加之间存在正相关[110]。T2 图谱的进一步应用可能包括监测前交叉韧带损伤和重建过程中的软骨改变，因为根据膝关节损伤和骨性关节炎结果评分，前交叉韧带重建前较高的 T2 值与手术后

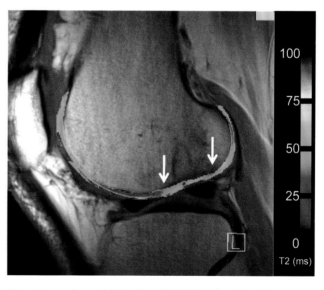

图 14.6　一名 32 岁男性的股骨外侧髁在基质相关软骨细胞移植 6 个月后的矢状面多回波自旋回波 MRI 图像与彩色编码的 T2 图叠加。与周围的原生关节软骨相比，修复组织内的 T2 值较高（箭头）（采集参数：TR：1650 ms；TE：12.9，25.8，38.7，51.6，65.5，77.4；翻转角度 180°；矩阵大小：384×384；FOV：16 cm；切片厚度：3 mm；切片：6；TA：5min37s）

1 年的临床结果呈正相关[111]。2016 年，一项初始的随机对照试验使用 T2 值来评估体育锻炼干预对早期骨性关节炎的影响[112]；绝经后的早期骨性关节炎女性在进行 4 个月的水上训练后，T2 值有所下降。必须进一步分析这项有前景的研究，以确定 T2 作为绝对量化参数的具体作用。

在软骨修复组织中，整体（体积）T2 值以及线状轮廓在术后早期随访中显示出增加，这可能使软骨修复成熟度的可视化[113]。此外，另一项研究显示，区域 T2 评估能够区分微骨折（MFX）和基质相关软骨细胞移植后的软骨修复组织[27]。在上述研究中，尽管微骨折后的软骨修复组织在组织学上被视为纤维软骨，但没有显示出从深层到浅层软骨方面的 T2 区域值增加，而基质相关软骨细胞移植后的修复组织在组织学上报告为透明样，显示出明显的软骨分层。

超高磁场强度的进步使人们能够应用更高的空间分辨率，从而通过更好地观察软骨的分区变化改善 T2 图谱[103]。然而，更高的磁场强度带来了一些缺点，如更高的比吸收率（SAR）和 B1 不均匀性。这影响了推导 T2 图的常用序列（如 Carr-Purcell-Meiboom-Gill 或 CPMG），使其应用面临挑战。另一种方法是通过使用单回波自旋回波（SE）序列来补偿这些问题，但其缺点是采集时间增加[114]。三回波稳态（TESS）序列提供了一个可能的解决方案[115]（图

14.7）。这种新的稳态自由运动序列在一个重复时间（TR）内获得 3 个回波，对 B1 不均匀性具有内在的稳定性。此外，由于翻转角低，TESS 更容易遵守 SAR 限制，从而进一步提高了 TESS 和超高场强的协同价值。总的来说，与用于 T2 图谱的传统多回波、多层自旋回波序列（CPMG）相比，图像采集可以快 4~5 倍[116,117]。

14.3.2 T2*（星）松弛时间映射

与 T2 值相比，T2* 还反映了由静态磁场不均匀性、应用梯度、化学位移和磁化率引起的局部场异质性造成的非常短的横向去相位效应——在宏观层面，在软骨骨界面上，或在软骨超微结构的微观层面[90,118,119]。由于 SE 序列通过应用再聚焦脉冲消除了这些去相位效应，T2* 的获取是梯度回波序列所独有的，因为再聚焦是由磁梯度来完成的[118,119]。此外，T2* 的松弛受刺激回声和磁化转移的影响较小[120]。

T2* 图像的建立与 T2 图类似：对于每个切片，在设定的回波时间内用多回波序列协议获取若干图像，并通过应用单指数或双指数衰减方程将信号水平与相应的回波时间（TE）相适应[121]。绘制 T2* 图像不需要特殊的硬件组件，进一步的特色优势是在较短的扫描时间内采用高分辨率三维采集的生化方法[122]。由于关节软骨的深部和钙化区由高度组织化

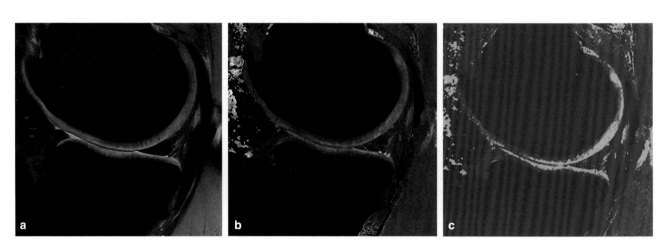

图 14.7 一名 26 岁健康男性志愿者的内侧间室股骨–胫骨关节软骨的质子密度加权 7T MRI。可以看到从骨–软骨界面到软骨表面的 3 个软骨层。垂直于骨的低密度线似乎类似于底层胶原结构的效果（a）。同一受试者在 7T 的三维三回波稳态（3D TESS）序列中计算出的 T2 图（采集时间 =1min48s），其中高强化体素突出了整个软骨的 T2 值分布。同样，可以区分出 3 个层次（b）。同样的 T2 图，为了更好地显示关节软骨内 T2 值的分布，采用了不同的着色方案，显示了具有较高 T2 值的明亮体素（c）

的致密胶原纤维组成，能够获取短 TE 的序列能够提供更多的信息，对这一特定位置的病理变化更加敏感 [93,118,122]。通过超短 TE（UTE）T2* 图像，可以获得 0.3ms 量级的回波时间。这可以更敏感地评估更高组织，特别是通过省略与软骨体积含水量有关的较长 TE，强调了这种方法改善评估关节退化的潜在能力和稳健性 [91,118,123]。

由于其对胶原结构变化的敏感性，T2* 图像被研究成为软骨修复组织评估的另一种可能模式。研究表明并从组织学上验证了 T2* 松弛时间测量值随着软骨退化等级的增加而减少，以及其对轻度和重度退化的敏感性 [91,94,124]。在一项回顾性研究中，以前接受过基质相关软骨细胞移植的患者，在手术后 2.5 年的初始体内测量也成功地描绘了健康的、原生软骨以及修复组织中的浅层和深层相似的整体 T2 和 T2* 值。此外，健康软骨显示了信号强度值的带状分层，其值从深度到表面不断增加，但基质相关软骨细胞移植修复组织内没有 [90]。在基质相关软骨细胞移植后 3 个月、6 个月、12 个月、24 个月、36/42 个月和 60 个月进行的前瞻性随访显示，修复组织和健康软骨的 T2 值相当，但修复组织的 T2* 较低。与 T2 相比，T2* 值的地带性差异也更明显（图 14.8）[125]。另一项研究评估了术后 1.9 年的微骨折，发现与修复组织相比，健康软骨的 T2 和 T2* 值更高且呈正相关关系。健康软骨内再次出现了从深层到浅层的空间变化，

但在微骨折修复组织中则没有 [93]。

虽然这些结果表明，一个更快的各向同性的生化成像模式的未来应用是有希望的，但需要进行更多的研究来创建规范的数据并建立标准化的采集协议。

14.3.3 T1rho 磁共振成像

旋转框架中的松弛时间（T1rho 也称 T1ρ）是一个具有 T1 和 T2 加权元素的时间常数，它描述了自旋在与磁化强度平行的射频场影响下的磁弛豫。由此产生的对比度对水分子与其局部大分子环境（如胶原蛋白和聚糖胺聚糖）之间的低频相互作用很敏感。然而，它们各自的大分子贡献量仍在讨论中。Regatte 等在化学或酶法耗尽糖胺聚糖的软骨栓中观察到 T1ρ 的变化，但在胶原酶处理的组织中没有观察到 [126]，表明对糖胺聚糖含量的敏感性。然而，Menezes 等发现软骨 T1ρ 和糖胺聚糖浓度之间没有相关性 [127]。此外，据报道，在 B0（=静磁场）< 3T 时，主要的 T1ρ 和 T2 松弛机制是由于胶原基质中水分子的缓慢各向异性运动而产生的双极相互作用 [97]。这与观察结果相吻合，类似于 T2 测量结果，T1ρ 也受胶原蛋白取向的影响，这一点从魔角效应的存在可以看出。一项将 T1ρ 和 dGEM-RIC 与组织学进行比较的研究证实了这些发现，并认为 T1ρ 不适合准

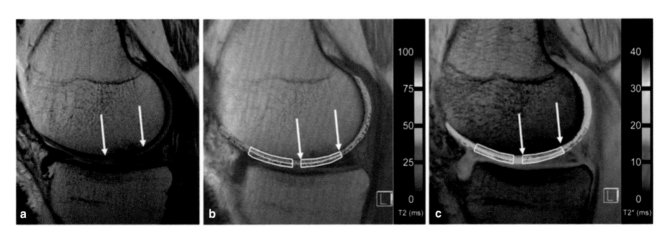

图 14.8　基质相关软骨细胞移植后 60 个月时获得的患者股骨内侧髁的 MRI。MRI 图像是使用形态学质子密度涡轮自旋回波（PD-TSE）序列（a），匹配的定量 T2 图（b）和 T2*（c）图获得的。箭头标志着软骨修复的区域。考虑到可能的分区变化，矩形感兴趣区（ROI）提供了关于对照组原生软骨（左）和软骨修复组织（右，箭头）的平均（全厚）以及深层和浅层方面的信息。在软骨的大多数部位，T2 和 T2* 图像中都可以看到分区分层的情况。在股骨髁的后方出现了可能的魔角效应。与邻近的软骨相比，软骨修复组织内的 T2* 值较低，T2 值相似

确测量骨性关节炎患者体内的糖胺多糖含量[128]。然而，尽管 T1ρ 似乎并不完全反映细胞外基质的特定大分子成分，但它已被证明是一个预测关节软骨形态病变发展的标志[129]。Holtzman 等[130] 还将 T1ρ 与 T2 弛豫时间测量结合起来，用于监测微骨折和镶嵌式整形术后的修复组织成熟度。作者认为，T1ρ 和 T2 弛豫时间测量是互补的方法。一项调查微骨折术后患者的研究[131] 指出，3~6 个月后，修复组织和健康参考软骨之间的 T1ρ 和 T2 都有明显差异。在 1 年的随访中，只有 T1ρ 仍表现出明显的差异。基于这些结果，作者认为 T1ρ 也适用于软骨修复组织的无创评估。

14.3.4　磁化转移对比度

Wolff 等[132] 首次描述了使用 MTC 成像应用于关节软骨的情况。MT 效应是基于两个不同的水池的相互作用，一个是自由（非结合）的散装水池，通过 MRI 可以看到，另一个是结合水池，水分子与大分子结合。这些结合的水分子的流动性降低的非常明显，以至于在标准的磁共振成像中，这些水分子的质子不能提供可测量的磁共振信号。然而，在人体的某些组织中，如肝脏、甲状腺、肌肉和软骨，这两个池子之间存在着相互作用：或者是化学交换，或者是由于双极相互作用而进行磁化交换（所谓的交叉松弛）。在非共振脉冲使结合水质子饱和后，自由水池的磁化也受到影响，导致可观察到的磁化减少，这在 MRI 上反映为信号强度降低。因此，MT 具有组织特异性，可以为基本大分子动力学和化学的组织特征提供一种定量方法[132-137]。然而，到目前为止，MT 很少被用来对关节软骨进行体内定量评估。但是，一项研究显示了软骨修复的初步结果，而且很有希望[138]。使用 Scheffler 和 Bieni 介绍的磁化转移敏感的稳态自由运动 MRI 序列[139]，MTC 与 T2 图谱进行比较，以评估全局平均值，以及基质相关骨细胞移植和微骨折后健康的、原始的关节软骨和修复组织的分区变化[140]。在健康软骨和软骨修复部位之间，观察到全球平均 MT 比值（MTR）的明显差异。与基质相关软骨细胞移植术后修复组织相比，微骨折术后修复组织的 MTR 下降更为明显。然而，与 T2 松弛相反，当修复组织与周围的健康、原生软骨相比，

MTC 对微骨折和基质相关软骨细胞移植都显示出较低的数值，而 T2 只对微骨折显示出较低的数值。因此，这两种生化方法所测量的原生软骨和修复组织的特性不完全相同。从体外研究的结果来看[141;142]，似乎胶原蛋白浓度和胶原蛋白方向可能对 MTC 和 T2 松弛起最重要的作用。然而，后者也可能受到水合作用的影响，而 MTC 可能对水合作用不太敏感。

在软骨修复中使用这些（和其他）生化 MRI 技术时，最重要的一点是（i）使用健康软骨的区域作为内部参考，或者（ii）进行纵向研究并在同一时间对同一对象进行比较。此外，经组织学验证的研究可能有助于进一步澄清生化 MRI 技术在软骨超微结构和关节软骨特定大分子成分的可视化方面的影响。

14.3.5　糖胺多糖化学交换饱和转移

糖胺多糖化学交换饱和转移（gagCEST）是另一种有希望的技术，用于无创评估体内关节软骨中糖胺聚糖（GAG）的含量[85]。gagCEST 成像利用了这样一个事实：在关节软骨中，来自糖胺多糖的 OH 基团的易变质子与水分子的质子不断交换。与 MTC 实验类似，糖胺多糖上的这些惰性质子可以用射频选择性饱和脉冲进行饱和。当这些质子随后通过化学交换转移到大水池时，它们减少了大水池的信号，这反过来可以被测量。通过在较长的时间内应用这种饱和度，饱和质子在水库中积累，从而提供一个明显的对比度增强[143]。然而，由于该方法的复杂性，gagCEST 图的质量容易受到各种因素的影响，如 B0 和 B1 不均匀性、运动伪影、不同的标记效率，以及对 Z 谱的定义不够准确。2011 年，Schmitt 等[144] 使用 gagCEST 调查了微骨折和基质相关软骨细胞移植术后的患者，平均随访时间为 21 个月，并将结果与 7T 成像的报告进行了比较（图 14.9）[144]。这些研究者发现修复组织中的不对称磁化转移率（MTRasym）值低于健康参考软骨，并观察到 gagCEST 和钠成像之间有很强的相关性，表明 gagCEST 对聚糖胺多糖的特异性。gagCEST 还被用于评估 9 例患者在平均随访 7.9 年后的自体骨软骨移植的结果，同时进行 7T 的钠成像和 3T 的 T2 映射[145]。患者的临床结果很好，以中位数表示，改良的 Lysholm 膝关节评分为

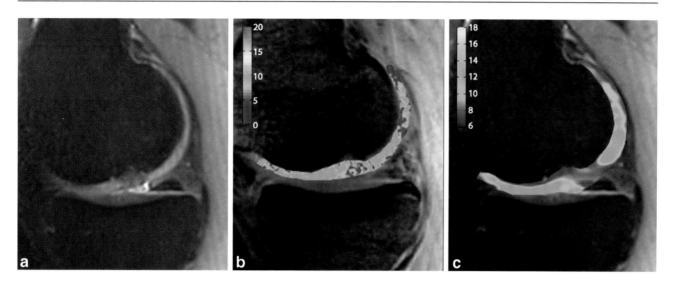

图 14.9　一名 30 岁的患者在股骨髁内侧微断裂后，使用高分辨率（a）形态学、（b）gagCEST 和（c）23Na MRI 进行检查。（b）和（c）上的色条分别代表了从 0~1.3ppm（gagCEST）的偏移量和钠的信噪比的 MTR asym 值。两种技术都显示，与周围的原生组织相比，修复组织的信号强度下降

90 分。gagCEST 和钠成像之间的相关性最强 [P=0.952，95% 置信区间为（0.753；0.992）]。然而，只有 T2 映射与改良的 Lysholm 膝关节评分有相关性。

由于测量时间相当长，患者的活动是一个重要的问题，应该通过机械的良好固定和后期处理及配准工具来解决 [146]。目前，最好的结果是在超高场系统上获得的 [147]，因为与常规 3T 系统相比，超高场系统具有更高的信噪比和光谱分辨率 [148]。相反，B0（静磁场）和 B1（射频场强）的不均匀性以及 SAR 的限制在超高场上更为明显。特别是，准确的 B0 校正已被证明对准确的 gagCEST 测量至关重要 [147]。为此，引入了水饱和度偏移参考（WASSR）[149]，并被证明可以进一步提高 gagCEST 地图的质量 [150]。尽管有这些挑战，但 gagCEST 仍有宝贵的优势。与 dGEMRIC 不同，gagCEST 成像不需要使用造影剂，而是采用化学交换提供的内源性造影。此外，gagCEST 不像钠成像那样需要依赖特殊的多核硬件。此外，gagCEST 结合了糖胺多糖的特异性和良好的空间分辨率。但是，要使这种技术适用于常规临床评估，还需要进一步完善。

14.3.6　延迟钆增强的磁共振成像

糖胺多糖对软骨组织的生物化学和生物力学行为非常重要。聚糖胺多糖是软骨中固定电荷密度的主要来源，在软骨退化的早期阶段 [151] 或软骨修复组织中，聚糖胺多糖往往会减少 [152]。静脉注射的二乙烯三胺五乙酸钆（Gd-DTPA2-）可以通过关节面和软骨下骨穿透软骨。对比度的平衡与固定电荷密度呈反比，而固定电荷密度又与糖胺多糖浓度直接相关。因此，与 Gd-DTPA2- 浓度呈反比的 T1 成为组织糖胺多糖浓度的具体衡量标准，这表明 Gd-DTPA2- 增强的 MRI 有可能监测体内软骨的糖胺多糖含量 [153]。因此，通过延迟给予 Gd-DTPA2- 增强的 T1 图谱（T1-dGEMRIC）被认为是检测关节软骨（尤其是膝关节）中蛋白多糖耗损的最广泛使用的方法，且已经显示出可喜结果 [154,155]。然而，由于 dGEMRIC 方案时间成本高昂，有几个缺点阻碍了它的临床应用性。此外，还有肾源性系统纤维化的风险，以及对钆在组织中的沉积尚未完全理解 [156]。考虑到 dGEMRIC 所需 Gd-DTPA2- 的双倍剂量 [82]，需要特别谨慎。由于修复组织和正常透明软骨对比前的值与早期软骨变性和正常透明软骨对比前的值相比差异较大，所以也必须计算软骨修复组织的对比前 T1 值 [152]。糖胺多糖的浓度由 $\Delta R1$ 表示，即 T1 对比前和 T1 对比后的松弛率（R1=1/T1）的差异。因此，该序列必须进行两次，用于对比前和对比后延迟的 T1 图谱。这增加了总的扫描时间，并且需要在两次 MRI 扫描之间休息，在这期间必须使用造影剂。注射后至少需要延迟 90 min 才能使造影剂渗透到软骨

中。与标准的反转恢复（IR）评估相比，使用快速 T1 图像的不同方法实现了扫描时间的减少[157]。虽然仍然需要 90 min 的延迟，但这可能增加 dGEMRIC 技术的临床适用性。

一项研究使用 dGEMRIC，能够区分不同手术技术术后的修复组织，与基质相关软骨细胞移植术相比，微骨折术后软骨修复组织的 ΔR1 值更高，因此，糖胺多糖含量更低[158]。此外，dGEMRIC 可能有助于确定与骨性关节炎发展相关的改变，包括髋关节发育不良和股骨髋臼撞击[159,160]，以及膝关节软骨的纵向评价[161,162]。这种技术的适用性也在膝关节和髋关节以外的领域得到验证[163-165]。

14.3.7　钠磁共振成像

在关节软骨中，正钠离子是固定密度负电荷的自然分布的反离子，主要是由糖胺多糖侧链带负电荷引起的。这种直接的比例关系允许通过评估相对的钠浓度间接估计关节软骨中糖胺多糖的浓度和分布[166-169]。尽管钠（23Na）是活体系统中第二容易检测的核，但由于 T2 弛豫时间短，而且与关节软骨中的水质子相比，钠的浓度明显较低，因此钠成像具有挑战性。这些特性导致内在信噪比低，特别是在扫描时间有限的临床环境下，这使得钠 MRI 在技术上具有挑战性[170-174]。这些挑战随着专用线圈和新序列的开发和引进而得到解决，使钠的测量更加可行，甚至在临床环境中也是如此[174]。此外，据报道，钠成像在重复性方面与 T2 图相当，此外，可能为骨性关节炎的体内评估提供足够的敏感性[175]。然而，与质子成像相比，钠成像仍然受限于 2~4 mm 的分辨率和较长的扫描时间（15~30 min），对多核装置的特殊硬件的要求，对专用线圈的需求——以及对具有非常短 TE 的有利的三维序列的要求，特别是对较高的场强（3T 或更好的 7T）的需求[176,177]。

由于糖胺多糖耗损先于胶原蛋白的恶化和由此产生的严重形态学损伤，钠成像的一个重要潜力是它能够及早发现病理变化，而不是在形态学 MRI 上看到病变[178-180]。早期评估骨性关节炎的临床试验得出结论，钠成像可能有助于诊断和监测骨性关节炎软骨糖胺多糖含量的早期变化[181,182]。由于前面提到的有限的分辨率，部分体积效应发挥了重要作用，钠信号可能会被滑液或关节渗出物污染[182]。随着技术的进一步完善，如基于红外制备的液体抑制，有可能报告钠是预测骨性关节炎的可靠和可重复的生化标志物[183,184]。该方法的敏感性在一项针对 1 型糖尿病（DM1）患者的临床试验中得到证实，该患者的膝关节没有任何基于临床检查或形态学 MRI 的病理发现。然而，钠成像已经显示，与健康志愿者相比，这些 DM1 患者的关节软骨成分有轻微的生化变化[185]。

第一个关于修复组织特征的钠成像研究表明，在基质相关软骨细胞移植或微骨折手术技术治疗软骨修复后，这种技术能够成功地将修复组织与原生软骨区分开。此外，这些特殊的发现与 dGEMRIC 以及 gagCEST 值也显示出高度的相关性（图 14.9）[144,186]。基于这些结果，对钠成像在评估骨髓刺激（BMS）和基质相关软骨细胞移植中修复组织质量的价值进行了评估。尽管由 MOCART 评分评估的修复组织的形态学外观没有显示出明显的差异，但在接受基质相关软骨细胞移植的患者中观察到较高的钠 MRI 信号强度，表明较高的糖胺多糖浓度，因此修复组织的质量也较高。这表明，至少在膝关节方面，钠核磁共振成像不仅可以作为术后随访的标记，而且可以作为一种可能的非侵入性方法来评估新的软骨修复手术技术的性能[187]。

总的来说，钠成像是一种有希望的、可重复的、敏感的非侵入性评估软骨成分的方法。然而，为了确认其临床可行性，必须对硬件和软件进行优化，以改善目前的局限性，如有限的空间分辨率、相对较长的扫描时间和对较高场强的限制。

第 15 章　软骨疾病及其修复的组织病理学评估

Kenneth P . H. Pritzker, Harpal K. Gahunia

李海峰　王　彬　唐冬梅 / 译

15.1　概述

关节软骨的组织病理学变化已有超过 125 年的研究史 [1]。关节软骨的无血管性和非自然性，在 20世纪初通过借助光学显微镜就已为人所知 [2]。随着技术（电子显微镜、同位素示踪技术、生物化学）的进步以及探索的深入，到 20 世纪中叶，我们对关节软骨结构、胶原结构（哥特式拱廊模型）和大分子组成的理解大大增强 [3,4]。在整个 20 世纪后半叶，关节软骨成像〔磁共振成像（MRI）、超声、增强显微镜〕、外科修复、生物化学和免疫学（酶学、免疫学分析等）技术创新取得了重大进展，加上临床医生、科学家和工程师之间的广泛合作，加速了我们在细胞、大分子和器官水平对关节软骨结构和功能的理解 [5-48]。自 21 世纪初以来，不断的技术创新和科学进步使我们了解了关节软骨是健康、衰老、损伤和疾病中非常活跃的组织 [49-73]。为了说明影响关节软骨的疾病范围，软骨软化症、类风湿性关节炎（RA）和骨性关节炎（OA）中的软骨病理形态学简要讨论下。

虽然软骨软化症在年轻运动员中很常见，但它也会影响所有活动水平和年龄段的人，包括患有膝关节炎的老年人 [74,75]。它通常被认为涉及膝伸肌机制，因此也被称为髌骨软骨软化症、髌股综合征或跑步者膝 [76,77]。软骨软化症包括关节软骨的宏观软化，通常为局部软化，通常出现在髌骨关节软骨中。在年轻人中，软骨软化症最有可能是急性损伤的后果，如创伤、反复过度使用、膝关节对线不良，甚至肌无力。软骨柔软性与软骨基质水肿（肿胀）有关，如果受到限制，可以在没有残余损伤的情况下解决。然而反复损伤导致的机械力增高可导致软骨

侵蚀，在慢性期可能表现为细胞外基质（ECM）表面的垂直裂缝和中间区（MZ）软骨内的水肿甚至囊肿。随着软骨的完全侵蚀，关节面可能变成骨（由于软骨下骨的暴露），其中有一个发亮的表面（称为骨化），在此表面之下，关节板内的骨密度增加（骨硬化）。相反，类风湿性关节炎是一种自身免疫性、慢性、全身炎症性疾病，主要影响滑膜，但不影响软骨 [78]。类风湿性关节炎关节内的最初病理变化可能是免疫介导的滑膜细胞激活，最终发展到更慢性的阶段，这是由广泛增生的滑膜引起的。在类风湿性关节炎中软骨损伤是继发的。受到蛋白水解酶，如滑膜细胞分泌的金属蛋白酶的影响，软骨细胞外基质大分子随之降解。类似地，滑膜细胞增加的细胞因子作用于软骨细胞，减少胶原和蛋白多糖（PG）的合成 [79]。随后，关节的整个表面从滑膜 – 软骨界面开始逐渐变薄和软骨基质丢失。

骨性关节炎好发于老年人群（＞ 65 岁；影响约 60% 的男性和 70% 的女性），是导致全球肌肉骨骼残疾的主要原因 [80-82]。然而，骨性关节炎也会影响儿童和年轻人 [83-89]。年轻人骨性关节炎加速发展的关键风险因素包括肥胖和运动相关创伤性膝关节损伤史，如前交叉韧带断裂和 / 或半月板撕裂 [83,90,91]。膝关节骨性关节炎通常影响机械力最大的关节软骨。骨性关节炎的病因是多因素的，相关的病理生理因素涉及炎性细胞因子，如白细胞介素 –1β（IL–1β）和肿瘤坏死因子 α（TNF–α），它们可能参与软骨中启动分解代谢和基质降解的循环 [63,65-71,92-94]。软骨降解酶和促炎细胞因子的产生也可由内源性微粒（如骨性关节炎相关碱性磷酸钙晶体）在关节内沉积引起 [95]。软骨细胞中的金属蛋白酶介导关节软骨细胞外基质的降解和软骨下骨的重塑。一氧化氮具有促

炎作用，在体外实验中，类风湿性关节炎和骨性关节炎患者的软骨细胞可自发产生一氧化氮[96,97]。在实验性骨性关节炎中，一氧化氮通过诱导软骨细胞程序性细胞死亡、凋亡发挥促炎作用[63]。在创伤患者的软骨中，一氧化氮可诱导凋亡软骨细胞的百分比增加，随后凋亡软骨细胞数量随着损伤时间的延长而减少[98,99]。软骨细胞凋亡可以通过观察核碎裂的梯形图来推断。最近的一项研究表明，以滑膜细胞轻度增加伴有下层纤维化为特征的慢性滑膜炎的存在和严重程度，有助于确定不同组织病理学骨性关节炎的亚组[100]。与类风湿关节炎等慢性炎性关节炎相比，这种慢性滑膜炎的范围更小，形态也不同。此外，本研究还显示骨性关节炎组潮标（称为"潮标破裂"）的血管浸润比"非关节炎"组更大。国际骨性关节炎研究学会（OARSI）骨性关节炎软骨组织病理学分级系统见附录 D。

15.2　关节软骨损伤和疾病的早期变化

正常透明软骨作为一种材料是各向同性的；软骨基质在微观和宏观尺度上具有相似的三维材料特性（图 15.1）。骨性关节炎进展过程中关节软骨的组织学变化与其生物力学改变之间存在直接相关性[102]。随着疾病的发展，软骨基质的异质性增强，产生不利的生物力学后果。通过早期治疗干预，受损软骨可以愈合和修复，更好地防止退化性关节炎的进展。识别和诊断疾病早期的软骨病变，如髌骨软化症、骨性关节炎、类风湿性关节炎或其他过程，是成功制订关节软骨修复策略和及时治疗的关键，从而为患者带来良好的治疗效果[64]。关节软骨软化通常被认为是髌骨软骨软化症中最早出现的形态变化（1 级和 2 级病变），与蛋白多糖消耗和聚集蛋白聚糖大小减小有关[103]。类风湿性关节炎最早的异常包括滑膜增生和软组织肿胀，随后是血管翳（滑膜组织的炎性改变）覆盖在关节软骨表面，导致胶原组织紊乱、蛋白多糖含量降低和软骨细胞死亡。典型的、局灶性软骨细胞死亡也见于软骨浅层区（SZ）和邻近血管翳覆盖的软骨表面的上中间区。相比之下，骨性关节炎膝关节软骨中最早的局灶性退变发生在完整浅表区内更中心的负重区域，并与Ⅱ型胶原胶原酶裂解增加有关，这可能伴随着下一个局灶性软骨细胞肥大、聚集和或紊乱（图 15.2）[104]。与其他软骨细胞相比，软骨细胞质的相对增加可以识别为软骨细胞肥大。由于水分含量的增加，胶原纤维的分解可导致基质水肿[105-109]。最早的不可逆性骨性关节炎改变是软骨周围胶原的形成，这是由于先前微血管的损伤。这导致软骨基质异质性，进而导

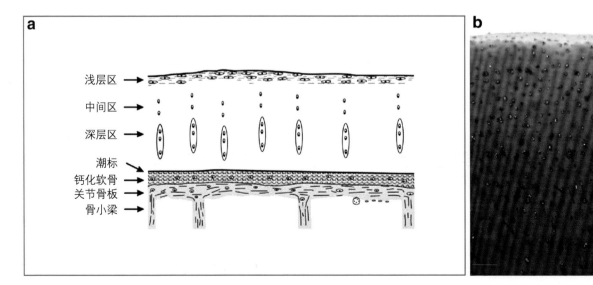

a

浅层区 →
中间区 →
深层区 →
潮标 →
钙化软骨 →
关节骨板 →
骨小梁 →

b

图 15.1　（a）光滑膝关节软骨表面的正常关节软骨示意图。未钙化的关节软骨细胞外基质和软骨细胞被组织成浅层区、中间区、深层区。潮标将深层区与钙化软骨予以区分。（b）正常关节软骨的 5 μm 切片显示光滑表面（藏红 O 染色，放大倍数：×5）

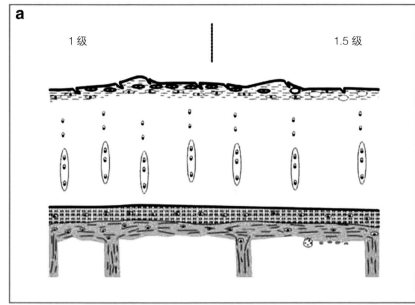
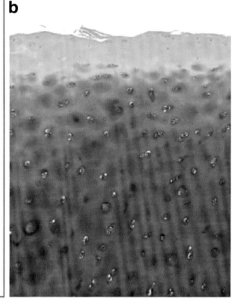

图15.2 （a）膝关节软骨表面早期（1级）骨性关节炎病变示意图，显示软骨表面不均匀，伴有浅层区纤维变性。（b）组织学上，这些表面病变以蛋白多糖缺失为特征，表现为藏红O染色强度轻微降低，延伸至中间区域的上5%（藏红O染色，放大倍数：×5）

致对机械力的不对称反应，进一步促进损伤和胶原修复组织的进行性循环。最近，在实验性骨性关节炎模型以及骨性关节炎患者中发现，在早期骨性关节炎中观察到滑膜炎和胶原结构损伤之间存在关联[110,111]。此外，使用二次谐波（SHG）成像，在骨性关节炎发展的早期就检测到深层区（DZ）胶原纤维厚度的减少和浅层区中胶原纤维紊乱的增加。

15.3 关节软骨损伤的组织病理学

由于损伤或疾病导致的关节软骨损伤的组织病理学技术和评估标准在过去40年中不断发展[101,112-124]。评价患者组织学评估软骨损伤的程度和修复的性质以及作为与其他成像方式比较的金标准的实用性、再现性、有效性和可靠性（观察者内和观察者间）已被广泛报道[52,53,101,114,115,117-120,122,124-137]。组织学方法被最先用以评估骨性关节炎活动和进展，并评估实验性关节炎的软骨损伤[101,113,124,138-142]。近来，从小鼠到马等动物软骨修复的特定模型被建立[143-146]。评估软骨修复的组织学方法是在评估软骨损伤的方法的基础上发展起来的[122]。组织学评估仍然是评估软骨细胞和基质修复反应的最综合的方法。图15.3~图

15.7显示了骨性关节炎等级Ⅱ~Ⅵ的示意图及其相应的组织学评估。

简单、实用、可伸缩性、可扩展性和可比较性的原则在组织病理学系统中用于评估骨性关节炎[101]，也需要应用于软骨修复系统。软骨修复组织病理学评估的首要考虑用于解决以下关键问题：

（1）分类系统是否反映了软骨作为一个活体系统继续修复并随后保持软骨完整性的能力？关键在于，这将包括修复软骨适应不断变化的生物力学环境的能力。

（2）分类系统是否反映了关节软骨的生物力学完整性？理想情况下，修复软骨将具有与原始透明软骨相同的细胞分布和基质结构。这是以邻近修复软骨的软骨具有正常性质为前提的，这种情况确实适用于急性软骨损伤后，但可能不存在于晚期骨性关节炎等疾病。在实践中，可以看到具有类似功能特性但基质结构不同于正常软骨的修复性软骨。这意味着软骨修复的充分性需要评估，而不仅仅是细胞和基质成分的结构排列，而是修复组织反映完整功能状态的程度。

（3）分类系统是否反映了修复软骨的体积、位

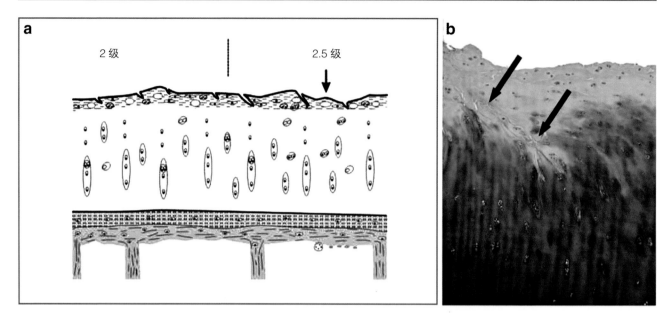

图 15.3 （a）膝关节软骨明显表面不连续的 2 级骨性关节炎病变示意图。纤维变性从浅层区延伸到中间区。（b）组织学上，纤维变性（箭头）可能伴有细胞增生或小软骨细胞簇和或细胞死亡，以及细胞外基质藏红 O 染色的增加或减少，可延伸至中间区的上 1/3。也可以看到基质组织破坏的开始（放大倍数：×5）

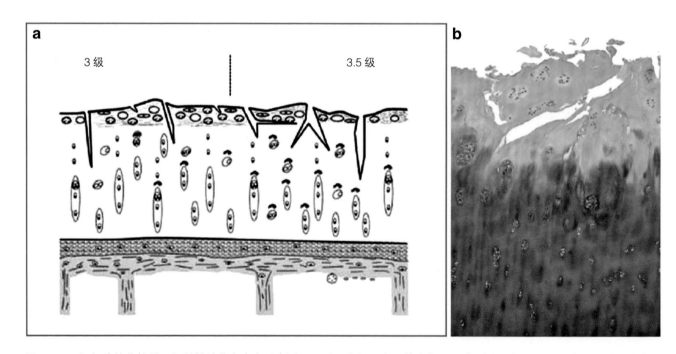

图 15.4 （a）膝关节软骨 3 级骨性关节炎病变示意图，显示了中间区内延伸良好的垂直裂缝。软骨表面的完整性被纤维变性破坏，纤维变性垂直向下延伸至中间区。可以观察到细胞死亡和或增殖以及软骨细胞聚集，最显著的是在裂隙附近。（b）存在分支并延伸至深部区域的裂缝。细胞死亡和描述积极修复反应的大软骨细胞簇最显著地位于裂隙附近，并在中间区延伸良好。注意：软骨细胞肥大显示软骨修复的内在细胞反应和不同的藏红 O 染色强度（放大倍数：×5）

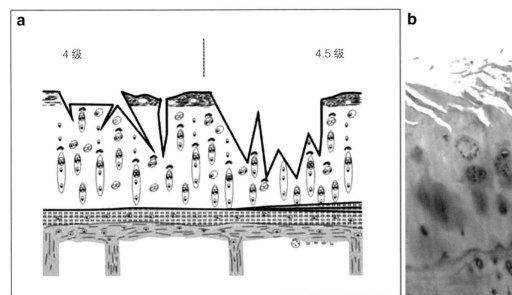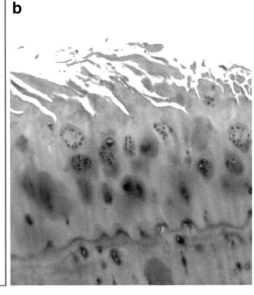

图 15.5　（a）膝关节软骨 4 级骨性关节炎病变示意图，显示可能延伸至深层区上部的裂缝和基质侵蚀。潮标可能存在重叠。（b）可见软骨基质丢失伴深裂。低细胞和软骨细胞簇明显减少藏红 O 染色。潮标的复制很明显（藏红 O 染色，放大倍数：×5）

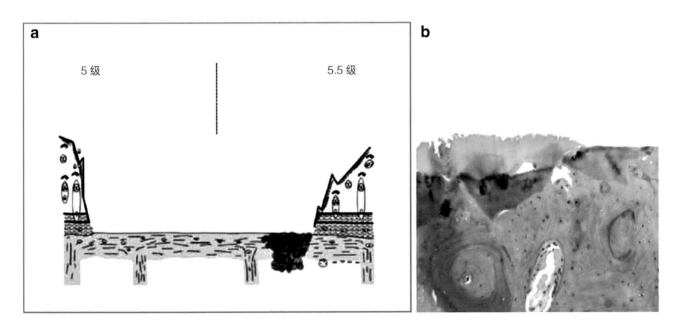

图 15.6　（a）膝关节软骨 5 级骨性关节炎病变示意图，显示软骨大范围剥脱或全部未钙化软骨丢失的局部区域。（b）未矿化透明软骨的全层侵蚀。关节面由钙化的软骨或骨组成（藏红 O 染色，放大倍数：×5）

置以及关节内软骨修复的程度？这是样本充分性和代表性的问题。

（4）组织病理学分类系统能否反映成像技术所显示的软骨修复的功能状态？理想情况下，非侵入性成像将以与组织学相同或更好的标准反映软骨修复，但目前，这是一个目标，而不是现实。因此，有必要将组织学观察到的功能性修复状态映射到影像学观察到的状态。簇形成是早期骨性关节炎修复的标志，在软骨修复中，簇形成可能被解释为一种积极的现象，因为细胞增殖是新组织形成的中心[147,148]。

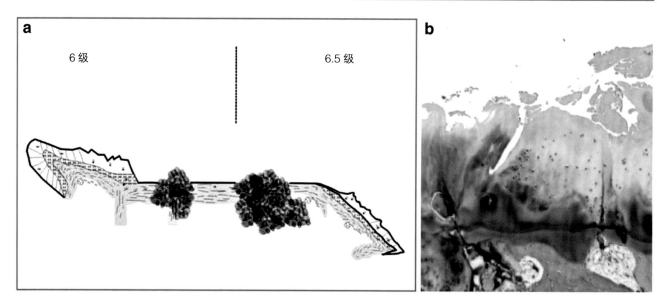

图 15.7　（a、b）膝关节软骨 6 级骨性关节炎病变的示意图和藏红 O 染色显微照片，显示骨和关节轮廓变形。通过微骨折、修复和骨重塑（放大倍数：×5）过程改变关节面轮廓

15.4　关节软骨修复与再生

软骨修复的共同愿景是修复关节软骨中的组织学缺陷，其大小从小面积的表面纤维变性到裂缝形成、侵蚀，或交替修复垂直穿过关节板或水平穿过软骨中部的骨折。类似的概念可以扩展到半月板纤维软骨，其修复通常与软组织骨折后的组织修复相关，通常称为"撕裂"。当修复受到具有正常软骨细胞和基质组织学特征的组织的影响时，这称为再生。

事实上，软骨修复的定义应该更广泛，包括从功能较弱的状态恢复正常的软骨功能状态。这一更广泛的定义可以通过软骨组织结构进行评估，包括软骨较软和较弱的软骨水肿修复和软骨较硬和较脆的软骨硬化修复。膝关节软骨水肿，至少是浅表软骨水肿，常见于职业运动员和急性创伤性损伤[149,150]。如上所述，在髌骨中，它可能影响中软骨的广泛区域，这通常被称为"软骨软化症"。在骨性关节炎中，软骨基质"硬化"可能在缺损处和软骨周围形成多余的胶原组织。或者，由于淀粉样蛋白浸润、二水焦磷酸钙（CPPD）或磷灰石晶体沉积或极少数的黄斑病，软骨可能更坚硬[151-154]。

功能状态下降可能与软骨细胞死亡（坏死）有关，这在类风湿性关节炎或骨性关节炎的浅表软骨中常见。与软骨细胞抗氧化能力相关的活性氧（活性氧包括超氧物、过氧化氢、活性氮、一氧化氮和一氧化氮衍生产品过氧亚硝酸盐）产生的年龄相关性失衡，在软骨降解和软骨细胞死亡中起作用[155]。这些活性氧水平过高会导致氧化损伤，更重要的是，会破坏细胞信号通路。软骨细胞死亡是通过软骨细胞内没有软骨细胞或在细胞吸收之前，通过软骨细胞的存在，细胞膜"鬼影"和细胞核没有嗜碱性染色来确定的[101]。软骨细胞的死亡会使软骨基质变成一种非适应性的功能性较差的材料，其通常受机械力的影响，产生裂缝（包括纤维变性、裂缝形成）、碎裂和侵蚀。软骨功能更细微的丧失可能与氧化脂质相关的色素沉积或脱水有关，这两者通常但并非不可避免地与软骨老化有关[156,157]。与脱水或内源性浸润和沉积（如淀粉样蛋白和钙晶体）相关的软骨功能障碍尚不能修复，但修复策略是可能的。成功的例子是尿酸单钠晶体沉积（痛风），通过药物治疗去除尿酸晶体后，软骨修复可随之发生[158,159]。

通常认为透明关节软骨无法修复，受损软骨无法恢复为透明软骨（再生）。这两个概念显然都是错误的。软骨修复通过 3 个过程中的一个或多个过程进行，每个过程都有其自身的特点和局限性：从邻近的天然软骨修复，从邻近的骨或邻近的软组织修复，以及最近从植入软骨缺损的移植物组织修复。在某些情况下，骨性关节炎软骨在长时间的被动运动训练后，如在固定自行车上或在胰岛素样生长因

子 –1（IGF–1）刺激下进行实验，可显示缺损边缘的软骨细胞复制和Ⅱ型胶原的透明基质再生 [160]。这一过程很少是广泛的，因此维修是不完整的。这种限制是因为软骨基质对大分子是不可渗透的。因此，软骨细胞表面形成的酶抑制剂只能轻微迁移到周围基质中 [161]。这些抑制剂保护软骨基质免受蛋白水解酶降解，这是软骨细胞激活复制和广泛新胶原基质形成所必需的过程。这种修复性软骨可能是透明软骨或纤维软骨，具体取决于局部环境条件。类似地，结缔组织在某些情况下可以生成透明软骨，最著名的人类例子是滑膜软骨化生（滑膜软骨瘤病）[162,163]。

软骨修复源于邻近骨是观察到的最常见的修复过程。这一过程始于分化程度较低的成纤维细胞结缔组织细胞从骨髓迁移到缺损处。这些细胞能够产生蛋白水解酶，降解缺陷边缘的软骨基质，使其能够黏附到传入细胞生成的基质上。这些细胞可以复制，产生通常含有几个小细胞的软骨细胞，并合成通常主要由Ⅰ型和蛋白多糖型胶原组成的细胞外基质。由于Ⅰ型胶原纤维比Ⅱ型胶原纤维含水量少，并且可以形成更厚的纤维，因此这种修复组织被称为纤维软骨 [164]。虽然使用偏振光显微镜可以很容易地将纤维软骨与透明软骨区分开来，但在某些条件下，纤维软骨的功能特性是足够的。需要注意的是，通过从软骨缺损的底部钻入软骨下骨并进行微骨折，可以通过手术促进修复性纤维软骨的形成。

通过外科植入含有自体或同种异体软骨细胞的移植物，可以促进或加速软骨修复（有关这些程序的详细信息，请参阅第11章）。同种异体软骨移植物至今已有40多年的临床实践历史，已知的与活软骨细胞一起存活超过25年 [165-168]。在这些移植物中，修复发生在软骨下骨，基本上是骨折修复过程，并通过移植物 – 宿主软骨界面处的纤维软骨生成。此外，在透明软骨移植物内可以看到围绕现有软骨细胞组织的软骨细胞复制和蛋白多糖基质生成。通常，含有多个复制软骨细胞的移植软骨细胞表现出软骨细胞极性的丧失。在镶嵌成形术或自体骨软骨移植系统（OA–TS）中插入软骨塞移植物时，可以看到较小规模的类似变化 [169-173]。

最近，嵌入细胞生成的内源性基质或放置在外源性基质（支架）中的自体或异体软骨细胞已被用于修复软骨缺损 [62,173-177]。有关这些程序的详细信息，请参

阅第17章和第18章。利用这些移植物，成功修复的特征包括软骨细胞表型的分化和或维持，胶原和蛋白多糖结构基质的细化，与正常关节软骨相似的成分和功能特性，软骨样基质存在时支架的有序替换，以及移植物与邻近的天然软骨和软骨下骨的整合。

一般来说，移植物的完全修复时间会随着移植物的大小而变化。对于大型同种异体骨关节壳移植，修复时间可能延长2年以上。移植物衰竭表现为移植物破坏、移植物吸收、邻近组织的新生血管形成以及移植物颗粒（基质、支架）挤出滑膜和或骨髓腔，有时会引发急性或慢性炎症。在移植技术中，基质掺杂生长或其他调节因子，移植失败有时伴随着修复组织过多或不足，或存在移植软骨细胞的纤维细胞化生 [178,179]。

15.5　软骨修复组织的组织学评估

2003年，国际软骨修复学会（ICRS）采用一致的方法，开发了一种视觉组织学评估量表（VHAS），用于评估透明软骨中的软骨修复 [122]。按照 Mankin 等对骨性关节炎的评估方法，视觉组织学评估量表以 0~3 分制评估以下组织学特征：表面连续性 / 不连续性、基质组织成分（透明软骨，纤维软骨与纤维组织）、软骨细胞组织 / 分布、软骨细胞群生存能力，钙化软骨矿化和软骨下骨完整性 [113,122,123]。虽然该分类有助于评估移植物内部的移植物失败程度，但在评估移植物与宿主软骨的整合或移植物在体内的生物力学能力方面，其效用有限。一项与膝关节软骨栓的机械压缩关系相关的研究显示，杨氏模量与国际软骨修复学会视觉组织学评估量表等级相关联 [135]。根据杨氏模量测量，国际软骨修复学会视觉组织学评估量表等级为3级的软骨比等级为1级的软骨的抗压强度低50%。然而，这些结果并未通过动态生物力学测试方法得到证实 [180]。软骨修复的国际软骨修复学会组织学评估见附录D。

进一步利用人类膝关节软骨进行生物化学和生物力学相关性的广泛组织学研究表明，即使存在轻微的组织学变化，如浅层区纤维变性、拉伸强度和生物化学特性也会降低 [181]。这表明，即使是轻微的形态变化也可能代表机械性能的显著劣化。细胞活

力、凋亡和坏死在理解各种过程中起着重要作用，包括从早期发展到衰老、急性损伤和疾病[182]。将这些标准纳入健康和患病软骨以及手术后修复组织的评估中至关重要。

15.5.1 半月板纤维软骨

半月板纤维软骨的结构在3个重要方面不同于透明软骨。第一，基质由Ⅰ型胶原组成，与透明软骨的Ⅱ型胶原相比，Ⅰ型胶原纤维较多，水分较少；第二，半月板的外部是血管化的；第三，半月板纤维软骨受神经支配，包含本体感受器。因此，半月板本质上比透明关节软骨更具修复能力。然而，在实践中，这种情况通常与受伤半月板部分的机械不稳定性无关。与透明软骨一样，许多技术可用于软骨疾病的组织病理学评估和修复，以促进内源性修复或供应移植细胞/组织[183-190]。半月板修复的组织学评估包括评估修复半月板的完整性，例如，移植物-宿主界面、半月板细胞的活性以及半月板与关节边缘的锚定。此外，修复的完整性可以通过无慢性炎症和观察半月板血管腔的直径与正常半月板相当来评估。区分不同类型的半月板病理学，如半月板形态畸形/挤压和浸渍的MRI评估，而不是半月板内撕裂，对于确定骨性关节炎的严重程度和进展非常重要[100]。

由于软骨修复的组织学评估是侵入性的，在临床情况下，最多只能对活移植物的一部分进行活检，因此最好使用放射学技术对软骨修复进行成像[132,133,191,192]。目前，包括MRI在内的常规成像无法区分修复性软骨[133]。钠磁共振成像和钆磁共振成像，作为基质聚蛋白多糖替代物的固定离子密度成像技术，显示出区分早期软骨修复的前景[193,194]。然而，目前为了达到修复性软骨组织的足够分辨率，需要关节镜技术，如光学相干断层扫描和高频超声[61,138]。

15.5.2 软骨修复组织评价方法：问题与展望

目前，尽管组织学是评估损伤、疾病和修复中关节软骨完整性的金标准，但由于临床难以对关节软骨进行活检，组织学技术在评估软骨修复方面的应用有限。这项声明也适用于生物力学研究。除了分辨率不足外，与正常软骨相比，目前的成像方式无法反映修复组织的功能状态。要解决此问题，需要两个步骤。

首先，需要确定与软骨力学性能密切相关的基质形态学特征。胶原的结构、类型和密度就是其中一个特征，可能最终通过检测固有软骨荧光来评估[72,195]。也许更有希望的是蛋白多糖矩阵域密度和分布的定量评估。单独检测固定电荷密度的变化不可能提供足够的分辨率。同样有希望但未来需更进一步的是评估基质结构域，包括软骨区域和区域间基质中特定结构域的体积/密度。其次，在组织学分辨率< 30 μm的范围内，需要非侵入性成像技术。高对比度、高分辨率的微机层析成像技术现在在实验上表明，这种类型的成像是可能的[196]。未来的工作需要证明生物力学特性与显微成像特征之间的关联。在这方面，关节板骨特性与骨性关节炎等级的密切相关性以及骨性关节炎软骨组织病理学等级与生物力学特性的关联是有希望的[197-199]。实现这一目标后，软骨修复的功能成像和功能组织学将统一为一种模式。随着这一目标的实现，这些技术的临床应用不仅可以可视化，还可以监测软骨修复。

15.6 结论

膝关节软骨结构的组织学分析无论是通过常规组织病理学还是通过先进的成像技术，都是评估软骨基本功能状态以及修复和再生潜力的最有用的替代技术。由于关节上的大部分机械力被骨吸收，该分析应包括软骨下骨板的结构状态。虽然到目前为止，大多数分析都是基于二维的，并且通常局限于一个节理面，但为了最有用，未来的研究应该努力开发一个定量的节理三维"图片"，包括分别对应关节板。当然，这个"图片"不仅涉及可视化，还涉及算法数学分析。随着这些进展，未来膝关节软骨健康状态的组织病理学评估将在临床上更加有用，以确定软骨修复策略，从而改善功能，甚至恢复到正常功能状态。

第七部分

关节软骨修复与软骨生物工程研究进展

第 16 章　人源性细胞在软骨或骨软骨修复中的作用

Brent Mollon, Rita Kandel, John S. Theodoropoulos

徐　强　庄　建 / 译

16.1　概述

　　膝关节软骨或骨软骨(OC)损伤在临床上很常见。在接受关节镜检查的患者中，60% 以上的膝关节都存在软骨或骨软骨损伤[1,2]。这些损伤导致膝关节功能障碍，致人残疾。然而，关节软骨损伤的外科治疗远期效果不佳，目前仍然是一个具有挑战性的领域[3]。

　　关节软骨内没有血管组织，由软骨细胞在蛋白多糖和胶原组成的细胞外基质（ECM）内排列构成[4]。软骨的作用是形成一个低摩擦表面，与半月板一起承受载荷[5]。关节软骨的内稳态是复杂的，我们对关节力学、激素、生长因子和衰老之间相互作用的认识正在不断发展，了解这些机制有助于我们理解关节软骨的病理演变过程。在正常情况下，基质合成和分解之间的平衡由软骨细胞维持。简而言之，软骨损伤意味着内稳态平衡紊乱，破坏力超过软骨细胞合成代谢的能力。一旦发生变性，透明软骨的自我修复能力就会受到限制。

　　临床上，根据国际软骨修复学会（ICRS）对软骨损伤的分类[6]，依据关节镜下软骨损伤程度将软骨病理分为 5 级：0 级为正常软骨；1 级损伤为软骨软化或表面皲裂；2 级损伤为不超过软骨厚度的 50%；3 级损伤超过软骨厚度的 50%，但未累及软骨下骨；4 级是软骨下骨受损。根据病变范围和位置可以进一步描述软骨损伤情况，较大的损伤和累及负重面的损伤症状更加严重[7]。有关更多详细信息，请参阅附录 A。

　　到目前为止，还没有任何一种治疗方法能够充分恢复软骨的低摩擦特性，使其能够长期抵抗磨损。尽管如此，仍然有无数的临床选择，来治疗膝关节软骨损伤。姑息性手术，如关节镜下软骨成形术，切除剥脱的软骨，这些剥脱的软骨被认为是引起关节内疼痛的原因[4]。虽然这些手术有助于短期缓解疼痛，但不能修复软骨损伤，随着时间的推移，软骨损伤会加重并发展为骨性关节炎（OA）。刺激软骨形成疗法，如微骨折术，通过破坏软骨下骨将刺激因子从血液和 / 或骨髓中释放到关节腔内，试图诱导病变处纤维软骨组织的形成[8]。然而，纤维软骨（主要由 I 型胶原组成）在生物力学上不如透明软骨（主要由 II 型胶原组成），这种方法是否能阻止或延缓骨性关节炎发展尚不清楚[3,9]。软骨移植疗法，包括自体和异体移植，通过用患者膝关节内非负重区软骨或捐赠者提供的软骨来填补病损。然而，自体移植手术中供区部位的坏死和同种异体移植手术中疾病传播的可能是这些手术的缺陷[4,10]。此外，移植物的远期效果尚不清楚，这些治疗方法中固有的技术难度（如如何充分匹配移植物与宿主相邻软骨之间的软骨深度和曲率）可能会导致不同的临床结果[4]。上述这些方法在临床应用受到限制是因为相对缺乏高质量的、可证明远期疗效的临床对比研究。虽然在短期内缓解疼痛和恢复功能是患者考虑的重要因素，但人们的焦点正转向如何预防关节软骨损伤的远期并发症，即骨性关节炎的治疗措施上。

　　理想的软骨修复技术是用软骨细胞和类似于透明软骨的细胞外基质替换受损软骨，透明软骨可以与周围软骨很好地融合，具有类似于天然组织的稳态能力。实现这一目标的希望在于组织工程领域。在膝关节内形成透明软骨，理论上应能改善关节力学，减缓甚至阻止骨性关节炎的进展。本章的目的是介绍使用人源性细胞和组织工程治疗软骨和骨软骨损伤的基本理论和现行方法。下面介绍目前支持这些方法的临床数据以及对这一技术局限性的认识。

16.2 组织工程

16.2.1 原则

目前的研究主要集中在增强同种异体或自体软骨细胞移植，以提高移植组织的质量和完整性。组织工程领域的发展引起了人们极大的兴趣，它可以用于修复关节病变。组织工程的目标是重建人体组织的结构和功能[11]，但组织工程的基本原则对许多临床医生来说是陌生的，该领域的快速发展使理解这些新进展变得复杂。

组织工程可以培养具有生物活性的二维或三维软骨样组织，这些组织含有软骨细胞和起支架作用的细胞外基质，可以填补损伤的软骨。这一过程需要3个基本要素：第一，活性细胞；第二，有利于软骨基质形成的结构基质或支架；第三，促进细胞在体内或体外支架上生长的化学和/或机械因素（图16.1）[11]。上述过程的最终目的是将工程组织整合到宿主中[11]。本章将只关注组织工程的3个要素之一，即细胞。关于支架和生长因子的详细内容见第17章，这里仅在软骨细胞培养和软骨基质形成过程中涉及时才会提及。

组织工程技术在商业运营中的一个例子是 NeoCart®（组织发生学，沃尔瑟姆，马萨诸塞州）[12,13]。这个技术中使用的自体软骨细胞是由骨科医生在关节镜下从患者膝关节获得。得到软骨细胞后，就在作为支架的牛胶原凝胶/海绵结构上培养，同时通过生物反

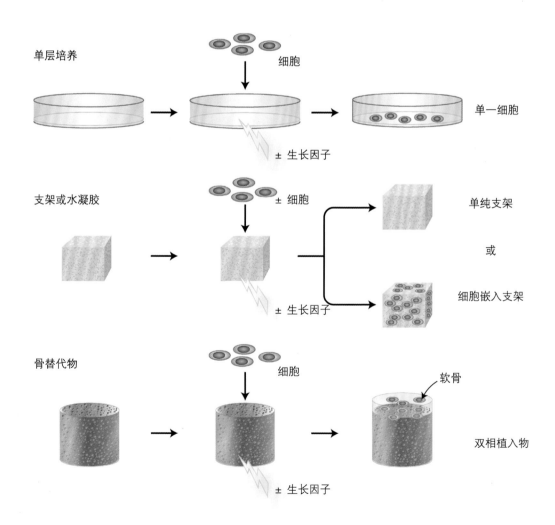

图 16.1 软骨工程概述［本图展示了软骨组织工程的方法。3 种主要成分（软骨细胞源、生物材料和/或生长因子）用于制成3 种最终产物之一：软骨细胞、细胞种子支架或双相植入物（被覆软骨的骨植入物）］

应器在体外培养过程中引入静水压力,应用机械刺激诱导基质合成。最终形成一个包含软骨细胞和细胞外基质的三维结构,类似于体内的透明软骨。尽管这段描述很简要,但它阐明了组织工程的步骤及其在革新软骨损伤临床治疗方案中的作用。最后通过小关节镜(或某些情况下关节镜)确定其大小并匹配软骨损伤,然后用胶原/聚乙二醇基胶固定[13]。

16.2.2 定义

为了规范和阐明组织工程,应理解以下定义。"生长"是指与原物体中相似的细胞和基质的积累而导致的体积增加[14]。"重塑"是指由于组织结构或成分的改变而引起的组织特性的改变。"成熟"是指重塑程度达到了成人组织的功能特性。"分化"是指一个细胞转变为不同的表型,通常是通过之前的多能或多潜能细胞的特化作用。"干细胞"是指具有自我更新能力的细胞,在适当的条件下,能够分化成更特化的细胞谱系[14]。

16.3 软骨修复中的人类细胞

虽然有几种方法正在进行研究,但软骨组织工程的所有细胞方法的根本目标是最终拥有或形成能够生成透明软骨的软骨细胞,该软骨细胞可以整合到周围软骨和软骨下骨中[15]。软骨细胞或能够分化成软骨细胞系的前体细胞的来源多种多样。有获得的软骨细胞(如直接骨软骨移植)、传代软骨细胞或可诱导分化为软骨细胞的干细胞,包括诱导多能干细胞、间充质干细胞和胚胎干细胞。这些细胞,从最特化到最不特化,将逐一探讨。

16.3.1 软骨细胞和关节软骨:特性

人类软骨中唯一的细胞成分是软骨细胞[16]。该细胞最初来源于未分化的间充质细胞。在生长过程中,软骨细胞增殖并合成大量软骨基质。这种基质的干重由 60% 的胶原蛋白(Ⅱ型胶原蛋白为主)、25% 的蛋白多糖〔PG:具有蛋白质核和带负电荷的糖胺聚糖(GAG)链的分子〕以及 15% 的其他分子

和糖蛋白(被认为参与基质组织)组成[16,18]。不同基质成分的干重随软骨成长和衰老而变化。软骨重量的其余部分是水,占其"湿重"的80%[16]。这种液体运载气体、代谢物、离子和蛋白质,使营养物质和少量氧气得以扩散。关节软骨的结构、功能、生长和发育的详细内容,请参阅本书的第1章和第2章。

软骨发育成熟需要一个过程。与胎儿组织相比,成熟关节软骨细胞减少了 50%[19-21]。此外,随着基质中的胶原蛋白成分增加到成人值,软骨的干重也随之增加[20,21]。软骨成熟后形成浅层区、中间区、深层区和钙化软骨层[22,23]。在浅层区(SZ),软骨细胞呈扁平状,平行于关节面排列[17]。与其他区域相比,浅层区的细胞外基质含有较多的胶原蛋白和水,而蛋白聚糖较少,使浅层区具有更大的拉伸刚度和抗剪切力[5]。浅层区中的软骨细胞也被认为参与界面润滑,分泌蛋白多糖4(一种糖蛋白,也称为润滑素)等分子,以减少关节内的摩擦[24,25]。中间区(MZ)占关节软骨的40%~60%,由较粗大、随机走向的胶原纤维组成[26]。PG 浓度高于浅层区,使其能够承受压力[27]。中间区软骨细胞呈圆形,比浅层区软骨细胞代谢更活跃[26]。中间区富含Ⅱ型胶原和聚蛋白多糖,但也存在其他蛋白质,如软骨中间蛋白和富含亮氨酸的小 PG[28-32]。

关节软骨深层区(DZ)由球形软骨细胞组成。尽管蛋白多糖含量最高,胶原蛋白含量最低,但它具有最粗大的胶原纤维,导致其在软骨各分层中含水量最低[17]。胶原纤维垂直于关节面。深层区软骨细胞与生长层肥大的软骨细胞表型相似,如 X 型胶原、碱性磷酸酶和其他参与软骨钙化调节的蛋白质的表达[33,34]。钙化软骨区(ZCC)是软骨深层区的矿化区域,与下面的骨质交错,并将透明软骨锚定在骨上[35]。深层区 - 钙化软骨区界面部分由连接这两个软骨区的胶原纤维维持,这类胶原纤维方向垂直于关节面[27,28]。在透明软骨和钙化软骨之间的界面是潮标,四环素掺入的研究表明潮标在透明软骨中进展缓慢[36]。由于健康软骨的钙化软骨区厚度在一生中保持相对恒定,因此肯定存在一种尚未阐明的控制机制,使软骨钙化的速度与其被骨替代的速度相同[14,35,37,38]。矿化相关分子,如骨桥蛋白表达与限制矿床大小有关[14]。重建这种界面可能对组织工程至关重要,因为钙化软骨有分散应力的作用,并能

阻止透明软骨在骨上的剪切伤[36]。

软骨成熟是一个动态的过程，对软骨的生物修复具有深远的意义。成人软骨的带状分层方向、干重增加和胶原交联增加 7 倍被认为可导致软骨抗压力增加 180%，抗张力增加 450%[20,21]。此外，由于软骨钙化区连接骨与软骨之间的锚定作用，其被认为是软骨长期存活的关键[14]。软骨的复杂结构、关节的负重环境、其他关节组织的变化以及炎性细胞因子的存在对软骨修复的成功提出了严峻的挑战。

16.3.2　骨髓刺激技术

也许人类细胞在软骨再生中最简单的应用就是"骨髓刺激技术"。这一类技术包括关节打磨成形术、骨软骨钻孔术和微骨折[4]。所有这些手术都是试图破坏软骨下骨板，以释放软骨祖细胞并在缺损处形成血凝块[8]。这些细胞随后形成主要由 I 型胶原组成的纤维软骨[4]。有关上述技术的详细说明，请参阅第 11 章。

在上述技术中，微骨折是较为常用的手术方法，可用于 < 2 cm² 的局限性病灶[39]。这是一种关节镜下手术，将剥脱的软骨碎片清除，然后使用尖锥或钻头破坏软骨下骨 2~4 mm 的深度。孔间距 2~3 mm，这些孔的大小和分布会影响修复[4,40]。看到骨髓基质和血液从孔中渗出，代表祖细胞释放到了缺损处。

这些手术的并发症很少。但是，所形成的纤维软骨不如透明软骨。最近的研究重点集中在研发改进方法，使形成更接近于透明软骨样的组织[41]。目前，骨髓刺激技术只是一种旨在减轻疼痛的方法，最多也就延缓骨性关节炎的进展[3]。

16.3.3　自体和异体骨软骨移植

考虑到发育成熟的成人关节软骨的复杂性，在早期尝试用结构和组织学与自体软骨相匹配的组织来修复骨软骨损伤的方法是从患者膝关节的非承重区（自体移植）或从尸体上取下的组织（同种异体移植）。自体骨软骨移植（OAT）是将骨软骨骨软骨柱从关节的非承重区（如外侧或内侧滑车、髁间切迹）转移到缺损处[42]。这种方法适用于治疗病灶大小为 1~2 cm² 的股骨髁骨软骨病变。在较大的病变

中，可以将多个骨软骨骨软骨柱移植到骨软骨缺损处（这称之为"马赛克移植术"）。超过 2 cm² 的病变是该手术的相对禁忌证。当病变 > 2 cm² 时，可以用同种异体骨软骨移植替代自体移植[44]。理想情况下，冷冻或新鲜的同种异体移植物应在获得后 4 周内使用，以最大限度地提高软骨细胞活力和软骨生物力学特性[43]。新鲜冷冻移植也是一种选择，但冷冻已被证明会降低软骨细胞活力并损害细胞外基质，因此不是首选方法[4]。

上述手术可通过关节镜或者切开手术，明确患者骨软骨病变，将其修整平滑圆润，以备接受压配移植，然后软骨下骨钻孔，以促进移植基底部的祖细胞释放，选择并获取移植物，移植物的大小、长度以及整个软骨形态要与病变相匹配，将移植物压配入病变处[45]。自体供体部位可不予治疗或填充基质促进骨软骨修复，以降低移植物部位病变发生［例如，TruFit Bone Graft Substitute Plugs（Smith and Nephew，Andover，MA）］，但这仍然是有争议的。

骨软骨移植手术并非没有并发症。供体部位的发病率仍然令人担忧，这最终限制了使用这种技术治疗骨软骨病变的大小[4,46]。而使用同种异体移植组织引起了人们对疾病传播、感染风险增加、进入骨组织库，以及同种异体移植物难以有选择的预订等担忧[45]。此外，选择尺寸合适的移植物并与宿主软骨形状相匹配，在技术上是有难度的[46]。如果移植物比周围正常软骨凸出或凹陷，就会造成应力升高，导致点载荷，增加该部位的磨损[47,48]。避免这些问题的方法是使用双相植入物，模拟软骨缺损的形状，通过培养，软骨在骨替代物上形成并整合在一起，然后植入[39,48,49]。

16.3.4　自体软骨细胞移植

为了使用能够生成透明软骨的细胞修复软骨，而不会出现与自体移植相关的疾病以及同种异体移植有关的问题，自体软骨细胞移植（ACI）逐渐成为一种替代方案[50,51,146]。Brittberg 等[50]首次报道了这种治疗的临床结果。通过关节镜活检获得软骨，分离并单层培养软骨细胞，然后将软骨细胞悬液放置于缺损处，表面覆盖一块不透水的骨膜补片，并将其缝合到相邻的软骨上，使细胞固定[50]。这一过程

需要两次手术，间隔 6~8 周，适用于 2~10 cm² 大小的病灶[4]。

尽管该治疗方式的临床效果明显，但经典自体软骨细胞移植手术有几个缺陷。临床上，这种手术的风险包括关节纤维化、移植物分离和骨膜肥厚[12,53]。从组织学角度来看，一些研究质疑自体软骨细胞移植产生透明样软骨的能力是否可靠[53,54]。例如，动物模型表明，当软骨下骨被破坏时，骨膜补片以及祖细胞的释放可能是促进愈合的因素，而不是植入的软骨细胞[56,57]。此外，人们认为，单层培养软骨细胞，即所谓的传代软骨细胞，会促进去分化为具有成纤维细胞样形态的细胞，并降低形成透明样基质的能力[55,56,58,59,60]。目前，有许多研究都致力于改进上述方法。其中一种被称为"特征性软骨细胞移植"（CCI）的方法，利用软骨细胞标记谱来选择更可能形成透明软骨的细胞。一项为期 5 年的研究发现，特征性软骨细胞移植治疗组患者软骨修复情况高于微骨折组[57]。另一些方法则侧重于利用合成补片来减少手术次数和 / 或在细胞扩张过程中利用生长因子来提高软骨细胞形成透明软骨的能力，同时减少并发症[52,68]。

如上所述，传代软骨细胞会改变其表型，但有趣的是，这些细胞在适当条件下具有再分化的潜力[61,62]，其中一项技术涉及与原代（或非传代）软骨细胞共同培养[63]。研究人员发现，传代的人类软骨细胞与异种原代软骨细胞一起培养时，会促进人类细胞的再分化，并重新获得形成透明软骨的能力[63]。这些细胞可用于再分化其他传代软骨细胞，从而形成稳定的表型，用于自体软骨细胞移植手术[63]。这种再分化的机制尚不清楚，但可能与旁分泌信号、直接细胞间通讯或细胞外基质的调节有关[64~66]。

从组织工程的原理来说，还试图以多种不同的方式重建成熟软骨的带状结构，方法包括：从软骨的不同区域分层软骨细胞，从软骨区域选择性分离软骨细胞，或使用有利于带状分化的支架[67,68]。生成具有天然关节软骨结构复杂性的透明软骨是一个有待于深入研究和解决的领域。

通过组织工程不断改进自体软骨细胞移植手术，产生了好几代软骨修复手术[69]。这些手术代表了更复杂的组织工程原理的应用，但其临床有效性的证据较少，而且，对于某些方法，只存在于动物研究层面。由于对每一代手术的划分标准缺乏共识，我们建议其他研究者对表 16.1 中进行修改[69,70]。第一代手术使用骨膜补片植入单层培养的软骨细胞，如上文所述[70]。第二代软骨修复技术利用可吸收支架和软骨细胞；支架为软骨细胞的生长提供了支撑和更具生物性的三维结构。第三代治疗利用异种 / 同种异体软骨细胞、增强支架技术（软骨传导和诱导基质）、软骨细胞的机械调节或双相移植物的产生[70]。第四代方法进一步的发展，包括利用干细胞生成软骨细胞和 / 或利用基因治疗促进软骨形成[71]。

正如在第三代和第四代手术中提到的，研究人员正在寻找能够产生软骨细胞的其他来源或细胞类型，希望找到一种能够形成大量透明软骨的细胞，

表 16.1　自体软骨细胞移植的演变：软骨修复方法

分代	描述	定义特征
1	通过关节镜获得自体软骨细胞，培养、扩增，并在第二次手术中补片（如骨膜、胶原蛋白或合成材料）下重新植入	应用软骨细胞；需要补片
2	通过关节镜获得自体软骨细胞（± 选择），将软骨细胞放置在支架上，在随后的手术中将软骨细胞 / 支架复合体填入缺损中	应用支架；不需要补片
3	在软培养过程中引入软骨传导或软骨诱导支架、异种 / 同种异体细胞、双相移植物结构或机械性软骨细胞	利用组织工程的 2 个或 3 个环节（引入生长因子 / 机械调节），或引入其他细胞类型（非干细胞），或尝试复制成熟软骨的带状结构
4	利用间充质干细胞、干细胞或基因疗法生成软骨细胞	干细胞 / 基因治疗软骨形成

软骨修复分代的定义：请注意每一代的进展旨在更持续地产生透明软骨、改善移植物整合、降低供体发病率和 / 或减少手术次数

同时降低患者发病率或多次手术的需要。从广义上讲，能够分化为软骨细胞的两种主要细胞类型是间充质干细胞（MSC）和胚胎干细胞（ESC）。

16.4 间充质干细胞

间充质干细胞（MSC）是一种多功能细胞，具有在适当的条件下分化成骨细胞、脂肪细胞和软骨细胞等细胞族系的潜能[71]。间充质干细胞也可以通过表面分子（如 CD73、CD105、CD90）的特定表达，并在体外单层培养中生长为附壁的成纤维细胞样细胞来确定[72,73]。术语间充质"基质细胞"已经取代了间充质"干细胞"，因为这些细胞最终只能分化成特定的细胞[74]。因此，作为软骨细胞的前体细胞，间充质干细胞用来促进软骨的修复值得被期待。

关于如何收集、分离和培养间充质干细胞的详细步骤超出了本文的范围（详细信息参见参考文献[75]）。这个过程可以简要概述如下：通过从骨髓组织内吸取或使用酶降解组织（如脂肪组织）获得间充质干细胞，然后在培养中扩增。使用流式细胞学技术对表达间充质干细胞表面标志物的细胞进行选取。在适当的培养条件下，通过诱导，这些细胞可以分别分化成脂肪细胞、骨细胞或软骨细胞等来证明它们是"干细胞"。

16.4.1 骨髓间充质干细胞

骨髓是间充质干细胞的主要来源（因此也被称为 bmMSC），可以从脐带、脂肪组织、滑膜和关节软骨等来源获得[75]。已知不同来源部位培养的人间充质干细胞表达不同类型和密度的细胞表面蛋白/标志物[75]。某些表面抗原似乎对某种间充质干细胞来源具有特异性，例如，组织非特异性碱性磷酸酶（TNAP）仅在骨髓间充质干细胞上发现，而 CD34+ 仅在脂肪组织来源的间充质干细胞上有表达，阶段特异性胚胎抗原 4（SSEA-4）则在由胎盘来源的间充质干细胞上表达[76-78]。复杂的是，体内和体外细胞的表面抗原谱不同，例如，CD271 在体内骨髓间充质干细胞高度表达，但在体外培养后却没有发现[78]。这一领域的研究仍在不断发展，有朝一日，研究人员可

以根据体表标测选出具有提高软骨分化潜能的细胞，例如，Battula 等使用单克隆抗体来识别与快速生长的骨髓间充质干细胞相关的抗原：CD271 和 CD56[79]。表达这两种抗原的细胞增殖速度比未分类的骨髓间充质干细胞快 30 倍以上。另外，相对于未分化的骨髓间充质干细胞而言，表达 CD271、CD56 以及组织非特异性碱性磷酸酶的细胞更倾向于生成软骨细胞，向脂肪细胞转化潜力降低，而向肌原性细胞、骨原性和神经原性分化的潜力保持不变。因此，通过细胞表面抗原表达优选出具有软骨分化潜力的间充质干细胞是一个令人振奋的方法，但这种方法应用于临床还需要去做大量的工作。

从理论上讲，在人类膝关节或软骨再生中使用间充质干细胞的方法有两种，它们之间有一些重叠。第一种是通过直接（即关节内注射）或间接（即静脉注射）的方法把间充质干细胞应用到软骨损伤的部位。第二种是利用组织工程先诱导间充质干细胞生成软骨细胞，然后放置于支架材料中；或者间充质干细胞先放置于支架材料中，再诱导分化为软骨细胞。目前，相关的临床试验正在进行中，可得出的数据不断增多，但大多数已公布的数据都集中在前一种方法，并且使用的是骨髓间充质干细胞[75,80-82,147]。例如，Wakitani 等将培养扩增的自体骨髓间充质干细胞嵌入胶原蛋白膜上，治疗髌股关节软骨损伤，包括股骨软骨、髌骨软骨或两者兼有[79]。骨髓间充质干细胞被移植到病损部位，用骨膜或滑膜组织固定（类似于第一代自体软骨细胞移植技术），结果发现，患者有长达 27 个月的症状改善[80]。长期随访研究证实，这是一种安全的方法，在 40 例患者长达 11 年的观察中没有发现肿瘤或感染[81]。在 Nejadnik 等的一个观察群组研究中，自体软骨细胞移植治疗组和自体骨髓间充质干细胞治疗组进行对比，作者得出结论，在手术后 24 个月，两组的临床结果没有差异[81]。这些结果表明，自体软骨细胞移植技术移植软骨细胞和骨髓间充质干细胞至少在短期症状缓解方面是等效的。此外，因为上述研究中骨髓间充质干细胞是通过髂嵴穿刺抽吸获取[82-86]，这样就使对患膝仅进行一次自体软骨细胞移植手术成为可能。

临床试验尚未证实骨髓间充质干细胞在组织学方面优于传统自体软骨细胞移植手术中的软骨细胞。虽然有研究显示关节镜复检时病变部位活检结果骨

髓间充质干细胞和自体软骨细胞移植组均存在透明软骨形成)[81]，但这个研究只是一个针对有膝关节症状做关节镜手术的原始研究对象中的一个分支。因此，骨髓间充质干细胞在组织学上是否优于早期自体软骨细胞移植技术仍不清楚。

16.4.2　脂肪干细胞

作为骨髓间充质干细胞的潜在替代物，脂肪干细胞（ASC）已经显示出具有成软骨的可能[83,84,148-150]。一项研究[85]，从患者身上提取脂肪组织，通过组织酶消化分离出干细胞，然后进行细胞培养扩增。由此产生的脂肪干细胞与骨髓间充质干细胞非常相似。但是，它们之间有一些重要的差异需要考虑。首先，骨髓间充质干细胞显示的人类白细胞抗原（HLA-ABC）比脂肪干细胞多，因此脂肪干细胞可能更适合用于同种异体移植。其次，在向软骨细胞族系的分化过程中可能会受到对生长因子不同敏感性的影响。例如，转化生长因子（TGF）-β3 作用于骨髓间充质干细胞可以观察到聚蛋白多糖上调，而骨形态发生蛋白 -6（BMP-6）则对脂肪干细胞中的聚蛋白多糖起上调作用[88]。因此，组织工程过程可能需要修改，以最大限度地发挥成软骨潜力。再次，目前的证据表明，人源性的骨髓间充质干细胞更可能形成软骨，而人源性的脂肪干细胞却是更可能形成脂肪[87,88]。这种软骨形成潜力的降低可能源于我们目前的培养方法，是脂肪干细胞固有的，这些细胞表现为骨形态蛋白组基因表达减少，同时还缺乏转化生长因子 -β1 受体表达[89]。骨髓间充质干细胞这一似乎更强的软骨形成能力使得一些研究人员认为，这种细胞来源比脂肪干细胞更适合软骨工程[90]。而另一些人指出，脂肪组织供应充足，使得组织病变率降低、可获取大量脂肪组织，这可以弥补其相对较低的成软骨能力[90]。间充质干细胞的最佳来源仍需要进一步的临床研究来确定。

16.4.3　肌源性干细胞

肌肉是间充质干细胞的丰富来源，其再生关节软骨的作用已在动物模型中进行了探索[91]。肌源性干细胞（MDSC）有 3 种来源。其一是周细胞，它参

与毛细血管稳定，同时也具有在体内生成间充质组织的能力[92,93]。由于这些细胞存在于所有组织中，具有与间充质干细胞相似的体内分化能力和表面标志物[94]，一些研究人员认为，周细胞是多能细胞的来源，可以从血管中动员出来，帮助组织修复[92]。其二是卫星细胞，卫星细胞存在于肌纤维旁，肌纤维受损伤时释放。虽然卫星细胞是促进肌生成，但肌内细胞已被证明能够分化成体内所有的间充质组织[93]。肌源性干细胞的第三个来源可能是受损的肌肉，可在骨科创伤手术中清除[95]。受伤的肌肉中含有大量的多能细胞[95]，这些细胞在受伤时释放出来，参与骨骼肌的再生[92]。虽然这些细胞不被认为是真正的干细胞（因为它们在可能没有处于休眠状态），但是在损伤时获得的多能细胞、其他形式的肌源性干细胞甚至骨髓间充质干细胞之间几乎没有区别[92,96]。

迄今为止，已经在一些动物模型中探索了肌源性干细胞在软骨修复中的应用。例如，Adachi 等在兔子模型中应用同种异体肌源性干细胞治疗关节软骨全层缺损[96]。他们发现了有活性的肌源性干细胞，并且在4周时形成由Ⅱ型胶原蛋白组成的修复组织，结论是同种异体肌源性干细胞是治疗软骨损伤的可行方法。然而，这是一个短期研究，还需要有一个更长时间的试验（＞6个月）。其他一些研究人员试图通过基因治疗来增强这一过程。例如，Kuroda 等得出结论，经基因工程表达骨形态发生蛋白 -4 的肌源性干细胞在移植到大鼠全层软骨损伤后4周就表达Ⅱ型胶原蛋白[97]。这是一个令人兴奋的可替代细胞源，但还必须做更多的工作，来确认肌源性干细胞适合于软骨修复。

16.4.4　其他来源的软骨形成间充质样细胞

脐带基质细胞已证明具有间充质样分化能力，包括分化成软骨细胞的能力[98]。脐带间充质干细胞（ucMSC,）是从脐带的"胶带胶样组织"（"Wharton's jelly"）获得的祖细胞[83]，该基质主要由黏多糖组成，旨在保护脐带血管免受机械力的伤害[99]。它尽管具有软骨细胞分化潜力，但目前的研究表明脐带间充质干细胞源性软骨细胞产生的是纤维组织，而不是透明软骨[100-102]。虽然改进生长因子和 / 或培养技术可能最终会形成透明软骨，但其他来源的间充质干

细胞更适合用于软骨修复。人类的滑膜也有大量软骨形成潜力的细胞，是关节软骨前体细胞储存库[102-105]。事实上，相比脂肪干细胞、骨髓间充质干细胞、肌源性干细胞，滑膜源性细胞具有更强的软骨形成潜力[104]，并且与骨髓间充质干细胞相比，随着时间的推移，滑膜源性细胞有更多的软骨形成。滑膜源性间充质干细胞（SMSC）尚未在临床上应用，需要二期手术降低了一些临床医生对滑膜源性间充质干细胞的兴趣。

16.4.5 胚胎干细胞

另一个细胞来源是胚胎干细胞［ESCs；或人类ESCs（hESCs）］。作为分化程度最低的细胞系，胚胎干细胞能够在未分化的状态下长期增殖[106]。对软骨再生来说重要的是，胚胎干细胞能够在体内分化成任何成熟的细胞，包括软骨细胞[107,108]。事实上，胚胎干细胞的软骨形成潜力是在畸胎瘤的组织学中首先注意到的，畸形瘤是一种具有所有 3 个胚层成分的肿瘤[110]。

胚胎干细胞是从胚泡期胚胎的内细胞团中获得的[106]。在那里，从未分化的胚胎干细胞分化为软骨细胞有两种途径。第一种途径是利用胚状体（EB）的形成过程来选择能够产生软骨的中胚层细胞。胚胎干细胞在体外具有自我聚集的趋势，形成 EB，然后随着细胞增殖分化为 3 个胚层。中胚层细胞可以被分离，并在软骨生长因子［血小板衍生生长因子（PDGF）-BB，转化生长因子-β，骨形态发生蛋白］存在的环境下进行培养，使其朝向软骨细胞系分化[109-111]。虽然这一过程理论上很简单，但在临床中利用这项技术从胚胎干细胞培养出安全的软骨细胞系时，会面临一些挑战。正如操纵多能细胞时常见的那样，很难保证获得的细胞是我们感兴趣的单一细胞种群。虽然可以产生软骨细胞，但它们经常被其他类型的细胞污染[111-113]。尽管有理由相信胚胎干细胞可以分化为成熟的细胞系，但有证据表明，已分化为软骨细胞的胚胎干细胞可以分化成其它细胞系，如骨骼肌、脂肪细胞和上皮细胞[113]。使问题复杂化的是，调节细胞表型的因素多种多样，除了生长因子之外，还涉及其他因素。例如，EB 的大小甚至会影响细胞分化，＞100 μm 的 EB 有向造血细胞或内皮细胞分化的趋势；而 ＜100 μm 的 EB 更有可能发育成软骨细胞[114]。我们对分化过程中影响细胞异质性的因素的理解正在不断进展，并且正在开发新的技术来解决这些问题[115-118]。

第二种途径，分两个步骤将胚胎干细胞分化为软骨细胞。首先将胚胎干细胞转化为间充质干细胞，利用间充质干细胞过渡，理论上胚胎干细胞的致瘤潜力就丧失了，因此这时一个有吸引力的临床选择。有多种方法可以将胚胎干细胞转变为间充质干细胞[117-120]。基本原则是在有利于间充质干细胞形成的环境中培养人类胚胎干细胞（例如，适当的生长因子和培养基）。间充质干细胞可以通过细胞表面抗原和流式细胞仪（即 CD105+/CD24-）分离出，或在间充质干细胞允许的条件下使用水凝胶电泳分离[119]。尽管一些研究人员是在间充质干细胞形成之前先形成 EB，但其实这一步骤并不是必要的。一旦获得了间充质干细胞后，即可通过前述的途径生成软骨细胞。

诱导多能干细胞（iPSC）是产生具有胚胎干细胞样特性细胞的替代方法。如前所述，通过转录因子 Oct3/4、SOX2、Klf4 和 c-Myc 等转导小鼠成纤维细胞，细胞可以转化为胚胎干细胞样多能干细胞[121]。诱导多能干细胞表达胚胎干细胞标记基因，并显示胚胎干细胞样的生长能力，包括形成畸胎瘤的潜力。自 Takahashi 和 Yamanaka 进行首次研究[121] 以来，许多其他类型的细胞已被诱导获得胚胎干细胞样的表型[122]。Wei 等描述了人类软骨细胞向诱导多能干细胞的转分化。最近，Wood 等从人类前交叉韧带中生成了诱导多能干细胞[151]。

根据组织工程学原理，将胚胎干细胞成功分化为有活力的软骨细胞群需要适当的培养条件和生长因子，例如，利用人或鼠类细胞进行的研究已经证明，在高密度微质量系统或电纺纳米纤维上培养的胚胎干细胞，其软骨分化能力有所提高[124,125]。转化生长因子-β 和骨形态发生蛋白-2 等生长因子已被证明是人胚胎干细胞软骨分化的诱导因子[111,112,126,127]。尽管如此，我们还需要做更多的工作来加深我们对这一领域的了解。利用生长因子促进软骨形成导致了多种结果，这一现象反映了生长因子对不同分化阶段的不同细胞的复杂影响，此外还有如培养条件等其他一些混杂因素[113,127-129]。

虽然利用人胚胎干细胞的前景值得期待，但还需要做大量的工作去了解产生临床上合适的、同质软骨细胞群所涉及的相关因素[130-133]。事实上，尽管已经有了一些动物试验研究的报告[131,134,135]，但到目前为止，还没有人体试验的相关研究发表。临床上，能够以安全的方式获得同质分化为软骨细胞谱系的单一细胞群是有挑战性的。已知未分化的残留胚胎干细胞具有致瘤性，因为它们能够在体内形成畸胎瘤[135,136]。但是，我们对影响畸胎瘤形成条件的认识也在进步，例如，关节制动可能促进肿瘤形成，而关节活动则促进再生[135]。此外，其他动物研究表明，将胚胎干细胞注射到关节腔内会导致畸胎瘤形成，而局部注射到骨软骨损伤部位则不会。还有，只有在解决了诱导多能干细胞中 DNA 改变和基因组不稳定性的问题之后，这些细胞才能被考虑用于软骨修复[108]。因此，尽管胚胎干细胞是一种修复软骨细胞的潜在人类细胞，但它目前还不是一个可行的临床选择。此外，对于使用干细胞技术在伦理方面的问题也导致胚胎干细胞在临床治疗中的发展十分谨慎，即使可靠的软骨生成能够实现，这也会成为一个突出的问题。

16.5　临床影响

尽管研究进展令人兴奋，已经获取了具有临床应用价值的可生长的软骨细胞群，但它尚未转化为可评估的临床成果。目前，组织工程的重点是改进自体软骨细胞移植技术，而如何利用一些较新来源的软骨细胞（如间充质干细胞、干细胞），目前还没有相关的临床研究。尽管如此，我们仍将讨论一下目前的临床试验前景。

在已经发表的大量关于自体软骨细胞移植的系统综述中，只有少数文章比较出色[137-141]。Vasiliadis 等[138]对自体软骨细胞移植与其他治疗方案（如微骨折）的随机对照研究进行了系统回顾。分析其中 9 项试验后，他们发现自体软骨细胞移植并不优于其他治疗，最终的结论是：由于现有的证据过于分散，质量太差，因而无法做出任何明确的临床建议。Vavken 等[139]对 9 项研究进行了类似的回顾，他们的数据表明在高质量的试验中，自体软骨细胞移植可以提高组织质量和临床结果，但是，他们也承认

试验组间的绝对差异非常小，可能并没有实际的临床意义。因而，他们认为还需要进一步的研究。

Harris 等[140]对具有相似纳入标准的 Ⅰ 级和 Ⅱ 级证据进行了综述，阐述了各项研究之间的一些差异。在 7 项对比微骨折和自体软骨细胞移植的研究中，发现有 3 项研究显示在随访 1~3 年后自体软骨细胞移植具有更好的临床效果，1 项研究显示随访 2 年后微骨折的结果更好，3 项研究显示在 1~5 年后其结果无差异。他们指出，与其他治疗方法相比，自体软骨细胞移植具有更好临床效果的唯一可能原因是软骨缺损大小 > 4 cm²。他们还指出，第一代和第二代自体软骨细胞移植技术之间或开放性手术和关节镜技术之间没有明显差异。然而，在开放性手术中使用骨膜补片（即第一代自体软骨细胞移植技术），有更高的并发症发生率的趋势。

至于软骨细胞工程的高成本，目前只有一项研究关注这些疗法的成本效益。Clar 等[137]进行了这方面的研究，但由于证据不足，最终未能得出具体结论，但他们认为，如果自体软骨细胞移植能够产生更耐用的透明软骨，那么其长期的临床收益就可能超过最初的成本。不过，需要长期的研究来支持这一论断，即再生的透明软骨改善了长期的生物力学特性，从而延缓或阻止了骨性关节炎的发展。

在提出治疗建议之前，还必须考虑手术的并发症。Harris 等[141]回顾了 82 篇关于自体软骨细胞移植治疗的文献，分析了所有失败情况和并发症。他们发现总失败率为 5.8%，平均失败时间为 22 个月。其中骨膜修补自体软骨细胞移植的失败率更高（7.7%），所有关节镜手术（3.3%）或第二代自体软骨细胞移植技术（0.83%）的失败率降低。骨膜修补自体软骨细胞移植的总体计划外再手术率为 27%，第二代自体软骨细胞移植这一数值降至 5%，所有关节镜下第二代自体软骨细胞移植技术降至 1.4%。这项研究表明，虽然很难确定不断发展的自体软骨细胞移植技术的益处，但可以确定的是，所有关节镜技术和第二代自体软骨细胞移植技术的总体并发症发生率和再手术率都有所降低。

关于第三代软骨移植技术，目前的数据大多限于前瞻性安全试验方面[142,143]。一项随机对照试验[142]，与 29 例微骨折患者进行对比，以确定自体软骨移植系统（颗粒状软骨）（CAIS; DePuy Mitek, Inc.,

Raynham，MA）的安全性。该方法利用切碎的自体透明软骨放置于可吸收的聚甘氨酸 – 聚己内酯支架上，并使用可吸收的聚二氧环己酮钉固定。作者发现，在 24 个月的随访中，使用国际膝关节文献委员会（IKDC）评分和膝关节损伤和骨性关节炎结果评分（KOOS），临床评分量表有显著改善，两组之间的并发症相似。由此他们得出结论，CAIS 是安全有效的，但作者也指出他们的研究受到样本量小的限制，并且还可能受到研究群组之间存在差异化的影响（CAIS 组中急性发作症状的患者更多、男性更多、全职工作者更多）。Crawford 等[13]提出了一项评估第三代 NeoCart 手术安全性的前瞻性研究（见本章"组织工程 – 原理"一节）。他们招募了 8 例患者，结果发现，疼痛、功能和活动度在 2 年后均有改善。6 例患者的软骨缺损填充（通过 MRI 测量）67%~100%，1 例患者为 33%~66%，1 例患者不足 33%。植入物没有严重的并发症。但这项研究发现的重要性也受到样本量小和缺乏对照组的限制，而且，上述两个试验均未涉及修复组织的组织学（即再生组织是纤维软骨还是透明样软骨？）。

16.6　展望

尽管已经有研究评估了细胞疗法在修复软骨损伤中的作用，但是新一代的自体软骨细胞移植技术相对于微骨折等旧技术，并没有真正的临床价值[139,140,144,146]。也没有长期的临床试验文献支持有更好生物力学的组织可以弥补自体软骨细胞移植的缺陷[138,140]。目前，第三代和第四代软骨修复技术的研究成果开始发表[142,143]。此外，由于新颖性（即滑膜源软骨细胞）和安全性（即胚胎干细胞）问题，用于软骨再生的其他来源类型的细胞尚未在人体中得到应用。很显然，目前上述许多潜在的细胞来源仍处于实验阶段，可能距离临床实践还有几十年的时间。事实上，还存在许多问题需要解答：哪些细胞最容易发生软骨分化？在什么情况下发生软骨分化？哪种细胞分化为软骨细胞时会产生与天然透明软骨最相似的基质，这种组织是否会降低骨软骨病变患者发生关节炎的风险？我们对生长因子和支架的逐渐深入认识将如何影响骨软骨修复？[48]由于整合可能是个问题，双相移植物是治疗软骨缺损的最佳方法吗？还有，我们是否需要用深层钙化区来重现软骨带结构以促进整合和负重？这种方法是否适用于骨结构发生改变且存在炎症和细胞因子的关节炎关节？康复过程应该是怎样的？尽管问题不少，但我们对软骨修复相关问题的理解已经取得了很多进展，这是将来研究的重点。

16.7　结论

虽然我们对成功完成软骨组织工程的要求不断深入了解，但这项工作的临床影响尚未呈现。随着这些技术有效性的证据增加，软骨组织工程的临床应用将会扩大，必须用循证医学来确定其疗效，还要综合考虑包括成本效益、细胞获取和生长的便利性以及所形成软骨的质量等其它因素。因此，许多有待于研究的复杂因素最终将有助于指导我们从中选出哪些进展可以使我们从实验室走向临床。尽管如此，组织工程软骨仍旧为临床医生治疗软骨缺损提供了一个潜在的强大手段。

第 17 章　工程支架对于软骨修复的意义

Mikael Starecki, Michael A. Gott, John A. Schwartz,
Nicholas A. Sgaglione, Daniel A. Grande

李春宝　张　鹏　王江涛　张加廷 / 译

17.1　概述

关节软骨是一种特殊的结缔组织，可以使关节平滑、无摩擦地运动。关节软骨复杂的生物力学性能和显著的耐用性归因于其大分子的组成和结构及其细胞外基质（ECM）的完整性[1,2]。关于膝关节软骨形态和生化组成的深入描述，请参阅第 1 章。

由外伤、病理改变或退行性变引起的关节软骨损伤是世界范围内致残的主要原因。关节软骨无血供，因此无法接触血液中的修复细胞和体液因子，成人关节软骨一旦受伤，其自我修复和 / 或再生到原始状态的能力是有限的[3,4]。此外，由于软骨细胞与细胞外基质的比值较低，特别是在老化的软骨中，导致软骨细胞修复组织的能力很差。然而，与成人相比，儿童和青少年的关节软骨损伤后的愈合能力更好。这部分是由于生长板中存在干细胞，这些干细胞能够分裂并分化成软骨细胞，部分原因是关节软骨内存在一定程度的血管化，使得营养物质能直接进入软骨。

根据损伤是否穿透软骨下骨，关节软骨缺损主要分为软骨缺损或骨软骨缺损（OC）两大类[4]。局限于未钙化软骨的部分或全层软骨缺损缺乏自发愈合的固有能力[8]；然而，穿透至血管化的软骨下骨的全层软骨缺损，被称为骨软骨缺损，这一缺损可以接触到骨髓来源的软骨祖干细胞，并通过纤维软骨的形成实现一定程度的自发修复[9]。

由于其自身再生能力有限，一些软骨修复技术已被用于缓解症状和减少功能的丧失[9]。目前治疗软骨损伤的方法包括但不限于：磨削 / 清创、软骨成形术 / 关节成形术 / 镶嵌成形术、骨髓刺激技术（如多次钻孔或微骨折）、骨软骨自体 / 异体移植、使用培养的自体 / 异体软骨细胞及干细胞或者两者的结合。

最初，组织工程（TE）支架的概念是为细胞提供一个输送系统，使其维持在损伤部位。近年来，利用生物工程、生物相容性和生物可吸收支架的软骨修复策略不断发展。在软骨或骨软骨缺损内植入支架为软骨细胞或成骨细胞的局部迁移提供支持，使软骨细胞或成骨细胞最终合成新的细胞外基质。这些支架承载关节力，发挥着至关重要的机械功能作用。本章的目标是强调成功的软骨支架和三维（3D）结构的关键特征，并回顾目前正在研究和临床使用的支架。

17.2　关节软骨修复治疗方案的发展

骨科界研究支架的目的是寻找一种治疗受损关节软骨的可靠方法。在治疗局灶性软骨缺损的最初尝试中，使用磨削成形术刺激骨髓细胞分化为原始软骨细胞。1959 年，Pridie 描述了一种骨性关节炎（OA）关节表面置换的方法，并介绍了软骨下骨多次钻孔的原则，以促进纤维软骨的形成[10]。此后，在 20 世纪 90 年代，Steadman 提出了软骨下骨的微骨折（MFX）手术[11-14]。多次钻孔和微骨折允许血液和骨髓来源的软骨祖细胞涌入软骨缺陷，随后形成血凝块并刺激经典的伤口修复级联；这些技术产生了混合组织类型的形成，但主要是纤维软骨的形成。但是，纤维软骨修复组织与富含蛋白多糖（PG）和 II 型胶原的正常关节软骨相比，其生化和生物力学性能较差，因为纤维软骨修复组织中含有丰富的 I 型胶原，而 I 型胶原组织的结构较差，易损伤。与未经治疗的软骨缺损类似，随着时间的推移和反复的负荷，纤维软骨修复组织的破坏将导致骨性关节炎[8,15-17]。

在过去的 20 年里，自体软骨细胞移植（ACI）已经成为临床上广泛应用的治疗局灶性软骨缺损的方法，其目的是生成透明样或透明软骨的修复组织[5]。Grande 等首先在兔子身上测试了自体软骨细胞移植模型[18]，尽管该手术技术于 1987 年在瑞典首次实施，但 Brittberg 等在 1994 年率先在临床应用该技术，并首次描述了人类股骨髁软骨缺损的手术过程[19]。组织工程（TE）方面的进步，促成了随后的自体软骨细胞移植迭代升级（第二代、第三代和第四代），包括自体软骨细胞与原位生物学的结合、保护缺损区域细胞并增强其增殖和分化能力的可吸收生物材料 / 支架[20-22]。

第一代和第二代自体软骨细胞移植不使用支架；然而，在第二代自体软骨细胞移植中使用的不是自体骨膜覆盖，而是生物可吸收胶原膜覆盖。在第三代自体软骨细胞移植中，软骨细胞被植入胶原蛋白支架以填补缺损。用纤维蛋白胶将支架粘在缺损处。基质诱导的自体软骨细胞移植（MACI）是由 Genzyme 生产的商业化支架的商标，该支架由 Aastrom Biosciences 公司销售。但现在被 Vericel 公司（Cambridge，MA，USA）收购。基质诱导的自体软骨细胞移植自体细胞化支架由猪腹膜组织制作的 I / III 型胶原膜组成，适用于成人膝关节单或多症状性全层软骨缺损的修复，可累及或不累及骨。然而在第四代自体软骨细胞移植中，软骨细胞被播种在 3D 支架上，这有助于保留它们的软骨表型[20]。

17.3 软骨组织工程

从基础科学和技术的角度来看，成功恢复关节软骨的必要组成部分是什么？软骨组织工程的 3 个关键要素为关节软骨缺损的修复提供了一种创新的方法[20,23-28]。

17.3.1 具有成软骨潜能的活细胞

有两种细胞群能够增殖和分化成成熟的软骨细胞。一个来源是采集、培养，然后接种在支架上的透明软骨细胞（自体或异体）。另一个来源包括具有成软骨潜力的专能或多能干细胞群。这些干细胞可能来源于骨髓、滑膜、脂肪组织、骨骼肌、软骨膜和骨膜等多种间充质组织[23,29]。

17.3.2 骨科生物支架

填补软骨缺损需要一个生物相容性、生物可降解和生物力学稳定的支架，该支架可以容纳并允许活细胞转运，并为细胞发挥功能提供和维持一个合适的环境。它还必须促进修复组织正确定位，使其有足够的时间与邻近的原生关节软骨融合。

17.3.3 信号分子与生长因子

生长因子在组织工程修复关节软骨和骨软骨缺损中起着非常重要的作用。在动物研究中得到证实，负载细胞的生长因子支架产生了更好的结果，而无生长因子的支架显示出更低的愈合率[30-34]。

随着可靠的转运系统的使用，已经建议用生长因子改善软骨的修复[35]。几种激素和旁分泌因子调节软骨细胞和具有成软骨潜能细胞的增殖和分化。转化生长因子 - β（Transforming Growth Factor - β）超家族、甲状旁腺素（PTH）相关肽 Indian Hedgehog（IH）环以及 SOX、RUNX 等转录因子参与调控软骨细胞增殖分化[36]。转化生子因子 - β 联合海藻酸钠治疗兔膝骨软骨缺损，显示其对软骨缺损的修复有改善作用[37]。壳聚糖水凝胶也被成功地用于将生长因子递送到软骨细胞[38]。这些生物活性分子以生长因子的形式刺激软骨生成反应，确保关节软骨细胞外基质的正常生长[30]。

17.4 软骨修复用组织工程支架

组织工程利用细胞和发育生物学、工程和材料科学、合适的生物化学和物理化学因素以及医学原理，生成能够在组织学、三维形态学、生物化学和生物力学方面成功再现原始组织功能的构建体。在过去的 20 年里，技术的发展带来了创新的技术，包括制备各种临床上有效且安全的骨科生物支架，以期改善关节软骨的愈合、修复和再生。通过开发和在体外制造可植入的软骨支架，软骨组织工程的目的是促进软骨损伤持久的功能恢复，最终缓解关节疼痛和修复功能。

这些支架为软骨细胞的黏附和增殖提供了一个重要的支持网络，从而指导细胞的分化/代谢，并介导细胞间的信号传导[39-42]（图17.1和图17.2）。

17.4.1 对软骨支架要求

支架的物理和生物化学特性涉及软骨生成和软骨细胞外基质的创建，对软骨修复过程的成功至关重要。关节软骨修复工程支架应考虑的特性如下：

17.4.1.1 生物相容性

生物相容性在表征生物材料方面非常重要，并且涉及两个主要原则：生物安全和生物功能。支架必须具有生物相容性或非免疫原性。支架的炎症反应将导致人体对植入物的排斥。一个好的支架是无细胞毒性的，并且能够与宿主形成组织。随着支架的慢慢降解，其被宿主细胞以及新的细胞外基质所取代，应仔细研究释放的化学交联剂和酸性副产品的水平对周围原始组织的影响。

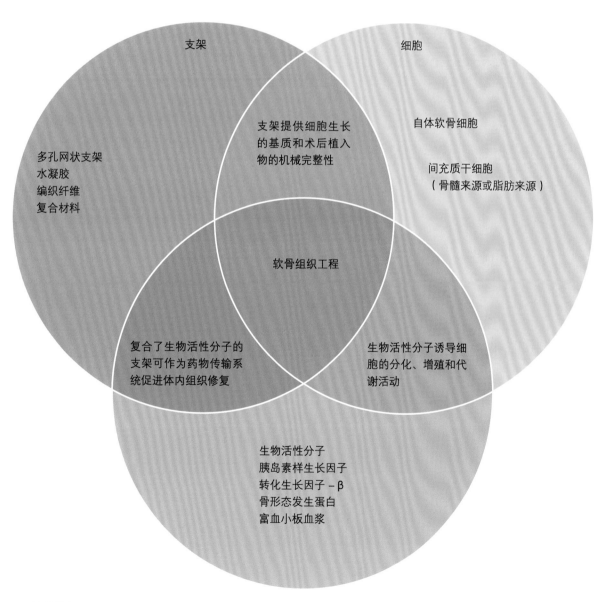

图 17.1 软骨修复组织工程领域的 3 方观点

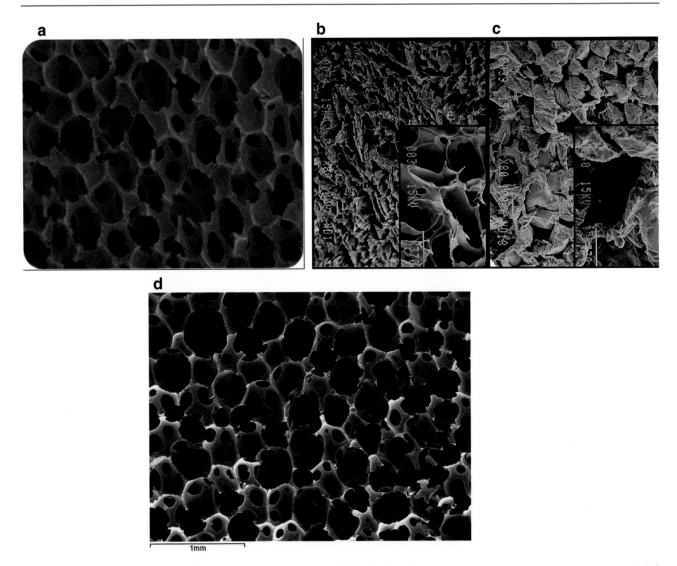

图17.2　不同组织工程支架的电镜扫描图像。(a)Biomerix 非降解生物综合基质(Biomerix Corporation, Fremont, CA, USA)(放大倍数：×23)。(b)交联透明质酸(HA)(放大倍数：×80)。(c)左旋聚乳酸(PLLA)/聚羟基乙酸(PGA)50/50 共聚物(放大倍数：×80)。(d)Biomerix 可降解基质(放大倍数：×35)

17.4.1.2　生物降解性

理想情况下，支架应以可预测且一致的方式进行生物降解。植入支架的理想状态是，它最终将被天然组织、新软骨和细胞外基质所取代。随着时间的推移，通常支架会以与组织形成相同的速率降解。如果支架的降解速度比软骨再生速度快，那么应用在关节的承重区域时，材料的机械强度就会降低。此外，重要的是要记住，生物相容性支架可能随着时间的推移而降解，但并不是所有生物可降解支架的副产物都是生物相容性的，因为一些降解的副产物可能与软骨细胞和/或软骨组织不相容。

17.4.1.3　通透性和孔隙度

设计和制备组织工程支架是为细胞生长、增殖和分化提供合适的结构，并增强和引导新组织形成。为了让软骨细胞或成软骨细胞通过支架迁移，它需要是可渗透的。通透性还将允许重要的生长因子达到预期的目的地。采用精确设计的聚乙醇酸支架，体外研究显示其通透性对软骨细胞和骨髓间充质干细胞成软骨能力的作用截然相反[44]。虽然聚乙醇酸是一种半晶态、降解时间长的生物可降解聚酯材料，但是从生物降解性、生物相容性和物理性能方面看，纯聚乙醇酸并非骨组织工程的最佳选择[45]。

软骨支架设计的另一个必不可少的因素是支架的孔隙率和孔隙互连性[46]。支架要具备足够的孔隙率，并且要有合适的孔径，以便于细胞迁移进入或穿过支架，进行细胞间交互作用，促进修复组织再生[47,48]。同时，支架的孔隙率要能够满足营养物质、氧气和废物的转运要求，以利于细胞生长。设计软骨支架时，平均孔隙直径、孔隙大小分布、孔隙数量、孔隙形状、孔隙互连性和孔壁粗糙程度都是需要考虑的重要参数[49]。支架提供的这种多孔生物相容性网络能够诱导周围自体组织长入，作为临时模板引导新生组织生长和重排。所以，必须做好支架通透性、孔隙率和稳定性的平衡。

17.4.1.4 机械稳定性

支架的生物力学性能是移植成功的关键。许多支架的生物稳定性取决于诸多因素，如强度、弹性、材料界面的吸收以及支架的化学降解性能[50]。支架植入骨软骨再生修复术后，必须保持支架结构的机械强度。同时，另一项关键指标是生物支架材料要能够满足临时承载新生组织最终所受负荷和应力的要求。大部分生物材料的机械性能在加工成不同孔隙直径和方向的支架过程中会发生改变，而且这些性能会随着植入时间延长而快速降低[51]。支架要能够承受日常活动带来的外部机械负荷并保持浸润细胞（软骨细胞或干细胞）的完整性。有关软骨细胞行为的研究结果显示二维或单层培养方式培养的细胞无成软骨表型。将这些细胞放入三维支架材料培养后又重获软骨表型[13-16]。

17.4.1.5 多功能性

支架的多功能性指其化学结构可通过替代其官能团而得到多种改造可能性的能力。一种好的支架应该是多功能性的。它应该能够促进全层或部分软骨损伤的修复。

17.4.1.6 耐用性和可保持性

支架应该经久耐用且具备足够的机械完整性，以便耐受植入手术和关节活动带来的机械应力。在移植术后至再生组织能够承载相应负荷之前这段期间，支架的生物力学承载能力非常关键。而且，支架应是可塑形的，这样才能够保持并局限在植入部位[52]。

17.4.1.7 易复产性

支架材料要获得显著临床影响就需要具有易复产性，便于获得。这应该与骨科医生使用的任何工具类似。例如，当外科医生在为一位20岁的运动员进行前交叉韧带（ACL）重建手术时发现在股骨内侧髁有一巨大软骨缺损，应用现有支架修复就必须进行二期手术，设计一种像富血小板血浆（PRP）一样可在手术室（OR）内培养和准备的支架将极具价值。

17.4.2 组织功能支架的类型

目前应用于组织工程的基质是由两类主要的可生物降解聚合物制成的。这两类聚合物根据它们所含成分不同区分为天然材料支架和人工合成支架[53]。每一种支架又细分为特定亚型或聚合物，以及复合支架类型。

17.4.2.1 天然材料支架

天然支架是有用的，因为它们复制了天然的生长环境，能够促进细胞黏附和增殖。胶原蛋白和碳水化合物支架都属于天然材料支架的范畴。

A. 蛋白支架

胶原蛋白支架包括胶原膜和纤维蛋白成分。

胶原

胶原是组织间连接的主要蛋白物质[54]。原胶原蛋白是胶原的基本亚单位。它由3条多肽链构成，这3条多肽链以螺旋结构缠绕在一起形成胶原的3级结构。配体是连接与胶原蛋白的重要分子。它的存在有助于细胞的黏附、迁移、分化和成形[55,56]。沿胶原骨架排列的功能团或配体能够为生长因子或其他分子发挥交互作用提供可能。而这也是胶原能作为组织工程支架的另一原因[57]。据报道，在兔体内应用胶原纤维支架传递软骨细胞6个月后可见一透明样组织再生，其生物化学和机械性能与宿主关节软骨类似[58]。

一项有关天然形态记忆支架和复合有软骨细胞的改形支架修复新西兰大白兔膝关节全层软骨缺损的对比研究[59]，结果显示天然胶原支架相比改形支架能更好地促进软骨细胞增殖、黏附和再分化，以及软骨细胞与基质的交互作用。而且，天然支架较改形支架能够更好地维持软骨细胞的功能，促进软骨和软骨下骨的再生。研究表明具有三螺旋结构的胶原支架具有更大地促进关节软骨修复的潜能。

Dorotka 等开展了采用 I 型胶原膜支架促进羊骨缺损处微骨折后细胞迁移和黏附的研究。此研究对比了 3 个组，分别为微骨折组、微骨折联合 I 型胶原膜支架组、微骨折联合复合有软骨细胞的 I 型胶原膜支架组。本研究中，复合有软骨细胞的 I 型胶原膜支架组在组织学方面的修复效果表现优异。此外，联合了不含软骨细胞的胶原膜支架组的修复效果也较单纯微骨折组更好[60,61]。

纤维蛋白

纤维蛋白是伤口部位血凝块的主要成分。纤维蛋白已验证可作为独立支架使用，也可作为载体输送软骨细胞、具有成软骨能力的干细胞和（或）生长因子[62-65]。纤维蛋白是纤维蛋白原和凝血酶的产物。二者反应产生出一个天然的可生物降解的三维基质，其余为无毒的生理物质。Fortier 和 Nixon 的研究在体外和体内成功应用了三维纤维蛋白支架[63-66]。研究显示三维基质可支持软骨细胞和间充质干细胞的生长，促进马软骨缺损的修复[63]。该团队进行的另一项将胰岛素样生长因子添加至纤维蛋白支架的体外研究，结果显示添加了胰岛素样生长因子后可产生更多的组织，增加胞外基质和 II 型胶原的产生量[66]。

B. 碳水化合物支架

关节软骨中的碳水化合物成分包括蛋白多聚糖（一种亲水的蛋白多糖）和透明质酸（HA），二者均为软骨胞外基质的主要成分。因此，碳水化合物支架在软骨修复研究中得到了广泛的应用。碳水化合物支架包括琼脂糖、海藻酸盐、透明质酸和壳聚糖[57]。

琼脂糖和海藻酸盐

琼脂糖和海藻酸盐是带负电荷离子的从形成水凝胶的海藻中提取的碳水化合物或多糖聚合物。过去几年，可注射的带有细胞和生物活性分子的水凝胶已被制作成支架应用于骨软骨损伤的治疗、修复和再生[67-69]。虽然琼脂糖在体外研究中广泛应用，但是它不能很好地吸收，在体内可能产生免疫原性

反应。当海藻置于含钙离子的环境中时，离子键形成交联的海藻酸链。当海藻细胞被添加到氯化钙溶液中时，就会产生三维海藻酸珠。三维平台对于软骨细胞的结构和功能非常重要。在体外，单层方式培养的软骨细胞失去分化和表型表达能力。这些去分化的软骨细胞在扩增后置入三维海藻酸盐中培养可再分化为软骨表型[70]。Mierisch 等研究了海藻酸盐在体外和体内对软骨细胞的影响[35,37]。研究显示藻酸盐能够促进软骨特异性基因的表达，并使软骨细胞进入骨软骨缺损区域[35]。此外，海藻酸盐的使用使转化生子因子-β选择性地受控于缺损部位，从而避免全身副作用[37]。Diduch 等也在兔骨软骨缺损模型中使用浸有间充质干细胞的海藻酸珠修复骨软骨缺损[71]。但是，海藻酸盐在临床上却很少应用，主要是考虑到它的生物相容性问题[26]。

透明质酸

透明质酸是软骨胞外基质的主要成分。它是高度保守的在体内广泛分布的糖胺聚糖（GAG）。体外、体内和临床研究证明，该分子是理想的组织工程策略，其通过刺激间充质干细胞的软骨形成发挥软骨修复作用[72-74]。意大利 Abano Terme 的 Fida 高级生物聚合物实验室研究的 Hyaff-11 是酯化的透明质酸支架的商用名。它在人体中普遍存在的特性使它具有高度的生物相容性。研究证明在 3 个月内它可以以可控和可预测的方式完全吸收。它的主要副产物是透明质酸。Campoccia 等进行的大规模的生物相容性研究显示它的副产物被完全吸收，不会引起炎症反应[75]。此外，它还可以用于在模拟体内情况的三维培养条件下培养软骨细胞。软骨细胞培养显示其表型正常，能够分泌蛋白和具有透明软骨特征的分子[76-79]。在活体动物模型中，透明质酸支架复合自体软骨细胞已经成功地再生了透明软骨。组织工程软骨样与周围的天然关节表面融合在一起[80]。然而，Knudson 等的研究与其他研究结果相悖，他们认为透明质酸诱导软骨溶解，扰乱软骨基质动态平衡。

壳聚糖

壳聚糖天然存在于节肢动物的外骨骼中，是一种多糖，当与硫酸软骨素（CS）交联时会形成水凝胶[82,83]。它是甲壳素的部分脱乙酰基衍生物。具体地说，它是氨基葡萄糖和 N-乙酰氨基葡萄糖的聚合

物。壳聚糖基支架具有输送生长因子以及成熟软骨细胞和软骨间充质干细胞的潜力[38,64]。壳聚糖是一种阳离子，在溶液中具有很高的电荷密度。这使得它可以"携带"生物活性阴离子多糖，如 GAG、脱氧核糖核酸（DNA）和海藻酸盐。壳聚糖的电荷密度依赖于 pH，pH 的改变（从体外到体内）会使这些活性物质释放[85,86]。壳聚糖支架具有生物相容性、可生物降解性、生物活性好、价格低廉、无免疫原性、具有抗菌能力的优点[87]。壳聚糖降解产物无毒，参与关节软骨的合成[88]。它们包括 CS、硫酸皮肤素（DS）、透明质酸（HA）、硫酸角质素（KS）和糖基化的 II 型胶原[82]。体外研究表明，壳聚糖可以促进软骨基质成分的表达，减少软骨细胞产生炎症和分解代谢介质[89]。使用绵羊和兔软骨缺损模型进行的研究显示，与单独使用微骨折相比，使用壳聚糖后软骨修复效果有所改善[90,91]。在骨性关节炎诱导的兔动物模型中，壳聚糖可防止软骨退化和滑膜炎。一些研究还表明，壳聚糖可以诱导间充质干细胞向软骨细胞分化[89]。

17.4.2.2 人工合成聚合物支架

聚合物支架已广泛应用于关节软骨组织工程中。合成聚合物的机械和生物特性可以根据不同的组织工程策略和软骨缺损的大小进行调整[42,43,92]。最广泛使用的合成聚合物包括聚乳酸（PLA）、聚羟基乙酸（PGA）、聚乳酸共聚羟基乙酸（PLGA）和聚乙醇酸（PECL）。这些化合物很有吸引力，因为它们相对便宜，并且已经被美国食品和药品监督管理局（FDA）接受用于软骨修复[57]。与天然支架相比，人造支架可以被设计具有更好的承重能力，生物力学上更加稳定。此外，这些支架也具有较好的降解性能，允许生长因子的受控释放，支架本身的降解速率也可控[93,94]。此外，这些化合物易于生产，方便使用，可随时用于填充软骨细胞供体部位。

体外研究表明，当骨髓间充质干细胞在聚乳酸或聚乳酸/藻酸盐支架中培养时，在转化生长因子-β存在的情况下，具有向软骨细胞分化的潜力[95]。在未成年的兔膝关节模型进行的活体研究表明，含有海藻酸钙的聚羟基乙酸-聚乳酸共聚可吸收材料可以将软骨细胞输送到骨软骨缺损处，并显示出促进软骨再生的迹象[93]。使用聚乳酸共聚羟基乙酸微球

的光聚合水凝胶系统提供了一种微创包裹细胞和植入材料的方法，也提供了一种控制生长因子释放的模式[96]。然而，合成支架的主要缺点是生物相容性差。它们缺乏细胞黏附的天然部位，孔隙率相对不足，从而限制了天然软骨细胞对支架的替代。产生酸性副产物，会导致炎症和软骨细胞死亡[97,98]。巨细胞在被观察到在合成支架中形成[99]。

17.4.2.3 混合仿生分区支架

最近，软骨结构设计和制造技术的进步使得具有复杂的仿生结构和性能的支架设计成为可能[100-106]。通过开发复合、仿生和纳米材料，支架可以具有更好的生物相容性和机械适应性[92,107-113]。纳米材料支架包括电纺纳米纤维和乳液纳米颗粒，它们为生物材料提供纳米级特征，更加接近自然的 3D 细胞外基质，提供更好的细胞黏附、集成、相互作用和信号传递基质[109]。一些研究已经描述开发了具有混合和/或仿生分区设计的支架[46,47,114]。用于骨软骨病变的先进 TE 支架设计包括双相、三相和梯度结构，旨在促进软骨和骨层的形成，并在骨-软骨界面形成交错的过渡区[115]。组织工程软骨通常缺乏成人关节软骨中存在的骨-软骨界面再生所需的复杂细胞类型和组织结构空间梯度，以及分层的带状结构。所以人们对生物打印和生物制造技术的兴趣与日俱增，这使得细胞、基质和生物活性物质在三维空间内呈带状分布成为可能[116,117]。已经有几种制造工艺来创建三维微环境，以促进和控制支架上的细胞黏附。一种利用海藻酸钠和明胶（SA-Gel，1：3）作为打印材料，制备了高孔隙率的 3D 细胞相容性支架，在研究中显示出良好的体外软骨细胞黏附率和生长行为[118]。另一项研究表明，高温高压下的 3D 挤出打印会导致聚合物分子的排列效应，影响细胞分化能力、细胞形态和细胞在支架上的取向[119,120]。纳米技术和四维（4D）打印的最新进展已经成功地创造出了一系列新的材料，在细胞水平所需的生物反应方面有进一步提高[121]。4D 打印技术扩展了活性复合材料在 3D 打印后改变形状和功能的能力，能提供额外的功能和性能驱动，并可用于更复杂的应用[122]。这些 4D 材料是通过在弹性基质中复合形状记忆聚合物纤维来开发的，通过形状记忆纤维的刺激实现编程动作。4D 制造技术实现的随时间变化的形状和/或

功能变化在开发具有高生物相容性的关节软骨支架和骨软骨缺损修复方面显示出巨大的应用潜力[121]。

17.4.2.4　商业产品化支架

为了使支架发挥最佳性能，必须考虑几个设计因素，并着眼于最终的形态、功能和组织部位。必须调整支架的化学和机械性能，以优化与细胞和周围组织的相互作用。对于复杂的组织工程，介质传输限制、血管化和宿主组织整合是重要的考虑因素。考虑被爬行替代的组织结构更加复杂和层次分明，支架设计也必须与这种复杂性相匹配，以发展替代成为功能适合的组织。

使用生物工程支架创建自体软骨细胞移植是由于第一代自体软骨细胞移植的多重缺陷和局限性，如细胞渗漏、局部注射和移植失效引起的软骨细胞分布不均以及最后移植区组织肥大[123]。第三代自体软骨细胞移植是第一次使用真正的支架，软骨细胞被植入到用于填充缺损的组织工程支架上。有些第三代支架使用纤维蛋白胶附着在小的缺损上，或者在大的缺损的情况下缝合到软骨表面。其中包括 Hyalograft C（一种以羟基磷灰石为基础的支架苄基酯）[124]、基质诱导的自体软骨细胞移植支架（由来自猪腹膜组织的Ⅰ型/Ⅲ型胶原膜组成）和 BioSeed C（一种用纤维蛋白纤维搭载细胞的由聚羟基乙酸/聚乳酸和聚二恶烷酮纤维组成的合成基聚合物纤维）[20]。组织工程技术的进一步发展出现了第四代的 3D 支架。3D 环境中培养对软骨细胞的机械刺激可以维持软骨形成表型，并产生稳定的成熟透明基质[70,125]。产品化的第四代自体软骨细胞移植的例子包括 Neocart，它是一种来源于牛的Ⅰ型胶原基质 3D 支架。获取自体软骨细胞后种植在这个 3D 支架上，在流体静力生物反应器中培养 7 天[126]。Cartipatch 是一种藻酸盐培养的 3D 支架，它使用两种聚合物（琼脂糖和藻酸盐）与种植的自体软骨细胞相结合[127,128]。Alginate beads 上述两种材料不同，因为这项组织工程技术使用的是供体死亡 24h 内从膝关节获取的同种异体软骨细胞。这些软骨细胞被培养并与海藻酸盐混合形成微珠[129]。Almqvist 等的研究探索了冷冻和储存这些藻酸盐珠的可能性，这些微珠将在未来以"现成"的方式使用[129]。目前可使用的产品化生物工程软骨移植和临床结果请参阅第 18 章。

17.5　考虑因素和未来方向

现代组织工程概念集成了细胞、支架、信号分子和生长因子。人们正在探索各种生物材料，以寻求制作最佳的软骨修复支架。天然生物材料和合成高分子材料各有利弊。然而，这些支架的不利因素可以通过物理或生化修饰来克服。此外，开发复合、仿生和纳米材料可以提高软骨组织工程支架的生物相容性和力学适应性。

关节软骨损伤的治疗是复杂的，但新的组织工程方法可以改善预后。组织工程治疗技术手术侵袭性较小，减少了手术时间，降低了并发症发病率。理想的支架不仅要满足生物学、生物化学和生物力学方面的要求，以支持和促进透明样软骨生长，而且还应该便于外科医生手术操作。支架材料的操作特性和植入程序也应简单便利，支架材料是"现成的"，最好一次关节镜手术就能完成。

尽管人们正在研究很多的装置和材料是否有可能将细胞和生长因子输送到软骨和骨软骨病变中，并作为新的软骨样组织生长的支架，对于骨科医生来说，仍然没有治疗软骨缺损的成熟可靠和可重复的方法。将细胞移植到含有转化生长因子-β 或基质细胞衍生因子-1 等分子的支架伤的技术代表着将支架用作微骨折软骨成形术的辅助材料的明显进步。从组织工程的角度来看，未来将使用精确设计的 3D 和 4D 生物打印支架来制造具有 Benninghoff 样式的胶原蛋白"哥特式"结构支架以及其他巧妙的设计因素，以提高支架性能。所有这些问题都将取决于进一步阐明软骨修复受损的确切机制，以及如何使用支架来克服这一问题。所有这些都基于进一步阐明软骨缺损修复的确切机制，以及如何使用支架来解决这些问题。

第 18 章　市面销售的生物工程软骨移植物

Benedict A. Rogers, Jaskarndip Chahal, Allan E. Gross

葛兴涛 / 译

18.1　概述

对于有症状的膝关节软骨缺损患者来说，诊疗目标是改善症状和功能，生成持久的透明或透明样软骨，减少并发症，降低技术成本，最终延缓甚至阻止继发性退行性改变[1]。目前，还没有一种外科修复技术能满足所有这些目标，因此在开发和评估可以优化软骨修复的新型生物工程结构方面投入了大量精力和财力。到目前为止，在从开始到第三阶段临床试验的研发过程中，研发了大量用于软骨修复的产品[1]。通过人工合成材料、支架和基于细胞研究的结合，未来将有越来越多的治疗方法可供选择。

科学家们致力于设计出可以进行软骨传导或软骨诱导的支架，将支架以固体三维结构（有或无细胞）或液体的形式植入到软骨缺损处，以增强骨髓刺激[1]。这一支架起到类似于"生物网"的作用，同时允许细胞迁移和生长，随后再被人体修复组织吸收和替换。目前这种支架已经被研发出来[1]，但应用方面仍面临许多挑战，包括如何将其固定在软骨缺损处、如何控制自身降解速率，如促进修复组织的成熟[1,2]。

与支架相比，人工合成材料可以填补局部的软骨缺损，而且随着时间的推移不会被吸收。理想情况下，这类产品成本低，并且不易传播疾病和发生免疫原性反应[1,2]。需要关注的是其材料特性、骨传导性、软骨传导性、植入物 – 骨界面的稳定性、承重能力及其摩擦系数。

现有的基于细胞的新型疗法可以单独使用，也可以配合各种支架使用。仅使用自体和同种异体软骨碎片或将其与支架配合使用来优化微骨折的疗效是最近的一个热点。本章的目的是概述市面销售的不同类型的生物工程软骨移植物，包括在基于细胞的疗法、微骨折增强技术和颗粒状关节软骨技术中使用的移植物，以及可单独使用的支架和合成材料。深入了解基于细胞和工程的软骨构建，请参阅第 16 章和第 17 章。

18.2　微骨折增强技术

微骨折手术是一种骨髓刺激形式，它利用人体自身的愈合潜力来促进软骨修复[3]。在关节镜监视下，通过另一个入口置入一个锋利的锥子（即镐），并将锥子垂直凿入软骨下骨中，深度为 2~3 mm（每平方厘米约 10 个孔）。穿透软骨下骨后，骨髓中的间充质干细胞和生长因子流至软骨缺损处，最终形成覆盖软骨损伤的纤维软骨组织[4]。

通过对微骨折疗效的循证分析，学者们确定了几个影响术后疗效的因素[5]。积极因素包括年龄较轻（< 30~45 岁）、症状持续时间短（< 12 个月）、体重指数较低、术前活动水平较高（Tegner > 4）、软骨缺损较小（< 2~4 cm²）及将微骨折作为首选治疗的患者。其中软骨缺损的范围很大程度上决定了术后膝关节功能改善的持久性。Mithoefer 等[5]指出，虽然微骨折短期有效，但缺乏长期的随访。该技术的缺点包括，修复组织主要为纤维软骨和纤维组织而非透明软骨，修复形成的软骨体积差异大，以及随着时间推移可能出现功能退化[5]。

由于微骨折存在上述的缺点，人们一直关注微骨折手术的增强技术（即微骨折"附加技术"）[6,7]。市面上几种"附加"的支架或技术是目前的研究热点，包括软骨组织®、自体基质诱导的软骨生成

–AMIC®、Gelrin C®、BST CarGel®和生物软骨®[1]（表18.1）。

损填充良好。但该技术用于临床之前，还需要进一步研究。

18.2.1 软骨组织®

软骨组织®（BioTissue AG，Freiburg，Germany）是一种注入透明质酸的经过冻干处理的非纺织可吸收聚乙醇酸羊毛制覆盖物（图18.1）[8]。支架在自体血清浸泡后固定在微骨折缺损处。这种植入物的使用基于以下基本原理：透明质酸支持人间充质干细胞的软骨分化，并且这些干细胞是通过自体血清募集的[11]。在绵羊模型中成功植入，并形成了比单纯微骨折技术更高质量的软骨修复组织[11]。Patrascu等报告了使用软骨组织®治疗单一创伤性股骨内侧髁损伤2年的随访结果[12]。结果显示疼痛明显缓解，透明样软骨组织形成，以及磁共振成像（MRI）下缺

18.2.2 自体基质诱导软骨生成®

自体基质诱导软骨生成®（AMIC®Chondro-Gid，Geistlich Biomaterials，Switzerland）是欧洲常用的微骨折增强的生物制品，利用Ⅰ／Ⅲ型胶原膜Chondro-Gide固定缺损中的骨髓刺激血凝块（图18.2a）[8,9]。该胶原膜用纤维蛋白胶或缝线固定，通过开放手术进行（图18.2b）。目前，欧洲已经报道了该病例的中期随访结果，患者的疼痛和功能均得到了改善[10,13–17]。

虽然最初的技术是在潜在缺损处进行微骨折处理，但最新研究表明，钻孔至软骨下基质更好[8,18]。因此，一根1.1 mm K形钢丝用于创建多个钻孔，并

表 18.1 目前用于微骨折增强的商用支架

作用	产品	成分	公司／地点	参考文献
微骨折增强	软骨组织®	注入透明质酸的可吸收聚乙醇酸	BioTissue AG，Freiburg，Germany	[8]
	自体基质诱导软骨生成®（AMIC®）	Chondro-Gide，一种Ⅰ／Ⅲ型胶原双层膜结构	Chondro-Gide，Geistlich biomaterials，Switzerland	[8,9]
	Gelrin C®	与纤维蛋白原结合的聚乙二醇二丙烯酸酯生物可吸收光聚合水凝胶	Regentis，Haifa，Israel	[8]
	BST-CarGel®	壳聚糖–磷酸甘油酯基支架	Smith and Nephew Inc.，Massachusetts，USA	[1,8]
	生物软骨®	干燥微粉化同种异体软骨细胞外基质组织移植	Arthrex，Naples，Florida，USA	[10]

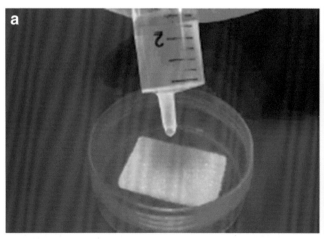
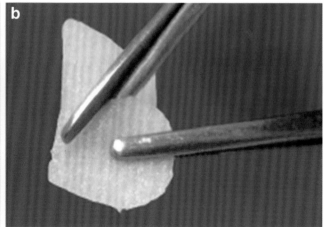

图 18.1 （a、b）治疗膝关节局灶性髁部缺损的软骨组织®移植物制备

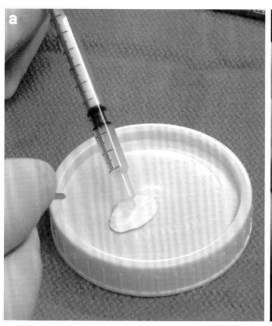
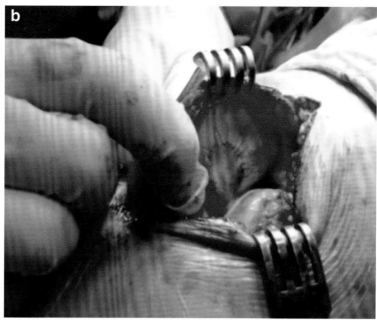

图18.2 （a）制备Chondro-Gid Ⅰ/Ⅲ型胶原双膜，以稳定骨髓刺激缺损中的凝块。（b）自体基质诱导软骨生成®（AMIC）技术治疗髌骨局灶性软骨缺损

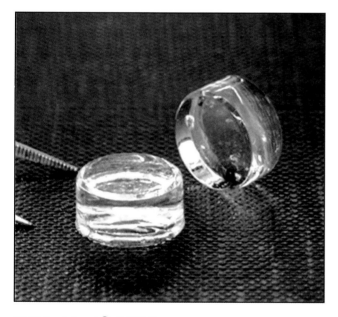

图18.3 Gelrin C® 支架照片

进行冷却处理，以达到软骨下骨[14]。Volz等在一项随机试验中进行了5年的随访，证明自体基质诱导软骨生成可以改善术后功能和影像学结果。虽然在2年随访时结果无显著差异，但仅接受微骨折手术的患者在随后的3年内病情恶化，这意味着患者接受自体基质诱导软骨生成处理后会获得更稳定的长期结果[19]。

18.2.3 Gelrin C®

Gelrin C®（Regentis，Haifa，Israel）是一种与纤维蛋白原结合的聚乙二醇二丙烯酸酯光聚合水凝胶，具有生物可吸收性，在6~12个月内随着新生软骨的形成而降解（图18.3）[8]。将Gelrin C®作为液体注入先前微骨折处理的缺损处，形成与缺损大小、形状和深度一致的聚合物。短时间的紫外线照射可将液体转化为柔软、有弹性、半固体的水凝胶植入物，并与周围组织和骨骼融合。

在体外，Gelrin C®表现出软骨形成和骨传导的潜能，无排斥反应。在绵羊模型中，治疗组的缺损处出现Ⅱ型胶原和蛋白多糖的合成，非治疗组未出现[1]。该产品正在以色列进行临床试验[8]。

18.2.4 BST-CarGel®

BST-CarGel®（Smith and Nephew，Andover，MA，USA）是一种壳聚糖-甘油-磷酸酯基支架，其活性成分为聚葡萄糖胺致血栓多糖。利用这项技术，在植入微骨折处理的缺损处之前，将外周全血与BST凝胶混合，从而使其黏附和聚合[1,8,20]。这一过程使干细胞移动到损伤区域并再生软骨细胞。将壳聚糖用作支架与它致血栓形成、自我黏附和可吸收的特性有关；现在科学数据也支持壳聚糖甘油磷酸酯移植物在兔模型体内的应用，在兔模型中发现与单独软骨下骨钻孔相比，修复组织与邻近的天然组织和透明样修复组织可以更好地融合[1,8,20]。

一项随机试验表明，与单纯微骨折相比，使用BST CarGel®治疗的患者软骨缺损在MRI和组织学形态上均有所改善。尽管如此，在临床结果评分上两者并没有统计学差异[21]。最近报道了一项对91例接受CarGel®支架联合微骨折手术的膝关节软骨缺损患者（共93处病变）的回顾性研究[22]。这些患者术后短期临床和影像学随访显示，并发症较少，疼痛和肿胀明显减轻。

18.2.5 生物软骨®

生物软骨®（Arthrex，Naples，Florida，USA）是一种关节软骨固有的干燥、微粉化的同种异体软骨细胞外基质移植物，包括Ⅱ型胶原、蛋白多糖和其他生长因子。生物软骨是国际软骨修复学会（ICRS，现称为"国际软骨再生和关节保护学会"）开发的，该学会指明的Ⅲ级或Ⅳ级关节软骨病变做微骨折处理（图18.4）。在微骨折手术中成功使用生物软骨后，修复组织的T2标记特性与邻近的天然关节软骨相似[23]。微粉化基质的颗粒是一种具有软骨传导性、生物相容性、可吸收性的材料，其颗粒直径范围为100~300 μm，可改善对缺损处的处理和输送，并有助于在体内为间充质干细胞（MSC）的附着提供更大的表面积[24,25]。这种冷冻干燥组织异体移植物由迈阿密大学组织库处理和包装。使用前，生物软骨®与富血小板血浆（PRP）或骨髓抽吸浓缩物（BMAC）结合使用。将所得溶液添加到软骨损伤的微骨折处，并用纤维蛋白胶"固定"。由于合成代谢因子的存在，将富血小板血浆或富血小板血浆添加到干燥的生物软骨细胞中是有益的[26]。在微骨折的前提下，当富血小板血浆与胶原膜或基质结合时，透明样组织的形成会增强[10]。一项针对狒狒的临床实验表明，在9周及9周后，10只狒狒中有9只在国际软骨修复学会（ICRS）定义的超过Ⅲ级损伤的软骨完全再生，而对照组无再生[27]。当生物软骨®靠近健康软骨时，可以观察到新生软骨形成；然而，未发现骨形成。

此外，在临床试验中没有观察到人类生物软骨®感染或排斥的不良反应或迹象发生[27]。目前，还没有关于使用生物软骨结合微骨折处理的安全性、相容性和早期随访结果的人类研究数据。

18.3 基于细胞的治疗

基于细胞的关节软骨修复技术使用培养扩增的细胞（表18.2）。

18.3.1 Carticel®和基质相关软骨细胞移植®

Carticel®和基质相关软骨细胞移植（MACI，Vericel Corporation，Massachusetts，USA）分别代表了北美和欧洲常用的两阶段软骨修复常用移植物制品。第一阶段包括确认适合自体软骨细胞移植（ACI）的病损。使用关节镜凿或环形刮匙，从髁间切迹的边缘获得两到3个全层软骨（每个测量值为5 mm × 10 mm）。

在体外软骨细胞增殖一段时间后，细胞在第二阶段手术过程中被移植。Carticel®（最初归Genzyme所有，但现在归Vericel公司所有）是FDA批准的自体软骨细胞移植治疗受损关节软骨的药物（图18.5）。与微骨折或类似的骨髓刺激技术不同，自体软骨细胞移植是一种培养关节面非负重区域具有再生透明样软骨潜力的软骨细胞的技术[28,29]。

基质诱导的自体软骨细胞移植技术是通过将软骨细胞移植猪Ⅰ/Ⅲ型胶原双膜（代替骨膜）来实现的（图18.6）[30,31]。该双膜的其中一层外观光滑，有高密度的胶原纤维，可提供一个低摩擦界面；另外一层外观粗糙，胶原纤维之间有较大的间隙，软骨细胞就在间隙中生长。可以使用纤维蛋白胶将基质诱导自体软骨细胞移植膜直接固定在制备好的软骨缺损处基底上。基质诱导自体软骨细胞移植技术不需要从移植物上获取或缝合骨膜，因此与传统自体软骨细胞移植相比，这种手术速度更快，显露更小，因此更具有吸引力。基质诱导自体软骨细胞移植技术不需要在一层膜下注射软骨细胞悬液，因此，与使用骨膜和胶原膜的自体软骨细胞移植技术不同，其不存在软骨细胞渗漏和分布不均匀的风险。

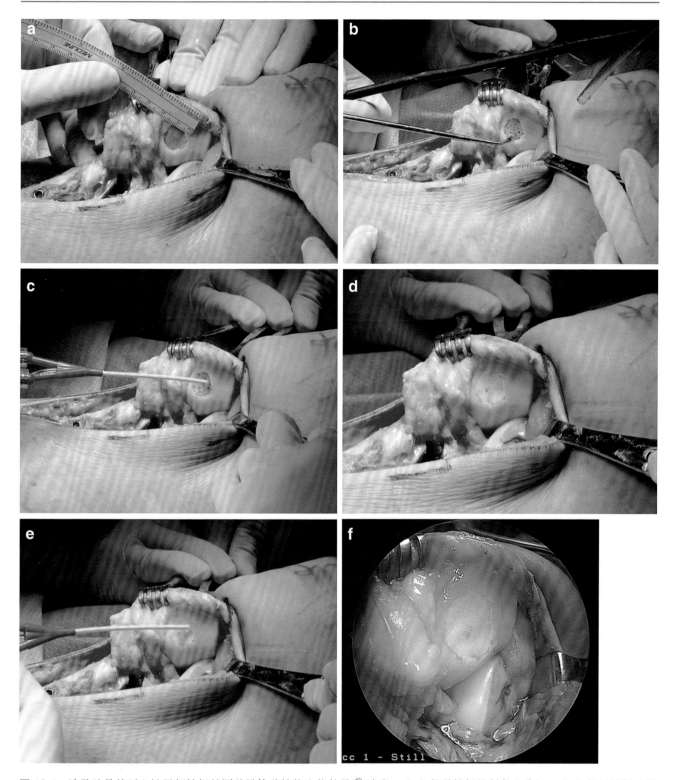

图18.4　涉及髌骨的孤立性局部缺损的同种异体移植物生物软骨®治疗。（a）软骨缺损的制备和分级。（b）软骨缺损处微骨折。（c）在缺损处应用纤维蛋白胶。（d）同种异体移植物生物软骨®的应用。（e）随后在修复部位涂抹纤维蛋白胶。（f）最终呈现的生物软骨®结构

表 18.2 基于细胞的两阶段关节软骨修复治疗症状性膝关节软骨缺损

作用	产品	成分	公司 / 地点	参考文献
细胞治疗	自体软骨细胞移植物（Carticel®）	骨膜	Vericel Corporation, Cambridge, Massachusetts, USA	[28,29]
	基质相关软骨细胞移植®（MACI®）	使用猪 Ⅰ / Ⅲ 型胶原双层膜	Vericel Corporation, Cambridge, Massachusetts, USA	[30,31]
	ChondroCelect®	骨膜	TiGenix NV, Leuven, Belgium	[32–34]

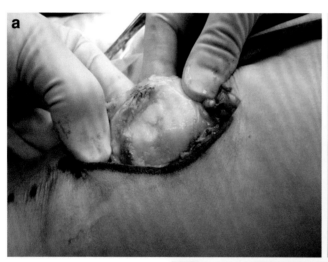
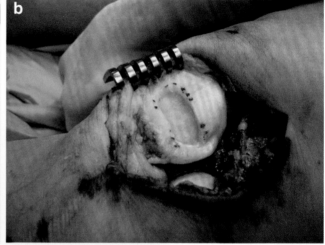
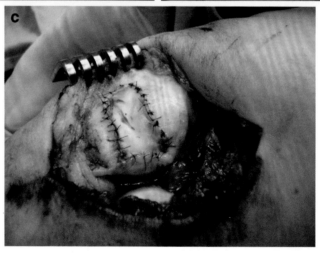

图 18.5 涉及髌骨的孤立性局部缺损的 Carticel® 治疗。（a）软骨缺损的评估。（b）缺损大小和垂直边缘的创建。（c）用 6-0 染色 Vicryl 缝线将 Ⅰ ~ Ⅲ 型胶原双膜缝合到缺损处。培养的软骨细胞悬浮液通过随后关闭的结构开口注入（箭头）

　　自体软骨细胞移植技术可在全层软骨缺损中产生透明样修复组织，功能改善在长达 10 年的随访已得到了证实 [29,35,39–43]。MACI 技术的初步临床研究报告令人鼓舞 [36,44]。Bartlett 等报道了一项前瞻性随机对照研究，比较了自体软骨细胞移植（44 例患者）技术和 MACI（47 例患者）技术治疗膝关节骨软骨缺损的临床结果 [45]。研究显示，两种技术在术后 1 年的组织学和临床评分方面均相似，每组的再手术率均为 9%。2014 年的一项 Summit 试验（Ⅰ 级）表明，对于 > 3 cm² 的缺损，在术后 2 年随访中，尽管 MACI 和微骨折术后的结构修复情况相似，但 MACI 有更好的临床结果 [46]。

　　Harris 等 [43] 发表了一篇系统综述，纳入了 Ⅰ 级和 Ⅱ 级临床研究，对比了自体软骨细胞移植技术和

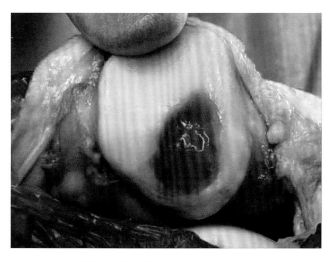

图 18.6 基质诱导自体软骨细胞移植（MACI）技术治疗孤立性髌骨局灶性缺损

其他治疗方法的疗效差异。该综述指出，第一代开放式骨膜覆盖技术具有更高的并发症。此外，对于术前症状持续时间短且既往手术次数少的年轻患者，接受微骨折和自体软骨细胞移植手术的预后均良好。通过比较自体软骨细胞移植技术与自体骨软骨移植系统（OATS）或微骨折手术，缺陷面积＞4 cm² 是唯一影响预后的因素的。

Jungmann 等进行了一项Ⅲ级回顾性队列研究，研究了预测自体软骨细胞移植术后再次干预的危险因素，包括个体因素和环境因素[47]。在 813 例接受自体软骨细胞移植手术的患者中，88 例（21.3%）需要进行再次干预（清创或软骨翻修手术），平均时间为 1.8 年。与再次干预风险显著相关的四个预后因素为：女性、受累关节既往手术史、接受过骨髓刺激治疗和接受过骨膜补片覆盖自体软骨细胞移植治疗。中间体重指数（BMI）组（16.8%）的再次干预率较低，这提示了高体重指数（＞30，肥胖，25.0%）以及低体重指数（23.7%）均与不良的预后相关，低体重指数患者与不良预后相关是因为过高的体力活动。此外，研究证明，与微骨折不同，缺损面积大小并不是自体软骨细胞移植术后再次干预的预测因素。作者强调，当计划进行自体软骨细胞移植治疗时，在术前应充分考虑以上因素，而这些相关信息都是很容易获取的。最后，Pestka 等[48]在最近的病例对照研究中指出，在年龄和软骨缺损情况均相匹配的基础上，与首次治疗即采用自体软骨细胞移植的患者相比，微骨折失败后再进行自体软

骨细胞移植的患者手术失败率明显升高，膝关节损伤和骨性关节炎结果评分（KOOS）疼痛评分和膝关节损伤和骨性关节炎预后评分日常生活活动（ADL）评分明显降低。

有限的数据证明，在早期骨性关节炎中的患者中使用自体软骨细胞移植技术可以减轻症状，改善功能[49,50]；然而，这些只是较为初步的结果。Minas 等报道了一项前瞻性研究，纳入了 155 个接受了自体软骨细胞移植治疗的膝关节（153 例患者）[51]。研究发现，平均每个膝关节有两个以上较大的软骨缺损，每处缺损的平均大小为 4.9 cm²。该研究采用了西安大略大学和麦克马斯特大学骨性关节炎指数（WOMAC）、改良辛辛那提评分、36 项健康调查简表（SF-36）评分、膝关节协会评分和满意度问卷对患者的疼痛和功能情况进行评估，在 11 年的随访中，有 92% 的患者功能完好。

18.3.2 ChondroCelect®

ChondroCelect®（TiGenix NV，Leuven，Belgium）是自体软骨细胞移植技术的一个变体。该技术使用细胞标志物标记从患者身上获得的自体软骨细胞，使这些软骨细胞在移植后，可以产生更多更优质透明样软骨[52,53]。该技术通过在扩增细胞系的同时维持软骨表型，以增强产生稳定软骨的能力[32]。

一项纳入 118 例患者的单次随机研究比较了Chondro Celect®（采用骨膜补片）技术与微骨折术的差异[33,34,54]。该研究的纳入标准为：年龄为 18~50 岁，有单一症状的 1~5 cm² 的股骨髁软骨病变。排除标准为：髌股软骨病变、剥脱性骨软骨炎（OCD）、病变深度＞0.5 cm、半月板移植术史、马赛克成形术史和过去 12 个月内微骨折术史。经过平均 3 年的随访，与微骨折术组相比，表征软骨细胞移植术（CCI）组在膝关节损伤和骨性关节炎预后评分总评分（P=0.048）、膝关节损伤和骨性关节炎功能评分疼痛评分（P=0.044）和生活质量（QoL）评分（P=0.036）方面均有显著差异。表征软骨细胞移植术相比微骨折能带来更高的治疗有效率（分别为83% 和 62%）。术后 12 个月的修复活检组织学检查显示，与微骨折组相比，ChondroCelect®组能产生更好的透明样软骨修复（计算机辅助组织形态测定，

P=0.003；总组织学评分，*P*=0.010）。在 5 年的随访中，两组 KOOS 的平均变化与基线无差异。亚组分析显示，在患者出现症状时间＜3 年的情况下，表征软骨细胞移植术组的结果较好，具有统计学意义和临床相关性[54]。ChondroCelect® 是首个在欧盟获得授权的细胞治疗产品，现已证实，使用质量调整生命年（QALYs）测得的使用 ChondroCelect® 的自体软骨细胞移植技术的成本效益比微骨折术更高[55]。

经典的第一代自体软骨细胞移植存在一些局限性，包括较高的手术操作复杂度、术后不愈率，以及骨膜增生发生率[30,56,57]。自体软骨细胞移植植入术比软骨下骨微骨折术有更多的术后关节并发症，包括：更高比例的症状性软骨增生（27%vs13%，可能与植入技术有关）、关节肿胀（22%vs6.6%）、关节积液（24%vs9.8%）和关节弹响（18%vs6.6%）。此外，自体软骨细胞移植有时会引起流感样综合征（7.8% 的患者），而微骨折术不会发生这种情况。

18.4　关节软骨颗粒移植术

Lu 等证实，未经细胞培养的软骨碎片可作为术中软骨修复的有效细胞来源[58]。作者证明：（a）软骨碎片的大小和软骨生长的数量之间存在负相关；（b）位于软骨片边缘的细胞活性最高；（c）移植所需的组织量大约为需要治疗的整个缺损面积的 1/10[58]。一般认为软骨片中的软骨细胞能够从细胞外基质中"逃逸"、迁移、增殖，形成可观察到的透明样软骨组织基质，并与周围的宿主组织相结合[58,59]。

目前，单阶段应用关节软骨颗粒的产品有自体软骨移植系统（CAIS®：DePuy Mitek, Raynham, MA）和 Zimmer® DeNovo® NT 天然组织移植系统

（DeNovo NT：Zimmer Biomet, Warsaw, Indiana）（表18.3）。使用 CAIS® 的产品时，首先在髁间切迹边缘获取自体软骨组织，然后术中对其进行处理，之后将其加载到支架上，最后用生物可吸收钉固定在所需的位置（图 18.7）[59,60]。使用 DeNovo®NT 时，首先预处理异体幼年软骨组织，留取备用，然后用纤维蛋白胶固定在所需的位置（图 18.8）[61,662]。使用 DeNovo NT 同种异体组织可以治疗较大的软骨缺损，因为幼年来源的软骨细胞比老的软骨细胞具有更强大的细胞活性潜力[64-68]。CAIS® 和 DeNovo®NT产品的产物都是软骨颗粒，从其中获取活软骨细胞后，将软骨细胞转移到基质和胶原中[1]。在组织工程的背景下，这两种技术都有两个必要的特性——（a）驱动生物过程发生的生物活性成分（即细胞或软骨细胞）以及（b）提供结构支持、促进组织整合的作为载体或支架的生物材料。本质上讲，这两种移植物的颗粒特性能够增大移植物的表面积，以促进软骨扩增，另外，使用软骨细胞和支架则分别创造了软骨诱导和软骨传导的潜力[69]。

18.4.1　自体软骨移植系统—— CAIS®

CAIS®（DePuy Mitek, Raynham, MA）需要用到一种仪器，使用该仪器可在关节镜下从自体供区获取软骨，然后将软骨碎片均匀分布在由 35% 聚己内酯和 65% 聚乙醇酸组成的可吸收三维支架上，并用聚二噁烷酮（PDO）网片（Advanced Technologies and Regeneative Medicine, Raynham, MA）增强固定[59,60]。该可吸收三维支架是一种类似泡沫的材料，作用是维持组织碎片的位置，并为软骨基质的生成提供一个三维环境。使用 PDO 钉可将软骨支架结构固定到移植部位[1,59]。

Cole 等进行了一项纳入 29 例患者的概念证明和

表 18.3　颗粒状关节软骨一期修复手术用于膝关节症状性软骨缺损的治疗

手术	产品	关节软骨的来源和固定	公司 / 地址	参考文献
关节软骨微粒	自体软骨移植系统（CAIS®）	从髁间切迹边缘获取自体软骨组织，加载到由 35% 聚己内酯和 65% 聚乙醇酸组成的三维支架上，用聚二噁烷酮（PDO）网片固定，并用生物可吸收钉固定	DePuy Mitek, Raynham, MA, USA	[59,60]
	Zimmer® DeNovo® NT 天然组织移植	使用纤维蛋白胶固定来自异体的胚胎软骨组织	Zimmer Biomet, Warsaw, Indiana, USA	[61-63]

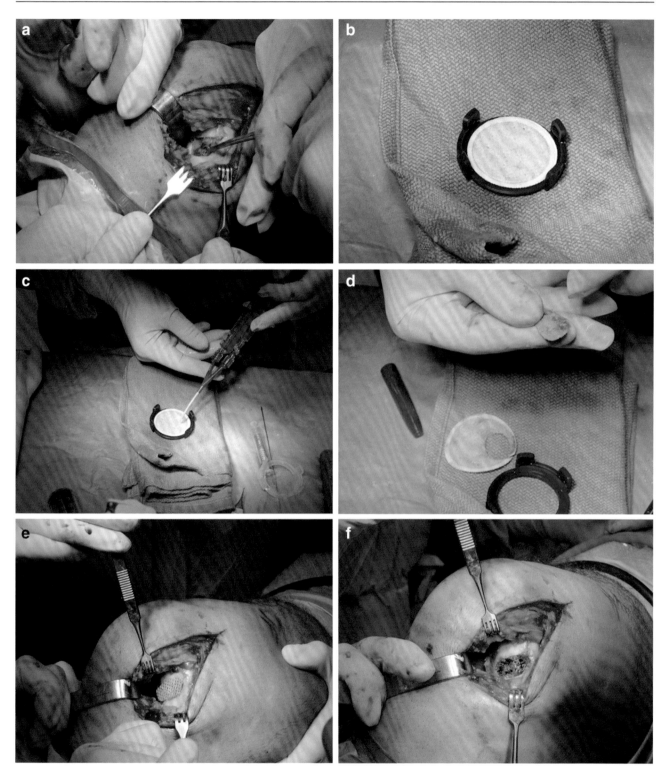

图 18.7 使用软骨自体移植系统（CAIS）治疗累及膝关节股内侧髁的孤立性局灶性软骨缺损。（a）制备软骨缺损区并测量大小。（b）将取下的软骨置于共聚物支架上。（c）应用纤维蛋白胶。（d）根据软骨缺损的大小对支架进行测量和切割。（e）原位植入 CAIS 支架植入物。（f）使用 PDO 固定钉将植入物原位固定

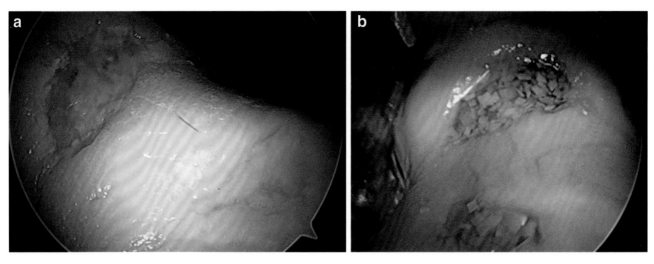

图 18.8　使用 Zimmer® DeNovo® NT 天然组织移植（DeNovo® NT）技术处理膝关节滑车的两个局灶性缺损。（a）关节镜下显示两处滑车软骨缺损。（b）对软骨缺损区清理和测量后使用 DeNovo® NT 进行修复

安全性随机对照试验，通过至少 2 年的随访，比较了 CAIS® 和微骨折术治疗的患者主观结果和 MRI 客观结果的差异 [60]。该研究发现，在术后 24 个月内，两组的 SF-36 评分、国际膝关节文献委员会（IKDC）评分和膝关节损伤和骨性关节炎预后评分均有所提高。但是，自体软骨移植系统治疗组术后 12 个月的国际膝关节文献委员会（IKDC）评分总分明显较高，且术后 24 个月的膝关节损伤和骨性关节炎预后评分 5 个分量表得分全部明显较高。MRI 扫描显示，微骨折术治疗的患者在术后 6 个月和 12 个月有更高的可能性会出现病灶区骨赘。目前，一项旨在比较 CAIS® 和微骨折术的大型多中心随机试验正在进行中。

18.4.2　Zimmer® DeNovo® NT 天然组织移植物——DeNovo® NT

Zimmer® DeNovo® NT 天然组织移植物（DeNovo NT：Zimmer Biomet，Warsaw，Indiana）是一种"最低限度处理的"人体组织异体移植物，在美国作为一种 361 HCT/P 产品被监管，其类似于新鲜的骨软骨异体移植物、异体半月板移植物和异体骨-腱-骨移植物 [59,62]，无须通过调查器械豁免即可用于临床 [59]。制备移植物时，首先从新鲜幼年尸体股骨髁（< 13 岁）上取出活的软骨组织，然后手工将其分割成约 1 cm³ 的立方体颗粒 [62]。在软骨缺损区压入薄铝箔，制作成三维模具。模具成型后取出，测量其表面积——一块 DeNovo® NT 移植物可覆盖 2.5 cm² 大小的缺损。随后，吸取含有 DeNovo® NT 的培养基，连同颗粒状软骨碎片转移到模具中，将软骨颗粒的间距控制在 1~2 mm。然后使用纤维蛋白胶填充模具，直至比模具总深度浅 1 mm。经过 3~10 min 的固化，将纤维蛋白胶涂在缺损处基底上，然后将软骨-纤维蛋白胶结构从铝箔模具上取下，压入缺损处 [59,61,62]。

Bonner 等首次报道了 DeNovo® NT 在临床上的应用 [61]，通过术后 2 年的随访，MRI 检查发现软骨缺损已被修复组织所填充，且术前软骨下骨水肿几乎完全消失，上述 MRI 表现和 IKDC 评分均证实了髌骨软骨缺损得到了有效的治疗。随后，在一项共纳入了 25 例患者的旨在调查股骨髁或滑车存在一处或两处软骨损伤接受 DeNovo® NT 治疗效果的研究中，Farr 和 Yao 报道了其中前 4 例患者的术后结果 [62]。其初步结果显示，与基线相比，术后 2 年的 IKDC 和 KOOS 评分均得到改善，且缺损处仍填充完好，也没有任何并发症和移植物排斥现象的发生。Cole 和 Farr 报道了 25 例 DeNovo® NT 治疗膝关节软骨缺损患者术后 2 年疗效的前瞻性病例系列结果，发现患者的 KOOS 评分较基线有所改善，MRI T2 加权评分在术后 2 年恢复到接近正常关节软骨的水平 [63]。

18.5 其他支架或合成材料

18.5.1 双相软骨支架

越来越多的证据表明软骨下骨对于全层软骨病变的长期修复具有重要作用，完全再生的骨性结构与良好的预后具有相关性[70,71]。在这种情况下，多层关节软骨支架被开发出来，目前有 Cartilage Repair Device®（CRD, Kensey Nash Corporation）和 ChondroMimetic®（Orthomimetics, Cambridge, UK）。双相或多相复合支架由软骨层和软骨下骨层组成，这种技术目前正在不断发展中[72-74]。

多层双相结构可以模拟出关节软骨不同层之间的结构、化学和力学特性的变化。这种技术通过将软骨下骨整合到宿主骨组织上，促使改造后的软骨组织固定在软骨缺损部位。然而，软骨缺损处的软骨下骨的质量可能影响软骨修复的再生潜力和使用寿命[71]。

多层结构的另一个优点是能够满足软骨细胞（存在于软骨）和成骨细胞（存在于软骨下骨）的不同生理需求[75]。一方面，软骨细胞必须避免与新生血管产生密切接触[76,77]；而另一方面，成骨细胞则需要进行血管化[78-80]。

Kensey Nash 公司生产的多相复合材料由 3 层结构组成，上层是用于关节软骨修复的 I 型胶原纤维层，中层是疏水层，下层是用于骨修复的聚乳酸（PLA）层，整体结构模拟了骨软骨塞。该结构包含了促进软骨修复的可延展性基质和促进软骨下骨再生的固体矿化基质[81]。通过一种特有的方法，不仅能够将这两种基质结合在一起，同时还能够保持接触界面的多孔性。软骨样层具有促进间充质干细胞分化的潜力[82,83]。体外研究证明这种多相结构能带来遗传、生化和组织生物环境的改善，然而，目前尚缺乏较长期的临床研究结果[84]。在山羊模型中，治疗后 12 周，ChondroMimetic® 植入组比空白组展现出了更多的软骨和骨填充[1]。

18.5.2 水凝胶

作为可用于软骨修复的合成材料，聚乙烯醇水凝胶已经受到越来越多的关注[85]。此类产品之一是 Cartiva®（Carticept Medical Inc., Alpharetta, GA），它是一种可用于全厚度软骨缺损的聚（乙烯醇）水凝胶[86]。经过优化后，这种材料与人类关节软骨的磨损、强度和摩擦系数特性都非常相似[1]。Cartiva® 合成材料与支架不同，它不会随着时间的推移被天然修复组织吸收或代替。此外，在水凝胶的骨侧用到一项专利技术，该技术可以通过诱导骨长入，以促进水凝胶在缺损处的长期固定[1]。一项纳入 15 例患者的病例系列研究发现，经关节镜下 Cartiva® 技术治疗后，术后 1 年 IKDC 评价结果显示，13 例患者治疗成功，另有 1 例松动，1 例脱落。然而通过 MRI 检查并没有发现植入物脱出的迹象，分析认为，成功整合并不是该产品成功的必要条件。相对于被高质量骨组织环绕的孤立的植入物，具有平坦外观和大约 10% 径向压缩（植入区域的直径比植入物的直径小约 10%）的水凝胶产品可以改善体内试验的结果。在常规临床应用合成水凝胶之前，还需要更多的研究数据支持[85]。

18.6 结论

考虑到已有太多治疗膝关节局灶性软骨缺损的方法，因此需要对新兴产品和现有治疗方法进行仔细的评估、比较。具体来说，若要采用一项新技术，研究人员必须证明其具有生物学和临床上的有效性、安全性、可行性（如程序简单）、成本效益以及持久的临床效果。此外，美国食品和药品监督管理局（FDA）明确指出，在评估和批准软骨修复医疗器械和技术之前，首先需要进行个体水平反应或"反应者"分析[87]。为了帮助理解个体水平的结局评分，有人提出了关于患者报告结果评价的"最小临床重要差异"（MCID）和"患者可接受症状状态"（PASS）的概念。最后，对于一项新型软骨修复技术，还需要进行周密设计的前瞻性比较队列研究以及多中心随机试验，只有当满足上面提到的条件后该技术才能够被推广使用。

第 19 章 膝关节软骨：未来研究和实践的方向

Harpal K. Gahunia, Allan E. Gross, Kenneth P. H. Pritzker

李海鹏 唐冬梅 / 译

19.1 膝关节软骨未来的研究方向

关节软骨作为一种具有润滑、抗磨损和低摩擦性能的自我维护材料，具有轻微的可压缩性，其可以通过轻微的变形使得承载的作用力均匀地分布在邻近骨骼上。关节软骨因其特殊分子所构成的结构及其独特的生物力学性能，使得其在数十年运动生活中与个体所承受的机械负荷越来越适配。从关节面到软骨下骨以及从软骨细胞表面到间质水平区域，拥有着三个维度（3D）的方向和不同分隔水平的分子结构，此种结构可以通过减少摩擦和吸收负荷的冲击，保证膝关节的平滑运动，促进关节软骨发挥功能。关节软骨的润滑功能和其整体的生物力学功能，在个体的整个生命进程中为关节活动创造了相对光滑的接触面，减少了关节疾病的发生。

关节软骨的一个特殊特征是软骨内软骨细胞和细胞周围基质的环境，以及这些细胞调节的软骨外区域和区域间基质区域。这些软骨细胞是维持软骨稳态的关键，通常通过调节细胞外基质（ECM）合成和降解来维持软骨功能。过去对于软骨细胞结构的研究主要集中在分子成分领域；未来的研究方向可能会更加注重这些分子成分作为整合材料在软骨细胞形成整合基质结构、清除受损分子、修复病变的软骨或促进损伤软骨再生方面的研究。

过去的几十年中，在生物工程学发展的前沿里，我们通过对体外、离体和在体研究，提高了对于生物力学刺激（如流体静压、应力或压缩）对膝关节软骨生物力学重要性的认识。生物力学在关节软骨发生、成长、发育和成熟、稳态、衰老、疾病适应、修复和再生等过程中发挥着重要作用。在胚胎发育和儿童期，机械性刺激对于软骨的发生、软骨关节

基质的生成以及软骨内骨化都有积极的促进作用。机械负荷的内在影响对维持关节软骨结构和软骨细胞表型具有重要作用。载荷过大或不足均可对关节软骨产生负面影响，导致软骨退变的发生和进展。

通常情况下，膝关节担负生理性负荷时，导致关节软骨细胞外基质间质液内的静水压改变，诱导产生相关的剪切压力和张力，引起关节软骨细胞外基质的压缩与变形。

关节所承受的生物力学变化会从细胞外基质通过细胞外包膜和基质传递到软骨细胞，软骨细胞依次受到静水压力、剪切压力和压缩力。作用于软骨细胞的机械力所引发的刺激会刺激加强细胞外基质蛋白基因转录、翻译。

关节软骨生物力学的未来研究方向重点有可能是分析膝关节及其关节软骨的成分构成与超生理负荷之间的关系。这将使我们更进一步了解生物力学对软骨细胞信号级联的影响，作用于软骨细胞的超生理负荷将会严重影响软骨细胞的基质微环境和细胞外基质的产生。活性氧，特别是单线态氧作为信号分子尤为重要[1]。现阶段临床上超生理负荷对膝关节软骨（软骨细胞的基质微环境和细胞外基质）的影响相关研究将有助于我们更好地了解关节软骨在超负荷负载下的站立结构和功能。这些研究可以引导我们创立一些新的训练方法和训练理念，有助于防止在人们在体育活动（竞技运动、舞蹈、体操以及非竞技运动和娱乐活动等）中、职业工作中发生膝关节损伤，或防止原有膝关节软组织损伤加重。此外，从软骨力学结构和软骨修复的角度来看，研究高载荷、高速冲击条件下的生物力学刺激与其相关信号级联构架将为软骨再生和修复带来新的治疗策略。

膝关节是儿童和成人在运动活动中最常受伤的关节之一。运动相关的关节损伤最常见的病因是关节的过度运动和剧烈冲击。关节的过度使用、反复活动导致软骨疲劳和磨损引发软骨损伤（如职业跑步运动员）。高冲击性运动（如足球、橄榄球和摔跤）会对膝关节进行直接、暴力的冲击从而导致关节软骨损伤。对于儿童来说，关节软骨是一种高度组织化的结构，在维持关节形状不变的同时在不断的生长和重塑。对这个复杂系统的任何损伤都可能破坏软骨的功能特性，这可能引发进一步的关节变性。虽然关节软骨具有固有的修复和再生能力，但未成熟软骨一旦受损或丢失，其组织结构尤其难以恢复或再生。儿童膝关节软骨损伤后如何维持关节功能和肢体生长，减少其康复时间，是今后研究的重点。此外，可以通过基因组疗法来降低发病率、减少畸形的发生来维持软骨关节功能。

关节软骨产生的润滑液与关节软骨结构的紧密配合是关节软骨保持稳定、活动、促进修复的重要原因。未来对软骨润滑机制的研究可能有助于更好地评估软骨润滑的程度是否与关节内部润滑液的产生或软骨基质的有害改变有关。反过来说，这将改变现有治疗策略，来提升、恢复随着年龄和疾病损伤后的润滑质量。这项研究旨在减少关节退行性变的进展。此外，润滑分子（包括新分子）的应用可促进体外细胞生长和生物工程基质的参与。

关节软骨的老化是一个正常的生理现象，但对于不同的人，其关节软骨的老化速度也不尽相同。对于关节软骨不断深入的基础研究和临床证据表明积极的生活方式可以有效延缓软骨的衰老过程。有 3 种原因会导致关节软骨的功能退行性丧失：基质脱水、细胞外物质中异常分子的积累和局灶性软骨细胞死亡。基质脱水的主要原因是硫酸盐阴离子在蛋白多糖分子上的氧化还原。研究可能会向两个方向展开：一是用天然或人工合成的带电分子取代软骨基质，二是刺激软骨细胞制造高硫酸盐化的蛋白聚糖。老化软骨中积聚了许多不同种类的分子，包括内源性分子，如从软骨细胞膜输出的酶抑制剂，基质降解产物，晚期糖基化终末产物（AGE），淀粉样蛋白，脂质氧化产物和脂褐素等，这些分子不易清除，会形成少量可溶性焦磷酸钙二水合物（CPPD）晶体。这些分子会干扰营养物质和废物的扩散，使

软骨细胞信号变得不敏感，并可能降低生物力学功能。这些分子会干扰营养物质并导致有害物质的扩散，使软骨细胞信号变得不敏感，降低关节软骨的生物力学功能[2]。目前的研究方向主要寻找能够溶解或清除这些堆积分子的药理学途径。关节软骨的反复撞击、外源性创伤或刺激、传导信号减弱引起的软骨细胞营养不足所导致的细胞衰老均有可能引发局限性的软骨细胞死亡，导致组织发生炎症或坏死，从而出现骨性关节炎（OA）等相关疾病。现今的治疗策略是通过刺激邻近软骨细胞受控的有丝分裂来提高软骨细胞的反应性。

怎样重建关节软骨或促进软骨再生是临床上一个急需解决的重要问题，且如何复制天然软骨的生理和功能特性仍是现今未解决的医学难题之一[3-6]。到目前为止，大量种类的细胞（见第 17 章）被发现可用于软骨细胞的治疗。近期研究发现，颅神经嵴来源的软骨细胞和口腔干细胞可以用来修复软骨病变，此项发现有希望成为软骨细胞再生的提供研究支持[7]。现阶段临床上对于膝关节骨软骨损伤的修复仍是困扰医生们的一个重要难题，对于活动需求量的年轻患者群体，治疗难度尤为巨大[8,9]。膝关节损伤和关节炎手术的重点是尽可能保留关节软骨，恢复膝关节功能，缩短术后康复时间。为了达到好的康复效果，需要在疾病的早期阶段进行手术干预，同时配合精确的评估和选择适当的干预方式。关节镜下膝关节成形术在治疗局灶性关节软骨缺损中显示出了特有的疗效[10]。目前临床上出现了一些具有治疗、监测和辅助软骨维持力学形态的新型材料[11]。治疗学、外泌体、纳米体和纳米颗粒等物质具有非侵入性、追踪性和治疗关节软骨组织病变的潜力，但选择清除多少组织、在哪里放置这些粒子物质以及如何传递等问题，仍将是外科医生今后的工作范围及方向[11,12]。通过精确的手术方式、加速愈合的辅助药物、相关生物制剂以及更精确的物理康复方式辅助关节软骨康复。

现阶段有研究指出同种异体软骨移植是患有软骨较大缺陷疾病患者的最好治疗选择[5,13-16]。在目前情况下，骨科医生必须在相关检验检查确诊软骨损伤到软骨细胞开始死亡的时间区间内完成手术，因此在检测完成之前如何采集并储存软骨组织是一个临床上一个亟待解决的难题[17]。软骨细胞在损伤发

生 2 周后开始死亡，但移植物在移植后约 5 周仍可使用 [18]。目前正在进行相关研究和临床试验，目的是开发出能够维持软骨细胞存活的解决方案 [19,20]。现阶段对于关节软骨修复的临床研究主要侧重于手术方式、病变位置和软骨修复结果等方面，对于病变分级、程度和范围的研究较少，未来应在此类方面加强研究投入，提升临床上对于软骨修复方面的认识，便于提升手术效果，改善患者预后 [21]。

目前，软骨修复的方法一般采用具有生物相容性、生物可降解、结构和机械稳定的支架，搭配涂抹连接适当的细胞因子以及生物活性分子，促进关节细胞生长修复。但是这些技术不仅价格昂贵，而且所需的康复时间较长。从长远来看，临床上的研究目标将是通过非侵入性手段评估关节软骨缺损附近的基质和细胞，然后通过非侵入性或微创性手段刺激软骨细胞修复和再生。未来将会加强与相关单位和部门在软骨修复方面的合作，以获得资金支持，用于生长因子、基因治疗和组织工程等更复杂和详细的研究。整合软骨修复的未来研究，尤其是组织工程移植物或支架结构的相关设计策略，以促进再生软骨与原生软骨和底层软骨下骨的融合，将确保移植物或骨折软骨修复的成功性。这些移植或支架设计目的是承受膝关节日常负担的生理机械力。

关节软骨诊断学的研究将倍受关注。到目前为止，关节软骨影像学方面的研究在硬件和软件方面均取得了不错进展，包括用于正常、损伤或病变关节软骨的可视化、绘图和合成的功能和功能成像的相关自动化技术等 [22-30]。除了磁共振成像和超声显影等方法的纵向改进之外，在研究软骨结构的新技术新方法如光学相干层析成像和在体内力学载荷条件下的磁共振（NMR）功能成像也取得不错的进展 [31]。此外，临床成像将整合来自心理成像的相关研究成果，使得分辨率和对比度比目前提高 2+ 个数量级。可以在不远的将来期待 3D 成像在对软骨结构的组织学理解方面取得相关进展，更好地显示结构，如展示软骨及其与周围细胞外基质的动态关系 [32,33]。此外，软骨下骨的改变有可能与关节软骨的状态有着密切的联系 [34-36]。这将可以更好地评估膝关节软骨和其邻近结构，为患者带来更精确的治疗效果，提升患者预后。影像学的应用将从原来的可视化解剖和组织学结构方面，发展到辅助研究生物材料特征及其

与生物力学刺激的领域上来。人工智能技术将被应用于影像学诊断领域，使得更多的客观数据可以用图像的形式展现出疾病的评估。这对于判断疾病缓解情况，评估患者病情尤为重要。

19.2 膝关节软骨和骨性关节炎

膝关节活动度较高，因此其他关节结构（主要是韧带和关节囊）也不同程度上影响着膝关节软骨的结构与功能。衰老、肥胖或关节组织损伤都与出现临床骨性关节炎症状密切相关 [37,38]。骨性关节炎影响膝关节的所有组织，但在评估骨性关节时很少考虑除关节软骨、交叉韧带或半月板外的其他膝关节组织。临床上一般用超声或磁共振成像（MRI）来评估诊断骨性关节炎对膝关节组织的影响程度。骨性关节炎的生化标志物分为生物化学标志物和影像学标志物，临床上对于骨性关节炎生化标志物的研究有很长的历史，但迄今为止还未发现有对评估软进展高度敏感的相关生化标志物。生化标志物可反映软骨细胞活性水平和由于软骨细胞释放的有害物质所导致疾病发生进展的程度。虽然单个标记的价值可能有限，但是其对于评估疾病的不同类型有着重要的发展前景 [39]。目前临床上仍无高度敏感的影像学标志物，明确诊断还要对于关节间隙狭窄的评估。有研究发现可以使用增加软骨下骨厚度和密度作为评判骨性关节炎发生进展程度的一种新的标准诊断方法 [36]。评判骨性关节炎是否可以保守治疗最关键的一点在于在未发生结构改变之前早期诊断发现膝关节软骨损伤。这一治疗策略的核心是早期诊断骨性关节炎，这既涉及家庭公共卫生医学问题也涉及诊断技术的问题。早期低强度自行车骑行是一种有效缓解骨性关节炎的保守治疗方法。低强度运动和体重控制也可为骨性关节炎的治疗提供帮助 [40,41]。可以选择物理康复理疗技术增强关节邻近肌肉力量并辅以营养关节、促进关节软骨再生的药物来进一步治疗骨性关节炎 [42,43]。

目前在骨性关节炎的治疗方案中，如何恢复软骨结构功能是目前临床上的一个难点，其原因主要在于如何早期诊断软骨损伤与如何有效促进关节软骨再生。目前的影像技术可以帮助我们识别软骨损

伤程度与范围。目前已有很多研究表明有许多因素可以刺激老化的软骨细胞生长再生并产生体外基质[44]。其中一种治疗手段就是将一些促进关节软骨再生的介质甚至干细胞直接注入软骨中。这些"传递"注射方法也需要更新，也需要新设备、新技术支持，有部分研究认为超声也是一种给药或"传递"途径与方式[45,46]。

本文所叙述的只是通过总结现有文献与研究，对未来关节软骨修复方面发展提出的一点猜想与见解。但是鉴于目前对于关节软骨迅猛的研究发展势头与现阶段取得的研究成果，我们可以乐观地认为，未来膝关节相关疾病的诊治手段会越来越丰富，患者的预后将会显著改善。

附　录

附录 A

余家阔 / 译

软骨损伤与修复的关节镜分类系统

目前一些已发表的报告提出评估关节软骨病变和软骨修复的临床结果。在关节软骨的大体观评价方面，开发了关节镜评分系统来观察关节软骨的状态。1961 年，Outerbridge 开发了一种易于实施的关节镜下软骨病变分类系统，按照病变的严重程度分为 1~4，4 个等级 [1]。Outerbridge 分类系统最初设计用于可视化和描述髌骨软骨软化症，具有可重复性和可靠性，目前仍是临床中应用最广泛的分类系统 [2-5]。为了将整个膝关节观察到的软骨病变都纳入，Potter 等将 Outerbridge 的 4 级分类改进为扩展的 5 点分类系统 [6]。Noyes 等基于 4 个独立且不同的变量提出了一种软骨病变分类系统，该系统可以描述关节面、病变的范围（深度）、病变的直径和病变的位置 [7]。成立于 1997 年的国际软骨修复学会（ICRS）一直致力于开发关节软骨损伤和修复评估的标准化体系 [8,9]。2018 年，ICRS 更名为"国际软骨再生与关节保护协会"。ICRS 软骨损伤评估系统由两部分组成 [9]：

A：患者部分：

（1）ICRS 损伤问卷调查。

（2）IKDC 2000 膝关节主观评价表。

B：外科医生部分：

（1）ICRS—膝关节手术史登记。

（2）IKDC—膝关节检查表 2000。

（3）ICRS—关节软骨损伤定位系统。

（4）ICRS—关节软骨损伤分类。

（5）ICRS—剥脱性骨软骨炎的分类。

（6）ICRS—软骨修复评估系统。

关节镜 ICRS 分类系统具有可重复性，在观察者之间和观察者内部均显示了良好的可靠性，软骨病变深度的组织学评估与关节镜评估的高度相关性也证明了该分类系统具有良好的有效性 [10]。Oswestry 关节镜评分（OAS）的开发是为了简化评分系统，并将评分系统的重点放在临床需要上 [11]。ICRS 和 OAS 具有可比性，然而，随着病灶大小的增加，其可靠性降低 [12,13]。下面列出了几种常用的关节镜评分系统来评估关节软骨损伤或修复。

（1）Outerbridge 分类 [1]。

（2）改良的 Outerbridge 分类 [6]。

（3）Noyes 分类 [7]。

（4）国际软骨修复学会——损伤 [8,9]。

（5）国际软骨修复学会——修复 [8,9]。

（6）Oswestry 关节镜评分 [11]。

Outerbridge 分类

分级	软骨病灶描述
1	软骨软化和肿胀
2	软骨出现碎裂和裂缝，病灶直径 ≤ 0.5 in（即 1.27 cm）
3	与 2 级相同，但涉及的区域直径超过 0.5 in（即 1.27 cm）
4	软骨缺损侵蚀至骨

改良的 Outerbridge 分类

分级	软骨病灶描述
0	正常完整的软骨
1	软骨表面完整，但出现浅表的软骨软化、肿胀或起水疱
2	软骨表面出现碎裂、溃疡、纤维化或裂缝，直径 ≤ 1 in（即 2.54 cm）且病变深度小于软骨总厚度的 50%
3	较深的软骨溃疡、纤维化或裂隙，深度超过软骨总厚度的 50% 或更多，但尚未暴露软骨下骨
4	全层软骨磨损伴软骨下骨外露

Noyes 分类

分级	软骨病灶描述
0	正常完整的软骨
1A	软骨表面完整,有一定的弹性
1B	软骨表面完整,但有少许变形
2A	软骨表面损伤(裂纹、纤维化、裂隙或碎裂),所涉及的软骨厚度少于一半
2B	受累深度大于软骨厚度的一半,但没有暴露的软骨下骨
3A	软骨下骨暴露,但骨表面完整
3B	软骨下骨暴露并伴有表面侵蚀

ICRS 关节软骨损伤分类

分级	软骨病灶描述
0	正常软骨
1A	表面纤维化或者软化
1B	表面裂缝或撕裂
2	软骨缺损深度少于 50%
3A	软骨缺损超过 50%,但未达到钙化层
3B	软骨缺损超过 50%,达到钙化层
3C	软骨缺损到达软骨下骨板,但未穿透
3D	缺损达到软骨下骨板且伴有表面 50% 范围的起泡
4A	缺损伴随软骨下骨板的表面缺失
4B	缺损达到软骨下骨板的深层

ICRS 关节软骨修复评估

ICRS 软骨修复	得分
Ⅰ. 缺损修复程度	
Ⅰ 流程 A[1]	
* 缺损修复高度与周围软骨相似	4
* 75% 的缺损深度修复	3
* 50% 的缺损深度修复	2
* 25% 的缺损深度修复	1
* 0 的缺损深度修复	0
Ⅰ 流程 B[2]	
* 100% 的最初移植表面存活率	4
* 75% 的最初移植表面存活率	3
* 50% 最初移植表面存活率	2
* 25% 最初移植表面存活率	1
* 0(移植物丢失或破损)	0
Ⅱ. 边缘融合程度	
* 完全与周围软骨融合	4
* 与边缘离断距离 < 1 mm	3
* 移植物的 3/4 与边缘融合,1/4 与周围有明显的边界且离断距离 > 1 mm	2
* 移植物的 1/2 与边缘融合,1/2 与周围有明显的边界且离断距离 > 1 mm	1
* 移植物边缘融合度 < 1/4	0
Ⅲ. 大体观察	
* 表面完整光滑	4
* 原纤维暴露的粗糙表面	3
* 小而分散的组织裂纹或裂缝	2
* 数量若干但体积小的,或数量少但体积大的裂缝	1
* 整个移植区域退行性改变	0
修复情况整体评价	
* Ⅰ度:正常	12
* Ⅱ度:接近正常	8~11
* Ⅲ度:不正常	4~7
* Ⅳ度:极不正常	1~3
(1)流程 A:	(1)流程 B:
* 自体软骨细胞移植	* 马赛克移植术
* 骨膜或软骨膜移植	* 自体骨软骨移植
* 软骨下骨钻孔术	* 异体骨软骨移植
* 微骨折	* 其他
* 碳纤维植入物	
* 其他	

Oswestry 关节镜评分

OAS	得分
移植物与周围软骨高度水平	
平齐	2
隆起	1
凹陷	0
与周围软骨融合情况	
完全融合	2
轻微破坏（< 25% 面积）	1
大部分破坏（> 25% 面积）	0
表面形态	
光滑	2
细小的裂纹	1
严重的裂纹或纤维化	0
移植物颜色	
珍珠透明样	2
白色	1
黄骨髓样	0
探测硬度	
与邻近软骨相似	2
较邻近软骨软	1
非常软 / 硬	0
总分	0~10

附录 B

陈 伟 / 译

临床结果评分系统

膝关节疾病患者的自我报告工具的结果被用于膝关节患者在膝关节创伤、软骨修复手术、疾病进展［如骨性关节炎（OA）］或药物临床试验后了解患者的症状和功能随时间的变化。这些评分系统是为推荐给肌肉骨骼疾病的各种治疗方式而设计和验证的。这几种评分工具的出现，证实了对那些可能导致膝关节健康、功能和对患者生活质量有影响的疾病进行精准评估的困难。这些评分工具是为评估患者对膝关节健康的情况开发的，特别是在受伤后、评估药物干预的疗效、术前、术后随访评估（软骨修复或膝关节置换术）或在疾病的过程中，如 OA。这些结果工具被用来评估以下一个或多个标准：疼痛、症状、日常生活活动、运动、生活质量和身体健康价值。这些评估工具被用来评估一个或多个膝关节结构（韧带、半月板、关节软骨、肌腱等）受伤的患者。

下面列出了常用的膝关节功能的测量方法，其中一些包括在本附录中。

（1）膝关节损伤和骨性关节炎结果评分（KOOS）。

（2）膝关节损伤和骨性关节炎结果 – 身体功能简表（KOOS–PS）。

（3）膝关节结果调查日常生活活动量表（KOS–ADLS）。

（4）Lysholm 膝关节评分量表。

（5）牛津膝关节评分（OKS）。

（6）国际膝关节文献委员会（IDKC）主观评分量表。

（7）活动评分表（ARS）。

（8）Tegner 活动指数（TAS）。

（9）Marx 活动水平量表（MARS）。

（10）36 项健康调查简表（SF–36）。

（11）西安大略大学和麦克马斯特大学骨性关节炎指数（WOMAC）。

膝关节损伤和骨性关节炎结果评分（KOOS）

膝关节损伤和骨性关节炎结果评分（KOOS）是一种患者预后报告工具，广泛应用于膝关节损伤和 OA 患者在不同时间间隔的短期和长期患者预后。KOOS 的预期使用人群包括创伤后患有 OA 的年轻人和中年人，以及那些可能导致创伤后 OA 的损伤（如前交叉韧带、半月板或软骨损伤）患者。这些调查问题旨在评估患者对其膝关节的看法，并了解患者在日常活动（包括运动）中的表现。评估包括保守治疗（药物或物理治疗）、手术干预、原发性膝关节损伤以及原发性或创伤性 OA 治疗后每周的变化。它被广泛用于实验研究和大型数据库的研究目的。

KOOS 有 5 个单独评分的分量表：

（1）症状 / 僵硬（S，5/2 题）

（2）疼痛（P，9 题）

（3）日常生活中的功能（A，17 题）

（4）体育和娱乐的功能（SP，5 题）

（5）膝关节相关生活质量（Q，4 题）

症状（S）

在回答这些问题时，应该考虑到你上周的膝关节症状。

S1. 你的膝关节肿吗？

□从不　　　　　□很少　　　　　□有时　　　　　□经常　　　　　□总是

S2. 当你的膝关节移动时，你是否感到摩擦，听到咔嗒声或任何其他类型的噪声？

□从不　　　　　□很少　　　　　□有时　　　　　□经常　　　　　□总是

S3. 你的膝关节在移动时会卡住或悬停吗？

□从不　　　　　□很少　　　　　□有时　　　　　□经常　　　　　□总是

S4. 你能把膝关节完全伸直吗？

□总是　　　　　□经常　　　　　□有时　　　　　□很少　　　　　□从不

S5. 你能把膝关节完全屈曲吗？

□总是　　　　　□经常　　　　　□有时　　　　　□很少　　　　　□从不

僵硬（S）

下面的问题是关于你在上一周膝关节经历的僵硬程度。僵硬是当你放松的情况下移动你的膝关节时，一种移动受限或缓慢的感觉。

S6. 早上醒来后你的膝关节僵硬程度有多严重？

□无　　　　　□轻度　　　　　□中度　　　　　□重度　　　　　□极重度

S7. 在一天的晚些时候坐着、躺着或休息后，你的膝关节僵硬程度有多严重？

□无　　　　　□轻度　　　　　□中度　　　　　□重度　　　　　□极重度

疼痛（P）

P1. 你多久经历一次膝关节疼痛？

□从不　　　　　□每月　　　　　□每周　　　　　□每天　　　　　□经常

在过去一周的活动中你经历了怎样的膝关节疼痛？

P2. 膝关节扭转 / 旋转

□无　　　　　□轻度　　　　　□中度　　　　　□重度　　　　　□极重度

P3. 膝关节完全伸直

□无　　　　　□轻度　　　　　□中度　　　　　□重度　　　　　□极重度

P4. 膝关节完全屈曲

□无　　　　　□轻度　　　　　□中度　　　　　□重度　　　　　□极重度

P5. 在平地上行走

□无　　　　　□轻度　　　　　□中度　　　　　□重度　　　　　□极重度

P6. 上下楼梯

□无　　　　　□轻度　　　　　□中度　　　　　□重度　　　　　□极重度

P7. 晚上躺在床上

□无　　　　　□轻度　　　　　□中度　　　　　□重度　　　　　□极重度

P8. 坐或躺

□无　　　　　□轻度　　　　　□中度　　　　　□重度　　　　　□极重度

P9. 直立

□无　　　　　□轻度　　　　　□中度　　　　　□重度　　　　　□极重度

日常生活中的功能（A）

　　下列问题与你的身体机能有关。这里我们指的是你四处走动和照顾自己的能力。对于下列每一项活动，请说明由于膝关节的原因，你在上周所经历的困难程度。

A1. 下楼梯

□无　　　　　□轻度　　　　　□中度　　　　　□重度　　　　　□极重度

A2. 上楼梯

□无　　　　　□轻度　　　　　□中度　　　　　□重度　　　　　□极重度

　　对于下列每一项活动，请标明你在上周所经历的困难程度

A3. 从坐位站起身

□无　　　　　□轻度　　　　　□中度　　　　　□重度　　　　　□极重度

A4. 站

□无　　　　　□轻度　　　　　□中度　　　　　□重度　　　　　□极重度

A5. 弯腰俯身/拾物

□无　　　　　□轻度　　　　　□中度　　　　　□重度　　　　　□极重度

A6. 在平地上行走

□无　　　　　□轻度　　　　　□中度　　　　　□重度　　　　　□极重度

A7. 上车/下车

□无　　　　　□轻度　　　　　□中度　　　　　□重度　　　　　□极重度

A8. 去购物

□无　　　　　□轻度　　　　　□中度　　　　　□重度　　　　　□极重度

A9. 穿上袜子

□无　　　　　□轻度　　　　　□中度　　　　　□重度　　　　　□极重度

A10. 从床上起来

□无　　　　　□轻度　　　　　□中度　　　　　□重度　　　　　□极重度

A11. 脱掉袜子

□无　　　　　□轻度　　　　　□中度　　　　　□重度　　　　　□极重度

A12. 躺在床上（翻身，维持膝关节位置）

□无　　　　　□轻度　　　　　□中度　　　　　□重度　　　　　□极重度

A13. 进/出浴室

□无　　　　　□轻度　　　　　□中度　　　　　□重度　　　　　□极重度

A14. 坐

□无　　　　　□轻度　　　　　□中度　　　　　□重度　　　　　□极重度

A15. 上/下马桶

□无　　　　　□轻度　　　　　□中度　　　　　□重度　　　　　□极重度

　　对于下列每一项活动，请说明由于膝关节的原因，你在上周所经历的困难程度。

A16. 繁重的家务（搬重箱子、擦地板等）

□无　　　　　□轻度　　　　　□中度　　　　　□重度　　　　　□极重度

A17. 轻微的家务（做饭、除尘等）

□无　　　　　□轻度　　　　　□中度　　　　　□重度　　　　　□极重度

体育和娱乐的功能（SP）

以下问题与你在高水平运动时的身体机能有关。回答这些问题时，要考虑到由于膝关节的原因，你在上周经历了多大程度的困难。

SP1. 蹲下

□无　　　　　□轻度　　　　　□中度　　　　　□重度　　　　　□极重度

SP2. 跑步

□无　　　　　□轻度　　　　　□中度　　　　　□重度　　　　　□极重度

SP3. 跳

□无　　　　　□轻度　　　　　□中度　　　　　□重度　　　　　□极重度

SP4. 扭转、旋转受伤的膝关节

□无　　　　　□轻度　　　　　□中度　　　　　□重度　　　　　□极重度

SP5. 跪着

□无　　　　　□轻度　　　　　□中度　　　　　□重度　　　　　□极重度

膝关节相关生活质量（Q）

Q1. 你多久一次意识到你的膝关节有问题？

□从不　　　　　□每月　　　　　□每周　　　　　□每天　　　　　□持续

Q2. 你是否改变了你的生活方式以避免可能对膝关节造成损害的活动？

□从不　　　　　□轻微　　　　　□适当　　　　　□严重　　　　　□完全

Q3. 你对自己的膝关节缺乏信心吗？

□从不　　　　　□轻微　　　　　□中度　　　　　□严重　　　　　□极度

Q4. 一般来说，你的膝关节问题有多严重？

□无　　　　　□轻度　　　　　□中度　　　　　□重度　　　　　□极重度

膝关节结果调查日常生活活动量表（KOS-ADLS）

KOS-ADLS 是一个自我管理的问卷，设计为膝关节特异性量表，以评估膝关节损伤患者在进行日常活动时所经历的症状和功能限制。这些是最能描述他们在过去 1~2 天里的活动。使用 KOS-ADLS 的目标人群是因各种膝关节病变（如韧带 / 半月板损伤、OA 和髌股疼痛）接受物理治疗的患者。KOS-ADLS 是评估膝关节各种功能障碍患者整体健康状况的主观量表之一。症状部分包括与膝关节疼痛、僵硬、肿胀、关节失稳、虚弱和跛行有关的 8 个问题。回答被分为 0~5 级，5 级为无症状，0 级为症状引起的最高限制。功能限制部分包括 8 个问题，涉及行走、上下楼梯、站立、跪下、蹲下、屈膝坐位和坐位起身。这些是最能描述他们在自我评估前一两天的活动。回答分为 0~5 级，5 级表示没有限制，0 级表示功能限制程度高。症状评分和功能评分相加，得到总分。分数越低，说明功能水平越低，限制和残疾程度越高。

症状

以下症状对你日常活动的影响程度如何（在每行圈出一个数字）？

症状	从不	有（但不影响活动）	轻微影响活动	中度影响活动	严重影响活动	日常活动难以进行
疼痛	5	4	3	2	1	0
关节研磨感	5	4	3	2	1	0
僵硬	5	4	3	2	1	0
肿胀	5	4	3	2	1	0
膝关节滑动或部分不稳	5	4	3	2	1	0
膝关节屈曲或完全失稳	5	4	3	2	1	0
膝无力感	5	4	3	2	1	0
跛行	5	4	3	2	1	0

日常生活活动的功能限制

你的膝关节如何影响你进行以下活动的能力（每行圈出一个数字）？

活动	一点也不困难	轻微困难	有些困难	相当困难	非常困难	难以进行
行走	5	4	3	2	1	0
上楼梯	5	4	3	2	1	0
下楼梯	5	4	3	2	1	0
站立	5	4	3	2	1	0
跪下	5	4	3	2	1	0
蹲下	5	4	3	2	1	0
屈膝坐位	5	4	3	2	1	0
坐位起身	5	4	3	2	1	0

Lysholm 膝关节评分量表

Lysholm 膝关节评分量表最早设计于 1982 年，是膝关节韧带手术后的预后评估工具，1985 年进行了改进，用于测量日常生活活动（ADL）。目前，Lysholm 评估工具在评估膝关节韧带损伤、半月板撕裂和关节软骨病变以及外伤性膝关节脱位、髌骨关节疼痛、髌骨不稳和变性疾病的灵活性方面显示了足够的可靠性和响应性。评估的 8 项具体活动如下：

（1）跛行：如果有任何跛行，如果有，有多严重，是否持续。

（2）是否需要支撑物：作为支撑或使用任何其他行走辅助工具。

（3）膝关节锁定感：是否有此感觉，如果有，其频率如何。

（4）膝关节不稳：膝关节是否有任何不稳定，如果有，其发生的频率和时间如何。

（5）膝关节疼痛：存在痛苦的程度和它所造成的困境。

（6）膝关节肿胀：不同活动程度后的存在和持久性。

（7）上楼梯：有任何爬楼梯的问题。

（8）蹲下：动作是否可行，程度如何。

根据关节疼痛、肿胀和不稳的症状发生在哪些活动中进行评分。为了得出一个 0~100 分的总分，需要对 8 个因素进行评分。跛行、支撑和锁定的因素大约占 23 分；疼痛和不稳各 25 分；肿胀和上楼梯各 10 分；而蹲下占 5 分。得分接近 0 分表示术后症状严重，术后也几乎不能恢复；得分接近 100 分表示膝关节症状很少或没有，患者很可能会完全康复。

对 Lysholm 膝关节评分结果做一个评估：

（1）优秀 = 95~100 分。

（2）良好 = 84~94 分。

（3）一般 = 65~83 分。

（4）差 = < 65 分。

牛津膝关节评分（OKS）

牛津膝关节评分（OKS）是专门用于评估全膝关节置换术（TKR）（关节置换术）[15]后的疼痛和功能。在大规模研究中，OKS 被列为评估膝关节置换术结

Lysholm 膝关节评分量表		
因素	评分标准	得分
跛行	无	5
	轻微或间歇	3
	严重且持续	0
是否需要支撑物	无	5
	需要拐杖等支撑物	2
	不能负重	0
膝关节锁定感	无	15
	有轻微活动障碍感但无锁定感	10
	偶尔有锁定感	6
	经常有锁定感	2
	锁定关节	0
膝关节不稳	无	25
	在剧烈运动中很少发生	20
	经常在及剧烈运动中发生（或不能剧烈运动）	15
	偶尔在日常活动中发生	10
	经常在日常活动中发生	5
	一直存在	0
膝关节疼痛	无	25
	剧烈运动中偶尔轻微疼痛	20
	剧烈运动中明显疼痛	15
	步行 > 2 km 后剧烈疼痛	10
	步行 < 2 km 后剧烈疼痛	5
	持续剧烈疼痛	0
膝关节肿胀	无	10
	剧烈运动后出现	6
	日常活动后出现	2
	持续存在	0
上楼梯	不受影响	10
	轻微受影响	6
	只能一步一步上楼梯	2
	无法上楼梯	0
蹲下	不受影响	5
	轻微受影响	4
	蹲下时膝关节不能超过 90°	2
	无法蹲下	0

果的最佳调查问卷。目前，OKS 也被用于衡量药物治疗、截骨术后、康复后或 [16] 骨折的疗效。

OKS 是一个简短的、可重复的 12 项患者报告结果并且反映了患者对其膝关节相关健康状况和 [17] 治疗益处的评估。在最初版本的 OKS 中，每个问题（与膝关节疼痛或功能有关）之后有 5 个答案，评分范围为 0（膝关节功能受损，最差结局）~4（膝关节功能良好，最佳结局）分。最高分 60 分表示极好的膝关节功能。OKS 的具体评分如下 [15]。

0~19 分：可能提示严重的膝关节关节炎。患者

很可能需要手术干预。

20~29 分：可能提示中度至重度膝关节炎。患者可能需要正式治疗。

30~39 分：提示轻度至中度膝关节炎。患者可以应用运动、减肥和抗炎药物非手术治疗等非手术治疗。

40~48 分：可能表明关节功能尚可。患者可能不需要任何正式治疗。

49~60 分：表明膝关节功能良好。

请回答以下 12 道多项选择题。在过去的 4 周里……

1. 你膝关节疼痛的程度如何？

□一点都不疼　　□十分轻微的疼痛　　□轻微的疼痛　　□中度疼痛　　□非常疼

2. 你是否因为你的膝关节而在清洗和擦干身体上有困难？

□没有困难　　□有一点困难　　□中度困难　　□十分困难　　□不能清洗和擦干身体

3. 你是否因为膝关节的原因在上下车或乘坐公共交通工具时遇到过困难？（不管有没有拐杖）

□没有困难　　□有一点困难　　□中度困难　　□十分困难　　□不能上下车或乘坐公共
　　　　　　　　　　　　　　　　　　　　　　　　　　　　　　　交通工具

4. 在你的膝关节疼痛变得严重之前，你能走多久的路（不管有没有拐杖）？

□超过 60 min 无痛　　□ 16~60 min　　□ 5~15 min　　□ < 5 min　　□痛到不能行走

5. 吃完饭（坐在桌子旁），因为膝关节的原因从椅子上站起来对你来说有多痛？

□不痛　　□轻微疼痛　　□中度疼痛　　□十分疼痛　　□不能忍受的痛

6. 你走路时是否因为膝关节的原因而一瘸一拐？

□很少或没有　　□偶尔或刚开始走路时　　　　□经常，不只是刚开始走路时

□大部分时间　　□所有时间

7. 你能跪下来然后再站起来吗？

□可以很轻松地站起来　　　　　　□有一点困难　　□中度困难　　□十分困难

□不能站起来

8. 晚上躺在床上时，你的膝关节会感到疼痛吗？

□不疼　　□只有 1 或 2 个晚上　　□一部分晚上　　□大多数晚上　　□每天晚上

9. 你的膝关节疼痛对你平时的工作有多大影响（包括做家务）？

□没有影响　　□有一点影响　　□中等影响　　□影响很大　　□完全不能工作或做家务

10. 你是否觉得你的膝关节可能突然"失控"或让你倒下？

□很少或没有　　□偶尔或刚开始走路时　　　　□经常，不只是刚开始走路时

□大部分时间　　□所有时间

11. 你能自己买一些家用物品吗？

□可以　　□有一点困难　　□中度困难　　□十分困难　　□不能自己购物

12. 你能走下一段楼梯吗？

□可以　　□有一点困难　　□中度困难　　□十分困难　　□不能走下一段楼梯

国际膝关节文献委员会（IKDC）主观评分量表

整个 IKDC 主观评分量表包括几个可以单独使用的表格，如下所示：

（1）个人背景情况问卷。

（2）当前健康评估表。

（3）主观膝关节评估表。

（4）膝关节既往史表。

（5）外科资料问卷。

（6）膝关节评估问卷。

IKDC 主观评分量表是一种由患者填写报告的膝关节特异性预后指标并为患者提供膝关节治疗的总体情况及评分。IKDC 主观评分量表的目的是检测膝关节损伤引起的症状、功能和运动的改善或恶化。

IKDC 主观评分量表预期将各种膝关节状况的患者纳入统计，包括韧带损伤、半月板损伤、关节软骨病变和髌股疼痛。

问卷包括患者膝关节症状（7个项目）、运动情况（2个项目）和膝关节功能（2个项目）3 个类别[3,4,17,19]。总和单项（问题 1~9 和 10B）的得分，而项目 10A"膝关节损伤前功能"的得分不包含在总分中。可能的最高分数是 87 分。IKDC 评分范围从 0（功能最低或症状最高）~100（功能最高和症状最低）分。为了确定 IKDC 评分，将每个项目的患者响应数相加，总数除以最大得分 87 分，再乘以 100，具体如下图所示：

$$IKDC\ 得分 = \frac{总分}{可能的最大得分} \times 100$$

症状：

请根据您上周的膝关节症状回答系列问题。即使您目前膝关节存在一些症状，也请根据您在没有明显症状的情况下工作的最高活动水平给症状分级。

1. 在没有明显膝关节疼痛的情况下，你能做的最高水平的活动是什么？

4 □ 非常剧烈的运动，比如在打篮球或踢足球时跳跃或旋转

3 □ 费力的活动，比如重体力劳动、滑雪或网球这样的剧烈运动

2 □ 适度的活动，比如适度的体力工作、跑步或慢跑

1 □ 像散步、做家务或庭院工作这样的轻活动

0 □ 由于膝关节疼痛，无法进行上述任何活动

2. 在过去的 4 周内，或自受伤以来，你疼痛的频率是多少？

持续疼痛　0□　1□　2□　3□　4□　5□　6□　7□　8□　9□　10□　从未疼痛

3. 如果你感到疼痛，有多严重？

极痛　　　0□　1□　2□　3□　4□　5□　6□　7□　8□　9□　10□　不疼痛

4. 在过去的 4 周内，或受伤后，您的膝关节僵硬或肿胀程度？

4 □ 无

3 □ 轻微

2 □ 中度

1 □ 较重

0 □ 极其严重

5. 在膝关节不肿胀的情况下，你能做的最高水平的运动是什么？

4 □ 非常剧烈的运动，比如在打篮球或踢足球时跳跃或旋转

3 □ 费力的活动，比如重体力劳动、滑雪或网球这样的剧烈运动

2 □ 适度的活动，比如适度的体力工作、跑步或慢跑

1 □ 像散步、做家务或庭院工作这样的轻活动

0 □ 由于膝关节疼痛，无法进行上述任何活动

6. 在过去的 4 周内，或者自从你受伤后，你的膝关节是否锁住或卡住了？

  0 □ 是

  1 □ 否

7. 在膝关节没有明显松动的情况下，你能做的最高水平的运动是什么？

  4 □ 非常剧烈的运动，比如在打篮球或踢足球时跳跃或旋转

  3 □ 费力的活动，比如重体力劳动、滑雪或网球这样的剧烈运动

  2 □ 适度的活动，比如适度的体力工作、跑步或慢跑

  1 □ 像散步、做家务或庭院工作这样的轻活动

  0 □ 由于膝关节疼痛，无法进行上述任何活动

体育活动：

8. 你可以定期参加的最高等级的活动是什么？

  4 □ 非常剧烈的活动，例如篮球或足球中的跳跃与旋转

  3 □ 剧烈的活动，例如沉重的体力劳动、滑雪或网球

  2 □ 适中的活动，例如适度的体力劳动、跑步或慢跑

  1 □ 轻微的活动，例如散步、家务工作或院子里的工作

  0 □ 由于膝关节的原因，不能进行以上任何一种活动

9. 你的膝关节对以下活动有什么影响：

	活动	无困难	轻微困难	中等困难	极度困难	不能去做
a.	上楼梯	4 □	3 □	2 □	1 □	0 □
b.	下楼梯	4 □	3 □	2 □	1 □	0 □
c.	跪下	4 □	3 □	2 □	1 □	0 □
d.	蹲下	4 □	3 □	2 □	1 □	0 □
e.	屈膝而坐	4 □	3 □	2 □	1 □	0 □
f.	从椅子上站起	4 □	3 □	2 □	1 □	0 □
g.	径直向前跑	4 □	3 □	2 □	1 □	0 □
h.	跳起用腿着地	4 □	3 □	2 □	1 □	0 □
i.	快速开始与停止	4 □	3 □	2 □	1 □	0 □

功能：

10. 你是怎么评估你的膝关节功能的，从 0~10，10 代表正常，功能优异，0 代表无法从事任何日常活动，包括运动？

  10A. 膝关节受伤之前的功能

  不能进行日常活动　0□　1□　2□　3□　4□　5□　6□　7□　8□　9□　10□　日常活动不受限

  10B. 当前膝关节的功能

  不能进行日常活动　0□　1□　2□　3□　4□　5□　6□　7□　8□　9□　10□　日常活动不受限

Tegner 活动指数（TAS）

Tegner 活动指数出现于 1985 年，最初为前交叉韧带损伤的患者设计，并且与 Lysholm 膝关节评分量表结合使用[11]。TAS 当前被用于膝关节组织损伤（韧带损伤、半月板撕裂、软骨病变）、骨软骨炎、外伤性膝关节脱位、髌骨不稳、髌骨股骨疼痛、膝关节骨性关节炎以及对这些情况进行干预[17,20]。TAS 是一种量表，对逐渐增强的日常生活活动、休闲运动与竞技运动进行评估。患者自我评估受伤或手术前的活动水平与当前状态下（即评估时刻）的活动水平。TAS 的评分标准是从 0~10 分。0 分代表患者因膝关节组织损伤而休假或领取伤残抚恤金，只有参加了休闲或竞技性运动的人才能获得 6 分及以上的分数，参加了国内外专业运动的人才能获得 10 分。

请选择最能够代表你去年最高活动水平的类别（仅选择一个）
☐等级 10　　竞技运动：国家级或国际足球、橄榄球（专业级别）
☐等级 9　　竞技运动：较低级别的足球、橄榄球、冰球、摔跤、体操、篮球
☐等级 8　　竞技运动：壁球、羽毛球、田径、跳高（田径）、下坡滑雪
☐等级 7　　竞技运动：网球、跑步（田径）、赛车、手球、篮球、越野跑步 　　　　　　休闲运动：足球、橄榄球、冰球、壁球、跳高（田径）、篮球、回力球、越野跑
☐等级 6　　休闲运动：网球、羽毛球、手球、回力球、篮球、下坡滑雪、每周至少慢跑 5 次
☐等级 5　　工作：建筑、林业等重体力劳动 　　　　　　竞技运动：骑自行车、越野滑雪 　　　　　　休闲运动：在不平的地面上慢跑，每周至少两次
☐等级 4　　工作：适度的体力劳动，例如驾驶卡车、繁重的家务工作 　　　　　　休闲运动：每周至少两次骑自行车，越野滑雪，在不平的地面上慢跑
☐等级 3　　工作：轻松的体力劳动，例如护理 　　　　　　竞技与休闲运动：游泳、可以在森林里散步 / 徒步旅行
☐等级 2　　工作：轻松的体力劳动 　　　　　　能在不平整的地面上行走，但不能背包以及在森林里徒步行走
☐等级 1　　工作：久坐不动的工作或者不太需要活动的工作（如秘书工作等） 　　　　　　能够在平坦的地面上行走
☐等级 0　　因为膝关节原因而请病假或领取伤残抚恤金

Marxi 活动水平量表（MARS）

2001 年设计的 Marx 活动水平量表用于评定患者在 1 min 内的活动水平并补充其他一般健康和特定地区的患者报告的结果测量[21]。MARS 由 4 个问题组成，根据受试者"过去一年中最健康最有活力的状态"来评估 4 种功能性活动或动作（跑步频率、在跑步时改变方向的剪切力、减速和旋转）[22,23]。

每项活动的频率从 0（1 个月内少于 1 次）~4（1 周内至少 4 次），共 5 个等级。总分由个人分数（范围 0~16 分）相加得到。得分越高，说明参加活动的频率越高，因此对于膝关节的功能要求就越高，受伤的风险也就越高。

请说明过去的一年内，在你最健康最有活力的状态下，进行以下每项活动的频率。

活动	每月 < 1 次	每月 1 次	每周 1 次	每周 2~3 次	每周 > 4 次
跑步：在运动或慢跑时跑步					
剪切：在奔跑时改变方向					
减速：跑步时急停					
旋转：运动时用脚着地转动身体，如滑雪、滑冰、踢、扔、击球（高尔夫球、网球、壁球等）					

36项健康调查简表（SF-36）

最初发表于1992年的36项健康调查简表(SF-36)来源于医疗结果健康调查研究工具，用于评估健康相关的生活质量[24]。SF-36已被用于确定疾病状况，确定治疗效果，区分不同的治疗效果，并将骨科医疗状况与其他方面医疗状况进行比较[25]。

SF-36是较长调查问卷的问题的子集，这些调查问卷是检查膝关节评估医疗结果研究有效性的基准[26,27]。SF-36涵盖8个健康领域，如下所示：

（1）身体机能（10项）。
（2）身体疼痛（2项）。
（3）由于身体健康问题导致个人受限（4项）。
（4）由于个人或情感问题导致个人受限（4项）。
（5）情感健康（5项）。
（6）社交能力（2项）。
（7）精力/疲劳（4项）。
（8）一般健康感觉（5项）。

为以下每个问题选择一个选项。

Q1. 一般来说，你认为你的健康状况是：

□极好（1）　　□非常好（2）　　□良好（3）　　□一般（4）　　□差（5）

Q2. 与一年前相比，你对自己现在的健康状况评价如何？

□较好（1）　　□稍好（2）　　□大致相同（3）　　□略差（4）　　□差得多（5）

以下是你在一天中可能做的活动。你当前的健康状态是否限制了你参加这些活动？如果是，被限制到什么程度？

	活动	是，限制很大	是，有一点限制	不，不受限制
Q3.	剧烈活动，如跑步，举起重物，参加剧烈运动	□1	□2	□3
Q4.	适度活动，如搬桌子、使用吸尘器、打保龄球或高尔夫球	□1	□2	□3
Q5.	搬运杂货	□1	□2	□3
Q6.	爬几层楼梯	□1	□2	□3
Q7.	爬一层楼梯	□1	□2	□3
Q8.	弯腰或跪下	□1	□2	□3
Q9.	步行 1 mi（1 mi ≈ 1.609 km）以上	□1	□2	□3
Q10.	步行几个街区	□1	□2	□3
Q11.	步行一个街区	□1	□2	□3
Q12.	自己洗澡或穿衣	□1	□2	□3

在过去的4周内，您是否因为身体健康问题在工作或其他日常活动中出现过下列问题？

Q13. 减少你在工作或其他活动上所投入的时间。

□是（1）　　□否（2）

Q14. 完成的事情比你所预期的少。

□是（1）　　□否（2）

Q15. 在工作或其他活动上是否受限。

□是（1）　　□否（2）

Q16. 在工作或者其他活动上遇到困难（例如，需要额外的努力）。

□是（1）　　□否（2）

在过去的4周内，你是否因为情绪问题（如感到抑郁或焦虑）而在工作或日常活动中遇到以下问题？

Q17. 减少你在工作或其他活动上所投入的时间。

□是（1）　　□否（2）

Q18. 完成的事情比你所预期的少。

□是（1）　　　　□否（2）

Q19. 不能像平时那样认真地工作或做其他活动。

□是（1）　　　　□否（2）

Q20. 在过去的4周内，因为身体健康或者情绪问题在多大程度上影响了你与家人、朋友、邻居或团体的正常社交活动？

□完全不影响（1）　　　　□轻微影响（2）　　　　□中等程度影响（3）

□相当大程度影响（4）　　　　□极度影响（5）

Q21. 在过去的4周内，你的身体有多疼痛？

□无（1）　　□非常轻微（2）　　□轻微（3）　　□中度（4）　　□严重（5）

□非常严重（6）

Q22. 在过去的4周内，疼痛对你的正常工作（包括外出工作和家务）有多大影响？

□一点也不影响（1）　　　　□有点影响（2）　　　　□中等程度影响（3）

□相当大的影响（4）　　　　□极度影响（5）

这些问题是关于你在过去4周内的感觉和你的情况。对于每个问题，请给出一个最接近你感受的答案。

在过去4周内你有多长时间经历这些事情。

在过去的4周内		一直	大多数时间	很长一段时间	有时	有一点时间	从不
Q23.	你是否感到精力充沛？	□1	□2	□3	□4	□5	□6
Q24.	你是否是一个容易紧张的人？	□1	□2	□3	□4	□5	□6
Q25.	你是否感到非常沮丧，没有什么能让你振作起来？	□1	□2	□3	□4	□5	□6
Q26.	你是否感到平静祥和？	□1	□2	□3	□4	□5	□6
Q27.	你是否有许多精力？	□1	□2	□3	□4	□5	□6
Q28.	你是否感到心灰意冷？	□1	□2	□3	□4	□5	□6
Q29.	你是否感到疲惫不堪？	□1	□2	□3	□4	□5	□6
Q30.	你曾经是一个快乐的人吗？	□1	□2	□3	□4	□5	□6
Q31.	你是否觉得累了？	□1	□2	□3	□4	□5	□6

Q32. 在过去的4周内，有多长时间因为你的身体健康问题或情绪问题影响了你的社交活动（如拜访朋友、亲戚等）？

□一直（1）　　□大多数时间（2）　　□有时（3）　　□一点时间（4）　　□从不（5）

以下的每个陈述你认为是正确还是错误？

以下陈述正确或错误		绝对正确	基本正确	不确定	绝大程度上是错的	绝对错误
Q33.	我似乎比其他人更容易生病	□1	□2	□3	□4	□5
Q34.	我与我认识的人一样健康	□1	□2	□3	□4	□5
Q35.	我预估健康状态会变差	□1	□2	□3	□4	□5
Q36.	我十分健康	□1	□2	□3	□4	□5

西安大略大学和麦克马斯特大学骨性关节炎指数（WOMAC）

西安大略大学和麦克马斯特大学骨性关节炎指数（WOMAC）于1982年被设计出，它是一个多维度、自我管理健康状况、患者报告结果的测量工具，用于患有膝关节和/或髋关节骨性关节炎的患者[28]。该测量方法用于评估骨性关节炎临床试验和全膝关节镜检查的结果[28,29]。

WOMAC调查问卷由24个项目组成，分为3个子量表：

（1）在各种体位或运动过程中疼痛的严重程度，如在平面行走、上下楼梯、夜间卧床、坐或躺以及直立（5项，评分范围0~20分）。

（2）第一次醒来后和当天晚些时候的关节僵硬严重程度（2项，评分范围0~8分）。

（3）进行日常身体功能活动的困难，如下楼梯、上楼梯、坐位起身、站立、弯腰俯身、在平面行走、进/出汽车、购物、穿袜子、从床上起身、躺在床上、进/出浴室、坐、上/下马桶、繁重的家务和轻松的家务（17项，评分范围0~68分）。

李克特版本的WOMAC按0~4的顺序评分，得分越低表示症状或身体残疾的程度越低。每个分量表的总分分别为20分、8分和68分。

疼痛：

以下问题与您当前膝关节的疼痛程度有关。对于每种情况，请填写您在过去48h内经历的疼痛程度。

	无 （0）	轻度 （1）	中度 （2）	重度 （3）	极重度 （4）
1. 在平面行走	☐	☐	☐	☐	☐
2. 上下楼梯	☐	☐	☐	☐	☐
3. 夜间卧床	☐	☐	☐	☐	☐
4. 坐或躺	☐	☐	☐	☐	☐
5. 直立	☐	☐	☐	☐	☐

请描述您在过去48h内每侧膝关节的疼痛程度。

	无 （0）	轻度 （1）	中度 （2）	重度 （3）	极重度 （4）
1. 右侧膝关节	☐	☐	☐	☐	☐
2. 左侧膝关节	☐	☐	☐	☐	☐

僵硬程度：

早晨第一次醒来后，您的膝关节僵硬有多严重？

无 （0）	轻度 （1）	中度 （2）	重度 （3）	极重度 （4）
☐	☐	☐	☐	☐

在当天晚些时候坐着、躺着或休息后，你的膝关节僵硬有多严重？

无 （0）	轻度 （1）	中度 （2）	重度 （3）	极重度 （4）
☐	☐	☐	☐	☐

功能障碍：

　　以下问题与您的身体机能有关。我们指的是您四处走动和照顾自己的能力。对于下列每一项活动，请说明您在过去 48 h 内膝关节所经历的运动受限程度。您在以下方面有多大的困难：

	无 （0）	轻度 （1）	中度 （2）	重度 （3）	极重度 （4）
1. 下楼梯	☐	☐	☐	☐	☐
2. 上楼梯	☐	☐	☐	☐	☐
3. 坐位起身	☐	☐	☐	☐	☐
4. 站立	☐	☐	☐	☐	☐
5. 弯腰俯身	☐	☐	☐	☐	☐
6. 在平面行走	☐	☐	☐	☐	☐
7. 进 / 出汽车	☐	☐	☐	☐	☐
8. 购物	☐	☐	☐	☐	☐
9. 穿袜子	☐	☐	☐	☐	☐
10. 从床上起身	☐	☐	☐	☐	☐
11. 脱袜子	☐	☐	☐	☐	☐
12. 躺在床上	☐	☐	☐	☐	☐
13. 进 / 出浴室	☐	☐	☐	☐	☐
14. 坐	☐	☐	☐	☐	☐
15. 上 / 下马桶	☐	☐	☐	☐	☐
16. 繁重的家务（修剪草坪，提沉重的杂货袋）	☐	☐	☐	☐	☐
17. 轻微的家务（如打扫房间、除尘、做饭）	☐	☐	☐	☐	☐

附录 C

王卫明 / 译

软骨损伤和修复的 MRI 评估系统

磁共振成像（MRI）是一种无创、灵敏的工具，可为膝关节内、外软骨结构提供良好的空间和对比度分辨率。MRI 技术在硬件和软件上都得到了发展和进步，增强了 MRI 鉴定与膝关节软骨 / 骨软骨损伤和患病状态相关的关节软骨形态的生物标志物和生化组成变化的能力。为了评估膝关节软骨损伤的发生率和程度，以及进行疾病阶段分类，并评估手术前后关节软骨状态，可以使用各种定性和定量 MRI 序列。如 2D 自旋回波（2D SE）和快速自旋回波（FSE）（常规 MRI）、3D 容积扰相梯度回波（3D SPGR）和 3D 稳态进动快速成像（3D FIESTA）[1-10]。这些技术有助于对完整、天然关节软骨与各种软骨病变进行有效、可靠的形态学鉴别诊断，以及对非手术治疗的无症状或轻微症状的骨软骨病变进行随访。此外，定量 MRI 参数，如 T2 弛豫值，通过其在关节软骨表面区域内清晰描绘损伤或修复的关节软骨表面的能力，提供了评估早期骨性关节炎阶段的重要工具。对于软骨修复的评估，ICRS 推荐的 MRI 序列如下：

中间加权快速自旋回波

脂肪饱和。

无脂肪饱和（含中度 TE）。

T2 加权快速自旋回波

脂肪饱和。

无脂肪饱和（含中度 TE）。

T1 加权快速梯度回波

化学脂肪饱和。

水激发。

微骨折和自体移植软骨修复术后的 MRI 评估参数如下：

微骨折手术：

- 缺陷填充程度。
- 修复组织的形态特征。
- 软骨分层状态（存在或不存在）。
- 外周修复组织与天然软骨融合的程度。
- 裂缝的存在。

自体移植软骨修复术：

- 缺陷填充程度。
- 膝关节表面放射状曲度的修复。
- 是否存在位移。
- 修复组织与天然软骨周边的融合。
- 修复组织与骨组织周边的融合。
- 修复区域的微观特征。
- 受体组织的完整性。

软骨修复最常用的 3 种 MRI 分类系统是：

（1）国际软骨修复学会（ICRS）软骨修复评估系统。

（2）2D 磁共振成像观察软骨修复组织评分（2D MOCART）。

（3）3D 磁共振成像观察软骨修复组织评分（3D MOCART）。

国际软骨修复学会关节软骨修复评估

分级	软骨修复缺损修复程度
4	与周围软骨在同一水平
3	修复了缺陷深度的 75%
2	修复了缺陷深度的 50%
1	修复了缺陷深度的 25%
0	修复了缺陷深度的 0
	边界区融合情况
4	与周围软骨完全融合
3	边界缝隙＜ 1 mm
2	3/4 移植物与周围软骨融合，1/4 移植物明显边界缝隙＞ 1 mm
1	1/2 移植物与周围软骨融合，1/2 移植物明显边界缝隙＞ 1 mm
0	包括移植物与周围软骨完全没有融合到 1/4 移植物完全融合（ ≤ 1/4 移植物融合）
	宏观外观
4	表面完整光滑
3	表面纤维化
2	存在小的、分散的裂缝或裂纹
1	多个小的或少个大的裂缝
0	移植区完全变性

软骨修复的 ICRS 评估

分级	整体修复评估
12	Ⅰ级：正常 透明软骨：完美的填充和整合
8~11	Ⅱ级：接近正常 软骨：良好的填充和整合
4~7	Ⅲ级：异常 纤维软骨：填充和整合不足
1~3	Ⅳ级：严重异常 纤维化：无到极差的修复

软骨修复组织的二维 MRI 观察（2D-MOCART）评分（Marlovits 等 [11]）

（1）缺陷修复和填充分级。

- 完整（与相邻软骨在同一水平）。
- 肥大（超过邻近软骨水平）。

- 不完整（在邻近软骨水平之下；填充不足）。
  - —＞相邻软骨的 50%。
  - —＜相邻软骨的 50%。

（2）软骨下骨外露（完全分层或脱位和 / 或体部松散）。

　软骨修复组织与软骨区的融合。

- 完全（与相邻软骨完全融合）。
- 不完全（与相邻软骨不完全融合）。
- 可观察到边界缝隙（分裂状）。
- 可见缺陷。
  - —＜修复组织长度的 50%。
  - —＞修复组织长度的 50%。

（3）修复组织表面。

- 表面完整（板层完整）。
- 表面受损（纤维化、裂缝和溃疡）。
  - —＜修复组织深度的 50%。
  - —＞修复组织深度或总变性的 50%。

（4）修复组织整体的结构。

- 组织结构一致。
- 组织结构不一致或形成裂缝。

（5）修复组织的信号强度双 T2 快速自旋回波。

- 等信号。
- 中度高信号。
- 明显高信号。

3D 梯度回波抑脂序列。

- 等信号。
- 中等低信号。
- 明显低信号。

（6）软骨下骨板结构。

- 完整。
- 不完整。

（7）软骨下骨状态。

- 完整。
- 不完整（水肿、肉芽组织、囊肿、硬化）。

（8）可能有粘连。

- 否。
- 是。

（9）可能有关节积液。

- 否。
- 是。

软骨修复组织的三维 MRI 观察（3D-MOCART）评分（Welsh 等[12]）

（1）填充缺陷（与相邻天然软骨相关的缺陷修复和填充）。

- 0。
- 0~25%。
- 25%~50%。
- 50%~75%。
- 75%~100%。
- 100%。
- 100%~125%。
- 125%~150%。
- 150%~200%。
- > 200%。

位置（软骨修复的整个区域）。

- > 50%。
- < 50%。

解剖位置。

- 中央。
- 外围。
- 承重区。
- 非承重区。

（2）软骨界面（修复组织与邻近天然软骨的组织融合 –2 个 MRI 平面）。

矢状面（股骨、髌骨、滑车、胫骨）。

- 完整。
- 可见边界缝隙（分裂状）。
- 可见缺陷。
  - < 50%。
  - > 50%。

冠状面（股骨、胫骨）；轴面（髌骨、滑车）。

- 完整。
- 可见边界缝隙（分裂状）。
- 可见缺陷。
  - < 50%。
  - > 50%。

位置。

- 软骨修复的整个区域。
  - > 50%。
  - < 50%。
- 承重区。

- 非承重区。

（3）骨界面（移植组织 – 可能的骨膜瓣 – 融合到软骨下骨）。

- 完整。
- 部分分层。
- 完全分层。
- 分层。

位置。

- 承重区。
- 非承重区。

（4）修复组织表面（修复组织表面的构成）。

- 表面完好。
- 表面损坏。
  - < 深度的 50%。
  - > 深度的 50%。
- 粘连。

位置。

- 软骨修复的整个区域。
  - > 50%。
  - < 50%。
- 中央。
- 外周。
- 承重区。
- 非承重区。

（5）修复组织的结构（整个修复组织的构成）。

- 组织结构一致。
- 组织结构不一致或形成裂缝。

位置。

- 软骨修复的整个区域。
  - > 50%。
  - < 50%。
- 中央。
- 外周。
- 承重区。
- 非承重区。

（6）信号强度（修复组织相对于邻近天然软骨的 MR 信号强度）。

- 正常（1/4 与相邻的天然软骨完全相同）。
- 接近正常（1/4 少量区域的信号改变）。
- 异常（1/4 大面积区域的信号改变）。

位置。

- 中央。
- 外周。
- 承重区。
- 非承重区。

（7）软骨下骨板（软骨下骨板的构成）。

- 完整。
- 不完整。

位置。

- 软骨修复的整个区域。

　—＞50%。

　—＜50%。

- 中央。
- 外周。
- 承重区。
- 非承重区。

（8）软骨骨赘（软骨修复区内的骨赘）。

- 无。
- 骨赘。

　—＜50%的修复组织。

　—＞50%的修复组织。

位置。

　尺寸：_____mm（平面：_____)—_____mm（平面：_____）。

- 中央。
- 外周。
- 承重区。
- 非承重区。

（9）骨髓水肿（与软骨修复组织相关的最大尺寸和位置以及3D MOCART评分中评估的其他改变）。

- 无。

- 小（＜1 cm）。
- 中等（＜2 cm）。
- 大（＜4 cm）。
- 扩散定位。

　尺寸：_____mm（平面：_____)—_____mm（平面：_____）。

- 中央。
- 外周。
- 承重区。
- 非承重区。
- 与该变量内的其他改变的关系。

（10）软骨下骨（软骨下骨的构成）。

- 完好。
- 肉芽组织。
- 囊肿。

位置。

- 软骨修复的整个区域。

　—＞50%。

　—＜50%。

- 中央。
- 外周。
- 承重区。
- 非承重区。

（11）渗出液（所有平面上可见的关节渗出液的大致大小）。

- 无。
- 小。
- 中。
- 大。

附录 D

戴国锋　李海峰 / 译

软骨 / 骨软骨修复和疾病的组织学计分系统

膝关节软骨在损伤、疾病和治疗中的组织学评价是有效、可靠、可重复和客观评价修复和再生组织以及评估膝关节骨性关节炎的黄金标准。到目前为止，已经建立、描述、验证和修改了几种评估软骨修复组织和评价疾病状态的组织学评分系统，其中一些已经被确立为关键评分系统。

随着时间的推移，关节软骨很容易受到损伤和退行性疾病的影响。软骨修复是指通过细胞增殖和合成新的细胞外基质，使受伤的软骨愈合或替换[1,2]。而再生则是指形成一个全新的表面，基本上与原生的关节软骨重复[2,3]。骨软骨修复 / 再生一直是目前研究工作的重点，其中包括移植细胞、使用各种生物移植物、使用生物活性剂和 / 或使用生物兼容的植入基质[4]。软修复组织的组织学评估是评价软骨修复治疗成功与否的最重要结果指标之一[5]。为了从组织学的角度成功地进行软骨修复 / 再生评估，关键是要考虑到实验设计，仔细评估传统的评分系统[3,6-10]。反映初级和复杂的软骨修复评分系统，Orth 和 Madry 概述了软骨或骨软骨修复组织的各个参数特征，如图 1 所示[11]。到目前为止，已经有几个组织学评分系统被用来描述骨性关节炎关节和使用生物工程植入物的软骨修复 / 再生的质量（体内和体外）[1,3-9]。一个全面的组织学评估骨软骨修复的方法包括评估以下方面的修复组织：①缺陷附近的原生软骨；②缺陷边缘的组织特征（原生软骨与修复组织的结合）；③骨软骨缺陷中未钙化的关节软骨水平的修复组织（Tidemark 以上）；④骨软骨缺陷中软骨下骨水平的修复组织（Tidemark 以下）；⑤固定装置附近的组织特征，如果存在的话[10]。

图 1 各种软骨修复评分系统反映的软骨或骨软骨修复组织个体参数特征示意图 [11]

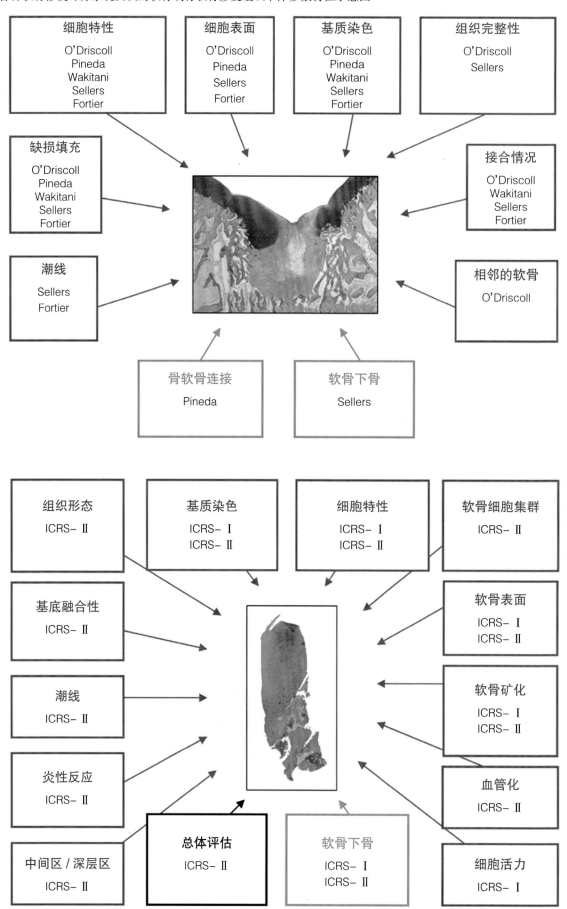

国际软骨修复协会－Ⅰ：组织学评分系统（Mainil-Varlet 等 [6]）

修复组织形态学	分数
表面	
平滑 / 连续	3
不连续 / 不规则的情况	0
矩阵	
透明软骨	3
混合物：透明 / 纤维软骨	2
纤维软骨	1
纤维组织	0
细胞分布	
柱状物	3
混合 / 柱状集群	2
群体	1
单独的细胞 / 分散的	0
细胞群活力	
基本上是可行的	3
部分可行	1
< 10% 的可行性	0
软骨下骨	
正常	3
骨质坏死：颗粒组织	1
分离的 / 骨折的 / 基部的胖胝体	0
软骨矿化	
正常	3
不正常 / 不适当的位置	0

国际软骨修复协会 -Ⅱ：组织学评分系统（Mainil-Varlet 等 [7]）

特点	百分比
组织形态学（在偏振光下观察）	
全厚的胶原蛋白纤维	0
正常软骨的双折射率	100%
基质染色（变色症）	
没有染色	0
完全变色症	100%
细胞形态学	
没有圆形 / 椭圆形的细胞	0
大部分是圆形 / 椭圆形细胞	100%
软骨细胞聚集（4 个或更多的分组细胞）	
目前	0
缺席	100%
表面结构	
分层或重大不规则现象	0
光滑的表面	100%
基层整合	
没有整合	0
完全整合	100%
潮线的形成	
无钙化面	0
钛白粉	100%
软骨下的骨质异常 / 骨髓纤维化	
不正常	0
正常骨髓	100%
炎症	
目前	0
缺席	100%
异常的钙化 / 骨化	
目前	0%
缺席	100%
血管化（在修复的组织内）	
目前	0
缺席	100%
表面 / 浅层评估	
完全损失或完全中断	0
类似于完整的关节软骨	100%
中 / 深层区评估	
纤维组织	0
正常的透明软骨	100%
整体评估	
坏的（纤维组织）	0
良好（透明软骨）	100%

骨软骨修复和再生的评估：组织学评分系统（Gahunia[10]）

骨软骨修复和再生的评分系统

A. 本地软骨评估

结构完整性

正常结构（3）

轻微杂乱无章（2）

中等程度的混乱（1）

严重的组织混乱（0）

细胞性

正常（3）

弥漫性高细胞（2）

克隆／聚类（1）

低细胞（0）

C. 修复组织评估（Tidemark 以上）

修复组织的特点

正常软骨性细胞外基质（5）

轻微紊乱的细胞外基质（4）

无组织的软骨细胞（3）

有组织的纤维性细胞外基质（2）

无序的纤维状细胞外基质（1）

无再生组织（0）

Safranin O 基质染色

正常（3）

略有减少（2）

中度减少（1）

严重减少或没有（0）

表面的连续性。

平滑和连续（3）

轻微不连续（2）

中度不连续（1）

严重不连续（0）

缺陷修复组织填充

100%（4）

＞75% 并＜100%（3）

＞50% 并＜75%（2）

＞25% 并＜50%（1）

＜25%（0）

缺陷区的血管化（在标线以上）

无血管化（3）

轻度血管化（2）

中度血管化（1）

严重的血管化（0）

坏死的肉芽组织

无（2）

中等水平（1）

严重（0）

B. 缺陷边缘与本地软骨的结合

组织特征

非常好的软骨整合（3）

良好的纤维化整合（2）

纤维性整合（1）

无整合（0）

组织细胞类型／组织

正常软骨性细胞外基质（5）

轻微紊乱的软骨质（4）

无序的软骨性和纤维性细胞外基质（3）

有组织的纤维性细胞外基质（2）

无序的纤维性细胞外基质（1）

原生组织和再生组织之间的空隙（0）

D. 软骨下的骨质评估（Tidemark 以下）

主体组织

骨科（3）

软骨质（2）

纤维组织（1）

没有组织（0）

骨骼修复／骨质增生的迹象

成熟的骨骼（4）

主要是成熟的骨质，极少是不成熟的（3）

50∶50 成熟和未成熟的骨（2）

只有新的骨头（1）

无骨质增生（0）

新生血管的形成

正常（3）

温和的（2）

中等水平（1）

严重或无（0）

坏死的肉芽组织

无（3）

温和的（2）

中等水平（1）

严重（0）

E. 修复种植体周围的组织

特征

小梁（4）

成骨细胞（3）

成骨性和纤维性（2）

纤维性（1）

无（0）

骨质疏松症

无（3）

温和的（2）

中等水平（1）

严重（0）

炎症指数

无（3）

温和的（2）

中等水平（1）

严重（0）

骨关节软骨的组织病理学评分系统

骨性关节炎（OA）通常表现为由原发性炎症、感染和外伤病因引起的继发性骨性关节炎。骨性关节炎的影像学特征包括关节软骨的不对称性丧失，导致关节间隙变窄，然后是软骨下硬化、囊肿、烧蚀和骨质增生形成。骨性关节炎的早期症状反映为关节软骨表面的起伏。随后是软骨表面的不规则和第1区细胞外基质的结构变化。到目前为止，已经提出了几个骨性关节炎组织病理学的评分系统[3,5,12-16]。Gahunia等开发了一个评分系统来评估不同骨性关节炎阶段的关节软骨表面和软骨区的结构完整性[12,13]。

骨关节炎关节软骨：组织病理学评分系统（Gahunia[12,13]）

骨关节炎关节软骨评估	
A. 关节软骨表面完整性 　光滑完整（0） 　轻度不完整（1） 　中度不完整（2） 　重度不完整（3）	**B. 关节软骨——第1区** 　细胞结构 　　正常（0） 　　细胞过度扩散（1） 　　细胞克隆/聚集（2） 　　细胞减少（3） 　纤维化（s） 　　无（0） 　　很少（1） 　　数个（2） 　裂隙（s） 　　无（0） 　　有（1） 　纤维组织 　　无（0） 　　有（1）
C. 关节软骨——第2区 　细胞结构 　　正常（0） 　　细胞过度扩散（1） 　　细胞克隆/聚集（2） 　　细胞减少（3） 　细胞外基质 　　正常（0） 　　轻度排列紊乱（1） 　　中度排列紊乱（2） 　　重度排列紊乱（3） 　裂隙（s） 　　无（0） 　　仅达第2区上半部分（1） 　　已达第2区下半部分（2） 　纤维组织 　　无（0） 　　有——局限在病灶区域（1） 　　有——全部区域（2）	**D. 关节软骨——第3区** 　细胞结构 　　正常（0） 　　细胞过度扩散（1） 　　细胞克隆/聚集（2） 　　细胞减少（3） 　细胞外基质 　　正常（0） 　　轻度排列紊乱（1） 　　中度排列紊乱（2） 　　严重度排列紊乱（3） 　裂隙（s） 　　无（0） 　　仅达第3区上半部分（1） 　　已达第3区下半部分（2） 　纤维组织 　　无（0） 　　有——局限在病灶区域（1） 　　有——全部区域（2）
E. 关节软骨——第4区（潮线以下） 　细胞外基质 　　正常（0） 　　轻度排列紊乱（1） 　　中度排列紊乱（2） 　　重度排列紊乱（3） 　血管浸润 　　无血管形成（0） 　　轻度血管浸润（1） 　　中度血管浸润（2） 　　重度血管浸润（3） 　纤维组织 　　无（0） 　　有——局限在病灶区域（1） 　　有——全部区域（2）	**F. 潮线** 　只有一条潮线（0） 　潮线增殖（成倍或加倍）（1） **G. 软骨下骨评估** 　软骨下骨硬化 　　无（0） 　　轻度（1） 　　中度（2） 　　重度（3） 　肉芽组织 　　无（0） 　　中度（1） 　　重度（2）